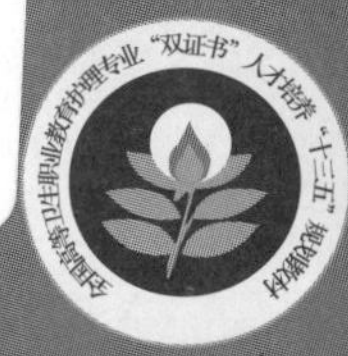

全国高等卫生职业教育护理专业
“双证书”人才培养“十三五”规划教材

供护理、助产等专业使用

基础护理技术(第2版)

(含实训)

主　编　王　芳　马锦萍　王秀琴

副主编　黄韶兰　李艳玲　罗　琼　刘永华

编　者　(以姓氏笔画为序)

马珊珊　枣庄科技职业学院
马锦萍　广州医科大学卫生职业技术学院
王　芳　枣庄科技职业学院
王秀琴　盘锦职业技术学院
刘永华　枣庄科技职业学院
李丽娟　漳州卫生职业学院
李艳玲　广州医科大学卫生职业技术学院
杨　晴　商丘医学高等专科学校
杨雪艳　商丘医学高等专科学校
张永霞　广州医科大学卫生职业技术学院
罗　琼　荆州职业技术学院
柳　璐　郑州铁路职业技术学院
秦爱华　商丘医学高等专科学校
徐美贤　广州医科大学卫生职业技术学院
黄韶兰　江西卫生职业学院
谢丽燕　广州医科大学卫生职业技术学院

華中科技大學出版社
http://www.hustp.com
中国·武汉

内 容 简 介

本书是全国高等卫生职业教育护理专业"双证书"人才培养"十三五"规划教材。

本书以临床护理岗位的真实工作任务为依据，以护理工作过程为导向，将教学内容整合序化为三个学习项目，包括入院护理、住院护理和出院护理。每个学习项目又分为若干个学习任务，全书共分解为20个学习任务。

本书可供高职高专护理、助产等专业学生使用。

图书在版编目(CIP)数据

基础护理技术/王芳，马锦萍，王秀琴主编. —2版. —武汉：华中科技大学出版社，2016.6
全国高等卫生职业教育护理专业"双证书"人才培养"十三五"规划教材
ISBN 978-7-5680-0930-0

Ⅰ.①基… Ⅱ.①王… ②马… ③王… Ⅲ.①护理学-高等职业教育-教材 Ⅳ.①R47

中国版本图书馆CIP数据核字(2015)第120064号

基础护理技术(第2版) 王芳 马锦萍 王秀琴 主编
Jichu Huli Jishu

策划编辑：居 颖
责任编辑：居 颖 叶丽萍
封面设计：原色设计
责任校对：张会军
责任监印：徐 露
出版发行：华中科技大学出版社(中国·武汉) 电话：(027)81321913
武汉市东湖新技术开发区华工科技园 邮编：430223
录 排：华中科技大学惠友文印中心
印 刷：武汉市籍缘印刷厂
开 本：787mm×1092mm 1/16
印 张：25 插页:1
字 数：619千字
版 次：2012年8月第1版 2019年1月第2版第4次印刷
定 价：68.00元

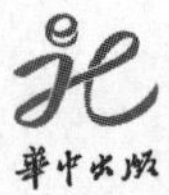

全国高等卫生职业教育护理专业“双证书”人才培养“十三五”规划教材编委会

总序

preface

世界职业教育发展的经验和我国职业教育发展的历程都表明，职业教育是提高国家核心竞争力的要素之一。近年来，我国高等职业教育发展迅猛，成为我国高等教育的重要组成部分，与此同时，作为高等职业教育重要组成部分的高等卫生职业教育的发展也取得了巨大成就，为国家输送了大批高素质技能型、应用型医疗卫生人才。截至 2010 年底，我国各类医药卫生类高职高专院校已达 343 所，年招生规模超过 24 万人，在校生 78 万余人。

医药卫生体制的改革要求高等卫生职业教育也应顺应形势调整目标，根据医学发展整体化的趋势，医疗卫生系统需要全方位、多层次、各种专业的医学专门人才。护理专业与临床医学专业互为羽翼，在维护人民群众身体健康、提高生存质量等方面起到了不可替代的作用。当前，我国正处于经济社会发展的关键阶段，护理专业已列入国家紧缺人才专业，根据国家卫生和计划生育委员会的统计，到 2016 年我国对护士的需求将增加到 240 余万人，平均每年净增加 11.5 万人，这为护理专业的毕业生提供了广阔的就业空间，也对高等卫生职业教育如何进行高素质技能型护理人才的培养提出了新的要求。

教育部《关于全面提高高等职业教育教学质量的若干意见》中明确指出，高等职业教育必须“以服务为宗旨，以就业为导向，走产学结合的发展道路”，《中共中央国务院关于深化教育改革全面推进素质教育的决定》中再次强调“在全社会实行学业证书和执业资格证书并重的制度”。上述文件均为新时期我国职业教育的发展提供了具有战略意义的指导意见。高等卫生职业教育既具有职业教育的普遍特性，又具有医学教育的特殊性，护理专业的专科人才培养应以职业技能的培养为根本，与护士执业资格考试紧密结合，力求满足学科、教学和社会三方面的需求，把握专科起点，突出职业教育特色。高等卫生职业教育发展的形势使得目前使用的教材与新形势下的教学要求不相适应的矛盾日益突出，加强高等卫生职业教育教材建设成为各院校的迫切要求，新一轮教材建设迫在眉睫。

为了顺应高等卫生职业教育教学改革的新形势和新要求，在认真、细致调研的基础上，在教育部高职高专医学类及相关医学类专业教学指导委员会专家和部分高职高专示范院校领导的指导下，我们组织了全国 30 所高职高专医药院校的 200 多位老师编写了这套秉承“学业证书和执业资格证书并重”理念的全国高等卫生职业教育护理专业“双证书”人才培养“十三五”规划教材。本套教材由国家示范性院校引领，多所学校广泛参与，其中有副教授及以上职称的老师占 70%，每门课程的主编、副主编均由来自高职高专医药院校教学一线的教研室主任或学科带头人组成。教材编写过程中,全体主编和参编人员进行了认真的研讨和细致的分工,在教材编写体例和内容上均有所创新,各主编单位高度重视并有力配合教材编写工作,责任编辑和主审专家严谨和忘我地工作,确保了本套教材的编写质量。

本套教材充分体现新一轮教学计划的特色,强调以就业为导向、以能力为本位、贴近学生的原则,体现教材的"三基"(基本知识、基本理论、基本实践技能)及"五性"(思想性、科学性、先进性、启发性和适用性)要求,着重突出以下编写特点。

(1) 紧跟教改,接轨"双证书"制度。紧跟教育部教学改革步伐,引领职业教育教材发展趋势,注重学业证书和执业资格证书相结合,提升学生的就业竞争力。

(2) 创新模式,理念先进。创新教材编写体例和内容编写模式,迎合高职高专学生思维活跃的特点,体现"工学结合"特色。教材的编写以纵向深入和横向宽广为原则,突出课程的综合性,淡化学科界限,对课程采取精简、融合、重组、增设等方式进行优化,同时结合各学科特点,适当增加人文社会科学相关知识,提升专业课的文化层次。

(3) 突出技能,引导就业。注重实用性,以就业为导向,专业课围绕高素质技能型护理人才的培养目标,强调突出护理、注重整体、体现社区、加强人文的原则,构建以护理技术应用能力为主线、相对独立的实践教学体系。充分体现理论与实践的结合,知识传授与能力、素质培养的结合。

(4) 紧扣大纲、直通护考。紧扣教育部制定的高等卫生职业教育教学大纲和最新护士执业资格考试大纲,随章节配套习题,全面覆盖知识点与考点,有效提高护士执业资格考试通过率。

这套规划教材作为秉承"双证书"人才培养编写理念的护理专业教材,得到了各学校的大力支持与高度关注,它将为高等卫生职业教育护理专业的课程体系改革作出应有的贡献。我们衷心希望这套教材能在相关课程的教学中发挥积极作用,并得到读者的青睐。我们也相信这套教材在使用过程中,通过教学实践的检验和实际问题的解决,不断得到改进、完善和提高。

全国高等卫生职业教育护理专业"双证书"人才培养"十三五"规划教材
编写委员会

前言 foreword

为进一步深化高职高专护理专业教育改革，适应卫生事业改革和发展的需要，满足社会发展对护理人才的需求，通过“工学结合”和“基于工作过程的课程设置”要求来培养学生的综合职业能力，并与临床一线护理专家共同探讨，在华中科技大学出版社的精心组织下，全国十多所职业院校和医院专家学者参加编写《基础护理技术》教材。

本教材遵循“三基五性”的基本原则，即基本理论、基本知识、基本技能和思想性、科学性、先进性、启发性和适用性。本教材以三年制高职高专护理专业学生为培养目标，以培养综合职业能力为重点；注重体现教育部对高等卫生职业教育护理专业的规范要求，体现最新教学理念，培养高素质技能型护理人才；以就业为导向，以高职护理临床岗位需求为标准；贴近护士执业资格考试要求，教材内容有效联系与衔接最新护士执业资格考试大纲考试内容，提高学生获取执业资格证书的能力，有利于学生就业，充分体现了高职护理专业“双证书”人才培养的需求。

全书以临床护理岗位的真实工作任务为依据，以“护理工作过程”为导向，将教学内容整合序化为三个项目：入院护理、住院护理和出院护理。每个学习项目又分为若干个学习任务，共分解为20个学习任务。针对高职高专学生思维活跃的特点，本教材注重激发学生的学习兴趣和动机，因此在每个项目下的每个任务开头有明确的“学习目标”，以便学生抓住学习要点；每个任务“学习目标”下面都编写了“案例引导”，引导学生思考在临床实践中将会用到的知识和技能；每个任务后面都设有与任务对应的“能力检测”，便于学生对所学知识和技能的巩固，在“能力检测”中适当引入了部分护士执业资格考试的历年真题，以提高护士执业资格考试的通过率；全书图例丰富，精选反映专业发展和应用的图片；注重新知识、新技能的拓展，以“知识链接”编入教材。每项任务都以护理程序为框架，以评估、诊断、计划、实施、评价为主线，体现了“以人的健康为中心”的整体护理观。

本教材在编写过程中，得到了各编者单位的相关领导和同事的大力支持和护理界同仁的热忱鼓励，在此一并表示诚挚的感谢。由于编者能力和水平有限，教材中难免会有错误和疏漏之处，我们真诚地希望使用本教材的师生、读者和护理界同仁给予批评指正，使我们能够不断改进，提高教材质量。

编　者

目录 contents

项目一 入院护理

任务一　门诊护理技术

学习目标

(1) 能够说出医院、门诊、急诊、急救的概念。

(2) 能够叙述医院的基本性质及任务。

(3) 能说出门诊特点、目的和原则。

(4) 能正确叙述门诊的护理工作。

(5) 能正确叙述急诊科护理管理及急诊护理工作。

(6) 具有高度责任心、细心、耐心、独立思考能力、良好的沟通能力。

案例引导

患者，女，28 岁，第一次怀孕，孕 32^{+2} 周。凌晨 2:00 左右从熟睡中惊醒，原因是感觉有液体从下身流出，以为小便失禁，因担心腹中胎儿有问题几乎一夜没睡，早晨感觉流出液体增多，于 9:30 在家人陪同下步行到医院就诊。挂号时不知要看哪一科医生，后在门诊护士引导下，顺利挂号、候诊、就诊，经门诊医生诊断为"胎膜早破"而收入院。

如果你是门诊护士，请完成以下任务。①如何有顺序地为患者进行预检分诊、候诊、就诊等，如何做好门诊护理工作？②当急诊患者就诊时，又将如何进行急诊护理工作？③配合抢救工作时，当医生到达前，应做好哪些抢救措施？当医生到达后，应如何做好配合抢救和抢救记录工作？

一、医院

（一）医院的概念

医院是指具有相应医务人员、医疗设备和生活基本设施，能为服务对象进行防病、治病工作，能为其提供实施诊断、治疗和护理，以促进其身心恢复健康的场所，是社会服务系统中的一个有机组成部分。

（二）医院的基本性质与任务

1. 医院的基本性质

我国原卫生部颁布的《全国医疗工作条例》中明确规定：医院是防病治病、保障人民健康的社会卫生事业服务单位，必须贯彻党和国家的卫生工作方针、政策，遵守政府法令，为国家现代化经济建设服务。这是我国医院的基本性质。

2. 医院的任务

原卫生部颁布的《全国医院工作条例》指出，医院的任务是以医疗为中心，在提高医疗质量的基础上保证教学和科研任务的完成，并不断提高教学质量和科研水平。同时做好扩大预防、指导基层和计划生育的技术工作。随着医学模式与护理模式的转变，医院应为满足人民群众不断增长的医疗卫生服务的需求，提供适应社会市场经济需求的卫生体制和服务体系。

(1) 医疗：医疗是医院的主要任务。医院医疗部门以诊治疾病和护理服务两大业务为主体，与医院医技部门密切配合，形成一个医疗整体，为患者提供服务。医院医疗工作一般分为门诊医疗、住院医疗、急救医疗和康复医疗。门诊医疗、急救医疗是第一线，住院医疗是中心。

(2) 教学：医院是进行医学临床教育的重要场所。教学是医院的重要任务，各专业、各层次的卫生技术学生，都必须通过临床实践，使理论知识与行业实践紧密结合，从而培养和提高学生的综合素质。同时，医院也是在职医务人员不断接受新知识、新技术、新业务的重要场所，通过进修、学习与培训，培养和提高医疗护理队伍的整体素质，以满足医学科学发展和社会对医疗保健的需求。

(3) 科学研究：医院是开展医学科学研究的重要阵地。许多临床上的疑难未知问题是医学科学研究的课题。医院在承担医疗任务的同时进行科学研究和不断创新技术，将更加充实教学内容和促进医学科学发展，以提高医疗水平和质量。

(4) 预防保健和社区卫生服务：随着社会科技的进步和老龄化的进展，人们越来越重视提倡健康的生活方式和加强自我保健，因此，预防保健工作和社区卫生服务已成为医院工作的又一项重要任务。各级医院要充分利用卫生资源，为社区群众提供预防和卫生保健服务。通过开展社区健康教育、疾病普查、家庭医疗卫生服务、社区老人生活指导与健康咨询等工作，提高广大人民群众的健康保健意识和防病意识，进而改善生活质量和提高健康水平。

（三）医院的工作特点

1. 综合性、整体性强

(1) 综合性：体现在所有服务对象，不分性别、年龄，不管疾病类别，医院对其服务的内容应体现医疗、预防、保健、康复、健康教育为一体的综合性服务。

(2) 整体性：体现在对个体的服务层面，包括生物、心理和社会三个方面，服务范围包括个人、家庭和社区。

2. 服务性、协调性强

(1) 服务性：体现在医院是一个开放性服务系统，应树立以患者为中心的服务理念。要求医务人员发扬主动、负责的精神，围绕对医疗服务的满意度开展质量控制工作。

(2) 协调性：体现在患者在得到医院的医疗护理及促进康复的过程中，需要医院相关的且相互联系的各部门的工作协调，如检验、影像、药剂、设备等医院医技部门，以及涉及患者的衣、食、住、行、水电、冷暖气供应的后勤部门等之间相互支持和配合，才能保证工作的正常运行。

3. 科学性、技术性强

随着医学科学的进步和现代护理的发展，以及各种医疗护理仪器设备的不断更新变化和广泛使用，如各种监护仪、微量泵、内镜检查及介入治疗等技术的应用，这些新仪器设备、新技术、新方法的推陈出新，充分体现出医院工作的科学性和技术性。

4. 随机性大，规范性强

(1) 随机性：体现为医院各科的病种繁多，病情复杂、瞬息万变，需要医护人员严密观察和及时处理；对一些突发事件和难测性灾害的发生，又需要随时应对和及时抢救。

(2) 规范性：体现为医院工作是关系到人的生命安全，如何使这些随机性问题得到及时的应对、处理和抢救，医院必须建立有完善的规章制度和科学的管理机制，在医疗、护理工作程序、技术操作上严格规范，一丝不苟，才能保证服务对象的生命安全。

5. 时间性、连续性强

(1) 时间性：体现为时间就是生命，医院在诊治工作中必须分秒必争，以挽救患者生命。

(2) 连续性：体现为服务对象的病情是一个连续的、动态的变化过程，因此，需要严密、全面、连续地观察病情变化；同时也形成了医院工作性质是长年日夜不断，所以，医院要顺应这个特点科学排班，合理安排工作时间。

(四) 医院的种类、等级与组织机构

1. 医院的种类和等级

(1) 按收治范围划分：可分为综合性医院和专科医院，如表 1-1-1 所示。

表 1-1-1　按收治范围划分的种类

类　型	性　质
综合性医院	收治各类疾病的患者，根据规模设有一定数量的病床。其具有各专科和医技科室，如内科、外科、妇产科、儿科、耳鼻喉科、皮肤科等专科及检验、药剂、影像等医技科室；并配备相应人员和设备，对患者具有综合治疗和护理能力。通过医务人员的协作会诊，着重解决患者的危、重、急、难等健康问题
专科医院	为诊治专科疾病并提供医疗保健服务的医院，如传染病院、职业病防治院、心脏病医院、胸科医院、妇幼保健院、口腔医院、肿瘤医院等。设置专科医院是医学科技发达的象征，有利于发挥医疗技术和设备的优势，集中人力、物力，开展专科疾病的预防、治疗和护理

(2) 按医疗综合水平等级划分：1989 年，我国原卫生部颁布了《综合医院分级管理标准》，根据医院的任务、功能、技术建设、设施条件、医疗服务质量和科学管理的综合水平，将医院分为三级（一级、二级、三级）十等（每级设甲、乙、丙三等，三级医院增设特等），具体如表 1-1-2 所示。

表 1-1-2 按医疗综合水平划分的等级

级别	性质	主要功能
一级医院(甲、乙、丙)	直接向具有一定人口(其半径人口在10万及以下)的社区提供医疗、预防、保健和康复服务的基层医院,主要指农村乡、镇卫生院和街道社区医院、地市级的区医院和某些企事业单位的职工医院	提供社区初级保健和基本医疗服务,如管理社区的常见病、多发病患者,并将疑难重症患者向上一级医院转诊等工作
二级医院(甲、乙、丙)	直接向多个社区(其半径人口在10万以上)提供全面连续的医疗护理、预防保健、康复服务的医院,主要指市、县医院及直辖市的区级医院和相当规模的厂矿、企事业单位的职工医院	在综合性医疗服务的基础上,提供专科服务,并能承担临床教学科研工作和指导下级医院解决疑难问题,帮助其开展新业务、新技术工作
三级医院(特、甲、乙、丙)	直接跨地区、省、市以及向全国范围提供医疗服务的医院,主要指国家、省、市直属的市级大医院及医学院校的附属医院	国家高层次的医疗机构,是医疗、预防、教学和科研相结合的技术中心,能提供全面连续的医疗护理、预防保健、康复服务和高水平的专科服务。其主要功能是接受下级医院的转诊及诊治和护理疑难、危重患者。对一级、二级医院进行业务指导和培训,承担教学与科研任务

(3) 按特定任务划分:可分为军队医院、企业医院、医学院校附属医院。

(4) 按地区划分:可分为城市医院(如市医院、区医院、街道医院等)、农村医院(如县医院、乡医院、镇医院等)。

(5) 按所有制划分:可分为全民所有制医院、集体所有制医院、个体所有制医院、中外合资医院。

(6) 按经营目的划分:可分为非营利性医院、营利性医院。

① 非营利性医院:为社会公众福利利益而设立和运营的医疗机构。不以营利为目的、政府举办的非营利性医院,主要提供基本医疗服务和政府下达的其他任务。我国大部分医院仍属非营利性医疗机构。

② 营利性医院:医疗服务所得收益可用于投资者经济回报的医疗机构。这类医院经报卫生行政部门核准后,根据市场需求,可自主确定医疗服务项目,依法自主经营。

上述各类医疗机构,在国家发生重大灾害、事故、疫情等突发事件时,应有义务根据政府指令执行救治任务。

2. 医院的组织机构

随着现代社会的发展,医院因规模、任务不同,级别不同,医院的机构设置也不同,医院中的业务组织和临床科室的开设数量,可根据本院专业特色、人才情况而增减。

当前医院的组织机构模式，大致可分为三大系统，即诊疗部门、辅助诊疗部门和行政后勤部门(图 1-1-1)。

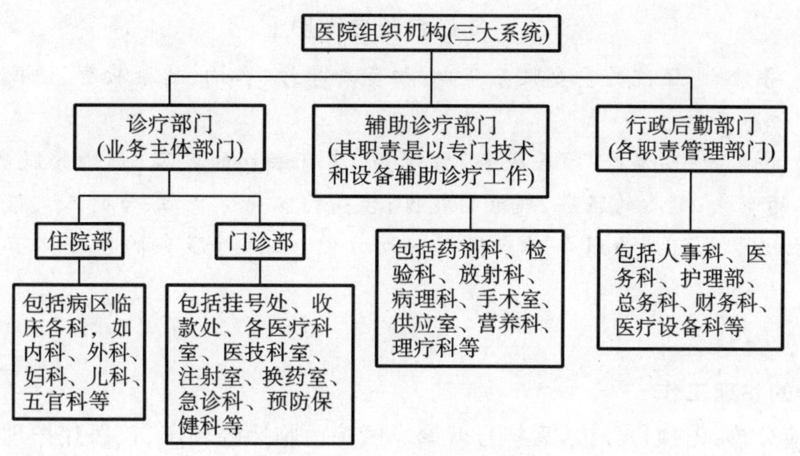

图 1-1-1　医院组织机构

二、门诊部

(一) 门诊

1. 概念

门诊是医院面向社会的窗口，是医院医疗工作的第一线，是直接对人民群众进行诊断、治疗、护理和预防保健的场所。

2. 门诊的设置和布局

(1) 门诊特点：门诊工作具有社会人员来往多，病种杂，交叉感染的可能性大，季节性、随机性强，工作人员流动性大，看病时间短等特点。

(2) 目的及原则：根据门诊特点，布局以方便患者就医为目的，以突出公共卫生、以人为本、患者至上的服务理念为原则，做到美化、绿化、安静、整洁、布局合理。

(3) 设置和布局：

① 门诊大厅设立总服务台、导医处，开展以患者为中心的各种导医服务工作。

② 配备多媒体查询触摸屏及电子显示屏，使各种医疗服务项目清晰、透明，及时向患者提供咨询、查询等医疗服务信息。

③ 各种标志和路牌醒目，就诊程序简便、快捷，使患者感到亲切、宽松，对医院有信任感，使医院易于得到患者合作。

④ 门诊设有挂号处、收费处、检验科、放射科、药剂科、综合治疗室与分科诊查室等。诊查室应备诊查床，床前有遮隔设备，室内设洗手池。桌面整洁，各种检查用具及化验单、检查申请单、处方等应放置有序。

⑤ 各科候诊室宽敞、整洁、安静、布局装饰应突出专科特色；候诊椅充足、美观、舒适；为候诊患者提供电视、书报、杂志和饮水等文化、生活服务。

⑥ 输液室、导尿室、灌肠室等综合治疗室内应设有必要的急救设备，如氧气、电动吸引器、急救药品等。

知识链接

导诊台及导诊护士

(1) 导诊台:医院的重要服务窗口,担负着导诊、咨询、健康教育、便民服务等多元化、全方位服务。

(2) 导诊护士:肩挎“导医服务”红绸条,应有亲切的笑容、热情的服务;靓丽的身影、醒目的形象;贴心的服务、规范的礼仪;较高的职业道德、综合的人文修养和丰富的多学科知识。尽可能为服务对象提供一切方便,在医疗服务的各个环节实施人性化关怀。

3. 门诊的护理工作

(1) 预检分诊:先预检分诊,后挂号就诊。医院由临床经验丰富、医疗护理知识全面的护士担任预检分诊工作。

① 预检护士应热情、主动接待来医院就诊的患者。

② 在简明、扼要地询问病情的基础上,根据患者的主要症状和体征,进行初步诊断,给予合理分诊,指导患者选科挂号,及时就诊。

③ 预检护士若发现传染病或疑似传染患者,应立即分诊该患者到隔离门诊就诊,并做好隔离消毒和疫情报告工作。

(2) 安排候诊与就诊:患者挂号后,分别到各科候诊室依次就诊。为保证患者候诊与就诊的秩序,护士应做好候诊、就诊患者的护理工作。

① 开诊前准备好各种检查器械用物,保持良好的诊疗环境和候诊环境。

② 分理初诊与复诊病案,收集整理化验单、检查报告等。

③ 根据病情测量体温、脉搏、血压等,并记录于门诊病案上。

④ 按先后次序叫号就诊,必要时护士应协助医生进行诊查工作。

⑤ 随时观察患者病情,遇到意识障碍、高热、剧痛、呼吸困难、出血、休克、胎膜早破等患者,应立即安排提前就诊或送急诊室处理;对病情较重或年老体弱者,可适当调整就诊顺序。

⑥ 指导患者正确留取各种标本,耐心解答患者及家属提出的有关问题。

(3) 健康教育:利用候诊时间开展健康教育。健康教育的内容通俗易懂、丰富实用、针对性强。健康教育形式多样,如可采用口头、图片、板报、电视录像或赠送有关健康教育方面的小册子等不同形式。对患者提出的询问应耐心、热情予以解答。

(4) 治疗:执行需在门诊部进行的治疗,如注射、输液、换药、导尿、灌肠、穿刺等,必须严格执行查对制度和操作规程,确保治疗安全、有效。

(5) 消毒隔离:门诊人群流量大,患者集中、病种杂,易发生交叉感染,因此要认真做好消毒隔离工作。门诊的空间、地面、墙壁、扶手、桌椅、诊查床、平车、轮椅等,应定期进行清洁、消毒处理。

隔离门诊与普通门诊应分开设立,隔离门诊的标志醒目,如发热门诊、肠道门诊等。隔离通道应分设专用,指向标志明确,工作人员要严格执行隔离消毒措施,防止疫情扩散。

(6) 健康体检及预防接种:经过培训的护士可直接参与各类保健门诊的咨询或诊疗工作,如开展健康体检、疾病普查、预防接种等,以满足人们日益增长的健康和卫生保健的需求。

知识链接

现代医学人文关怀

(1) 含义:现代医学人文关怀是指医院营造文化氛围及医务人员对服务对象身体、心理、生命等的关怀。它体现"以人为本"的思想,尊重患者,关爱患者,方便患者,服务患者,主动为患者提供全方位的人文关怀。

(2) 服务理念:尊重、理解、关爱、和谐。

(3) 服务宗旨:以患者为中心。

(4) 倡导:新型人文关怀服务理念。

(二) 急诊

1. 概念

(1) 急诊科:诊治急症患者、抢救生命的重要场所,一般实行 24 h 开放服务。

(2) 急诊:医护人员对急症患者或伤员采取紧急检查、诊断和处理的医疗护理活动过程。

(3) 急救:对特定急性病患者、伤员,需要立即组织人力、物力,运用急救技术进行的救治。

2. 急诊科的设置和布局

(1) 布局:急诊科应设置在医院邻近大街的醒目处,要有专用的绿色通道和宽敞的出入口,标志清晰,路标指向明确,夜间有明显的灯光;室内环境安静整洁、空气流通、温度适宜、光线明亮、通道宽敞,要以方便急诊患者就诊为目的,以缩短就诊时间、简便手续、提高救治效率为原则。

(2) 设置:急诊科一般设有预检处、抢救室、各科诊疗室、治疗室、观察室、输液室、扩创室,有条件的还可设手术室、监护室等。此外,还应配有药剂科、化验室、X 线室、心电图室、挂号室及收款室等,以形成一个相对独立的单位。

3. 急诊科护理管理

(1) 护士要求;急诊科护士应有良好的素质,具备各种急诊抢救知识和经验,技术熟练、动作敏捷,积极配合医生及时抢救患者。

(2) 组织技术管理:急诊科护理组织管理和技术管理应做到最优化,即达到"三化"(标准化、程序化、制度化)。

知识链接

医院急救绿色通道

(1) 含义:对危急重患者一律实行优先抢救、优先检查和优先住院原则而设置的专用通道。平时这条通道是必须保持畅通的,以备紧急情况发生时通行。

(2) 目标:安全、畅通、规范、高效。

急救绿色通道为患者开启了"绿灯",真正体现了及时、有效、安全的急救服务理念。

4. 急诊的护理工作

1) 预检分诊

患者被送到急诊科,应有专人负责接诊。预检护士要掌握急诊就诊标准,做到一问、二看、三检查、四分诊,并做好"三遇"处理:①遇有危重患者立即通知值班医生及抢救室护士;②遇意外灾害事件应立即报告有关部门组织抢救;③遇有法律纠纷、刑事案件、交通事故等,应迅速与医院保卫部门或直接与公安部门取得联系,并请家属或陪送者留下。

2) 抢救工作

(1) 物品准备:要求一切抢救设备和物品做到"五定",即定数量品种、定点安置、定专人保管、定期消毒灭菌和定期检查维修。挽救患者生命的关键是做好各种急救药品、物品与抢救设备的准备,护士需熟悉所有抢救物品的性能和使用方法,并能排除一般性故障,使急救物品完好率达100%,以保证抢救工作的顺利进行。

① 急救药品:各种中枢神经兴奋药、镇静药、镇痛药;抗休克药、抗心力衰竭药、抗心律失常药、抗过敏药及各种止血药;解毒药、平喘药;纠正水、电解质紊乱及酸碱平衡失调类药,各种输液常用溶液;激素、抗生素类药和局部麻醉药等。另应配有简明、扼要的药物说明卡片。

② 一般物品:主要有血压计、听诊器、压舌板、开口器、舌钳、手电筒、止血带、输液架、输氧管、吸痰管、洗胃管等。

③ 无菌物品:主要有各种容量的一次性的注射器、输液器、输血器、无菌手套及无菌敷料;各种切开包、气管插管包、各种穿刺包、缝合包、导尿包、三腔双囊管等。

④ 仪器设备:必须备有抢救各种急重症患者的基本设备,如中心供氧或氧气筒、中心吸引装置或电动吸引器;呼吸机、心电监护仪、心脏起搏器、电除颤器、超声波诊断仪、洗胃机、输液泵、微量注射泵;有条件可备移动式X线机、手术床、多功能抢救床等。

⑤ 通讯设备:主要有自动传呼系统、电话、对讲机等。

(2) 配合抢救:争分夺秒实施抢救。遇有危重患者,护士应立即通知医生。

① 在医生未到之前:护士应根据病情做出初步判断,并给予紧急处理,如给氧、吸痰、止血、配血、建立静脉输液通道、进行人工呼吸、胸外心脏按压等。

② 当医生到达后:立即汇报处理情况,积极配合抢救,正确执行医嘱,密切观察病情变化,监测循环、呼吸情况,及时为医生提供有关信息和资料。

③ 做好抢救记录:急救记录应及时、准确、完整、清晰。必须注明时间,包括患者和医生到达的时间、抢救措施落实时间(如输液、吸氧、吸痰、人工呼吸等执行和停止时间);记录医嘱的执行情况和病情动态变化。

④ 认真执行查对制度:在抢救过程中,凡口头医嘱必须向医生复述一遍,双方确认无误后方可执行。抢救完毕后,请医生及时补写医嘱和处方。各种急救药品的空安瓿需经两人核对后方可弃去。输液空瓶和输血空袋等应集中放置,以便进行统计和查对。

3）观察室护理工作

急诊科内设有观察室，备有一定数量的观察床。主要收治暂不能确诊或已明确诊断、病情危重但暂时住院困难者；或需短时间留院观察后可以返家者。留院观察时间一般为3～7天。护士应做好以下工作。

（1）登记、建案：对留院观察患者进行入室登记，建立病案，填写各项记录，严格执行床边交接班制度。

（2）巡视、观察：主动巡视，加强病情观察，及时完成各种治疗与护理，做好心理护理。

（3）管理：管理患者和家属，做好入院、转诊等工作。

情境训练

根据案例引导的案例模拟为患者进行门诊护理

根据案例引导中患者缺乏胎膜早破的相关知识，以及其与家属不知该情况要看妇产科或泌尿科医生的焦虑心情，护士要实施门诊护理工作任务。门诊护理情境如表1-1-3所示。

表 1-1-3　门诊护理情境

工作过程	任务情境		要点说明
	角色	行为	
接待、预检分诊	护士	★微笑、热情、主动迎接上前	⊕热情接待
		★询问孕妇及家属："您好！哪儿不舒服？"	⊕简要询问病情，分诊、指导就诊
	家属	★"我爱人今天凌晨突然下身流出液体，早晨流出液增多，不知是尿液还是腹中胎儿有问题，现在不知要挂哪科医生？"	
	护士	★"有没有腹痛？现在还有液体流出？"	
	孕妇	★"没有腹痛！还在流出。"	
	护士	★"有没有感觉用力时流出的量会更多？"	
	孕妇	★"流出液越来越多，真担心胎儿会不会有问题？"	
	护士	★"别着急，根据您的情况，您应该看妇产科，目前最关键的问题是：你必须立即平躺下来，把臀部抬高。" ★将孕妇扶至平车上，抬高臀部 ★对家属："来，我们先去妇产科，然后您再去挂号。" ★推送至妇产科候诊室，交予候诊室护士并交班 ★引导孕妇家属至挂号处挂妇产科号	⊕根据主要症状和体征，进行初步诊断 ⊕敏锐观察，及时处理

续表

工作过程	任务情境		要点说明
	角色	行为	
安排候诊、就诊	护士	★微笑、热情、主动迎接上前	⊕与分诊护士交接班
		★对孕妇:"我先帮您听一下胎心,测一下体温、脉搏、呼吸和血压。"(首先听胎心,若胎心异常,立即通知医生)	⊕检测
	家属	★挂号回来	
	护士	★"挂号了吗?"	
	家属	★一脸焦急"挂好了!"将挂好的号给护士。"护士,能不能安排我爱人先看医生?"	
	护士	★微笑对家属:"我能理解您的心情,别急,马上就轮到您爱人了。" ★护士认真测量胎心及生命体征,并记录于门诊病案上	⊕观察、调整就诊 ⊕记录
健康教育	护士	★在治疗护理过程中,孕妇及家属会对自己病情确诊、诊疗医生技术水平及科室的基本情况都有求知的欲望,护士可应用候诊时间给予介绍相关的基本情况,以及进行健康指导	⊕胎膜早破发生后应注意卧床休息,抬高臀部,预防脐带脱垂 ⊕保持会阴部清洁,预防发生感染
指导就诊	护士	★此刻,轮到该孕妇就诊 ★引领孕妇至医生面前	
	医生	★通过一系列诊查确诊为"胎膜早破",拟收入院	

小结

本任务阐述了医院的概念、医院的基本性质与任务、种类和组织机构;医院门诊部的护理工作,包括门诊、急诊和急救护理工作。做好门诊护理工作和急诊护理工作是护理人员应掌握的知识和技能。

能力检测

选择题

A_1/ A_2 型题

(1) 医院的中心任务是(　　)。

A. 以医疗工作为中心

B. 以做好预防工作为中心

C. 以卫生保健为中心

D. 以保证完成教学任务为中心

E. 以保证完成科研任务为中心

(2) 对前来门诊就诊的患者，护士应首先进行(　　)。

A. 查阅病案　B. 预检分诊　C. 心理安慰　D. 健康教育　E. 卫生指导

(3) 患者，男，45 岁。在门诊候诊时，突然感到腹痛难忍，出冷汗，四肢冰冷，呼吸急促。门诊护士应(　　)。

A. 让患者平卧候诊　B. 态度和蔼，劝其耐心等候　C. 安排提前就诊　D. 请医师加快诊疗　E. 给予镇静剂

(4) 患者，因突发大量呕血，被 120 紧急送入急诊室，在医生到来之前，值班护士首先应给予(　　)。

A. 通知病房，准备床单位　B. 给氧　C. 止血、测血压，建立静脉通路　D. 注射镇痛剂　E. 详细询问呕血发生过程

(5) 患者，男，35 岁，咳嗽、咳痰、发烧，前来门诊就诊，若你是门诊护士应首先给予(　　)。

A. 健康教育　B. 心理安慰　C. 消毒隔离　D. 预检分诊　E. 配合医生检查

A_3 型题

(6～8 题共用题干)

患者，女，56 岁，因突发交通意外事故，神志不清，面色苍白，脉搏细速，被 120 急送入急诊科。

(6) 急诊科抢救工作的物品准备，下列哪项是错误的？(　　)

A. 急救药品　B. 一般物品　C. 组织技术管理　D. 仪器设备　E. 通讯设备

(7) 作为急诊科护士，医生未达到之前，下列处理不妥的是(　　)。

A. 测量生命体征　B. 给氧　C. 止血、配血　D. 建立静脉输液通道　E. 进行药物注射

(8) 在记录抢救措施落实时间时，下列符合的是(　　)。

A. 患者到达时间　B. 医生到达时间　C. 吸氧、输液时间　D. 医嘱执行情况时间　E. 病情动态变化时间

(漳州卫生职业学院　李丽娟)

任务二　病区设置及护理管理

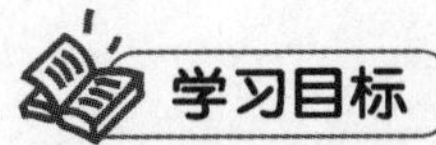

(1) 能根据患者情况进行环境管理。

(2) 能够正确实施各种铺床法。

(3) 能正确进行卧床患者床的整理和更换。

(4) 具有遵循节力原则的意识和能力。

案例引导

患者，男，45岁，于1个月前感腰部疼痛，并逐渐加重，无腹痛、腹泻，皮肤、巩膜无黄染，经当地医院以“肾炎”治疗，效果不佳。随着病情进展无明显诱因出现间断上腹痛，伴背部不适，无腹胀、乏力，1～2 h后能自行缓解，与饮食无关；再次在当地医院诊治，行CT检查，显示胰腺体尾部有一8.5 cm×8.0 cm肿瘤。之后转我院门诊就诊，以“胰体尾部肿瘤”收住院。病区在接到电话“住院通知”后，给予提供病区住院环境和床单位准备。

患者于住院后第5天准备在全身麻醉状态下行腹腔镜下胰腺体、尾部肿瘤切除术。术后患者因病情限制，只能翻身侧卧，由于生活、治疗、护理均在床上，使床单位清洁受到影响。

如果你是该患者的责任护士，请完成以下任务。①如何为迎接新患者做好住院准备工作，即提供适宜住院环境和准备备用床？②手术日送患者入手术室后，根据手术麻醉种类为患者准备麻醉床。③为患者进行卧床整理和更换床单。

一、病区

病区是医院的重要组成部分，是住院患者接受诊治、护理及康复休养的场所，也是医护人员全面开展医疗、预防、教学、科研活动的重要基地。因此，护士应为患者创造一个安静、整洁、舒适、安全的物理环境及身心愉悦、温馨和睦的社会环境，以便促进患者早日恢复健康。

(一) 病区的设置和布局

1. 设置

每个病区设有病室、治疗室、抢救室、危重病室；护士站、医生办公室、配膳室、盥洗室、洗涤间、厕所、库房及医护休息室、示教室、会议室等。有条件时应为患者设置学习室、娱乐室、会客室、健身室等。

2. 布局

病区应布局合理，方便治疗、护理等工作。例如，护士站应设在整个病区的中心地带，与抢救室、病室邻近，以便观察病情变化和抢救患者。每个病区设30～40张病床。每间病室的病床以2～4张为宜，病床之间最好有屏风或布帘相隔，一方面方便治疗和护理，另一方面保证患者拥有自己的私人空间和隐私。普通病室两张床之间的距离不少于1 m。

(二) 病区的环境管理

1. 病区的物理环境

1) 空间

每个人都需要一个适合其成长、发展及活动的空间。如为儿童应提供能进行游戏、活动和学习的空间；成人则需要从事社交活动或一个能独处的空间(休息室或会客室等)。因此，在病室条件许可情况下尽可能满足患者的需要，让患者拥有周围空间的控制力，病室空间的风格和色彩设计，可根据各专科特点及患者不同年龄特点进行设置，以尽量减轻患者因住院而产生的“社交隔离感”。为方便治疗、护理和保证患者适当的活动空间，病床之间的距离应不少于 1 m。

2）安静

病区应避免噪声，保持安静。根据世界卫生组织（WHO）规定，白天病区较理想的声音强度应维持在 35～40 dB。声音强度在 50～60 dB 时可使人感到疲倦不安，影响休息与睡眠；长时间暴露在 90 dB 以上的环境中可导致疲倦、焦躁、易怒、头痛、头晕、耳鸣、失眠及血压升高等症状。当声音强度≥120 dB 时可造成听力丧失，甚至永久性失聪。

为了更好地控制并调节噪音，护理人员在工作中应尽量为患者创造一个安静的环境。护士应做到“四轻”，即说话轻、走路轻、操作轻、关门轻。病室的门、窗、桌脚、椅脚，应钉橡皮垫，以减少摩擦声和碰撞声；推车轮轴及门轴应定时滴注润滑油，并定期检查，以减少噪音的产生；护士应向患者及家属宣传保持病室安静的重要性，共同保持病室安静，创造一个良好的休养环境；悦耳动听的音乐对人脑是良性刺激，应避免病室“绝对的寂静”，有条件的病室可在床头增设耳机装置，让患者可根据自己喜好选择收听适当的音乐、曲艺等节目，也可利用电视、录像等调节患者的疗养生活，以减少患者寂寞感。

3）温度

一般病室内温度保持在 18～22 ℃较为适宜。婴儿室、手术室、产房、老年病室，以及在进行检查、治疗时，室温应略提高，以 22～24 ℃为佳。过低使人肌肉紧张，缺乏动力，畏缩不安，在接受治疗、护理时易受凉。

病室内应备有温度计，以便随时评估室内的温度。温度过高时可开窗通风、室内放置冰块、使用电扇或空调来调节室温。温度过低时可用空调、暖气、火炉等取暖；还应注意根据气温变化增减患者的盖被及衣服；在执行护理活动时，应尽量避免不必要的暴露，以防患者受凉。

4）湿度

湿度是指空气中含水分的程度，病室湿度一般指相对湿度，是在一定温度条件下，单位体积的空气中所含水蒸气的量与其达到饱和时含量的百分比。人体对湿度的需要随温度不同而不同，温度越高，对湿度的需要越小。湿度过高或过低都会给患者带来不适感。

病室相对湿度以 50%～60%为宜。湿度过高，空气潮湿，细菌易于繁殖，可增加院内感染的发生率；同时机体水分蒸发减少，抑制出汗，患者感到潮湿、胸闷，尿液排出量增加，加重肾脏负担。湿度过低，空气干燥，人体中的水分大量蒸发，会引起口干舌燥、咽痛、烦渴等表现，对急性喉炎、呼吸道疾病、气管切开患者尤为不利。

病室应备有湿度计，以便评估和调节室内湿度。当室内湿度过高且大于室外湿度时，可使用空调除湿、开窗通风换气或使用空气去湿器等方式；当室内湿度过低时，夏季可在地面上洒水，冬天可在暖气或火炉上安放水壶等蒸发水蒸气或使用加湿器，以达到提高湿度的目的。

5）通风

通风可促进室内外空气交换，保持空气清新，并可调节室内的温度和湿度，刺激皮肤的血液循环，增加患者的舒适感，使患者感到清爽、愉快。通风也能降低室内空气微生物的密度，是减少呼吸道疾病传播的有效措施。病室通风不良，既会导致空气污浊、氧气不足，使人的正常生理及心理状况受到干扰，常烦躁、倦怠、头晕、食欲不振等；还会使室内空气中微生物的密度增加，导致呼吸道感染，加重病情，影响机体康复。

病室应定时通风换气，通风效果与通风面积（门窗大小）、室内外温差、通风时间及室外气流速度有关。一般通风 30 min 即可达到换置室内空气的目的。通风时应注意避免患者吹对流风(穿堂风),注意保护或遮挡患者,以免着凉。

6) 光线

病室采光有使用自然光源(即日光)和人工光源两种方式。日光是维持人类健康的要素之一。太阳辐射的各种射线都有很强的生物学作用,自然产生的日光有利于患者的身心康复。适量的日光照射能使照射部位温度升高,血管扩张,血流加快,改善皮肤和组织的营养状况,使人食欲增加,舒适愉快;同时,日光中的紫外线有强大的杀菌作用,还可促进人体合成维生素 D。因此,病室应经常开启门窗,或协助患者到户外接受阳光照射,以使其身心舒适。但应避免光线直射患者的面部,午睡时应用窗帘遮挡光线。

为了夜间照明、保证病情观察和治疗护理的需要,病室应备人工光源。夜间睡眠时,可打开地灯或罩壁灯,既能保证巡视工作的进行,又不影响患者睡眠。

7) 装饰

优美的环境使人产生舒适、愉悦感,病室装饰应力求简洁、整洁美观、雅致悦目。医院装饰应根据需求选用不同色彩。儿科病区墙壁可采用柔和的暖色,搭配一些可爱的卡通图案,使患儿感到温馨、甜蜜,减少惧怕心理;手术室内可选用蓝色或绿色,使人产生安静、信任感觉。墙壁尽量不选择全白色。病室、走廊可适当摆放一些鲜花、绿色盆景、壁画等,既美观,又能增添生机(过敏性疾病患者的病室除外),给人以生命和活力的启迪,从而能增强患者战胜疾病的信心和勇气。病区周围栽种树木,修建草坪、花坛、桌凳等,以供患者休息、散步、观赏,为患者创造一个舒适、优美的休养环境。

知识链接

装饰对人体的影响

色彩会影响人的情绪、行为、健康。

(1) 绿色:使人安静、舒适。

(2) 浅蓝色:使人心胸开阔、情绪稳定。

(3) 白色:使人感到冷漠、单调,反光强,易刺激眼睛产生疲劳。

(4) 奶油色:给人一种柔和、悦目、宁静的感觉。

(5) 红色:使人兴奋、烦躁。

(6) 黄色:有兴奋、刺激作用。

2. 病区的社会环境

医院是社会的一部分,病区又是一个特殊社会环境,为了满足患者在这个特殊社会环境中的各种心理需求,护士有责任帮助患者尽快转变角色,适应环境变化,建立和维持良好的人际关系,促进康复。

(1) 建立良好的护患关系:护患关系是一种特殊的人际关系,是一种帮助与被帮助的关系,其中护理人员占主导地位。因此,护理人员在工作中应做到以下几点。①尊重患者,让患者感到是受欢迎和被关心的,工作中不论患者的年龄、性别、职位、信仰、文化背景、经济状况、远近亲疏等,都应一视同仁。②护士应善于运用语言,可以通过恰当的交谈,发挥语言的积极作用,以减轻患者的消极情绪,帮助患者树立战胜疾病的信心。③操作技术要熟练,动作应稳、准、轻、快,以减轻患者的心理负担,增加安全感、信任感。④护士要学会控制自己的情绪,时刻以积极乐观的情绪去感染患者,使其主动配合治疗和护理,争取早日康复。

(2) 建立良好的群体关系:同病室患者构成一个群体,积极的群体气氛可促进患者尽快适应医院环境,有利于疾病康复。护士应做到如下几点:① 正确引导患者互相关心、互相帮助、互相鼓励,协助患者之间建立良好的情感交流,正确消除不良情绪,使病室呈现愉快、和谐的气氛;② 加强与患者家属的沟通,取得支持与合作,解除患者的后顾之忧,共同做好患者的身心护理。

(3) 协助患者熟悉医院规则:每个医院根据各自的具体情况制定了医院规则,如入院须知、探视规则、陪护制度等,以保证诊疗护理工作的正常进行,同时也保证了患者具有良好的休息环境,但医院规则在一定程度上对患者也是一种约束,因此,应协助患者熟悉医院规则,尽快适应医院环境(表 1-2-1)。

表 1-2-1　协助患者熟悉医院规则的措施和具体方法

措　　施	具 体 方 法
(1)耐心解释,取得理解	• 向患者和家属耐心解释每一项医院规则的内容、执行各项医院规则的必要性,使其理解并主动配合,自觉遵守、执行医院规则
(2)让患者对其周围环境有一定的自主权	• 对患者居住空间表示尊重,进入病室时应先敲门 • 整理患者床单位或衣物时应先取得患者同意等
(3)满足患者需求,尊重探视者	• 患者的家属或亲友可协助患者满足其安全感、归属感、自尊的需要,减少患者的寂寞感及与社会的隔离感,因此,要尊重探视者 • 如探视者不受患者欢迎,或探视时间影响医疗护理工作,则要适当加以劝阻和限制
(4)提供有关信息,并进行健康教育	• 进行任何检查、治疗、护理之前或过程中,都应给予患者适当的解释和心理支持,并允许、鼓励患者参与决策,以减少患者的焦虑和恐惧,增进其自我价值

3. 病区的安全环境

安全环境是指平安、无危险、无伤害的环境。由于患者不熟悉医院环境、不习惯住院生活、不了解自身疾病及某些治疗、护理手段,往往会感到安全受到威胁。护理人员应为患者提供一个生物、心理、社会各方面都安全的环境,以满足患者对安全的需要。医院常见影响患者安全的因素:

(1) 机械性损伤:患者从床上、椅子上跌下,或因行走不稳而跌倒,躁动不安者、神志不清者、年老虚弱者、偏瘫者、婴幼儿等均易发生坠床意外,有些患者因疾病、药物而致肢体无力,在移动或取放物品时,易失去平衡而跌倒,以上都属于机械性损伤。

(2) 温度性损伤:在为患者实施冷疗或热疗时,操作不当或疏忽大意可造成患者的烫伤或冻伤;热伤害大部分来自于火,或有关热的装置及电路的故障;医院内的易燃物品较多,如氧气、液化气、乙醇等。

(3) 化学性损伤:化学性损伤通常是由于药物使用不当或错用而引起。例如,药物剂量过大、浓度过高、用药次数过多、用药配伍不当、给药途径不准确及用错药物等。

(4) 生物性损伤:因细菌、病毒感染而致院内感染性疾病,如蚊虫、苍蝇、蟑螂等昆虫的叮咬爬飞,不仅会影响患者的休息,干扰其睡眠与食欲,更严重的是会传染疾病,延缓康复,直接威胁患者的生命。

(5) 医源性损伤:医护人员对患者不够尊重,或因用语不礼貌而冒犯了患者,侵犯了患者的隐私权,或造成患者对疾病、治疗的误解,使其情绪波动而加重病情;或因工作不负责任、技术性错误发生医疗差错事故,给患者身心造成痛苦,甚至致残或危及生命;由于医院内感染增加患者痛苦,延长患者病程,增加患者经济负担等。

(三) 床单位及设备

床单位是指医疗机构提供给患者使用的家具与设备。它是患者在住院期间用以休息、睡眠、饮食、休闲活动及接受治疗、护理与康复的最基本的生活单位。床单位的设备及管理要以患者的舒适、安全和有利于康复为前提。每位患者床单位应配备固定的设施(图1-2-1),包括以下几种。

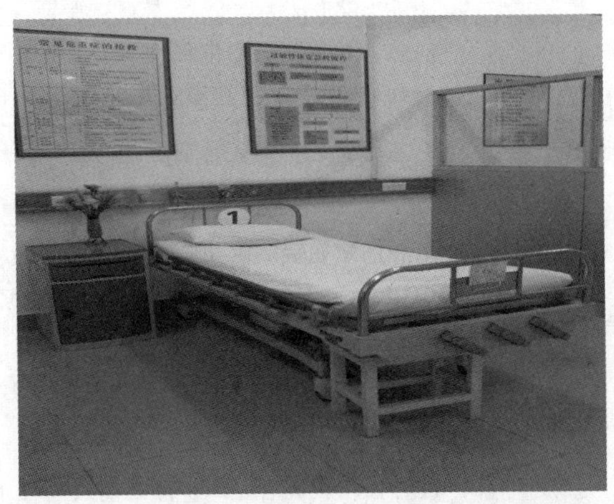

图1-2-1　床单位设施

1. 床及床上用物

床、床垫、床褥、枕芯、棉胎或毛毯、大单、被套、枕套、橡胶单和中单(需要时)、床旁桌、床旁椅及床上桌。

2. 床旁设施

床头墙壁上配有照明灯、呼叫装置、供氧和负压吸引管道等设施。

3. 床单位设施的标准和要求

(1) 病床:患者的病床多为不锈钢或喷塑多功能床。长200 cm、宽90 cm、高60 cm。床头和床尾可摇起或支起,以调节卧位。两侧配有床挡,床脚配有脚轮,便于移动。电动控制多功能床可通过电钮自行控制床的升降及改换患者体位,多适用于危重患者。

(2) 床垫:用棕丝或海绵坐垫芯,垫面应选用牢固的布料制成,长、宽与病床规格相同,厚10 cm。

(3) 床褥:一般用棉花作褥芯,棉布作褥面,铺于床垫之上,应选用吸水性好、透气性也好的材料，长、宽与床垫相同。

(4) 枕芯：以棉布为枕芯面，内可装木棉、蒲绒、羽绒或人造棉，长 60 cm、宽 40 cm。

(5) 棉胎：用棉花作胎芯，也可用人造棉或羽绒，长 230 cm、宽 160 cm。

(6) 大单：用棉布制作，长 250 cm、宽 180 cm。

(7) 被套：用棉布制作，尾端开口并钉有布带尼龙搭扣，长 250 cm、宽 170 cm。

(8) 枕套：用棉布制作，长 65 cm、宽 45 cm。

(9) 中单：用棉布制作为佳。亦可使用一次性成品，长 170 cm、宽 85 cm。

(10) 橡胶单：两端可各加白布 40 cm，长 85 cm、宽 65 cm。

(11) 床旁桌：放在患者床旁，放置患者日常用物或护理用具。

(12) 床旁椅：供患者或访客用。

(13) 床上桌：为患者在床上进食、阅读、写字或从事其他活动提供方便，其高度可调节。

(14) 床头灯：可调节亮度，在患者阅读或医护人员进行治疗、护理时照明。

(15) 墙壁呼叫系统：讯号灯或红灯，患者需要帮助时可通过其发出求援信息。使用方法应在患者入院时就介绍。

(16) 其他装置：中央供氧、中央负压吸引等设备。

二、床单位准备

为患者提供的床单位应符合平整、舒适、实用、耐用、安全的原则。常用的床单位有备用床、暂空床、麻醉床。病床的铺法要求床单位要保持整洁，床上用物须定期更换。

（一）备用床

实训 1-2-1　铺备用床(被套式)

【目的】

保持病室整洁、美观，准备接收新患者。

【评估】

(1) 床及床旁设施，如床头灯、呼叫系统、中央供氧、中央负压吸引等性能是否完好无损。

(2) 床及床上用物是否洁净、齐全，折叠是否正确，是否符合季节需要。

(3) 病室内有无患者需要进行治疗护理或进餐。

【计划】

1. 操作者准备

洗手，戴口罩，着装整洁、仪表大方、举止端庄。

2. 用物准备

床、床垫、床褥、枕芯、枕套、棉胎(毛毯)、被套、大单。

3. 环境准备

安静、整洁、安全、光线充足；宽敞，便于操作。

【实施】

1. 操作步骤

铺备用床操作步骤如表 1-2-2 所示。

表 1-2-2　铺备用床操作步骤

操作步骤	要点说明
(1)备齐用物,按铺床先后顺序置于护理推车上,推至床尾正中,距离床尾约 15 cm	
(2)移开床旁桌,离床约 20 cm,移床旁椅至床尾	• 便于操作
(3)翻转床垫,纵翻转或横翻转均可,使床垫上沿与床头平齐	• 保持床垫松软,避免长期受压而使局部凹陷
(4)铺床褥,使床褥上沿与床头平齐	
(5)将已折好的大单(正面向上)对准床的纵、横中线置于床上,展开大单 ①纵向:分别向床头、床尾纵向展开。 ②横向:具体操作步骤如图 1-2-2 所示 ◆ 铺近侧大单 ①铺近侧床头大单(图 1-2-3):将床头大单对齐中线,左右展平;一手将床头的床垫托起;一手过中线将大单包塞入床垫下。 ②在离床头 30 cm 处向上提起大单,使其与床边垂直,呈三角形,以床沿为界,将三角形分为两半,上半三角形覆盖于床上,先将下半三角形大单平整塞入床垫下,再将上半三角形以床沿为界翻下,塞入床垫下使之成为一斜角。 ③至床尾拉紧大单,同铺床头方法铺好床尾床角。 ④两手将中部边沿拉紧,双手掌心向上将大单中部边沿平塞于床垫下 ◆ 铺对侧大单　转至床对侧,同法铺好对侧大单	• 动作轻巧,以免尘灰飞扬导致病原体随空气流动传播 • 操作者面向床角,两脚分开,采用弓箭步 • 上身保持直立,两膝稍屈,动作平稳、连续,减少来回走动的次数,确保身体平衡 • 注意节力原则
(6)铺被套:将已折好的被套(正面向外)上端平床头,使被套的纵中线对准床的纵中线,置于床上,从床头向床尾展开,先近侧展平,再向对侧展开,平铺于床上,开口端朝向床尾 ◆ “S”形套棉胎 ①将被套尾部开口端的上层打开至 1/3 处(图 1-2-4); ②将“S”形棉胎平放于被套口,将棉胎上沿由床尾拉至床头; ③先床头后床尾、先对侧再近侧,将被套上下层及棉胎拉平,系带; ④棉被上沿与床头平齐,两侧边沿向内折叠和床沿平齐,尾端向内反折与床尾平齐,或塞于床垫下 ◆ 卷筒式套棉胎 ①被套反面在外,齐床头平铺于床上,开口端向床尾; ②将棉胎平铺于被套上,上沿与被套封口边平齐; ③将棉胎与被套一并自床头卷至床尾(图 1-2-5); ④再自开口处翻转至床头,拉平各层,系带; ⑤同上法折成被筒	• 棉胎与被套平齐,避免被头空虚 • 便于放入棉胎 • 盖被平整、美观,中线对齐

续表

操 作 步 骤	要 点 说 明
(7)套枕套:将枕套套于枕芯上,整理枕头并拍松,将枕头横放与床头盖被上,开口侧背门	• 四角充实、平整,开口侧背门
(8)移回床头桌、椅	• 保持病室整洁、美观
(9)整理用物,洗手	

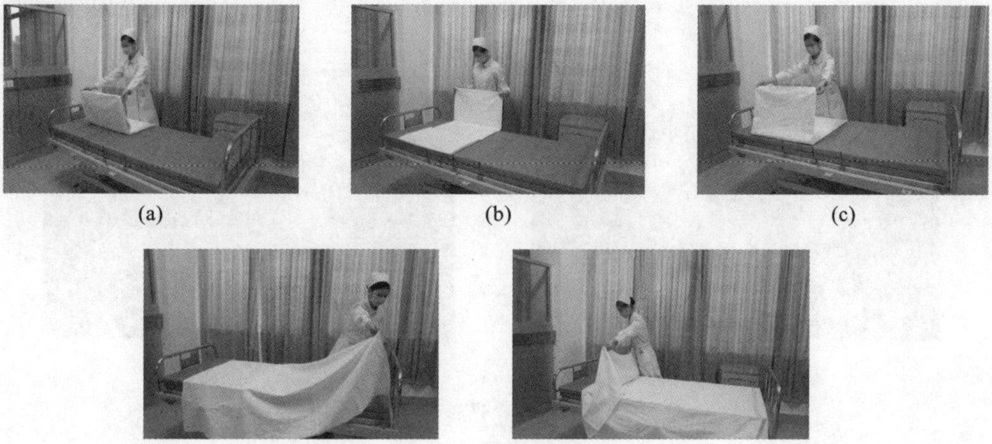

(a) (b) (c)

(d) (e)

图 1-2-2 横向铺大单法

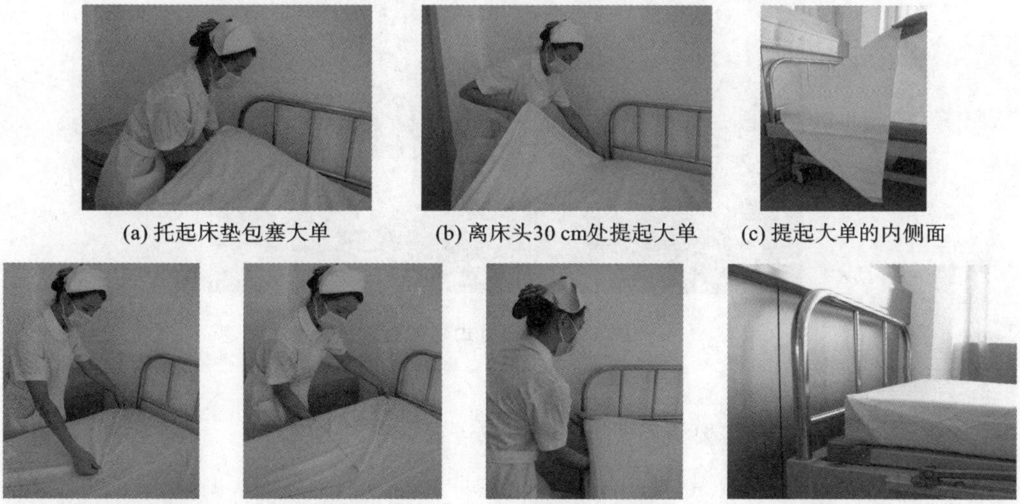

(a) 托起床垫包塞大单 (b) 离床头30 cm处提起大单 (c) 提起大单的内侧面

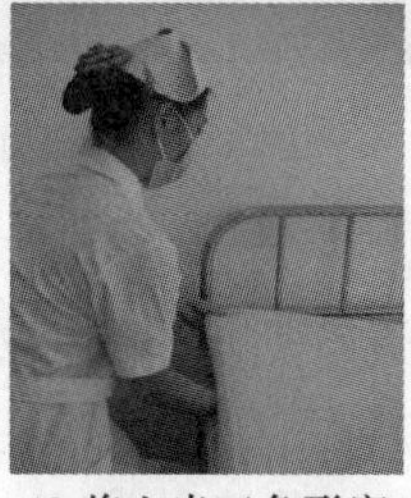

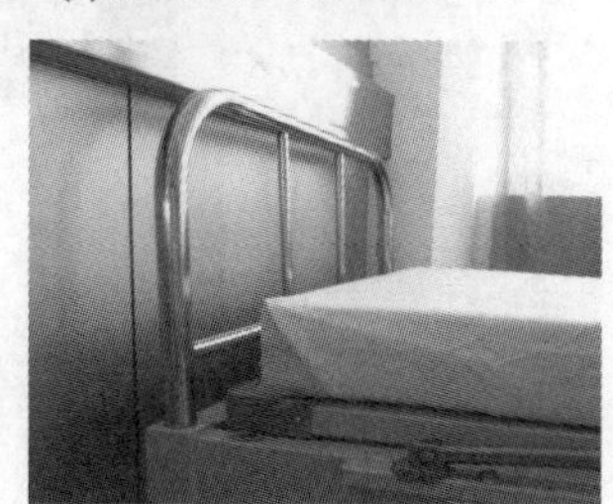

(d) 上半三角形覆盖于床上 (e) 塞下半三角形 (f) 将上半三角形塞入床垫下 (g) 成为一斜角

图 1-2-3 铺近侧床头大单

知识链接

横向铺大单法

1. 置大单

将已折好的大单,对准床的纵、横中线置于床上。

2. 展大单

依次展平各层大单(图1-2-2(a)、(b)、(c))。

3. 铺床头大单

将上层大单提起，拉向床头；铺好近侧床头的床角(图1-2-2(d))。

4. 铺床尾大单

将床尾大单提起，拉向床尾；铺好近侧床尾的床角(图1-2-2(e))。

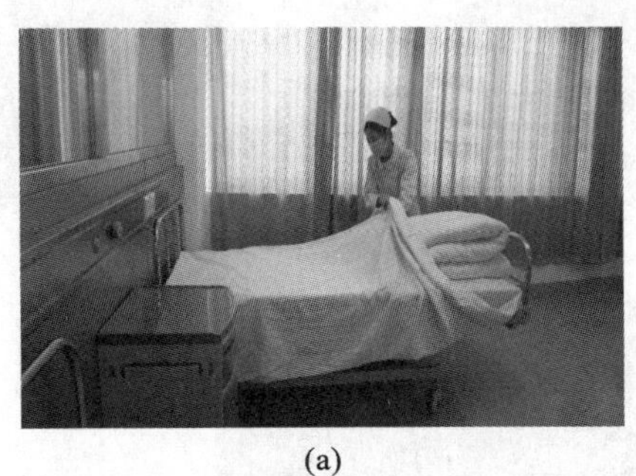
(a)

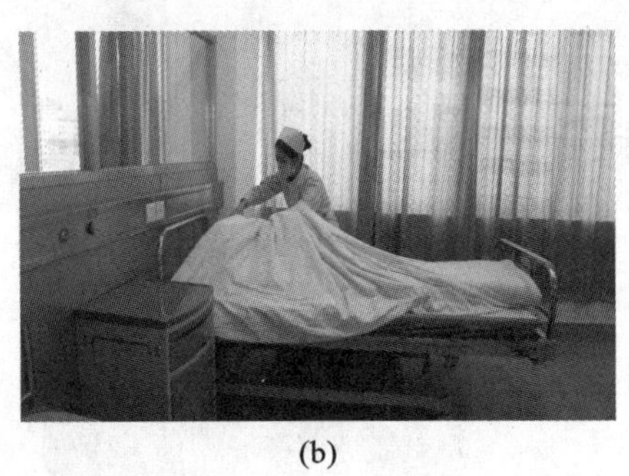
(b)

图1-2-4 "S"形套棉胎

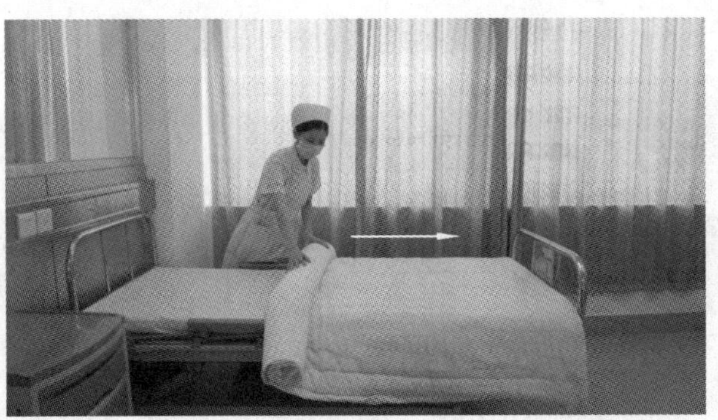

图1-2-5 卷筒式套棉胎

2. 注意事项

(1) 病室内如有患者需要进行治疗、护理或进餐应暂停铺床。

(2) 操作中，动作要轻、稳，以免尘土飞扬。

(3) 遵循节力原则，操作前应备齐物品并按顺序放置，以减少无效动作，避免多次走动；铺床前，应将能升降的床升至便于铺床的高度，以防腰部过度弯曲；铺床时，身体尽量靠近床边，上身保持直立，两膝稍弯曲以降低重心，两脚根据活动情况左右或前后分开，以扩大支撑面，有利于操作及维持身体的稳定性；操作中，应使用肘部力量，动作要平稳连续。

【评价】

(1) 操作方法正确、熟练，动作轻稳、节力。

(2) 大单平紧，中线对齐，四角平紧。

(3) 被头充实，盖被平整，中线对齐，上沿齐床头，两边内折与床沿齐。

(4) 枕头平整、充实。

（5）符合舒适、安全、实用、耐用的原则。

（6）病室及备用床单位整洁、美观（图 1-2-6）。

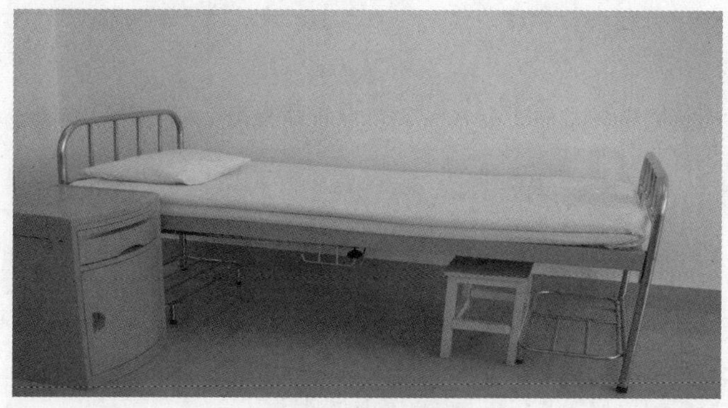

图 1-2-6　备用床

知识链接

床垫罩铺床法

目前，用床垫罩代替大单铺床已被临床上广泛使用。此法操作简单，即用布按床垫的大小制成床垫罩，对齐中线，从床头向床尾分别拉紧四角，用纽扣或系带固定，罩于床褥及床垫上，既省时又省力。

（二）暂空床

实训 1-2-2　铺暂空床

【目的】

（1）准备接受新患者或暂时离床的患者使用。

（2）保持病室整洁、美观。

【评估】

（1）同备用床。

（2）新入院患者的病情及诊断。

（3）住院患者的病情是否允许暂时离开病床。

【计划】

1. 操作者准备

洗手，戴口罩，着装整洁、仪表大方、举止端庄。

2. 用物准备

同备用床，必要时备橡胶单和中单（按顺序放在被套之上，若将备用床改为暂空床，则放在枕芯之下）。

3. 环境准备

同备用床。

【实施】

1. 操作步骤

铺暂空床操作步骤如表 1-2-3 所示。

表 1-2-3　铺暂空床操作步骤

操作步骤	要点说明
(1)改备用床为暂空床 ①移开枕头,将备用床的盖被上端向内折 1/4,然后再作扇形三折于床尾,与各层平齐(图 1-2-7(a)); ②将盖被上端 1/3 处,从床头向床尾扇形三折于床尾,与各层平齐(图 1-2-7(b)); ③铺橡胶单和中单(图 1-2-8) ◆ 铺近侧 ①若铺于床中部,两单上缘距床头 45～50 cm; ②如铺于床头部或床尾部,应使其边缘与床头或床尾平齐; ③取橡胶单铺于床面上,将其中线与床中线对齐展开,再同法铺布中单于橡胶单上; ④将两单在床缘的下垂部分同时平整地塞入床垫下 ◆ 铺对侧时,转至对侧,同法分层拉紧铺平各单,还原枕头,移回床边椅,洗手	· 方便患者使用,保持病室整洁、美观 · 数量根据病情需要决定橡胶单和中单数量及铺床头或床尾 · 中单应遮盖橡胶单,避免患者皮肤直接接触橡胶单而引起不适
(2)铺暂空床 ①按备用床铺法完成各步骤至铺大单; ②铺完近侧大单后,铺橡胶单和中单; ③转至对侧,同法依次铺大单、橡胶单、布中单; ④余同备用床; ⑤盖被三折于床尾,各层平齐	

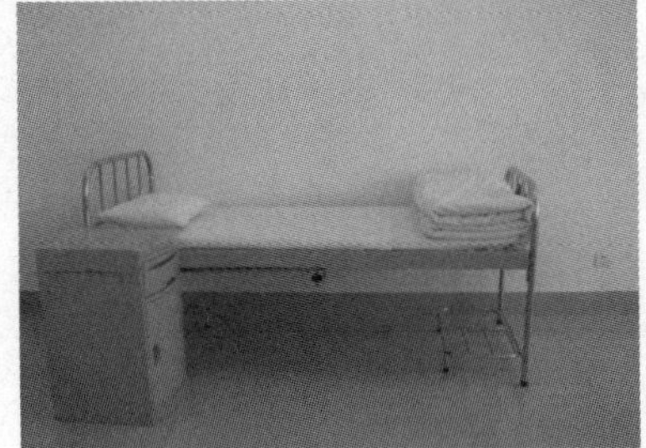

(a) 盖被上端向内折1/4，扇形三折于床尾

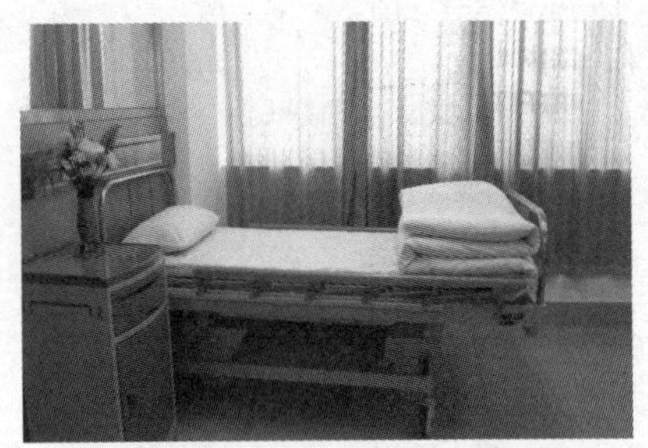

(b) 盖被上端1/3处扇形三折于床尾

图 1-2-7　扇形三折于床尾

2. 注意事项

(1) 中单应遮盖橡胶单,避免患者皮肤直接接触橡胶单而引起不适。

(2) 其余同备用床。

【评价】

(1) 病床符合实用、耐用、舒适、安全的原则。

(2) 操作方法正确,符合节力原则。

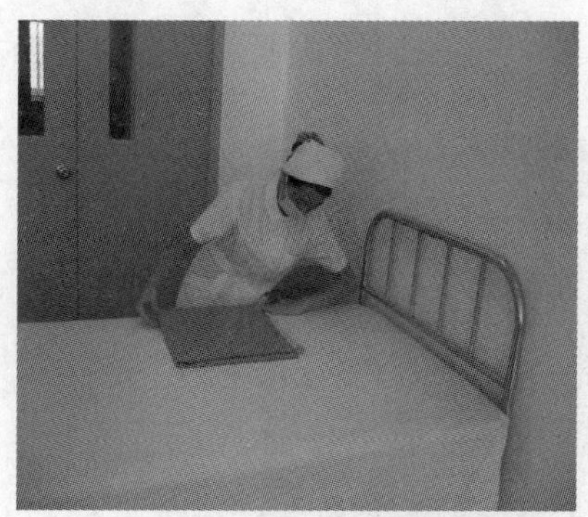

(a) 两单上缘距床头45~50 cm

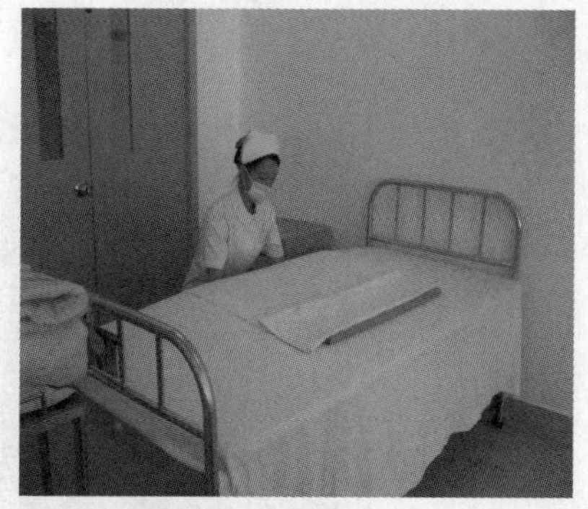

(b) 两单在床缘的下垂部分同时塞入床垫下

图 1-2-8 铺橡胶单和中单

(3) 方便患者上、下床及卧床舒适。

(三) 麻醉床

实训 1-2-3 铺麻醉床

【目的】

(1) 便于接受和护理麻醉手术后患者。

(2) 保护床上用物不被血渍或呕吐物等污染。

(3) 保证患者安全、舒适，预防并发症。

(4) 保持病室整洁美观。

【评估】

(1) 患者的病情、诊断、手术名称及部位、麻醉方式、术后需求。

(2) 抢救和治疗的器械是否完好，物品是否齐全。

【计划】

1. 操作者准备

洗手，戴口罩，着装整洁、仪表大方、举止端庄。

2. 用物准备

(1) 床上用物：床、床垫、床褥、枕芯、枕套、棉胎(毛毯)、被套、大单、橡胶单和中单各 2 块(根据病情需要准备)。

(2) 麻醉护理盘：无菌巾内有治疗碗、张口器、压舌板、舌钳、牙垫、镊子、通气导管、吸氧导管、吸痰导管、纱布数块。无菌巾外有血压计、听诊器、治疗巾、护理记录单及笔、弯盘、棉签、胶布、别针、手电筒。必要时备输液架、吸痰器、氧气筒、胃肠减压器，天冷时备热水袋(加布套)、毛毯。

3. 环境准备

同备用床。

【实施】

1. 操作步骤

铺麻醉床(图 1-2-9)操作步骤如表 1-2-4 所示。

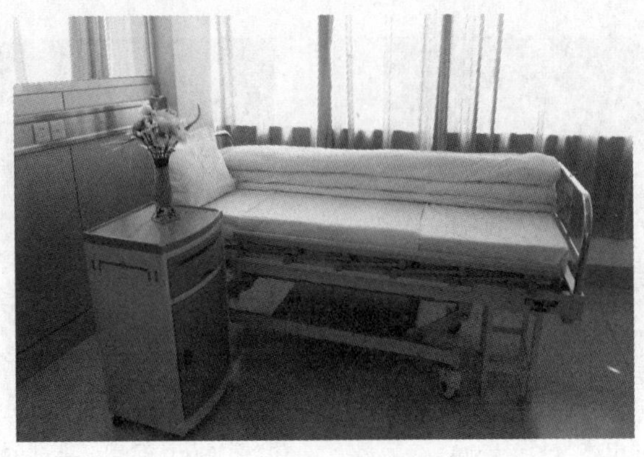

图 1-2-9　麻醉床

表 1-2-4　铺麻醉床操作步骤

操作步骤	要点说明
(1)拆除原有的被套、枕套、大单	• 降低手术后感染的机会
(2)同备用床步骤1-5铺好近侧大单	
(3)根据患者的麻醉方式和手术部位按需要铺好橡胶单和中单 ①将橡胶单和中单分别对好床中线铺在床中部,两单在床缘的下垂部分一起平整地塞入床垫下; ②于床头铺另一橡胶单和中单,两单在床缘的下垂部分一起平整地塞入床垫下	• 非全身麻醉手术,只需铺床中部 • 颈、胸、腹部手术可铺于床头 • 下肢手术,可铺于床尾 • 如铺于床中部,两单上缘距床头45～50 cm • 橡胶单和中单的上缘与床头平齐,下缘压在中部橡胶单和中单上
(4)护士转至对侧,同法铺好大单、橡胶单和中单	
(5)同备用床步骤(6)铺被套	
(6)边缘向内折和床缘平齐,被尾向内折叠与床尾平齐,将盖被扇形三折叠于一侧床边,开口对门	• 便于将术后患者由平车移至床上
(7)套好枕套,横立于床头,开口背门	• 防止躁动患者撞伤头部
(8)将床旁桌放回原处,床旁椅放于盖被折叠的同侧	• 保持病室整洁、美观
(9)将麻醉护理盘放置于床头桌上,其他物品按需要放置	• 便于抢救、治疗和护理
(10)整理用物,洗手	

2. 注意事项

(1) 铺麻醉床时,应全部换为清洁被单。

(2) 全身麻醉护理盘及其他用物应按需准备齐全,以保证及时抢救和护理。

(3) 中单要全部遮住橡胶单,防止橡胶单与患者皮肤直接接触,以保证患者舒适。

(4) 保证患者安全舒适,使用热水袋者应注意交接班,防止烫伤。

【评价】

(1) 病床符合实用、耐用、舒适、安全的原则。

（2）患者躺卧舒适、安全。

（3）床单位设施性能完好，用物准备齐全，能保证患者手术后和麻醉后抢救、治疗及护理的需要。

（4）其余同备用床。

（四）卧床患者床的整理和更换床单

长期卧床患者因疾病限制，其治疗、护理、饮食及排泄均在床上。保持床单位的整洁、美观，使患者舒适及安全是护士的职责。因此，根据病情需要为卧床患者进行床的整理和更换床单。

实训 1-2-4　卧床患者床的整理

【目的】

（1）保持病床平整、舒适，预防压疮。

（2）保持病室整洁、美观。

【评估】

（1）患者病情、活动能力、心理反应、合作程度和局部皮肤受压情况。

（2）床上各单、盖被等用物是否松散、皱褶、平整、紧实。

（3）环境是否安全、保暖，是否有患者进餐或治疗。

【计划】

1. 操作者准备

洗手，戴口罩，着装整洁，仪表大方，举止端庄。

2. 用物准备

（1）清扫用物：床刷及一次性外套或微湿的扫床巾。

（2）酌情需用物品：酌情带清洁衣裤、皮肤护理用物，备屏风。

3. 患者准备

病情稳定，已了解操作目的、配合方法和注意事项。已解大、小便，做好配合准备。

4. 环境准备

同备用床。

【实施】

1. 操作步骤

卧床患者床整理的操作步骤如表 1-2-5 所示。

表 1-2-5　卧床患者床整理的操作步骤

操作步骤	要点说明
(1)推车携用物至床尾	
(2)核对解释，酌情关门窗	• 确认并尊重患者，以取得其合作；注意保暖，避免受凉
(3)移开床旁桌椅，病情允许者，可放平床头和床尾支架	• 便于操作 • 放平速度宜慢，以免引起不适
(4)松开床尾盖被，移枕至对侧	• 意识不清者，可拉起对侧床挡，以防坠床

续表

操作步骤	要点说明
(5)协助患者翻身侧卧，背向护士，观察患者背部皮肤情况(背部护理见实训 3-12-7)	• 检查局部皮肤受压情况，预防压疮发生
(6)整理床单元 ①扫床：床头至床尾松开各层床单；逐层扫净中单、橡胶中单后，依次搭在患者身上；过中线、自床头至床尾扫净大单上渣屑；刷子置于治疗车下层。 ②逐层铺单：依次将近侧已扫好的大单、橡胶中单及中单依层拉平铺好。 ③协助患者侧卧于铺好的一侧。 ④转至对侧，同法逐层扫净各单，逐层拉平、铺单	• 湿式清扫，减少灰尘飞扬 • 过中线扫净枕下及患者身下的渣屑 • 操作过程中，随时观察患者面色、脉搏、呼吸等情况 • 冬季注意保暖 • 保护隐私
(7)协助患者平卧，整理盖被。将棉胎及被套拉平，并叠成被筒，为患者盖好	
(8)取出枕头，拍松后放回患者头下	• 四角充实，开口背门
(9)移回床旁桌椅，必要时支起床上支架，协助患者取舒适卧位	
(10)清理用物，询问患者感受及需要，开窗通风，感谢患者合作	

2. 注意事项

(1) 保证患者舒适、安全。不宜过多翻动、暴露患者，保护患者隐私。

(2) 为防止交叉感染，采用一床一无菌巾湿扫。

(3) 必要时使用床挡，以防止变换体位时患者坠床。

(4) 操作中注意节力原则，两人配合时，动作应注意协调一致。

(5) 翻身时应注意保护患者身上各种管道完好、通畅。

(6) 操作中应注意观察患者情况，与患者保持适当的沟通，发现病情变化，立即停止操作，采取相应措施。

3. 健康指导

告知患者操作目的及配合方法，嘱患者若有不适立即告知护士，以便及时处理。

【评价】

(1) 护士操作方法正确、熟练、动作轻稳、节力。

(2) 护患沟通有效，满足患者身心需要。

(3) 患者感到舒适、安全，无并发症。

实训 1-2-5　卧床患者更换床单

【目的】

同卧床患者床的整理。

【评估】

同卧床患者床的整理。

【计划】

1. 操作者准备

同卧床患者床的整理。

2. 用物准备

(1) 护理车上层放更换用物，自下而上为枕套、被套、中单、大单。中层放床刷及套或扫床巾。下层放便盆及便盆巾(必要时)。

(2) 酌情需用物品：必要时备清洁衣裤(置于护理车上层)；皮肤护理盘(置于护理车中层)，或屏风。

3. 患者准备

同卧床患者床的整理。

4. 环境准备

同卧床患者床的整理。

【实施】

1. 操作步骤

卧床患者更换床单的操作步骤如表 1-2-6 所示。

表 1-2-6 卧床患者更换床单的操作步骤

操作步骤	要点说明
(1)～(5)步骤同卧床患者床的整理	
(6)更换床单 ◆侧卧更换床单法 ①从床头至床尾松开近侧各层床单； ②中单污面向内卷入患者身下，扫净橡胶单，搭于患者身上，将大单污面向内卷入患者身下，从床头至床尾扫净床褥上渣屑；刷子置于对侧床尾； ③将清洁大单的中线与床中线对齐，展开近侧大单，将对侧一半正面向内卷入患者身下，依次铺好大单床头、床尾及中部； ④放平橡胶中单，铺上中单，对侧一半正面向内卷入患者身下，近侧半幅连同橡胶中单一并塞入垫下； ⑤移枕于近侧，助患者平卧，护士转向对侧，助患者翻身侧卧于铺好床单的一侧，背向护士； ⑥松开各单，污面向内卷取出已用过的中单，扫净橡胶中单，搭在患者身上，将已用过的大单自床头卷至床尾，与已用过的中单一并放入护理车下层或污物袋内； ⑦扫净床褥，依次拉出并铺好清洁大单、橡胶中单和中单； ⑧助患者仰卧于床中央，移枕于患者头下 ◆ 平卧更换床单法 ①取枕拆套：托起患者头部，取出枕头，拆下枕套放入污物袋内，枕芯放在床尾椅上。 ②抬身卷床头相关污单：托起患者头部，将床头大单、橡胶中单、中单一并横向从床头卷至患者肩下。	• 适用于长久卧床、病情允许翻身的侧卧患者 • 污面向内翻卷 • 注意扫过中线 • 注意大单平整、紧实 • 正面向内卷入患者身下 • 注意观察患者，询问有无不适 • 各单污面均向内 • 过中线，注意各单拉平，铺紧 • 取舒适体位 • 适用于病情不允许翻身侧卧的患者 • 抬起患者时，高度合适、动作平稳、以防不适、便于操作

续表

操作步骤	要点说明
③铺床头大单:将清洁大单横卷成筒状铺在床头,中线对齐铺好床头。 ④抬身撤污单、拉清洁大单时抬起患者上半身,将已用过的大单、橡胶单和中单一起从患者肩下卷至臀下,同时将清洁大单拉平至臀部;放平患者,抬起臀部,迅速撤去已用过的大单、橡胶单、中单,清洁大单拉至床尾;橡胶中单置于床尾椅上,其余污物放于护理车的下层或污物袋内。 ⑤依次铺各单,将近侧大单展平铺好;铺中单、橡胶单同卧床患者床的整理	• 骨科患者可利用牵引架拉手牵引抬起上身 • 随时观察患者,询问有无不适 • 亦可将污大单上端反折1/3处,系于床尾做成污物袋 • 若塞入床垫下,应注意不要太紧,以免造成足部不适,防止足下垂
(7)铺清洁被套于盖被上,打开被套尾端开口,从污被套里取出棉胎,以"S"形折叠放入清洁被套内,套好被套,撤出已用过的被套放于护理车的下层或污物袋内	• 注意速度不可过快,及时询问患者,以防不适 • 使病室整洁、美观
(8)拉平盖被,系带,两边齐床缘形成被筒,被尾齐床尾向内折或塞入床垫下	
(9)取枕更换枕套,置于患者头下枕好	
(10)移回床旁桌椅,根据病情支起床头和膝下支架	
(11)整理床单位,帮助患者取舒适的卧位,打开门窗	
(12)清理物品,洗手	

2. 注意事项

同卧床患者床的整理。

3. 健康指导

同卧床患者床的整理。

【评价】

同卧床患者床的整理。

知识链接

拆床法

(1)移开床旁桌椅。

(2)拆下枕套,置于床尾下挡,枕芯放于椅上。

(3)一手抬起近侧床垫中部,另一手自垫下向床头松单,随即换手向床尾垫下松单。

(4)将近侧棉被松开。

(5)转至对侧,同法松开大单、棉被。

(6)从被套开口处将棉胎一侧纵行向上折叠1/3,同法折对侧棉胎,手持棉胎前端,呈"S"形折叠拉出,放于椅上。

(7)将大单、被套、枕套由两端和两侧污面向内卷起。

(8) 枕芯、棉胎放于床上,移回床旁桌。

小结

本任务阐述了医院作为一个社会特殊环境,为促进患者疾病康复和促进身心健康,应如何对环境进行要求和调控;如何为患者治疗、护理和修养提供良好的适宜环境。护士应根据患者病情和身心需要,熟练掌握铺备用床、暂空床和麻醉床技能及技巧;能为卧床患者进行床整理和更换床单。

能力检测

选择题

A_1/A_2 型题

(1) 为患者提供备用床的目的是(　　)。

A. 保持病室整洁,准备迎接新患者　B. 使患者安全、舒适
C. 供暂时离床活动的患者使用　D. 便于接受麻醉手术后的患者
E. 预防并发症

(2) 铺中部橡胶单时,其上端距床头应为(　　)。

A. 35～40 cm　B. 40～45 cm　C. 45～50 cm
D. 50～55 cm　E. 55～60 cm

(3) 下列哪种患者需备麻醉床?(　　)

A. 外科新入院　B. X 线检查后　C. 胃溃疡待手术
D. 肠梗阻手术后　E. 腰椎穿刺术后

(4) 急性阑尾炎患者术后需要准备(　　)。

A. 暂空床　B. 备用床　C. 麻醉床　D. 抢救床　E. 手术床

(5) 下列哪项物品是麻醉护理盘内不需准备的物品?(　　)

A. 开口器　B. 拉舌钳　C. 吸痰导管　D. 输氧导管　E. 吸水管

(6) 下列为患者提供麻醉床的描述中错误的是(　　)。

A. 盖被上端与床头平齐　B. 盖被三折于门对侧床边　C. 枕头横立于床头
D. 床旁桌放于原处　E. 椅子放于折叠被的对侧

(7) 患者,男,神志清楚,因患破伤风,全身肌肉阵发性痉挛、抽搐,关于所住病室环境,下列不符合病情要求的是(　　)。

A. 室温 18～22 ℃　B. 相对湿度为 50%～60%　C. 门、椅脚钉橡皮垫
D. 保持病室光线充足　E. 护士要做到"四轻"

(8) 患者,男,56 岁。因呼吸道阻塞行气管切开,其病室环境护理应特别注意(　　)。

A. 调节温度、湿度　B. 保持安静　C. 加强通风
D. 合理采光　E. 适当绿化

(漳州卫生职业学院　李丽娟)

任务三　入院护理技术

学习目标

(1) 能说出患者入院的程序。
(2) 能根据患者情况掌握各分级护理技术。
(3) 能正确实施患者入院区后的初步护理。
(4) 会准确填写入院相关表格。
(5) 会准确并安全地运送患者。

案例引导

患者,女,60岁,因糖尿病酮症酸中毒急诊入院,急诊室已给予输液、吸氧。病区值班护士立即通知医生给予诊查,并进行入院后系列初步护理;按医嘱给予分级护理。如果你是住院处值班护士,你将如何完成以下任务。①如何指导患者及家属办理住院手续?②如何护送患者入病区?③用什么运送工具给予安全运送?作为病区值班护士对入院患者如何进行初步护理和分级护理?

入院护理是指患者经门诊或急诊医生诊查后,根据其病情确定需住院做进一步观察、检查和治疗时,由医生建议并签发住院证后,护理人员所提供的一系列护理活动。

入院护理目的包括以下几点。①协助患者熟悉环境,使其尽快适应医院生活,尽快适应患者角色。②满足患者身心需求,调动患者配合医疗护理工作的积极性,以利于疾病康复。③建立良好护患关系,为顺利开展护理工作奠定基础。④收集健康资料,为制订护理计划提供依据。⑤做好健康教育,促进患者早日康复。

一、入院接待程序

(一) 住院处的护理

1. 办理住院手续

患者在门诊或急诊就诊,经医生初步诊断确定需住院检查或治疗时,由医生签发住院证。患者或家属持住院证到住院处办理住院手续,包括缴纳住院保证金、填写登记表格等。但对于病情危重或需要急诊手术的患者,则应先收入病房或先进行手术,后办理住院手续。住院处办理住院手续后,立即通知病区值班护士根据病情做好接纳新患者的准备。

2. 进行卫生处置

根据患者的病情及身体状况在卫生处置室对其进行卫生处置,如沐浴、更衣、修剪指甲等。危、急、重症患者或即将分娩者可酌情免浴。对有头虱或体虱者,应先进行灭虱,再做以上的卫生处置。患者换下的衣服和不需要的衣物可交家属带回或按手续暂时存放在住院处。对传染病患者或疑似传染病患者应安置在隔离室进行处置。

3. 护送患者入病区

住院处护理人员携门诊病案护送患者入病区。可根据病情选用不同的护送方式，对能行走的患者扶助步行，不能行走或病情危重者可用轮椅或平车护送。护送患者途中应注意安全、保暖、不中断治疗（如给氧或输液等要保持通畅）。对实施手术、昏迷、神志不清、无自主能力的重症患者使用标识腕带以正确辨识患者，保障患者的安全。送至病区后与病区值班护士就患者的病情、已采取或需要继续的治疗护理措施及物品等进行交班。

知识链接

患者标识腕带

标识腕带（图 1-3-1）是一种系在患者手腕上，24 h 贴身的特殊设计的标识。它能防止被调换或拆除，以确保标识对象的唯一性和正确性。

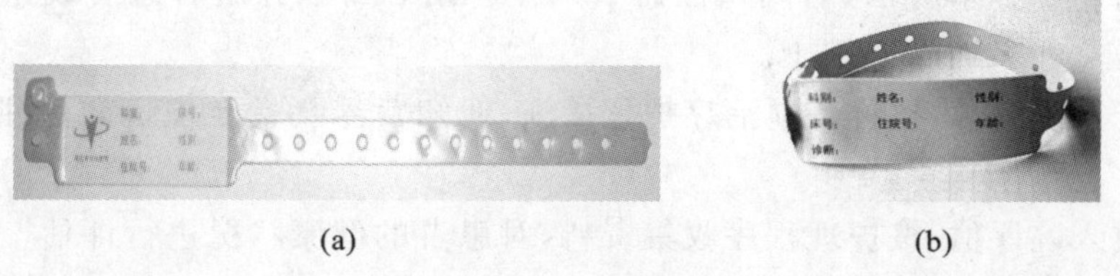

(a) (b)

图 1-3-1 标识腕带

标识腕带上应标明患者姓名、病区、床号、住院号、性别、年龄等，将标有患者这些重要资料的标识腕带系在患者手腕上进行 24 h 贴身标识，并确保记载的信息足够清晰和可辨认，才能够有效保证随时对患者进行快速、准确的识别，以提高对患者识别的准确性。

标识腕带是对在医院接受治疗的患者的身份进行准确而可靠的标记，有利于医疗护理工作管理的规范化，能有效预防因错误识别患者而引发的医疗事故，从而提高护理工作质量。

（二）患者入院后的初步护理

1. 一般患者的入院护理

（1）准备病床单位：接住院处通知后，应立即根据患者病情需要安排床位，将备用床改为暂空床。将危重患者安置在重症监护室，传染病患者安置在隔离室。备齐患者所需用物，如脸盆、热水瓶、痰杯等。

（2）迎接新入院患者：护士应以亲切的语言、热情的态度迎接患者，将其安置至指定床位，协助患者上床休息，并向患者作自我介绍，说明将为患者提供的护理服务和工作职责，为患者介绍同室病友等，以自己良好的行为和语言消除患者不安情绪，与患者建立良好护患关系。

(3) 通知医生诊疗:通知医生诊疗患者,必要时协助医生进行体格检查和治疗。

(4) 测量生命体征:测量患者体温、脉搏、呼吸、血压,对能站立者测身高、体重,并记录。

(5) 填写病历表格:

① 排列填写住院病历:按体温单(按日期倒排)→医嘱单(按日期倒排)→入院记录→病史和体格检查→病程记录(包括手术记录单、分娩记录单)→各种检验检查报告单→护理记录单→住院病历首页及门诊病案的顺序,排列好住院病历,并用蓝黑墨水钢笔或碳素墨水钢笔逐页完整填写眉栏等。

② 填写体温单:用红色笔在体温单 40～42 ℃之间的相应时间栏内竖写入院时间,并按要求绘制和记录患者首次体温、脉搏、呼吸、血压、身高和体重。

③ 填写一本二卡一带:填写入院登记本、诊断卡、床尾卡和患者的标识腕带。在计算机系统中核对并录入患者的基本信息。

(6) 做好介绍与指导:

① 发放入院告知书,向患者或家属介绍相关的医生和护士。②介绍病区和病室环境设置、医院的相关规章制度(作息时间、陪护和探视制度)。③指导床单位及其设施的使用方法和常规标本的留取方法、时间及注意事项。④耐心听取并解答患者或家属的咨询,告之患者如有需要可及时通知护士。

(7) 执行入院医嘱:执行各项治疗护理措施;通知营养食堂准备膳食;按照分级护理实施常规护理。

(8) 完成入院评估:按护理程序收集资料,对患者的健康状况进行评估,了解患者的基本情况、身心需要和健康问题,为制订护理计划提供依据。填写入院护理评估单。

2. 急诊患者的入院护理

病区接收的急诊患者多由急诊室或手术室转入,病区护士接到通知后应立即做好以下准备。

(1) 准备病床单位:立即准备危重病室或抢救室床单位,床上加铺橡胶中单和中单;对急诊手术患者,应准备麻醉床。

(2) 做好抢救准备:准备急救器材、设备及药物,通知医生做好抢救准备。

(3) 使用标识腕带作为患者身份识别标志:手术、昏迷、神志不清、无自主能力的重症患者在诊疗活动中使用标识腕带作为操作前、用药前、输血前等诊疗活动时辨识患者的一种有效手段。

(4) 积极配合抢救:稳妥安置患者入病室后,密切观察病情变化,积极配合医生进行抢救,并做好护理记录。

(5) 暂留陪送人员:对神志不清的患者或婴幼儿,应暂留陪送人员,便于询问病史等相关情况。

(三) 分级护理

分级护理是指患者在住院期间,医护人员根据患者病情、身体状况和生活自理能力,确定并实施不同级别的护理。通常将护理级别分为四个等级,即特级护理、一级护理、二级护理、三级护理(表 1-3-1)。

表 1-3-1　分级护理的适用范围和护理内容

护理级别	适用范围	护理要点
特级护理	①病情危重，随时可能发生病情变化需要进行抢救的患者；②重症监护者；③各种复杂或者大手术后的患者；④严重创伤或大面积烧伤的患者；⑤使用呼吸机者并需严密监护病情的患者；⑥实施连续性肾脏替代治疗（CRRT），并需要严密监护生命体征的患者；⑦其他有生命体征危险，需要严密监护生命体征的患者	①安排专人 24 h 护理，严密观察病情变化，监测生命体征；②根据医嘱，正确实施治疗、给药措施，准确测量出入量；③根据患者病情，正确实施基础护理和专科护理，如口腔护理、压疮护理、气道护理及管路护理等，实施安全措施；④保持患者的舒适和功能体位；⑤实施床旁交接班
一级护理	①病情趋向稳定的重症患者；②手术后或治疗期间需要严格卧床的患者；③生活完全不能自理且病情不稳定的患者；④生活部分自理，病情随时可能发生变化的患者	①每小时巡视患者，观察患者病情变化；②根据患者病情，测量生命体征；③根据医嘱，正确实施治疗、给药措施；④根据患者病情，正确实施基础护理和专科护理，如口腔护理、压疮护理、气道护理及管路护理等，实施安全措施；⑤提供护理相关的健康指导
二级护理	①病情稳定，仍需卧床的患者；②生活部分自理的患者	①每 2 h 巡视患者，观察病情变化；②根据患者病情，测量生命体征；③根据医嘱，正确实施治疗、给药措施；④根据患者病情，正确实施护理措施和安全措施；⑤提供护理相关的健康指导
三级护理	①生活完全自理且病情稳定的患者；②生活完全自理且处于康复期的患者	①每 3 h 巡视患者，观察患者病情变化；②根据患者病情，测量生命体征；③根据医嘱，正确实施治疗、给药措施；④提供护理相关的健康指导

临床工作中，通常在护士站患者一览表上的诊断卡和床头（尾）卡上，采用不同颜色的标志来表示患者的护理级别。特级护理和一级护理用红色标志，二级护理用黄色标志，三级护理用绿色标志。

二、运送患者的护理技术

凡因病情所限不能自行活动的患者，在入院、出院、住院期间的外出检查、治疗、手术或室外活动时，护士可根据病情酌情选用轮椅、平车或担架等工具运送患者。在运送过程中，护士应正确运用人体力学的原理，保证患者安全且减少护患双方的不适和疲劳。

（一）轮椅运送技术

实训 1-3-1　轮椅运送技术

【目的】

护送不能行走但能坐起的患者入院、出院，以及进行检查、治疗或室外活动。

【评估】

(1) 患者的病情、意识状态、体重、躯体活动能力与耐力、有无坐轮椅的经验与合作程度。

(2) 向患者解释轮椅运送的目的、方法、注意事项,指导患者如何配合,以取得合作。

(3) 轮椅各部件及功能状况是否完好。

【计划】

1. 操作者准备

洗手,戴口罩,着装整洁,仪表大方,举止端庄。

2. 用物准备

轮椅,根据需要备外衣或毛毯、别针,必要时备软枕。

3. 患者准备

了解轮椅运送的目的、方法及注意事项,使其能主动配合。

4. 环境准备

移开室内障碍物,保持环境宽敞,以便于操作。

【实施】

1. 操作步骤

轮椅运送技术操作步骤如表1-3-2所示。

表1-3-2 轮椅运送技术操作步骤

操作步骤	要点说明
(1)检查轮椅:检查轮椅状况,推轮椅至床旁	• 仔细检查轮椅各部件,如车轮、椅座、椅背、脚踏板及制动闸等
(2)核对、解释:核对患者床号、姓名,并解释	• 确认患者
(3)安置轮椅:使椅背与床尾平齐,面向床头,将闸制动,翻起脚踏板	• 防止轮椅滑动,预防患者跌伤
(4)需要用毛毯时,将毛毯单层、两侧对称直铺在轮椅上,使毛毯上端高过患者颈部约15 cm	• 寒冷季节注意保暖
(5)协助起床:将盖被扇形折叠至床尾,护士一手伸入患者颈肩下,另一手托在膝下,帮助患者坐于床边,并嘱其用手掌撑住床面维持坐姿;扶助患者穿衣、穿鞋	• 询问患者有无眩晕等不适
(6)协助上轮椅: ①护士面向患者双脚分开站稳,双手扶在患者腰部,请患者双手扶在护士肩上,协助患者下床站立(图1-3-2);	• 病情允许时,护士可站在椅背后,固定轮椅,患者自行坐入轮椅,防止轮椅倾翻,确保患者安全
②嘱患者扶住轮椅外侧把手,转身坐入轮椅中或由护士环抱患者,协助患者坐入椅中(图1-3-3),患者尽量靠后坐在轮椅上,两手分别扶着两边扶手;	• 嘱患者抬头、不可前倾、自行站起或下轮椅
③放下脚踏板,协助患者将脚置于脚踏板上;	• 如患者下肢水肿、溃疡或关节疼痛,应在脚踏板上垫软枕,抬高双脚

续表

操 作 步 骤	要 点 说 明
④需要使用毛毯时，将毛毯上端边向外翻折约10 cm围在患者的颈部，用别针固定，同时用毛毯围住两臂作成两个袖筒，分别用别针在两侧腕部固定，再用毛毯将上身、腰部、双下肢和两脚包裹，露出双手(图 1-3-4)	· 保持舒适、安全 · 避免患者受凉 · 如患者不能保持躯体平衡，应系安全带
(7)整理床单元：将床铺成暂空床	
(8)观察患者，确定无不适后打开制动闸，推轮椅送患者抵达目的地	· 推行中注意患者病情变化，过门槛时翘起前轮，避免过大震动，保证患者安全
(9)下轮椅 ①将轮椅推至床尾，面向床头，将闸制动，翻起脚踏板； ②护士站在患者前面，双脚前后分开，屈膝屈髋，双手扶在患者腰部，请患者双手扶在护士肩上，协助患者站起，从轮椅转至床边慢慢坐回床缘； ③协助患者脱鞋及脱去外衣，协助患者取舒适卧位，盖好盖被休息 (10)整理床单位，观察患者病情 (11)推轮椅至原处放置	· 便于他人使用

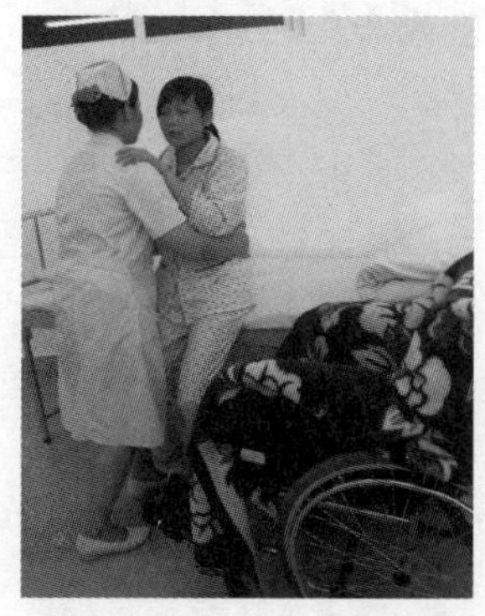

图 1-3-2 协助患者下床站立

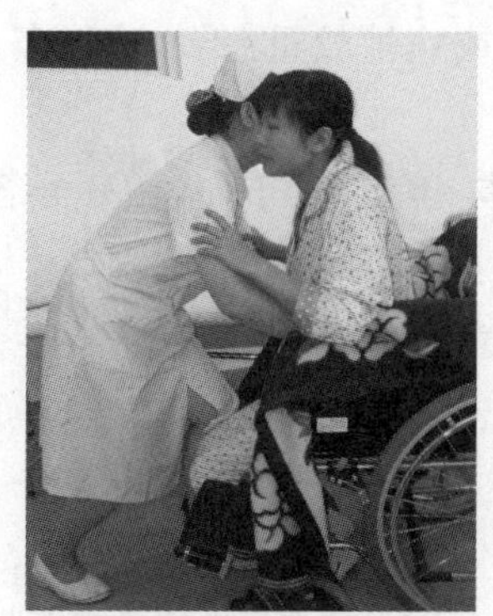

图 1-3-3 协助患者坐入椅中

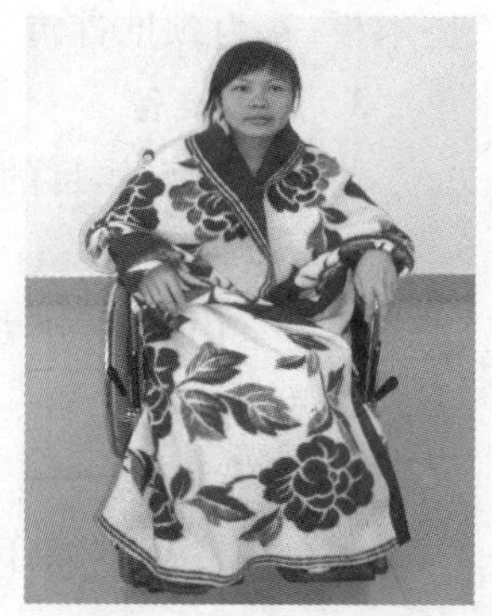

图 1-3-4 包裹患者

2. 注意事项

(1) 使用前应仔细检查轮椅各部件性能，以确保安全使用。

(2) 推轮椅时，嘱患者手扶轮椅扶手，身体尽量向后靠，勿向前倾或自行下轮椅，随时观察患者病情。

(3) 护送过程中，下坡时要减慢速度，以免患者感觉不适或发生意外。

(4) 寒冷季节注意为患者保暖。

3. 健康指导

(1) 向患者解释轮椅使用的方法及搬运过程的注意事项，指导配合的方法，以取得合作。

(2) 告知患者在运送途中如感不适，应立即向护理人员反映，以便及时处理，防止意外发生。

【评价】

(1) 护士操作规范，动作轻稳、协调，关爱保护患者。

(2) 护患沟通交流有效，患者满意。

(3) 在运送过程中患者无不适感，无病情改变，能主动配合；搬运安全、顺利。

(二) 平车运送技术

实训 1-3-2　平车运送技术

【目的】

护送不能起床的患者出入院，以及进行各种检查、治疗、手术或转运等。

【评估】

(1) 患者的一般情况、年龄、病情、病损部位、意识状态、体重及躯体活动能力。

(2) 患者对平车运送技术的认识，以及心理状态、合作程度。

(3) 平车各部件及功能状况是否完好。

【计划】

1. 操作者准备

洗手，戴口罩，着装整洁，仪表大方，举止端庄。

2. 用物准备

平车上置大单和用橡胶单包好的平车垫、盖被或毛毯、枕头。若为骨折患者，平车上应垫木板；若为颈椎骨折、腰椎骨折或病情较重患者，应准备帆布中单或布中单。

3. 患者准备

使其理解操作目的，愿意合作，排空大、小便，做好配合准备。

4. 环境准备

移开室内障碍物，保持环境宽敞，以便于操作。

【实施】

1. 操作步骤

平车运送技术操作步骤如表 1-3-3 所示。

表 1-3-3　平车运送技术操作步骤

操作步骤	要点说明
(1)检查平车，并根据需要铺好平车，套好盖被或毛毯	• 保证患者安全
(2)推平车至床旁，核对患者床号、姓名，解释运送的目的、方法和配合事项	• 确认患者及患者是否准备完毕
(3)妥善安置好患者身上的导管、输液管等	• 避免导管脱落、受压、扭曲和液体逆流，保持管道通畅

续表

操作步骤	要点说明
(4)根据患者病情及体重，确定搬运方法 ◆挪动法 ①移开床旁桌椅，松开盖被，协助患者穿衣，并协助其移至床边； ②将平车紧靠床边，并将车头端靠床头，将闸制动，调整平车或病床高度； ③协助患者按上身、臀部、下肢顺序移向平车； ④协助患者在平车上躺好，用盖被包裹患者，先足部，再两侧，头部盖被折成45°角	• 适用病情许可，能在床上配合的患者 • 便于患者挪上平车 • 如平车一端为大轮，则应使患者头部卧于大轮端，以减少颠簸和不适 • 协助患者回床时，先移动下肢，再移动上身
◆单人搬运法 ①将平车推至床尾，使平车头端和床尾成钝角，将闸制动，放下平车两侧防护栏； ②松开盖被，协助患者穿好衣服； ③两脚前后分开，站于床边，稍屈膝，一手臂自患者腋下伸至对侧肩部外侧，另一手臂伸入患者臀部以下；嘱患者双臂交叉依附于护士颈后(图1-3-5)；搬运者抱起患者，移步转身将患者轻放于平车中央，盖好盖被，竖起平车两侧防护栏 ◆两人、三人搬运法 ①同单人搬运法步骤①～②； ②护士依次站于床边，将患者双手交叉置于胸腹部，协助患者移至床边缘； ③两人搬运时：甲护士一手托患者头、颈、肩部，另一手托住患者腰部；乙护士一手托住患者臀部，另一手托住患者腘窝处(图1-3-6)，两人同时托起患者，并使其身体稍向护士倾斜，同时移步转向平车，将患者轻放于平车中央；盖好盖被； ④三人搬运时：甲护士双手托住患者头、颈、肩和背部，乙护士双手托住患者腰部和臀部，丙护士双手托住患者腘窝处和两小腿部(图1-3-7)；三人同时托起患者，并使其身体稍向护士倾斜，同时移步转向平车，将患者轻放于平车中央；盖好盖被 ◆四人搬运法 ①同挪动法步骤①～②； ②在患者腰、臀下铺中单或帆布中单，将患者双手交叉置于胸腹部； ③搬运患者时甲护士站于床头，托住患者的头、颈、肩部；乙护士站于床尾托住患者两腿；丙护士和丁护士分别站于病床及平车两侧，紧抓中单或帆布中单的四角，由其中一人喊口令，四人同时用力抬起，动作轻稳、协调一致将患者轻稳放于平车中央，盖好盖被(图1-3-8)	• 适用于上肢能活动、体重较轻的患者 • 便于转体搬运 • 防止平车滑行，确保患者安全 • 两脚一前一后，扩大支撑面；降低重心，增加稳定度，且便于转身 • 适用于不能自行活动且体重较重的患者 • 搬运者从床头到床尾，按身高从高到低排列 • 将患者靠近搬运者：可缩短重力臂以达到省力的目的 • 每位护士均应手法到位，以便搬运 • 由一人喊口令两人同时用力，动作轻稳、协调一致，保证患者安全、舒适 • 个子稍高的护士托患者上半身，使患者头处于高位，以减轻不适 • 适用于颈椎骨折、腰椎骨折或病情较重的患者 • 颅脑损伤、颌面部外伤及昏迷的患者，应将头转向一侧 • 骨折患者，车上需垫木板，并固定好骨折部位

续表

操作步骤	要点说明
(5)将床铺成暂空床	• 保持病室整洁、美观
(6)打开平车制动闸,推平车护送患者至指定地点(图 1-3-9)	• 护士应站在患者头侧,以便于观察病情,车速适宜,上下坡时,患者头部应处于高位,以减轻不适

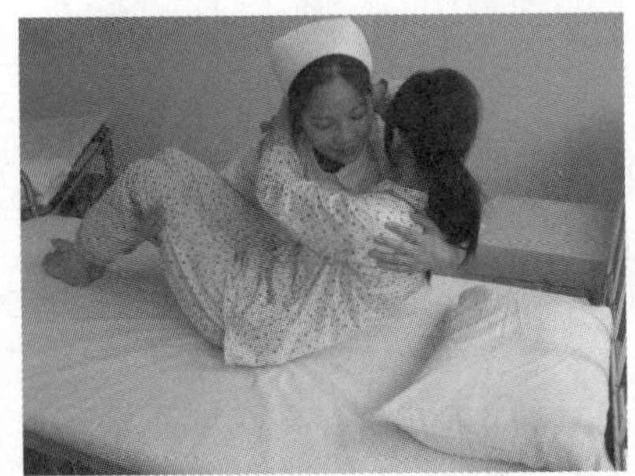

图 1-3-5　单人搬运法

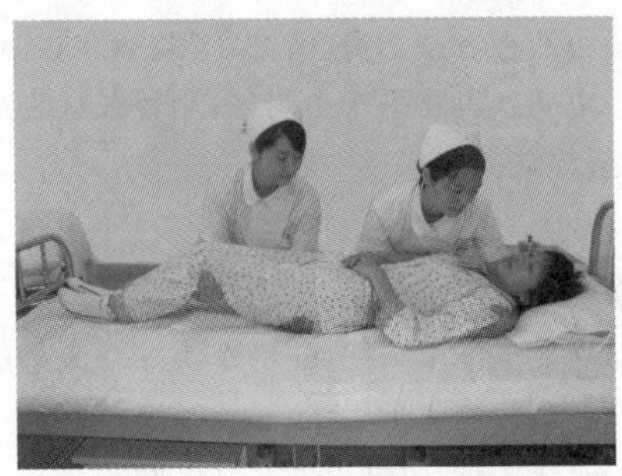

图 1-3-6　两人搬运法

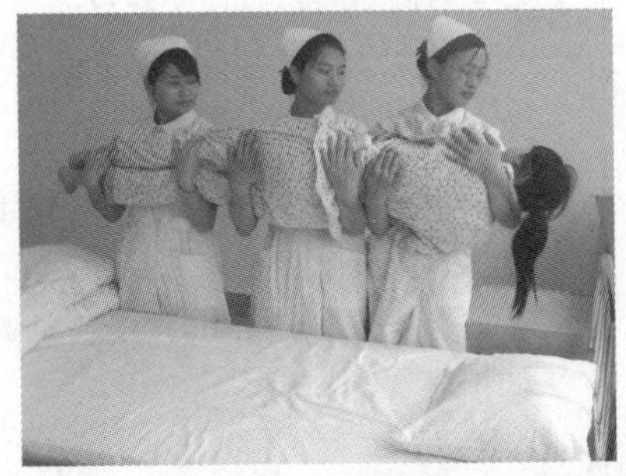

图 1-3-7　三人搬运法

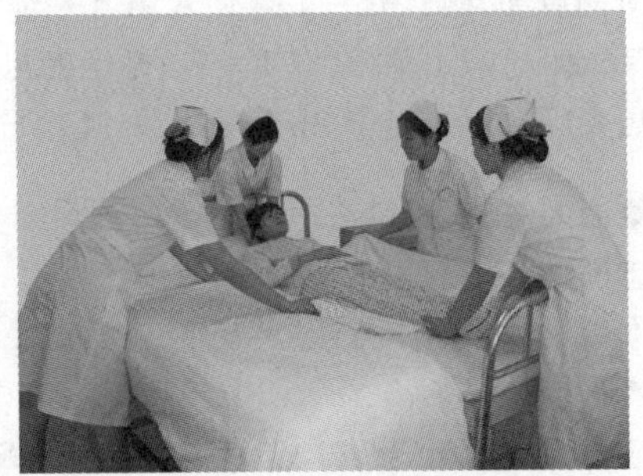

图 1-3-8　四人搬运法

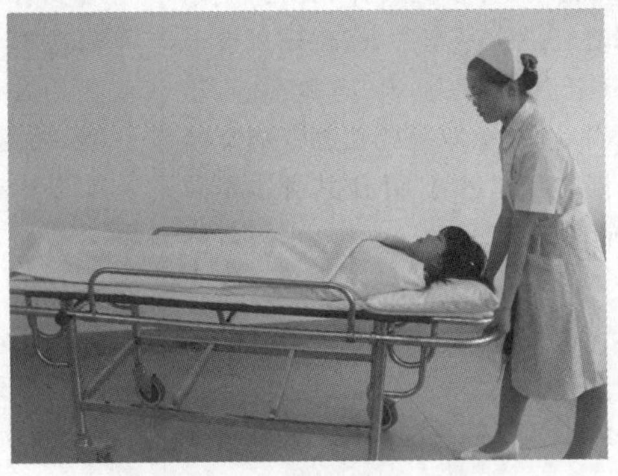

图 1-3-9　推平车护送患者

2. 注意事项

(1) 搬运前要仔细检查平车,以确保患者安全。

(2) 搬运时要注意节力,身体尽量靠近患者,同时两腿分开,以扩大支撑面。搬运动作要轻、稳,多人搬运时应协调一致,以保证患者的安全、舒适。

(3) 在运送过程中,应注意:①患者头部应卧于大轮端,以减轻由于转动过多或颠簸所引起的不适;②护士应站在患者头侧,以利于观察病情;③平车上、下坡时,患者的头部应在高处,以防引起患者不适;④有引流管及输液管时,要固定妥当并保持通畅,应防止并发症发生;⑤运送骨折患者,平车上要垫木板,并将骨折部位固定好;⑥运送过程中要保持车速平稳;⑦进出门时,应先将门打开,不可用车撞门,以免震动患者、损坏建筑物;⑧冬季要注意为患者保暖,以免受凉。

3. 健康指导

(1) 向患者及家属解释运送的目的、方法和注意事项,指导如何配合,以取得合作。

(2) 告知在运送途中如感不适,应立即向护理人员反映,以便及时处理,防止意外发生。

【评价】

(1) 护患沟通交流有效,以达到预期效果,患者满意。

(2) 护士操作熟练,动作轻稳、节力、协调。

(3) 患者积极配合,舒适,无并发症。

【附 1】 过床易使用法

过床易(图 1-3-10)是由特殊材料(尼龙滑材)制成的,用于搬运患者的辅助用具,其结构简单、体积小、质量轻。它通过高科技材料之间的平滑滚动来帮助医护人员使患者平稳、安全的过床或移位。

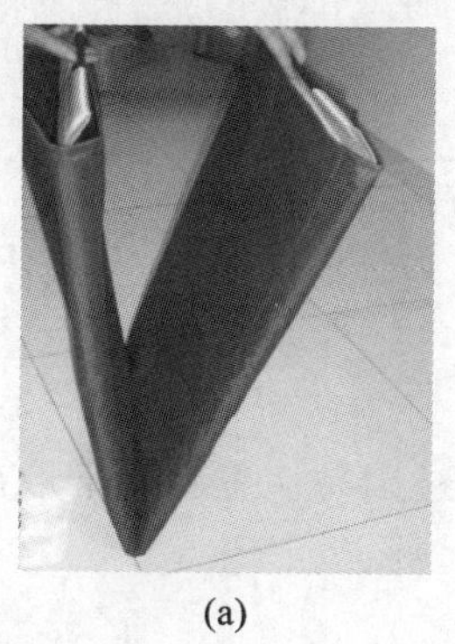

(a)

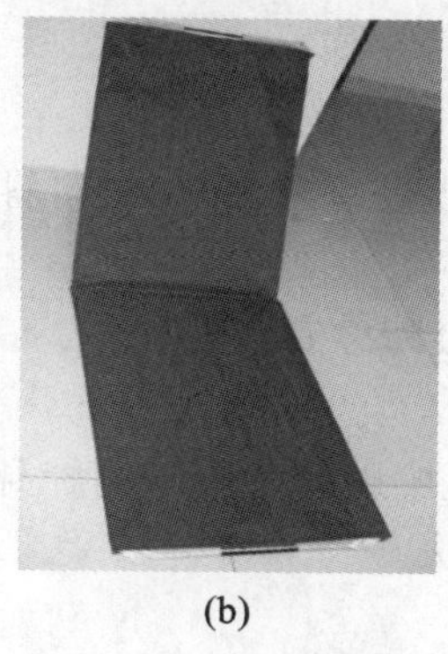

(b)

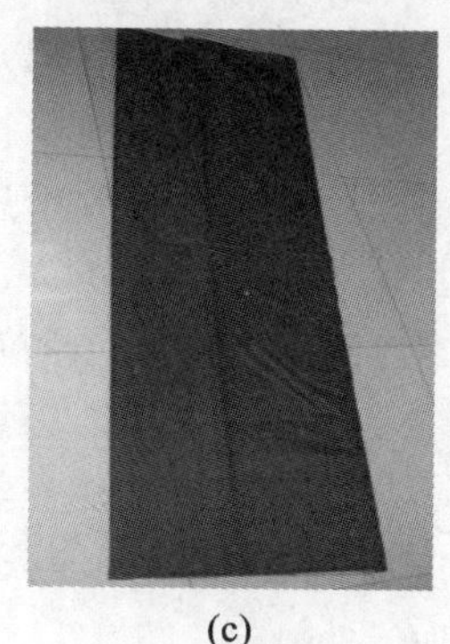

(c)

图 1-3-10 过床易

一、适用范围

(1) 在手术台、推车、病床、CT 台、X 线检查台等之间过床。

(2) 康复或危重患者的被移位、侧身、清洁等护理工作。

二、优点

(1) 过床时颈部及全身被平移,能减少因不当搬运导致患者受伤或遭遇意外,对肥胖患者、全身麻醉无知觉患者、危重手术后患者、骨伤及大手术后患者而言,尤其重要。

(2) 极大地降低了医护人员搬移患者的劳动强度,避免肌肉劳损等职业病。

三、过床易助患者移至平车上

1. 评估

同平车运送方法。

2. 计划

用物备过床易,余同平车运送方法。

3. 实施

(1) 检查平车、过床易:同平车运送方法。

(2) 核对解释:同平车运送方法。

(3) 安置平车:同挪动法。

(4) 协助穿衣:协助患者穿好衣服,双手交叉置于胸腹部。

(5) 助患者过床(图1-3-11)。

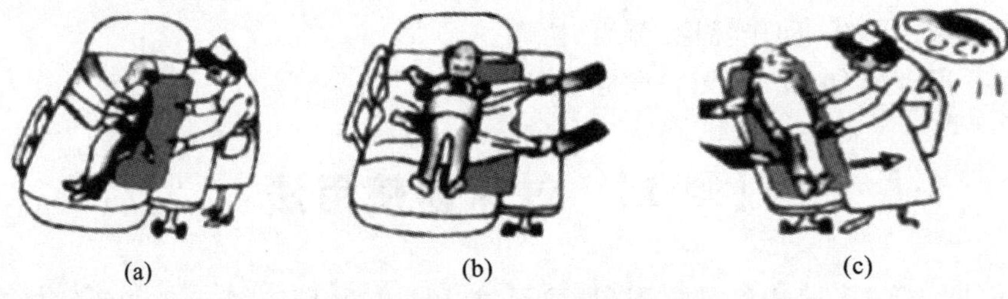

(a) (b) (c)

图1-3-11 护士使用过床易将患者移至平车上、床上

① 放过床易。

甲护士:站于病床一侧。

乙护士:站于平车另一侧并抵住平车。

甲护士:协助患者面向甲护士侧翻身。

乙护士:将过床易平放于患者身下1/3或1/4,向斜上方成45°。

② 过床。

乙护士:向斜上方45°轻拉以协助患者移向平车。

甲护士:向上用力轻推患者。

③ 撤过床易待患者上平车后,协助患者向车侧翻身,将过床易从患者身下取出。

(6) 安置患者:同平车运送方法。

4. 评价

同平车运送方法。

四、注意事项

(1) 用力应协调一致。

(2) 确认患者没有不适后可运送。

【附2】 担架运送法

担架是运送患者最基本、最常用的工具。担架运送法的目的、评估、计划(用物除担架外)等同平车运送方法,主要在无条件使用平车时转运患者,如战地、野外、上下交通工具、上下楼梯等。

1. 普通担架

普通担架多为帆布担架，其重量轻，患者卧时较舒适。如果使用帆布担架转运骨折、脊椎损伤的患者时，须在担架上垫一木板。

2. 折叠担架

折叠担架(图 1-3-12)的担架带支撑腿，可纵向和横向四折叠收缩，带手提背包。它重量轻，体积小，携带方便，主要适用于野外救护。

3. 救护车担架

折腿机构可由两边把手控制，仅需一名救护人员就可将患者推上救护车。其固定支架与救护车相固定，担架通过滑道上车后可锁定，如图 1-3-13 所示。

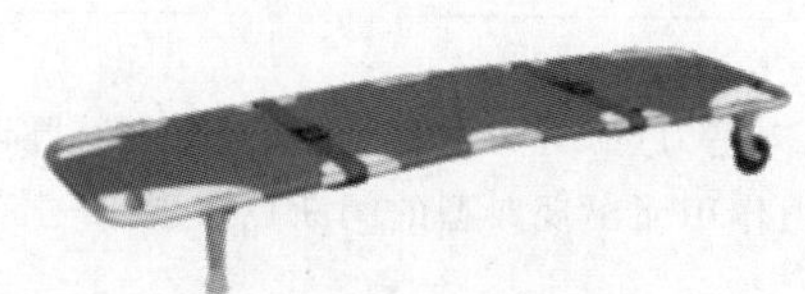

图 1-3-12　折叠担架

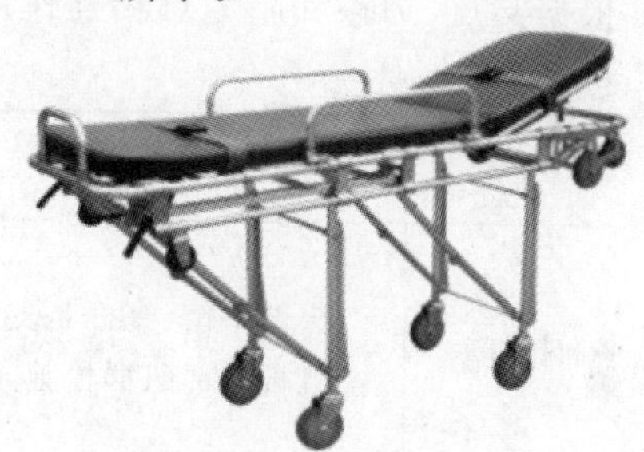

图 1-3-13　救护车担架

4. 铲式担架

铲式担架(图 1-3-14)采用分离型刚性结构，两端设有离合装置，使担架分离成左右两部分，能根据患者身长作三挡调节。

铲式担架能够在不搬动患者的情况下，可在原地迅速将患者铲入，将患者有效地固定在担架上并实施搬运。

到达目的地后，在不搬动患者的情况下从患者体下抽出担架。铲式担架可减少对患者的二次伤害，是大面积骨折、骨盆骨折、脊椎骨折等患者的理想转运工具。

5. 楼梯担架

楼梯担架(图 1-3-15)采用折叠式结构，体积小，重量轻，携带方便，并设有轮子，担架靠背后端设有两支可折叠把手，前面下端设有两支可伸缩抬杆。楼梯担架主要适用于在高层建筑上下楼梯转移患者。

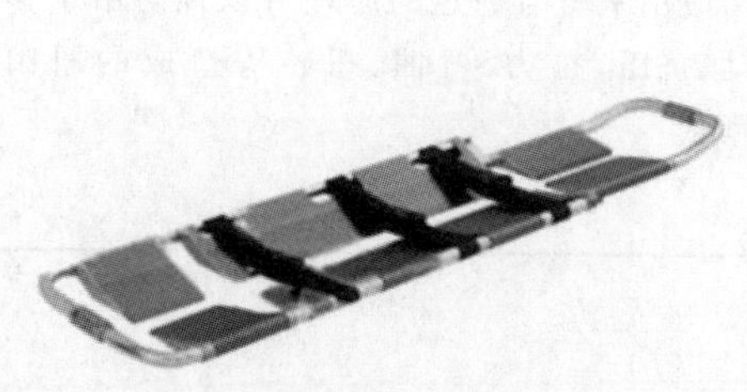

图 1-3-14　铲式担架

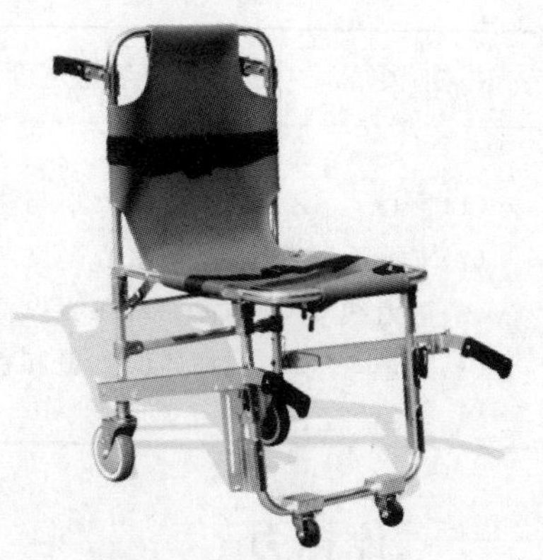

图 1-3-15　楼梯担架

【附3】 人体力学原理

人体力学(human mechanics)是运用力学原理研究维持和掌握身体平衡,以及人体由一种姿势转换为另一种姿势时,身体如何有效协调的一门科学。

在护理工作过程中,应用人体力学原理,不但可以增进患者安全与舒适,也能减轻护士体力消耗和疲劳,提高工作效率。

一、杠杆作用

根据支点、力点和阻力点相互作用,杠杆可分为三类,其作用如表1-3-4所示。

表1-3-4　杠杆作用

类　型	人体作用举例
平衡杠杆	• 头部平衡:寰椎是支点,寰椎前后两组肌肉是力点,头的重量是阻力,人打瞌睡时,寰椎后部肌群松弛,因有头部重量即阻力作用而出现典型的间断点头现象
省力杠杆	• 踮起脚尖省力:脚尖是支点,足跟肌肉是力点,当体重落在脚尖和足跟之间时,用较小力就能支撑其体重,省力 • 武术界的四两拨千斤、古代臼米均巧妙地运用了省力原理
速度杠杆(人体最常见的杠杆运动)	• 前臂举重物:肘关节是支点,肱二头肌和肱三头肌是力点,手中重物是阻力点,费力,但赢得了速度和运动范围

二、平衡与稳定

平衡与稳定的主要表现如表1-3-5所示。

表1-3-5　平衡与稳定的主要表现

决定要素	与稳定度之间的关系	应　用
(1)重心 (2)支撑面 (3)重力线 (4)重量	支撑面大小与稳定度成正比 物体重心高度与稳定度成反比 重力线在支撑面则稳定度大 物体的重量和稳定度成正比	应用平衡与稳定的原理可以预防由于移动、挤压、拉力、弯曲、扭转等造成的肌肉紧张

三、摩擦力

两物体在相互接触面上发生的阻碍相对滑动的力为摩擦力(表1-3-6)。

表 1-3-6 摩擦力作用

方向	大小	应用
摩擦力方向与物体相对运动的方向相反	(1)取决正压力(垂直与接触面的压力)和摩擦系数的大小; (2)干燥、粗糙面的摩擦系数大; (3)光滑平面摩擦系数较小	• 护理工作中应根据具体情况增加或减少摩擦力 • 防滑:保持地面干燥、在拐杖头端加上橡皮,以增加摩擦力 • 预防压疮:保持床单平整,减少摩擦力 • 减少摩擦:轮椅轮子、推车轮子加润滑油,减少滚动摩擦力 • 安全:轮子加闸,增加摩擦,防轮子滑动,起到安全作用

【附 4】 人体力学在护理工作中的应用

人体力学是研究人在运动或静止时,内力与外力相互作用的一门科学。日常护理工作中离不开站立、行走、持物、推物、移动、搬动和运送患者等许多繁杂动作,因此,在护理工作中合理应用人体力学原理,以增进患者的安全与舒适感,帮助护理人员减少体力消耗,减少护患双方疲劳,避免肌肉紧张及损伤,对提高工作效率是非常有意义的。

一、节力原则和基本姿势

(一) 节力原则

合理运用杠杆原理、扩大支撑面、降低重心、减少重力线改变、使用大肌群,保持稳定、平衡、有节律,以达到节时、省力的目的。

(二) 节力基本姿势

1. 工作中的正确姿势

无论站立、持物、推物、搬移患者、下蹲或起立等,均要保持较大支撑面,两脚距离与肩等宽,以使重心稳定。

2. 两臂持物姿势

上臂下垂,两肘靠近躯干,前臂和所持物体靠近身体,使重力臂缩短,力矩变小,以达到省力的目的。

3. 低平面操作姿势

(1) 低位置取物:两脚分开,屈膝、屈髋、下蹲。低位置取物比弯腰取物省力,可减少腰背肌损伤。

(2) 铺床姿势:

① 两下肢分开距离与肩等宽,前后或左右动作随身体铺床动作而变化,以增加支撑面。

② 屈膝、屈髋,降低重心,使重力线在支撑面内,维持身体稳定。

③ 上身保持直立，背部肌肉动用少，减少弯腰对背部的负荷，减轻疲劳。

4. 提取重物姿势

能用车推或拉的重物尽量用车推或拉，以最小的力做最大的功。必须提取重物时，应屈髋下蹲，躯干自然直立，双脚分开，将重物靠近身体，重力线在支撑面内。

二、力学在基础护理工作中的应用

(一) 注射、输液环节

(1) 拉力：掰断安瓿主要用拉力，注意防止捏碎安瓿。

(2) 压强原理：压强大小与受力面积成反比，因此，应选用带有锐利针尖的针头，使其受力面积小，压强大，易刺入皮肤，以减少患者痛苦。

(3) 大气压力：从密闭瓶抽药液时，先往密闭瓶内注入等量空气(与所要抽取药液的量等量)，使瓶内压力大于大气压力，以便于抽吸。利用大气压力可促进输液、输血顺利进行。

(4) 液体静压原理：输液、输血时，液体通过一定高度产生的压力使溶液、血液经管道流入血管中。

(二) 开口器应用

昏迷患者进行口腔护理时，开口器应从第一磨牙放入，这也是根据压强原理而进行的。因为门牙受力面积小，压强大，易受损伤。磨牙交合面积较大，受力面积大，压强小，能减少牙齿损伤。

(三) 持治疗盘

两臂按持物姿势要求外，五个手指分开托住治疗盘和手臂一起用力，应用多肌群使力，以达到省力目的。

(四) 长镊子夹取物品

用长镊子夹取用物属于运用速度杠杆原理范畴。

(五) 预防压疮

详见任务十二清洁卫生护理技术中的压疮护理。

(六) 移动患者和卧位安置

详见任务四中的卧位安置的护理技术。

(七) 搬运患者

详见任务三入院护理技术中的二、运送患者的护理技术。

小结

本任务阐述了入院、入院护理目的及入院护理程序；患者入病区后的初步护理分为一般患者的入院后护理和急诊患者的入院护理；入院后根据病情按医嘱给予分级护理；运送患者采用轮椅运送和平车运送患者的护理技术及其运送时的注意事项。同时介绍了过床易、各种担架等其他运送患者的方法。由于运送方法是体力劳动，故本任务还简要介绍了力学原理在护理工作中的应用。

能力检测

选择题

A_1/A_2 型题

(1) 下列哪项不符合特别护理要点？(　　)

A. 24 h专人护理　　B. 制订护理计划

C. 密切观察病情变化，监测生命体征　　D. 加强基础护理，防止并发症

E. 给予卫生保健指导

(2) 单人搬运患者，平车头端与床尾可为(　　)。

A. 锐角　B. 直角　C. 平角　D. 钝角　E. 以上都可

(3) 大手术后需要严格卧床休息的患者应给予哪级护理？(　　)

A. 特级护理　B. 一级护理　C. 二级护理　D. 三级护理　E. 监护

(4) 危重患者住院时，住院处护士首先应(　　)。

A. 填写有关表格　B. 进行卫生处置　C. 护送入病区

D. 了解患病过程　E. 介绍住院规章制度

(5) 假如你是病房值班护士时，正好有一危重患者入院，你首先应(　　)。

A. 问病史　B. 填写各种护理记录单

C. 介绍有关规章制度　D. 立即通知医生，测量生命体征，并配合抢救

E. 与营养室联系膳食

(6) 患者，女，45 岁，因糖尿病而住院，由值班护士接待，以下做法何项欠妥？(　　)

A. 介绍环境，消除陌生感　B. 工作负责周到，让患者放心

C. 耐心地安慰患者，减轻其焦虑感　D. 对患者的提问予以科学合理的解答

E. 满足患者提出的任何需要

(7) 患者，偏瘫长期卧床，因近日高热而入院治疗，患者体型较重，需两位护士协助其从平车上移到床上，平车放置的正确方法是(　　)。

A. 将平车与床尾成锐角　B. 将平车与床尾成钝角

C. 将平车与床头成锐角　D. 将平车与床头成钝角

E. 将平车靠紧床缘

A_3 型题(8～10 题共用题干)

患者，男，30 岁，诊断为“多发性骨折伴创伤性休克”，需立即手术，现给予双侧鼻导管吸氧，静脉输液。

(8) 应采用何种搬运方法运送该患者？(　　)

A. 轮椅运送法　B. 平车挪动法　C. 平车单人搬运法

D. 平车两人搬运法　E. 平车中单或帆布中单搬运法

(9) 用平车在送往手术室途中，护士应注意(　　)。

A. 搬运时应在平车上垫一木板，并固定好骨折部位

B. 为了便于搬运，可暂时停止吸氧，等安置好后再续吸氧

C. 为了便于搬运，可暂时停止输液，等安置好后再续输液

D. 为了争取抢救时间，应以最快的速度推平车

E. 为了争分夺秒,可用车直接撞开手术室门

(10) 术后应给予几级护理,需多长时间巡视护理1次?(　　)

A. 特级护理,严密观察病情变化及生命体征

B. 一级护理,每30 min巡视患者1次　　C. 一级护理,每1 h巡视患者1次

D. 二级护理,每2 h巡视患者1次　　E. 二级护理,每3 h巡视患者1次

(漳州卫生职业学院　李丽娟)

任务四　卧位安置的护理技术

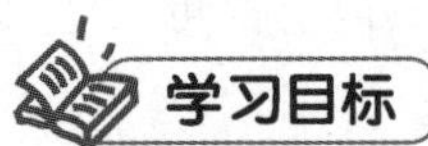

(1) 能根据患者情况正确为患者安置卧位。

(2) 正确实施辅助患者更换卧位方法。

(3) 正确实施保护具的应用。

(4) 关心患者,操作时动作轻稳,确保患者安全、舒适。

案例引导

患者,女,22岁,停经42天,下腹隐痛2天,加重1天入院。查体:面色苍白,四肢湿冷,体温不升,脉搏128次/分,血压70/50 mmHg。如果你是她的责任护士,请完成以下任务:①判断该患者应该取什么体位?②是否需要使用保护具?③如果需要使用保护具,请正确操作。

一、患者的卧位

卧位是患者卧床的姿势。卧位与检查、治疗和护理关系密切,适宜的卧位对增进舒适、减轻症状、治疗疾病、预防并发症均能起到良好的作用。

(一) 卧位的种类

1. 主动卧位

主动卧位(active lying position)是指患者在床上自己采取最舒适的卧位。主动卧位常见于病情较轻的患者,其身体活动自如,可随意自主改变卧位。

2. 被动卧位

被动卧位(passive lying position)是指患者自身无能力变换卧位,处于在他人帮助下安置的卧位上。例如,意识丧失、瘫痪或极度衰弱者等,必须由护士或家属助其更换卧位。

3. 被迫卧位

被迫卧位(compelled lying position)是指患者意识清晰、也有改变卧位的能力但由于

疾病的影响或治疗的需要而被迫采取的卧位。被迫卧位常见于意识清楚、能自主变换体位的患者，为了减轻疾病所致的痛苦而采取某种特殊卧位。例如，支气管哮喘发作时，患者因呼吸困难而采取端坐卧位；破伤风患者的角弓反张位（图 1-4-1）。

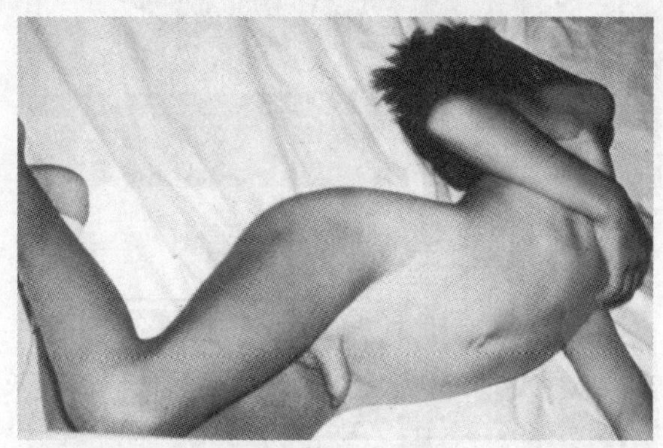

图 1-4-1　角弓反张

（二）常用卧位

1. 仰卧位

仰卧位（supine position）亦称平卧位，是一种自然的休息卧位，常用于胸部检查。患者仰卧，头下放置一个枕头，两臂自然放于身体两侧，双腿自然伸直。仰卧位可按需要变化为以下三种体位。

（1）去枕仰卧位：患者去枕仰卧，头偏向一侧，两臂放于身体两侧，双腿自然伸直，将枕头横立置于床头（图 1-4-2）。该仰卧位适用于昏迷或全身麻醉未清醒的患者，以免呕吐物流入气管而引起窒息或吸入性肺炎等并发症；也可用于脊髓腔穿刺后 6～8 h 内或椎管内麻醉的患者，以预防颅内压降低而引起的头疼，因为脑脊液可以从穿刺点漏出到脊膜腔外，导致颅内压下降，从而牵张颅内静脉窦及脑膜等组织，故引起头疼。

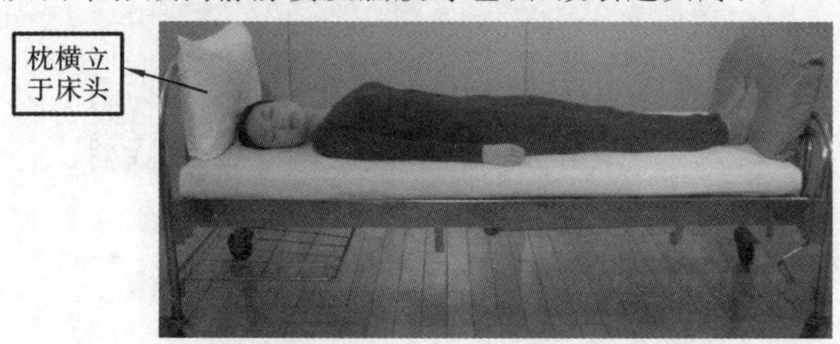

图 1-4-2　去枕仰卧位

（2）中凹卧位（休克卧位）：抬高患者头胸部 10°～20°，抬高其下肢 20°～30°（图1-4-3）。该卧位适用于休克患者。抬高头胸部，有利于保持呼吸顺畅，能改善患者缺氧症状；抬高下肢，则有利于静脉血回流，增加心输出量，从而减轻休克症状。

（3）屈膝仰卧位：患者采取自然仰卧，头下垫一枕头，两臂放在身体两侧，双腿屈曲稍分开（图 1-4-4）。此卧位能使腹肌放松，适用于胸腹部检查，也可用于患者导尿时，以便于暴露操作部位。

2. 侧卧位

取侧卧位（side lying position）时患者侧卧，双臂屈肘，一手放于胸前，一手放于枕旁，

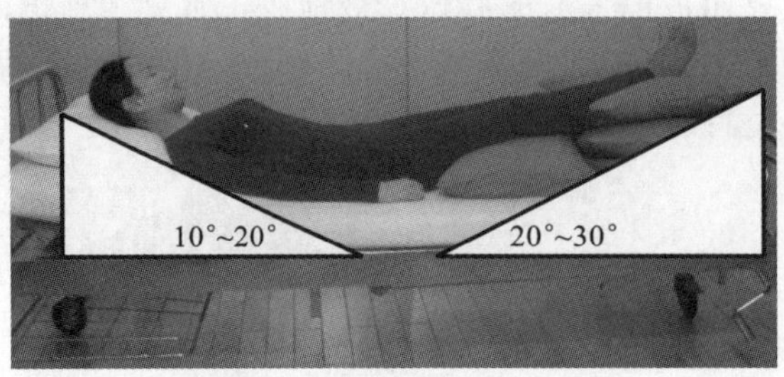

图 1-4-3　中凹卧位(休克卧位)

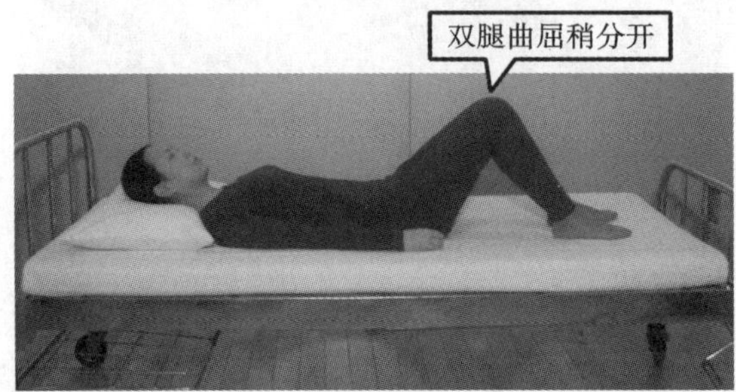

图 1-4-4　屈膝仰卧位

下腿稍伸直,上腿弯曲;必要时在两膝之间、背后和胸腹前可放置一软枕,以保持稳定,增进舒适感(图 1-4-5)。该卧位适用于灌肠、肛门检查及配合肠镜、胃镜检查等及臀部肌内注射(上腿伸直,下腿屈曲)。侧卧位可与平卧位交替使用以预防压疮。

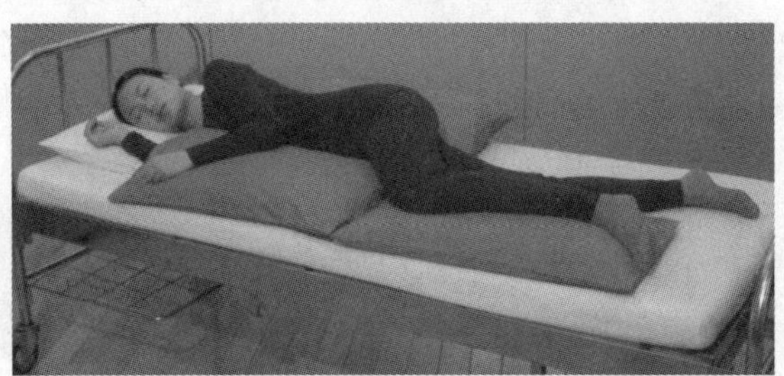

图 1-4-5　侧卧位

3. 半坐卧位

使用不同的方法时半坐卧位(fowler position)亦有不同。

(1) 摇床法:患者仰卧,以髋部为轴心,先摇高床头使其上半身抬高 30°～50°(自动床、半自动床、手摇床均可),再摇起膝下支架,以保持卧位稳定,防止上下滑(图1-4-6)。放平时,先摇平膝下支架,再放平床头支架。

(2) 靠背架法:如无摇床可在床头垫褥下放置靠背架,使患者上半身抬高,下肢屈膝,用中单包裹膝枕,置于膝下,将中单两端固定于床两侧,以免患者下滑。放平时同摇床法。

(3) 半坐卧位适用范围:

① 心肺疾病所引起呼吸困难的患者。半坐卧位时,由于在重力作用下,部分血液滞留于下肢和盆腔脏器内,可使静脉回流血量减少,从而减轻肺部淤血和心脏负担;也可使膈肌位置下降,既有利于呼吸肌的活动,同时又能减轻腹腔内脏器对心肺的压力,增加肺活量,

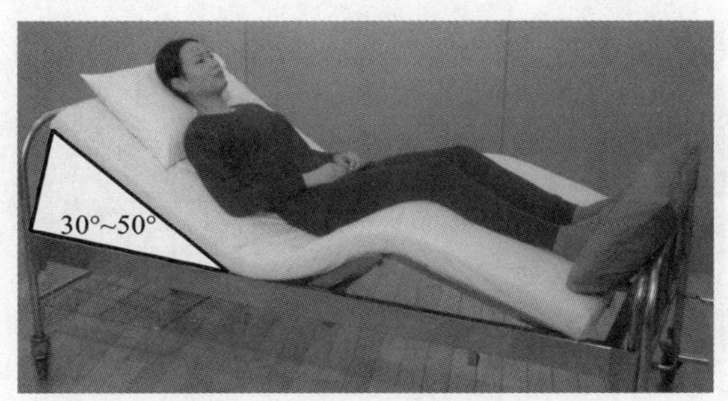

图 1-4-6 半坐卧位摇床法

还有利于气体交换，改善呼吸困难。

② 胸腔、腹腔、盆腔手术后或有炎症的患者。采取半坐卧位，可促进引流，亦可使腹腔渗出物流入盆腔，从而促使感染局限化并减轻中毒反应。由于盆腔腹膜抗感染性能较强而吸收性能较差，故半坐卧位能减少炎症的扩散和毒素的吸收，从而减轻中毒反应。半坐卧位也可防止感染向上蔓延而引起膈下脓肿；还可使腹肌放松，减轻腹部切口缝合处的张力，缓解疼痛，有利于切口愈合。

③ 颈、面部手术后的患者。半坐卧位能减少颈、面部的局部出血，减轻疼痛，有利于伤口愈合。

④ 处于卧床到站立过渡时期的患者。此时患者身体多较为虚弱，半坐卧位可使患者逐渐适应体位的改变，以利于康复。

4. 端坐位

取端坐位(sitting position)时患者坐在床上，身体稍向前倾，床上放一跨床小桌，桌上垫软枕，患者可伏桌休息，同时将床头摇高或用靠背架抬高床头 70°～80°，使患者的背部也能向后依靠；膝下支架摇起 15°～20°，以保持卧位稳定，防止下滑(图1-4-7)。该坐位适用于急性肺水肿、急性心衰、心包积液或支气管哮喘急性发作的患者，患者因极度呼吸困难而被迫采取端坐位。

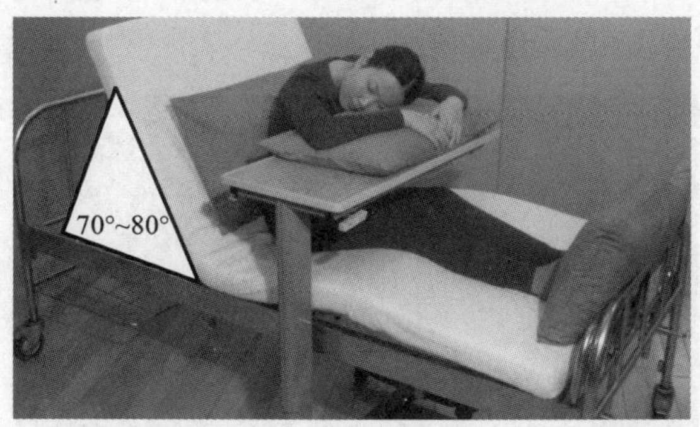

图 1-4-7 端坐位

5. 俯卧位

取俯卧位(prone position)时患者俯卧，头偏向一侧，两臂屈曲，置于头部两侧，双腿自然伸直；胸下、髋部及踝部垫软枕(图 1-4-8)。该卧位适用于腰背部检查或配合胆管、胰腺造影检查的患者及某些手术后不能平卧或侧卧的患者；胃肠胀气导致腹痛时也可采用俯卧位，俯卧位可使腹腔容积增大，从而缓解腹痛。

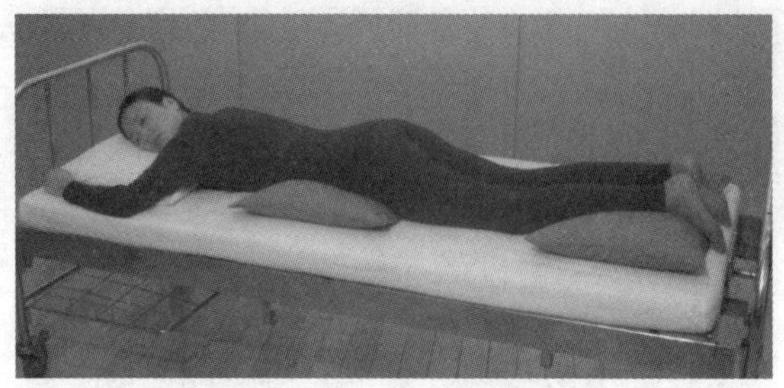

图 1-4-8　俯卧位

6. 头低脚高位

取头低脚高位(trendelenburg position)时患者仰卧,将枕头横立在床头,以免碰伤头部;床尾用木墩或其他承托物垫高 15～30 cm(图 1-4-9)。该卧位适用于以下几种情况:①跟骨及胫骨结节牵引时,可利用人体重力作为反牵引力;②肺部分泌物引流,使痰易于咳出;③十二指肠引流术,有利于胆汁引流;④产妇胎膜早破时防止脐带脱垂。需注意,该体位使患者不舒适,故不能长时间使用;颅内高压患者禁用。

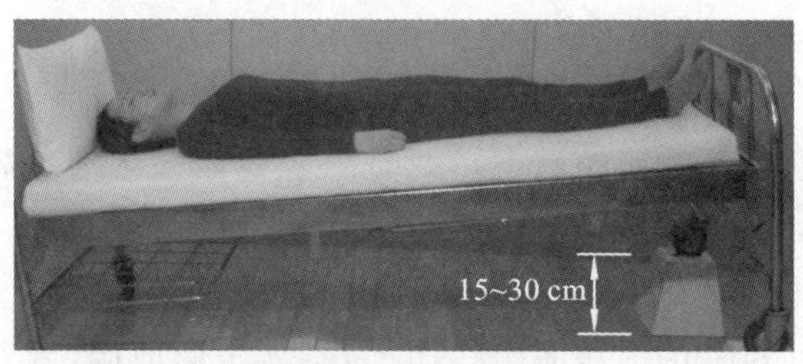

图 1-4-9　头低脚高位

7. 头高脚低位(dorsal elevated position)

患者仰卧,床头用木墩或其他承托物垫高 15～30 cm 或视病情而定;床尾横立一软枕以保护患者足部(图 1-4-10)。该卧位适用于开颅术后的患者,能减轻颅内压,预防脑水肿;颈椎骨折患者作颅骨牵引时,可用作反牵引力。

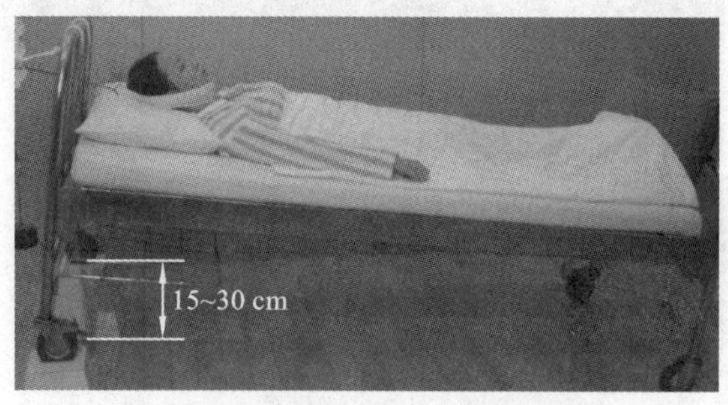

图 1-4-10　头高脚低位

8. 膝胸位(knee-chest position)

患者跪姿,两小腿平放于床上,稍分开;大腿与床面垂直,胸部贴紧床面,腹部悬空,臀部抬起,头偏向一侧,屈肘,双臂放于头部两侧(图 1-4-11)。膝胸位适用于肛门、直肠、乙状结肠镜检查或治疗;矫正胎儿臀位或子宫后倾;促进产后子宫复原等。

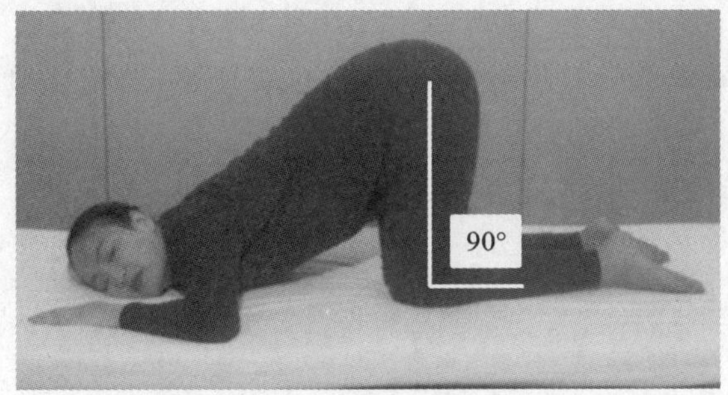

图 1-4-11 膝胸位

9. 截石位

取截石位(lithotomy position)时患者仰卧于检查台上,双腿分开,放在支腿架上,臀部齐床边,双手放于胸部或身体两侧(图 1-4-12),应注意为患者遮挡和保暖。截石位适用于会阴或肛门部位的检查、治疗或手术,如膀胱镜检查、妇产科检查、阴道灌洗等,以及产妇分娩。

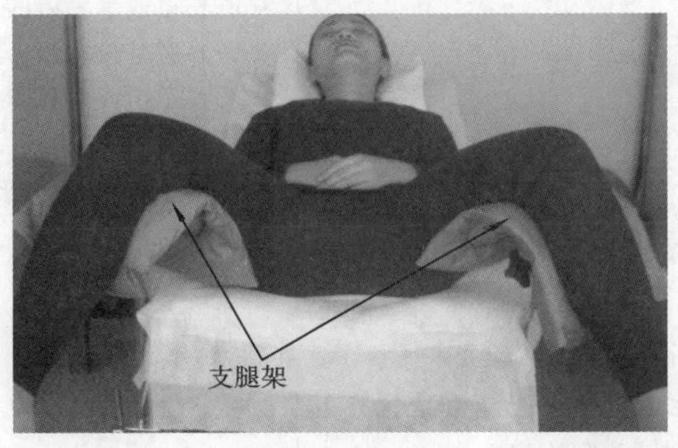

图 1-4-12 截石位

二、协助患者变换卧位

实训 1-4-1 协助患者翻身侧卧

【目的】

(1) 协助不能起床的患者更换卧位,使其舒适。

(2) 预防坠积性肺炎、压疮等并发症。

(3) 配合临床检查、治疗及护理的需要。

【评估】

(1) 患者的一般情况,如年龄、体重、体位、目前健康状况、文化程度、意识状态、活动能力、局部皮肤状态等,以便于选择适宜的测量方法。

(2) 患者需变换卧位的原因及伤口、手术、引流等治疗情况。

(3) 患者及家属对相关知识的了解程度和配合能力。

(4) 患者的心理状态及合作程度。

【计划】

1. 操作者准备

洗手,戴口罩,服装整洁,举止端庄,语言恰当,和蔼可亲。

2. 用物准备

软枕、翻身卡、记录本、笔、有秒针的表;按需准备垫圈;若有伤口,另备换药用物。

3. 患者准备

理解目的,建立安全感,情绪稳定,愿意合作。

4. 环境准备

安全、安静、整洁、明亮。

【实施】

(平卧翻左侧卧位)

1. 操作步骤

协助患者翻身侧卧操作步骤如表1-4-1所示。

表1-4-1 协助患者翻身侧卧操作步骤

操作步骤	要点说明
1. 备齐用物携至床旁,核对、解释并示范操作要点	• 确认患者,并使之建立安全感以取得合作 • 有伤口或手术后的患者应先检查敷料,如果敷料脱落或被渗出液浸湿应先换药再翻身 • 颈椎牵引或颅骨牵引的患者,在翻身时不可放松牵引 • 颅脑手术后,通常患者只能平卧或卧于健侧
2. 妥善安置输液管及各种导管、引流管;必要时将盖被折叠至床一侧或床尾;固定床轮	• 避免在移动时各种管受压、扭曲或脱落
3. 助患者平卧,双手放于腹部或胸部	
4. 移动:选择合适的翻身方法 ◆单人节力翻身法(图1-4-13) (1) 操作者立于患者左侧,双脚左右或前后分开10～15 cm以维持平衡,重心恒定 (2) 移上身(重心在肩背部):右手托患者肩背部左手扶托其颈项部;将患者上身移至近侧 (3) 移下身(重心在臀部):助患者屈膝,右手沿大腿下伸入骶尾部,左手环抱对侧臀部,双手合力,抬起其下身移向近侧 (4) 左手扶患者肩背,右手扶其双膝,轻轻翻转患者转向对侧 ◆双人节力翻身法(图1-4-14) (1) 两位操作者立于床的同一侧,一人托起患者颈肩部和腰部,另一人托起臀部和腘窝部,两人同时用力,将患者抬起移向近侧 (2) 两人分别扶托患者肩、背、腰、膝部位,轻轻翻转,使其转向对侧	• 适用于体重较轻的患者 • 应将患者托起,避免其皮肤与床面之间的摩擦 • 操作者应使患者尽量靠近自己以节力 • 适用于身体胖重或病情较重的者,如截瘫、偏瘫、昏迷等患者 • 两人动作需协调、轻稳 • 需妥善托起患者头颈部

续表

操作步骤	要点说明
5. 调整体位:整理衣服使衣服平整,按侧卧位要求,以软枕支持患者前胸、背部和双腿	• 保证患者舒适、安全
6. 记录:在翻身卡和记录本上记录翻身时间及皮肤情况,翻身卡挂床尾	
7. 整理床单位及用物	
8. 洗手,摘口罩	

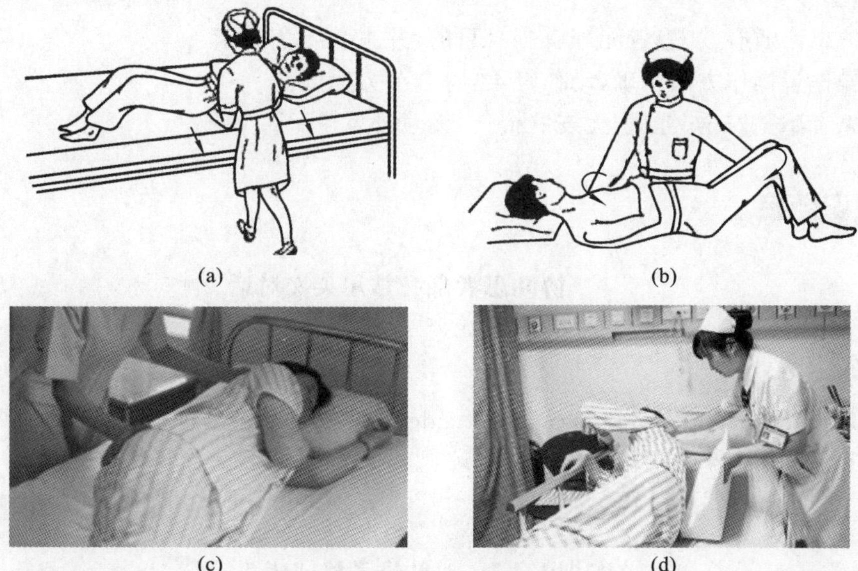

(a) (b) (c) (d)

图 1-4-13　单人节力翻身法

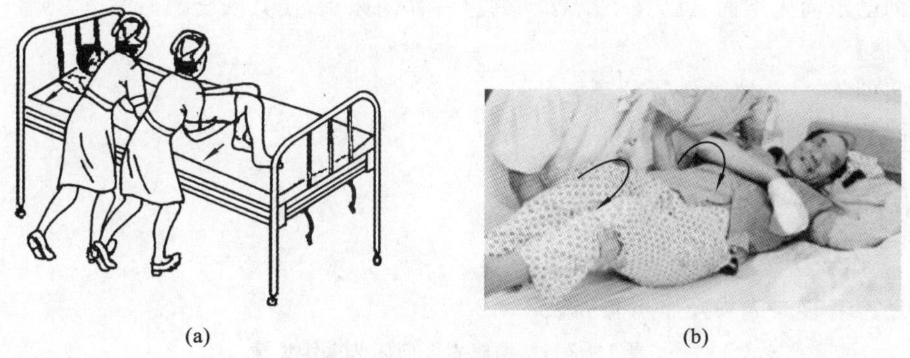

(a) (b)

图 1-4-14　双人节力翻身法

2. 注意事项

(1) 对留有各种导管者,应先妥当安置导管,翻身后再检查导管,确保通畅。

(2) 为术后患者翻身时,应先检查伤口辅料,按需换药后再翻身;严重烧伤者可采用翻身床。

(3) 颈椎牵引和颅骨牵引的患者,翻身时不可放松牵引,并须使头部、颈部和躯干保持在同一水平面上翻动。

(4) 用石膏固定及伤口较大的患者,翻身后应将患处安置于恰当的位置,以免受压。

(5) 根据病情及皮肤状态确定翻身时间间隔。如果有压疮发生,应及时处理并且增加翻身次数,同时做好记录及做好交接班。

(6) 遵守节力原则:在翻身过程中尽量使患者靠近操作者,以缩短重力臂,达到节力的目的。

3. 健康指导

指导患者和家属学会正确翻身及配合的方法;翻身时的注意事项,增强其自护能力。

【评价】

(1) 护患沟通有效,患者能理解翻身目的,并主动配合操作。

(2) 操作者操作方法正确,动作轻柔,符合节力原则。

(3) 患者感觉安全、舒适,无皮肤损伤,无意外发生。

知识链接

协助患者翻身常用英文对话

1. Please bend your knees.

请您屈膝。

2. Please lie on your back(right side,left side,stomach).

请您仰卧(右侧卧,左侧卧,俯卧)。

实训 1-4-2　协助患者移向床头

【目的】

协助已滑向床尾而自己又不能移动的患者移向床头,使其安全、舒适。

【评估】

同实训 1-4-1　协助患者翻身侧卧。

【计划】

同实训 1-4-1　协助患者翻身侧卧。

【实施】

1. 操作步骤

协助患者移向床头操作步骤如表 1-4-2 所示。

表 1-4-2　协助患者移向床头操作步骤

操作步骤	要点说明
1. 备齐用物携至床旁,核对、解释并示范操作要点	• 确认患者,并使之建立安全感以取得合作 • 有伤口或手术后的患者应先检查敷料;如果敷料脱落或被渗出液浸湿应先换药
2. 视病情放平床头支架,枕头横立于床头;妥善安置输液管及各种导管、引流管;必要时将盖被折叠至床一侧或床尾	• 防止撞伤患者头部 • 避免在移动时各种管受压、扭曲或脱落

续表

操作步骤	要点说明
3. 助患者平卧、屈膝，松开盖被	
4. 移动：选择合适的移动方法 ◆单人协助移动法(图 1-4-15) (1) 患者仰卧屈膝，两手握住床头竖栏，也可抓住沿或搭在操作者肩部 (2) 操作者双脚前后分开呈弓箭步，一手托患者肩颈，另一手托其腰臀部；嘱患者双臂用力，双脚抵床，挺身上移；同时操作者用力顺势将患者向床头移动	• 适用于病情较轻，体重较轻的患者 • 应将患者托起，避免其皮肤与床面之间的摩擦；操作者应屈膝以节力
◆双人协助移动法 两位操作者分别立于床的两侧，交叉托起患者颈肩部和腰臀部；也可两位操作者站在床的同侧，一人托起患者颈肩部和腰部，另一人托起臀部和腘窝，两人同时用力，将患者抬起移向床头	• 适用于身体胖重或病情较重的患者 • 两人动作需协调、轻稳 • 需妥善托起患者头颈部
5. 调整体位，放好枕头，整理衣服、床单位及用物	• 保证患者舒适、安全
6. 洗手，摘口罩	

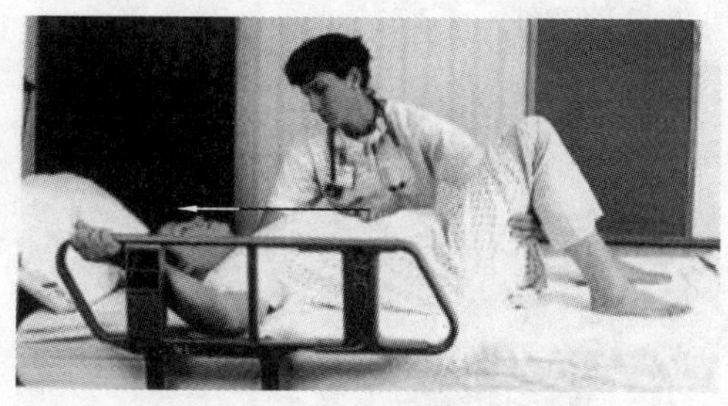

图 1-4-15　单人协助移动法

2. 注意事项

同实训 1-4-1　协助患者翻身侧卧。

【评价】

(1) 护患沟通有效，患者能理解移动目的，并主动配合操作。

(2) 操作者操作方法正确，动作轻柔，符合节力原则。

(3) 移动到理想位置，患者感觉安全、舒适，无皮肤损伤，无意外发生。

3. 健康指导

指导患者和家属学会正确将床尾移向床头及配合的方法；移动时的注意事项，增强其自护能力。

三、保护具的应用

应用保护具的目的有以下两点。

(1) 保证安全,防止烦躁不安、高热、谵妄、昏迷及危重患者和小儿等发生坠床、撞伤、抓伤及伤人等意外。

(2) 确保治疗和护理工作顺利进行。

1. 床挡的应用

床挡(bedsiderailrestraints)多用于防止患者坠床。常用的有多功能床挡、半自动床挡和木杆床挡。

(1) 多功能床挡 :临床上多用木质或金属制成,使用时须同时插入两侧床沿,不用时插于床尾;若一侧靠墙的可在外侧放置床挡。在进行治疗和护理时,可取下床挡,操作完毕即重新将其固定好。紧急时可将其取下垫于患者背部,以备作胸外心脏按压时使用(图1-4-16)。

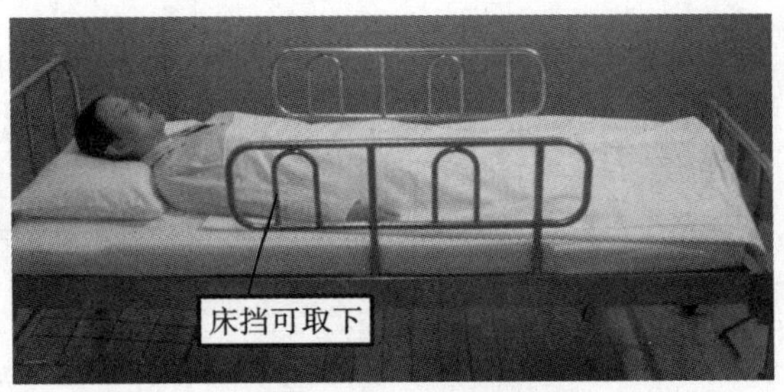

图 1-4-16　多功能床挡

(2) 半自动床挡:可按需升降(图 1-4-17)。

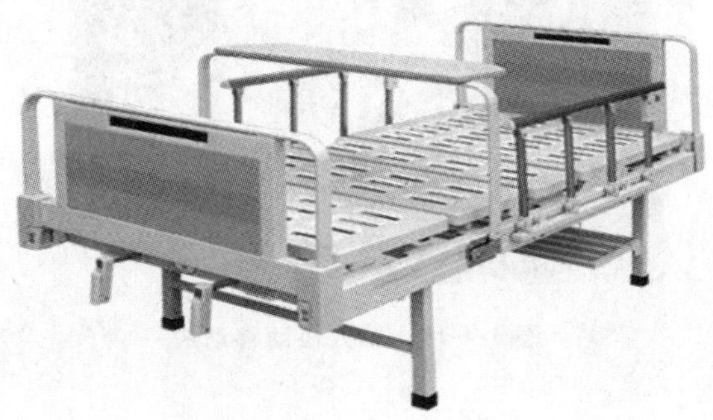

图 1-4-17　半自动床挡

(3) 木杆床挡:床挡中间设置活动门以便于护理操作,操作时打开,平时关闭,使用时将床挡妥善固定于床两侧即可(图 1-4-18)。

2. 约束带的应用

约束带(restraints)用于精神疾病或躁动患者以限制其肢体活动,防止其发生意外。常用的有宽绷带、肩部约束带、膝部约束带、尼龙搭扣约束带等。

(1) 宽绷带:常用于固定手腕和踝部。先将手腕或足踝用棉垫包裹,然后将宽绷带打成双套环结,套在棉垫外,稍拉紧,使之不脱出(松紧程度以不影响肢体血液循环为度),最后将宽绷带尾端固定于床沿上,如图 1-4-19 所示。

(2) 肩部约束带:需限制患者坐起时可用肩部约束带固定。肩部约束带多用布制成,宽 8 cm 长 12 cm,一端有袖筒。使用时,在患者腋窝衬棉垫,将其肩部套进袖筒,两袖筒上

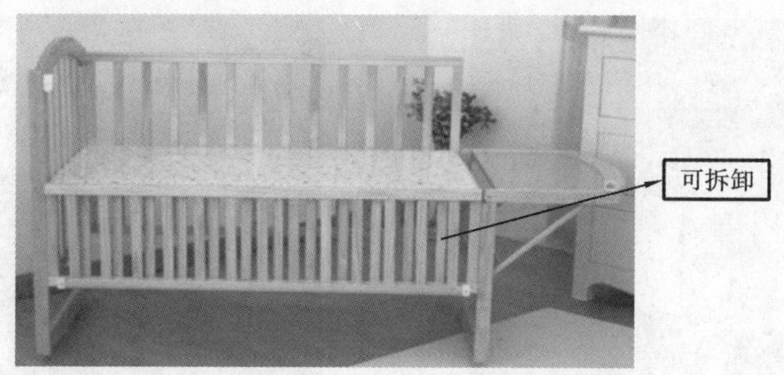

图 1-4-18　木杆床挡

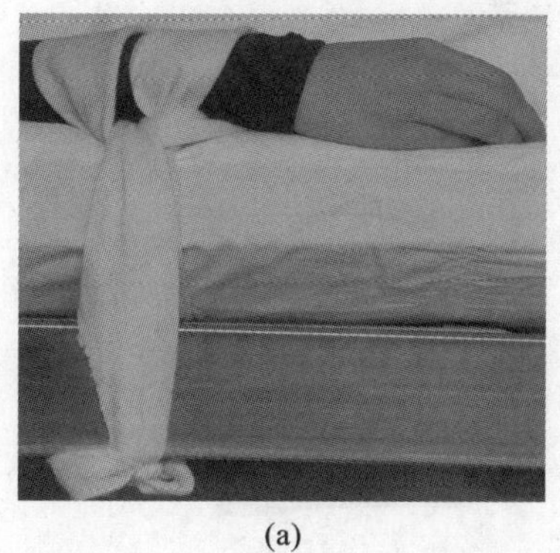

(a)

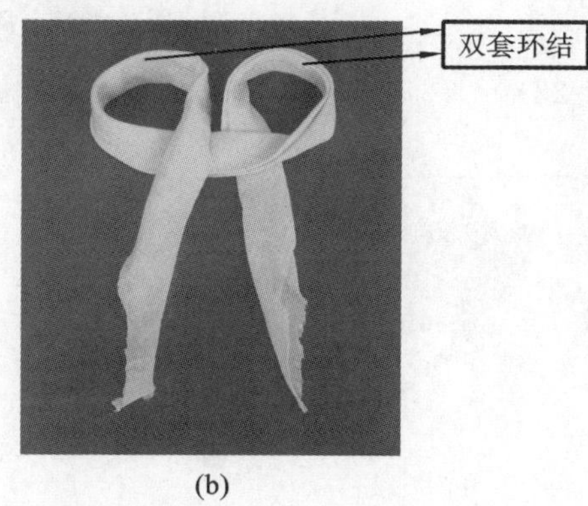

(b)

图 1-4-19　宽绷带

的细带在胸部打结固定，将两条宽长带系于床头栏杆上（图 1-4-20）。若无肩部约束带，可将大单折成长条形做肩部约束。

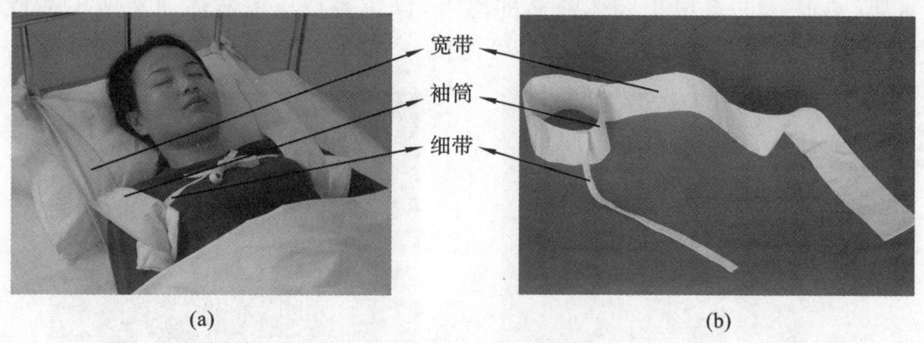

(a)　　(b)

图 1-4-20　肩部约束带

（3）膝部约束带：常用于固定膝部，限制患者下肢活动。膝部约束带宽 10 cm，长 280 cm，中部相隔 15 cm 分别订两条两头带；亦用布制成。使用时，患者双腿膝部、腘窝均衬棉垫，将膝部约束带横放于两膝上，膝部约束带下的两头带分别固定一侧膝关节，然后将其尾端系于两侧床沿（图 1-4-21）。若无膝部约束带，可将大单折成长条形做膝部约束。

（4）尼龙搭扣约束带：常用于固定手腕、踝部及上肢和膝部，由宽布带和尼龙搭扣组成。使用时，将尼龙搭扣约束带置于需要约束处，衬好棉垫，调节适宜松紧度，对合尼龙搭扣，将带子末端系于床边。尼龙搭扣约束带操作简便、安全，便于洗涤和消毒，可以反复使

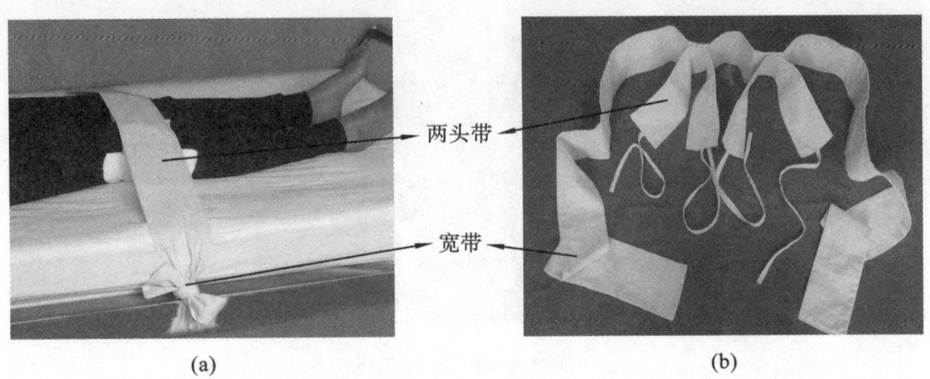

图 1-4-21　膝部约束带

用(图 1-4-22)。

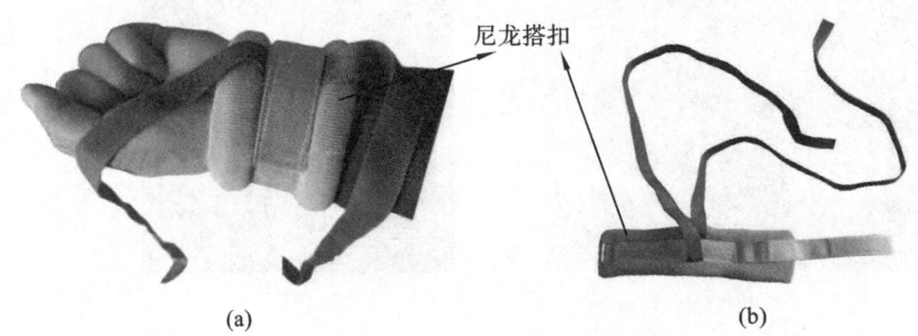

图 1-4-22　尼龙搭扣约束带

3. 支被架的使用

支被架(图 1-4-23)多用于肢体瘫痪的患者,以免盖被压迫肢体而造成不适或足下垂等,灼伤患者使用暴露疗法时若需保暖也可使用。

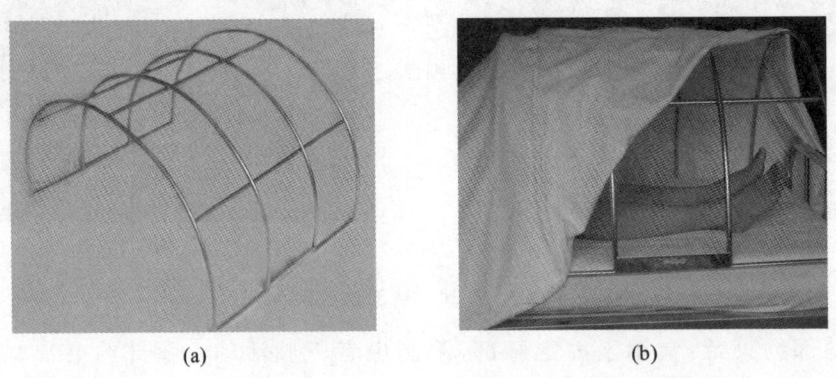

图 1-4-23　支被架

4. 使用保护具的注意事项

(1) 严格掌握适应证,必须时方可使用,用前应先向患者和家属充分解释以取得其理解和配合,并使其掌握相关知识。

(2) 保护具只宜短期应用,且需经常更换体位。

(3) 被约束的部位须放衬垫,约束带的松紧要适当,并每 2 h 放松一次,通常每隔 15～

20 min 观察一次被约束局部皮肤的颜色、温度，必要时按摩局部，以促进血液循环。

(4) 须注意应使患者的肢体处于功能位，卧位舒适、安全。

(5) 记录使用原因、时间、观察结果及解除约束的时间。

情境训练

根据案例引导的案例模拟为患者使用保护具

护士：仪表大方，合乎规范，备齐用物。

护士：张大叔，阿姨现在不太清醒，医生考虑为她使用保护具，您看可以吗？

家属(患者的爱人张某)：要用什么保护具啊？

护士：为了避免阿姨从床上掉下来，需要使用床挡；另外，为了防止阿姨不小心把这些治疗、检查的管子拔出来，也防止她抓伤自己，我们还要用宽绷带约束阿姨的双手。

家属：床挡还好，宽绷带会不会勒到手腕？

护士：这个您不要太担心，我先将阿姨的手腕用棉垫包裹好，然后用宽绷带打成双套环结，套在棉垫外面，稍微拉紧不脱出来就可以了，松紧程度不影响血液循环。而且每隔 15～20 min 我会来看阿姨手腕的皮肤，并且帮她按摩，每隔 2 h 还会定时放松。

家属：翻身时怎么办，不影响吗？

护士：我会隔 2 h 定时帮阿姨翻身的。翻身前先解除宽绷带，等翻身后再使用。

家属：那我就放心了。要用到什么时候？

护士：等阿姨醒过来，不会乱动了就不需要再用了。

家属：好的。

护士：您也要注意休息，谢谢您的理解和配合。

家属：也谢谢你。

小结

本任务阐述了卧位与安全的观察与护理，包括常用卧位的安置、帮助患者更换卧位的护理措施与操作技术，是护理人员必须掌握的护理技术。

能力检测

选择题

A_1/A_2 型题

(1) 使用双人节力翻身法为患者翻身时应注意(　　)。

A. 一人托住患者的肩部和背部，另一人托住患者的腰部和臀部

B. 一人托住患者的颈肩部和腰部，另一人托住患者的臀部和腘窝

C. 一人托住患者的颈肩部和腰部，另一人托住患者的臀部

D. 一人托住患者的颈肩部,另一人托住患者的臀部和腘窝

E. 一人托住患者的颈部和背部,另一人托住患者的臀部和腘窝

(2) 单人扶助患者翻身侧卧时,应注意(　　)。

A. 使患者两腿平放伸直　　B. 协助患者手臂放于身体两侧

C. 翻身后使患者上腿伸直　　D. 护士手扶患者肩部和膝部以助翻身

E. 协助患者先将臀部移向床沿

(3) 某患者随意运动丧失,对言语及光线刺激无反应,伴随大、小便失禁,以下护理措施不妥的是(　　)。

A. 用床挡,防止坠床　　B. 取下义齿,定时漱口　　C. 给予一级护理

D. 给予管喂饮食　　E. 留置导尿管,记录尿量

(4) 患者,男,36岁,无痛性血尿1周,疑为膀胱癌,遵医嘱做膀胱镜检查。应协助其采用的卧位为(　　)。

A. 侧卧位　B. 仰卧位　C. 膝胸卧　D. 截石位　E. 半坐卧位

(5) 患者,男,71岁,反复咳嗽、咳痰十一年,近3年来劳累后心悸、气促。入院时发绀明显,呼吸困难,应采取(　　)。

A. 侧卧位　B. 仰卧位　C. 膝胸位　D. 端坐位　E. 头高足低位

(6) 患者,女,58岁,患慢性肺心病近7年,近5日咳嗽、咳痰加重,明显发绀,给予半坐卧位的主要目的是(　　)。

A. 使肺部感染局限化　　B. 使回心血量增加

C. 使膈肌下降,呼吸通畅　　D. 促进排痰,减轻发绀

E. 减轻咽部刺激及咳嗽

(7) 某孕妇,产前检查示胎儿为臀位,为了矫正胎位,护士指导其选用的卧位是(　　)。

A. 截石位　　B. 头低脚高位　　C. 俯卧位

D. 膝胸位　　E. 侧卧位

(8) 某孕妇,妊娠37周,因阴道持续性流液2 h来院求诊。肛查时羊水不断从阴道流出,诊断为胎膜早破,应给其安置(　　)。

A. 头高脚低位　　B. 头低脚高位　　C. 平卧位

D. 膝胸位　　E. 截石位

A_3/A_4 型题

(9～11 共用题干)

患者王某,女,48岁,因急性阑尾炎合并穿孔,急诊在硬膜外麻醉下,行阑尾切除术,术后用平车送患者回病室。

9. 患者回病室后应取何种体位(　　)。

A. 屈膝仰卧位4 h　　B. 去枕仰卧位6 h

C. 中凹卧位6 h　　D. 侧卧位6 h　　E. 俯卧位2 h

10. 患者术后第2天清晨T 38 ℃,并诉伤口疼痛,护士应为其安置何种体位?(　　)

A. 仰卧屈膝位　　B. 头高脚低位

C. 右侧卧位　　D. 半坐卧位　　E. 中凹卧位

11. 所置体位患者难以接受,你应如何解释并进行健康指导?(　　)

A. 此体位有利于减轻腹部切口缝合处的张力，利于愈合
B. 此体位防止炎症扩散和毒素吸收，可减轻疼痛
C. 此体位有利于减少回心血量，促进血液循环
D. 此体位有利于扩大腹腔容量，防止炎症扩散
E. 此体位可减少局部出血，有利愈合

(12～16 共用题干)

患者，女，32 岁。妇科检查发现子宫后倾。

12. 有利于矫正子宫后倾的体位是(　　)。
A. 去枕仰卧位　　B. 中凹卧位　　C. 侧卧位
D. 膝胸位　　E. 截石位

13. 若该女性产前检查，发现胎位不正，为矫正胎位，应采取(　　)。
A. 截石位　　B. 膝胸位　　C. 头低足高位
D. 去枕仰卧位　　E. 头高足低位

14. 若该女性孕 34 周时发生胎膜早破，为防止脐带脱垂，应采取(　　)。
A. 截石位　　B. 膝胸位　　C. 头低足高位
D. 头高足低位　　E. 去枕仰卧位

15. 若该女性自然分娩，可采用(　　)。
A. 去枕仰卧位　　B. 头高足低位　　C. 头低足高位
D. 膝胸位　　E. 截石位

16. 若为促进产后子宫复原，该女性可采用(　　)。
A. 截石位　　B. 膝胸位　　C. 头低足高位
D. 头高足低位　　E. 去枕仰卧位

(广州医科大学卫生职业技术学院　张永霞)

任务五　生命体征的观察及护理技术

学习目标

(1) 能叙述体温的正常值及其生理性变化。
(2) 能够说出异常体温的变化。
(3) 能够正确进行体温异常的护理。
(4) 能够说出异常脉搏的观察方法及护理方法。
(5) 能够正确描述异常呼吸及护理方法。
(6) 能够正确说出异常血压的观察方法与护理方法。
(7) 能够熟练掌握生命体征的测量和记录方法。
(8) 能够关心患者，操作中动作轻稳，确保患者安全、舒适。

案例引导

邓某,女,58岁,因恶心、呕吐、腹痛、腹泻、发热等症状收入院。体格检查:体温在39.5 ℃,24 h内体温波动在1 ℃以内,脉搏108次/分,呼吸24次/分,血压170/100 mmHg,意识清楚,面色潮红,口唇干裂,食欲不振。如果你是邓某的责任护士,请完成以下任务:①请你判断该患者生命体征是否正常?如异常,请说出异常的种类及程度。②给邓某测量体温、脉搏、呼吸、血压,说出测量的注意事项。③应采取哪些护理措施去护理该患者?

体温、脉搏、呼吸和血压是机体内在活动的客观反映,是衡量机体状况的可靠指标,临床上称为生命体征(vital signs)。正常情况下,人的生命体征在一定范围内相对稳定且相互之间有一定的联系,而在病理情况下,其变化极为敏感。护理人员通过对生命体征的观察,可了解到机体重要脏器的功能活动情况,了解到疾病的发生、发展及转归,从而为预防、诊断、治疗及护理提供依据。因此,生命体征的观察与护理是临床护理工作的重要内容,也是护士应掌握的基本技能。

一、体温的观察及护理

体温(body temperature)包括体核温度(core temperature)和体表温度(shell temperature)。体核温度是指机体内部(胸腔、腹腔和中枢神经)的温度,温度较高且相对稳定;体表温度又称皮肤温度,因受外界环境温度的影响,各部位体表温度相差显著且低于体核温度。

(一)正常体温与生理性变化

1. 体温的产生

食物中的糖、脂肪和蛋白质经胃肠道消化吸收后,在体内通过生物氧化分解产生能量,其中50%左右的能量转化为热能以维持体温,并不断地散发到体外,其余的能量以化学能的形式储存于三磷酸腺苷(ATP)的高能磷酸键中,供机体利用,最终仍转化为热能散发到体外。

2. 产热与散热过程

体温的相对恒定是由于机体的产热过程与散热过程经常保持着动态平衡。

(1)产热过程:机体的产热过程是细胞的新陈代谢过程。人体以化学方式产热,产热的主要器官是内脏(肝脏)和骨骼肌。在安静状态下,机体的热量主要来自内脏器官;而劳动或运动时,机体的热量主要来自骨骼肌。交感神经兴奋、肾上腺素分泌增多、甲状腺素分泌增多,都能增进细胞的分解代谢,使产热增加。

(2)散热过程:人体通过物理方式进行散热。人体最主要的散热器官是皮肤,呼吸、排尿、排便也能散发部分热量。人体的散热方式主要有四种,即辐射、传导、对流和蒸发。

① 辐射(radiation):人体以热射线的形式将体内的热量传给外界较冷物体的一种散热方式。此种散热方式是低温环境和机体处于安静状态时的主要散热方式(约占60%)。辐射的散热量和皮肤与环境间的温差及人体的有效辐射面积成正比例关系。

② 传导(conduction):人体将热量直接传递给同它接触的温度较低的物体的一种散热

方式。其散热量的多少取决于与物体接触面积、温差大小和导热性能，如金属和水的热传导迅速，能使人体内的热量散发快；棉衣则散热缓慢，故能给人温暖的感觉。冰为良好的导热体，临床上对高热患者用冰袋、冰帽等降温，就是利用传导散热的原理。

③ 对流(convection)：传导散热的一种特殊形式，是指通过气体或液体的流动来交换热量的一种散热方式。人体的对流散热，通常是由于空气流动将体内的热量带走，因为人体周围总是有一层与皮肤接触的空气，当空气受热上升，其余冷空气就会来补充，从而造成空气流动，使体内的热量发散至空间。对流散热受风速的影响很大，在体表温度与外界环境温度之间的温差不变的情况下，风速越大，散热越多。

当外界环境温度低于体表温度时，机体大部分热量可通过辐射、传导、对流的方式散热；当外界环境温度等于或高于体表温度时，蒸发便成为体表散热的唯一方式。

④ 蒸发(evaporation)：利用水分从体表汽化时吸收体内的热量的一种散热方式。蒸发散热有不显汗和显汗两种。不显汗是指无论外界环境温度高低，从皮肤和呼吸道渗出的水分一直持续的被蒸发掉，这种水分蒸发称为不感蒸发，因与汗腺活动无关，故又称不显汗。显汗是指当外界环境温度达 30 ℃左右时，汗腺便分泌汗液，通过汗液蒸发而散发大量体热的方式，又称为可感蒸发或显性出汗。临床上对高热患者使用乙醇拭浴，就是通过乙醇的蒸发而达到散热的目的。

3. 体温调节

人体体温的相对恒定，有赖于自主性和行为性两种体温调节功能的活动。

自主性体温调节是在下丘脑体温调节中枢的控制下，随机体内外环境温度刺激，通过一系列生理反应，调节机体的产热和散热，使产热和散热保持动态平衡。行为性体温调节是指机体通过一定的行为保持体温相对恒定。例如，人类在寒冷时拱肩缩背、踏步跺脚、生火取暖、增加衣服等均属于行为性体温调节。行为性体温调节是以自主性体温调节为基础的，是对自主性体温调节的补充。通常意义上的体温调节是指自主性体温调节。

(1) 温度感受器：可分为外周温度感受器和中枢温度感受器。外周温度感受器为存在于皮肤、黏膜和内脏中的游离神经末梢，包括热感受器和冷感受器；中枢温度感受器为存在于脊髓、延髓、脑干网状结构及下丘脑的神经元，包括热敏神经元和冷敏神经元。两者都能感受冷热温度的变化，并将所接受的冷热信息传向体温调节中枢。

(2) 体温调节中枢：体温调节中枢位于下丘脑。其作用如下：①通过调节皮肤血管的舒缩活动和汗腺的分泌活动来调节体温；②通过调节骨骼肌活动来控制产热和散热；③通过对甲状腺和肾上腺髓质激素的分泌活动来调节机体的代谢率。通过上述复杂的调节过程，使机体在外界环境温度改变时，能维持体温的相对恒定。

(3) 体温调定点学说：体温调定点学说认为：体温的调节类似恒温调节器，下丘脑的体温调节中枢神经元的活动设定了一个调定点，如 37.0 ℃，若体温偏离调定点的数值，则由反馈系统(温度感受器)将偏离信息输送到控制系统(下丘脑体温调节中枢)，经过对受控系统(产热器官和散热器官)的调整来维持体温的恒定。

4. 正常体温及生理变化

(1) 正常体温：正常体温是一个温度范围(表 1-5-1)，而不是一个具体的温度点。临床上通常以测量口腔、腋下和直肠的温度为标准。其中，直肠温度最接近于人体深部温度，但在日常工作中，以测量口腔、腋下温度更为常见、方便。体温以摄氏温度(℃)和华氏温度

(℉)来表示,℃与℉的换算公式如下。

$$℃=(℉-32)\times 5/9$$

$$℉=℃\times 9/5+32$$

(2) 生理变化:体温并不是固定不变的,而是受许多生理因素的影响在一定范围内波动,波动范围一般为0.5～1.0 ℃,影响体温的生理因素有以下几点。

表1-5-1 成人体温正常范围及平均温度

部　　位	正常范围	平均温度
口腔	36.3～37.2 ℃	37.0℃
腋下	36.0～37.0 ℃	36.5℃
直肠	36.5～37.7 ℃	37.5℃

① 昼夜差异:正常人的体温在24 h内呈周期性的变化,清晨2—6时最低,下午2—8时最高。这种昼夜的节律性波动,可能与人体活动、代谢的相应周期性变化有关。如长期从事夜间工作的人员,可出现夜间体温上升、日间体温下降的现象。

② 年龄:不同的年龄由于基础代谢水平不同,体温也有所差异。一般儿童体温略高于成人,老年人体温略低于青壮年人。新生儿尤其是早产儿,由于体温调节中枢尚未发育完善,调节功能差,体温容易受外界环境温度的影响而变动,因此需要加强护理,避免外界环境温度过高或过低。

③ 性别:一般女性基础体温略高于同龄男性,约高0.3 ℃,这可能与女性皮下脂肪层较厚、散热减少有关。成年女子的基础体温随月经周期发生规律性变化,月经前期较高,随月经来潮下降0.2～0.3 ℃,月经后期处于较低的水平,排卵日最低,而后体温恢复到月经前期较高的水平。这与体内孕激素水平周期性变化有关,孕激素具有升高体温的作用。

④ 外界环境温度:一般夏季体温比冬季体温略高,这与机体的散热有关。另外,气流、个体暴露范围的大小亦影响体温。

⑤ 活动:活动可使骨骼肌紧张并强烈收缩,产热增加,体温升高,因此,临床上测量体温应在患者安静状态下进行,小儿测体温时应避免哭闹。

⑥ 药物:麻醉药可抑制体温调节中枢或影响传入路径的活动,并能使血管扩张,从而增加散热,降低机体对寒冷环境的适应能力,因此,麻醉手术患者术中、术后应注意保暖。

此外,情绪激动、精神紧张、进食等都会对体温产生影响。

(二) 异常体温的观察及护理

1. 体温过高

体温过高(hyperthermia)又称发热(fever),是指机体在致热原的作用下,使体温调节中枢的调定点上移,导致体温升高而超过正常范围。

发热是临床上常见的症状,可分为感染性发热和非感染性发热两大类。感染性发热较多见,主要由各种病原体(如细菌、病毒、立克次体、真菌、螺旋体、支原体、寄生虫等)感染引起。非感染性发热包括体温调节中枢功能障碍引起的中枢性发热(如中暑、脑出血、脑震荡、颅骨骨折等引起的发热)、变态反应性发热(如风湿热、药物热、输液反应等引起的发热)、无菌坏死组织被吸收后引起的吸收热、内分泌疾病引起的发热(如甲亢)等。

(1) 发热的程度判断:以口腔温度为例,发热可划分为以下四种。

① 低热：37.3～38.0 ℃。

② 中等热：38.1～39.0 ℃。

③ 高热：39.1～41.0 ℃。

④ 超高热：41.0 ℃以上。

（2）发热的过程及症状：一般分为如下三个阶段。

① 体温上升期：其特点是产热大于散热。患者主要表现为皮肤苍白、干燥无汗、畏寒、疲乏不适，有时伴有寒战。体温上升方式有渐升和骤升两种。渐升是指体温逐渐上升，数日内达高峰，如伤寒患者。骤升是指体温突然升高，在数小时内升至高峰，常伴有寒战，如肺炎球菌肺炎、疟疾等患者。

② 高热持续期：其特点是产热和散热在较高水平上趋于平衡，体温持续在较高水平。患者主要表现为面色潮红、皮肤灼热、口唇干燥、呼吸加深加快、心率增快、头痛、头晕甚至惊厥、谵妄、食欲不振、恶心、呕吐、腹胀、全身不适、软弱无力等。发热持续数小时、数天甚至数周，可因疾病及治疗效果而异。

③ 退热期：其特点是散热大于产热，散热增加而产热趋于正常，体温恢复至正常水平。患者主要表现为大量出汗、皮肤潮湿。退热方式有渐退和骤退两种。渐退是指体温逐渐下降，如伤寒患者。骤退是指体温急剧下降，如肺炎球菌肺炎患者，由于大量出汗而丧失大量体液，对于年老体弱和心血管疾病的患者易出现血压下降、脉搏细速、四肢厥冷等虚脱或休克现象。护理中应严密观察，并配合医生给予及时处理。

（3）热型(fever type)：将不同时间内测得的体温数值绘制在体温单上，从而构成了体温曲线，各种体温曲线的形态称为热型。某些发热性疾病具有独特的热型，通过观察可协助临床诊断。常见热型如图 1-5-1 所示。

① 稽留热(continued fever)：体温持续在 39.0～40.0 ℃，达数日或数周，24 h 波动范围不超过 1 ℃，常见于肺炎球菌肺炎、伤寒等患者。

② 弛张热(remittent fever)：体温在 39.0 ℃ 以上，但波动范围大，24 h 温差达1 ℃ 以上，体温最低时仍高于正常水平，常见于败血症、风湿热、严重化脓性感染等患者。

③ 间歇热(intermittent fever)：体温骤然升高至 39.0 ℃ 以上，持续数小时或更长时间，然后下降至正常体温或正常体温以下，经过数小时、数天间歇后体温又升高并反复发作，即高热与正常体温有规律地交替出现，常见于疟疾等患者。

④ 不规则热(irregular fever)：发热无一定规律，且持续时间不定，常见于流行性感冒、癌性发热等。

（4）体温过高患者的护理：

① 密切观察病情：高热患者应每 4 h 测量体温 1 次，待体温恢复正常 3 天后，改为 2 次/天，同时注意发热的过程、热型、伴随症状，如患者的面色、脉搏、呼吸、血压等，如有异常应及时通知医生。

② 休息：高热患者应绝对卧床休息，以减少能量的消耗。

③ 降温：可选用物理降温或药物降温。物理降温有局部冷疗和全身冷疗两种。如体温超过 39.0 ℃，可用冷毛巾、冰袋、冰帽、化学制冷袋等局部冷疗；体温超过 39.5 ℃可给予温水拭浴、乙醇拭浴等全身冷疗，具体方法见项目二任务十四冷热疗法。药物降温是通过机体的蒸发散热而达到降温目的，使用时应注意药物的剂量，尤其对年老体弱及心血管疾病患者应防止出现虚脱或休克现象的发生。使用物理降温和药物降温 30 min 后应测量体

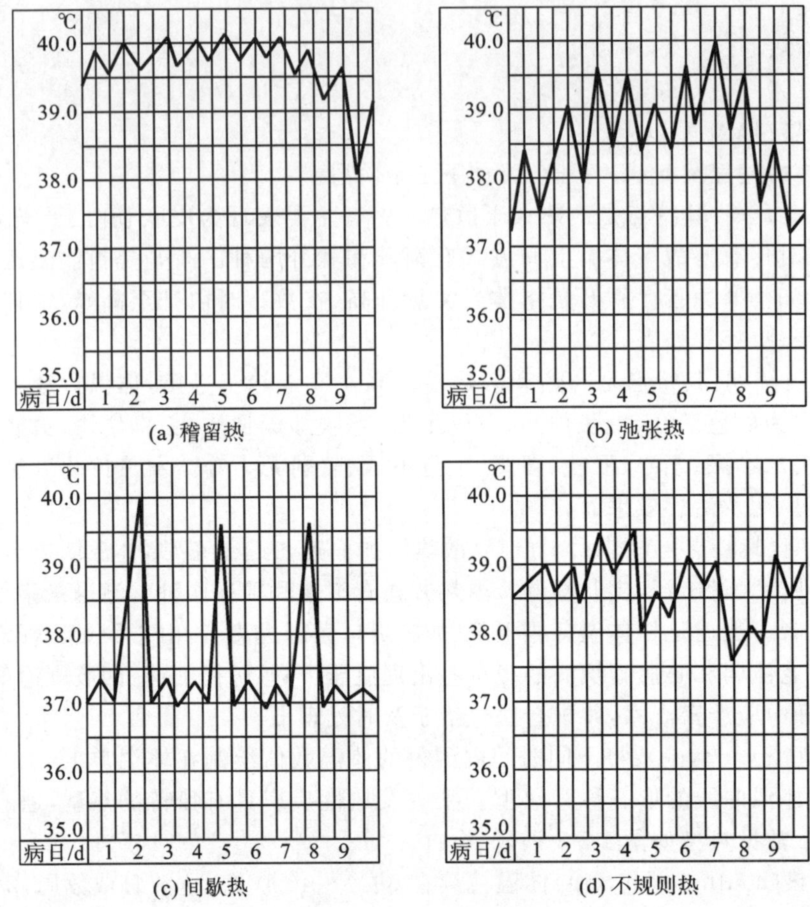

图 1-5-1 常见热型

温 1 次,并做好记录和交班。

④ 补充营养和水分:高热患者消化吸收能力降低,而机体分解代谢能力增加,消耗量大,应及时给予高热量、高蛋白、高维生素、易消化的流质或半流质食物。注意食物的色、香、味,鼓励少量多餐,以提高机体的抵抗力。鼓励患者多饮水,以每日 3 000 mL 为宜。不能进食者,遵医嘱给予静脉输液或鼻饲,以补充消耗的大量水分,并促进毒素和代谢产物的排出,对不能进食的患者,遵医嘱给予静脉输液或鼻饲,以补充水分、电解质和营养物质。

⑤ 促进舒适和预防并发症:应为患者安置舒适体位,室温适宜、环境安静、空气流通,以保证患者能安静休息;发热患者由于机体抵抗力下降,且唾液分泌减少,口腔黏膜干燥,易引起口腔溃疡、炎症及口臭等并发症,护士应在清晨、餐后、睡前协助患者漱口,保持口腔清洁,增强患者舒适感,预防口腔并发症;应及时为高热患者擦干汗液,更换衣服和床单,保持皮肤的清洁、干燥,防止着凉和压疮等并发症的发生;高热患者出现躁动不安、谵妄时,应防止坠床和舌咬伤,必要时应加床挡或使用约束带保护患者。

⑥ 加强心理护理:观察发热各个阶段患者的心理状态,对体温的变化及伴随的症状予以耐心解释,尽量满足患者的需要,给予精神安慰,以缓解其焦虑、紧张的情绪。

⑦健康教育:教会患者及家属正确测量体温的方法、简易的物理降温方法,并告知患者及家属休息、营养、饮水、清洁的重要性。

2. 体温过低

体温低于正常范围时称为体温过低(hypothermia)。若体温低于 35 ℃称为体温不升。体温过低常见于:①长时间暴露在低温环境中,机体由于散热过多、过快,而产热不能相应的增加;②新生儿尤其是早产儿体温调节中枢发育不完善,产热不足,加上体表面积相对较大,散热较多而导致体温不升;③极度衰竭、重度营养不良患者,机体产热减少而致体温过低;④颅脑外伤、脊髓受损、麻醉镇静剂药物中毒等导致的体温调节中枢功能受损而致使体温不升。体温过低是一种危险的信号,常常提示疾病的严重程度和不良预后。

(1) 临床分期(以口腔温度为标准):

① 轻度:32.0～35.0 ℃。

② 中度:30.0～32.0 ℃。

③ 重度:小于 30.0 ℃,可有瞳孔散大,对光反射消失。

④ 致死温度:23.0～25.0 ℃。

(2) 临床表现:皮肤苍白、四肢冰冷、口唇和耳垂发绀、轻度颤抖、心跳呼吸减慢、血压下降、脉搏细弱、尿量减少、感觉和反应迟钝,甚至昏迷。

(3) 体温过低患者的护理:

① 密切观察病情:持续监测体温的变化,至少每小时测量 1 次,直至体温恢复正常并稳定,同时注意呼吸、脉搏、血压的变化。

② 保暖措施:提供合适的环境温度,维持室温在 24～26 ℃,新生儿可置于温箱中;可给予毛毯、棉被、热水袋、电热毯等以防止机体散热;给予温热饮料,提高机体温度。

③ 积极进行病因治疗,去除引起体温过低的原因。

④ 心理护理:多与患者沟通,及时发现其情绪变化,做好心理护理,同时加强健康教育。

⑤ 随时做好抢救准备。

(三) 体温的测量

1. 体温计的种类及构造

(1) 水银体温计(mercury thermometer):又称玻璃汞柱体温计(glass thermometer),是临床上最常用的体温计,分肛表、口表、腋表三种(图 1-5-2)。它是一根有刻度的真空毛细玻璃管,口表和肛表的毛细玻璃管呈三棱柱状,腋表的毛细玻璃管呈扁平状。毛细玻璃管末端为水银槽,当水银槽受热后,水银膨胀沿毛细玻璃管上升,其上升高度与受热程度成

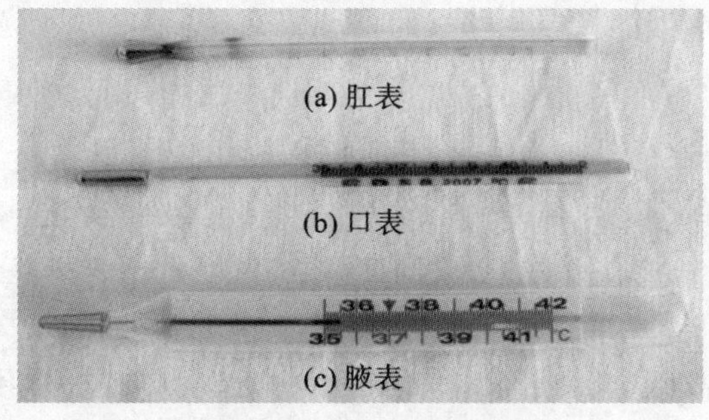

图 1-5-2　水银体温计

正比,毛细玻璃管与水银槽之间有一凹陷,使水银柱受冷时不致下降,以便检测。口表和腋表的水银槽较细长,有助于测量体温时扩大接触面积;而肛表的水银槽较粗短,可防止损伤直肠黏膜。

体温计有摄氏体温计和华氏体温计两种。摄氏体温计(centigrade thermometer)的刻度范围为35.0～42.0 ℃,每1 ℃之间分成10小格,每小格为0.1 ℃,在0.5 ℃和1 ℃的刻度处用较粗长的线标记。在37 ℃刻度处以红线标记,以示醒目。华氏体温计(fahrenheit thermometer)的刻度范围为94～108 ℉,每2 ℉之间分成10小格,每小格0.2 ℉。

(2) 电子体温计(electronic thermometer)(图1-5-3):采用电子感温探头来测量体温,温度值可直接由数字显示器显示,具有使用方便、测量准确、灵敏度高等特点。测量体温时,开启电源键,体温计自动校准,显示屏上出现"L℃"符号,将探头置于测量体温的部位(可酌情选择口腔、腋下和直肠部位)。当蜂鸣器发出蜂鸣音后,再持续3 s,即可读取所显示的体温值。电子体温计可分为集体用电子体温计和个人用电子体温计两种。集体用电子体温计可将探头放入外套内,外套使用后丢弃,能防止交叉感染。个人用电子体温计,其形状如钢笔,使用方便易于携带。

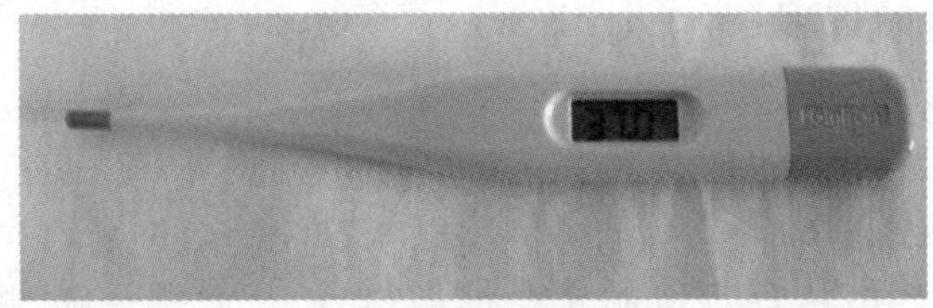

图1-5-3　电子体温计

(3) 可弃式体温计(disposable thermometer)(图1-5-4):为一次性使用体温计,用后弃去。体温计内有若干对热敏感的化学指示点薄片,这些化学指示点薄片在45 s内能随机体的温度而变色,当颜色由白色变成蓝色或墨绿色时,即为所测得的体温值。

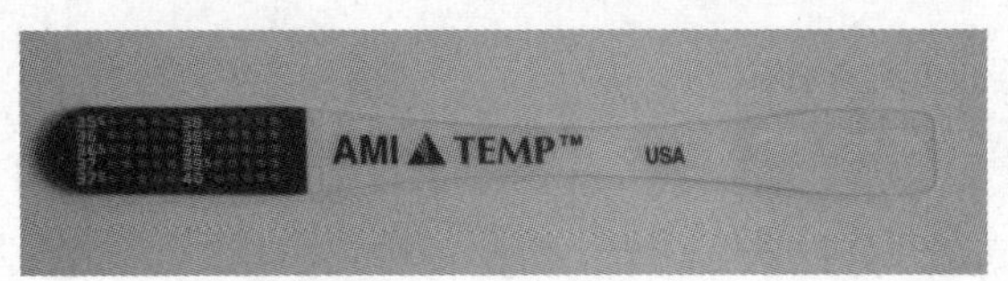

图1-5-4　可弃式体温计

知识链接

其他体温计

(1) 贴纸体温计:这是一种可以反复使用、压在额头上、会根据体温变色的测温纸,由于体积小,因此无法精确地测量出体温,但外出旅行时携带起来非常方便。

(2) 奶嘴体温计:奶嘴体温计主要适用于吸奶的小婴儿,外形和婴儿用的奶嘴一样,如果怀疑婴儿发烧,只要将其放进婴儿口中吸食即可测量体温。

(3) 红外线体温计:此种温度计曾于"非典"流行期间广泛使用,分耳式红外线体温计和前额红外线测温仪,测定时间为1～3 s,快速、安全,但鼓膜前下方有一狭窄部分，红外线难以到达，因此，测试值常有误差，年龄愈小误差愈大。

2. 水银体温计的消毒与检查

(1) 水银体温计的消毒：为防止患者之间发生交叉感染，用过的体温计应进行消毒处理。常用的消毒液有70%乙醇、1%过氧乙酸、1%消毒灵等。应采用有盖的容器盛装消毒溶液浸泡体温计。消毒液每日更换一次，容器、离心机等每周消毒一次。

方法：体温计使用后浸泡于消毒液内，5 min后取出，用冷开水冲洗后，将体温计的水银柱甩至35 ℃以下；再放入另一盛有消毒液的容器内浸泡，30 min后取出，用冷开水冲洗，再用消毒纱布擦干，存放在清洁盒内备用。口表、腋表、肛表应分别消毒、清洗与存放。

(2) 水银体温计的检查：在使用新体温计前或定期消毒体温计后，应对体温计进行检查以保证其准确性。

方法：将所有体温计的水银柱甩至35 ℃以下；于同一时间放入已测好的40 ℃(37～40 ℃)以下的水中，3 min后取出检视；若读数相差0.2 ℃或0.2 ℃以上、水银柱自动下降、玻璃管有裂缝则取出不用，将合格的体温计用纱布擦干，放入清洁容器中备用。

3. 测量体温的方法

实训1-5-1　体温的测量技术

【目的】

(1) 判断体温有无异常。

(2) 动态监测体温的变化，分析热型和伴随症状。

(3) 协助诊断，为预防、治疗和护理提供依据。

【评估】

(1) 患者的年龄、病情、治疗情况、心理状态、合作程度。

(2) 向患者解释测量体温的目的、方法、注意事项及配合要点。

(3) 有无影响体温测量的因素。

【计划】

1) 操作者准备

洗手，戴口罩，着装整洁，仪表大方，举止端庄，语言恰当，态度和蔼可亲。

2) 用物准备

治疗盘内备一清洁干燥容器(内盛已消毒的体温计)、另备一盛有消毒液的容器(用于存放测量体温后污染的体温计)、消毒液纱布、弯盘、记录本、笔、有秒针的表；若测肛温，另备润滑剂(凡士林或液体石蜡)、棉签、卫生纸。

3) 患者准备

理解目的，愿意合作，体位舒适，情绪稳定。测量体温前如有运动、进食、冷热饮、冷热敷、坐浴、灌肠等情况应休息30 min后再测量。

4) 环境准备

安静、整洁、安全、光线充足。

【实施】

1) 操作步骤

体温的测量技术操作步骤如表1-5-2所示。

表1-5-2　体温的测量技术操作步骤

操作步骤	要点说明
(1)备齐用物携至床旁,核对、解释	• 确认患者,取得合作
(2)选择合适的测温方法 ◆测量口温(oral temperature) ①将体温计水银端斜放于舌下热窝(heat pocket,图1-5-5); ②嘱患者紧闭双唇,用鼻呼吸,勿用牙咬体温计; ③ 测量时间3 min ◆测量腋温(axillary temperature) ①用干纱布擦干腋下汗液,将体温计水银端放于腋窝深处紧贴皮肤; ②指导患者屈臂过胸,夹紧体温计; ③测量时间10 min ◆测量肛温(rectal temperature) ①协助患者取侧卧、俯卧或屈膝仰卧位,露出臀部; ②用润滑剂润滑肛表水银端,将肛表轻轻插入肛门3～4 cm并固定;婴幼儿可取仰卧位,操作者以一手握住两踝并提起,暴露肛门,另一手将已润滑的肛表插入肛门(婴儿1.25 cm,幼儿2.5 cm),并握住肛表用手掌根部和手指将双臀轻轻捏拢、固定; ③测量时间3 min	• 舌下热窝在舌系带两侧,靠近舌动脉,是口腔内温度最高的部位 • 避免咬碎体温计,造成损伤 • 获取准确的数据 • 适用于不宜测量口腔温度者 • 腋下有汗液可影响所测体温的准确性 • 小儿及不能合作者应由护士协助完成 • 因靠近体表,故需较长时间才能使局部温度接近于体内温度 • 适用于婴幼儿、昏迷者及精神异常者 • 便于测量 • 便于插入并避免损伤肛门、直肠黏膜 • 小儿、躁动者,应有专人守护,防止意外发生
(3)取出体温计,用消毒液纱布擦拭	• 用卫生纸擦净肛门
(4)读数,将体温计甩至35.0 ℃以下,放入消毒液中浸泡消毒	• 合理解释测温结果
(5)记录	• 记录在记录本上
(6)协助患者穿衣,取舒适卧位,整理床单位,询问患者需要	• 使患者舒适、整洁
(7)洗手,绘制体温于体温单上	• 体温曲线绘制见表1-6-1

2) 注意事项

(1) 测体温前后应清点体温计数量,并检查是否完好、水银柱是否在35 ℃以下。甩体温计用腕部力量,不能触及他物,以防撞碎;切忌将体温计放于热水中清洗或沸水中煮,以防爆裂。

(2) 根据病情选择合适的测温部位。精神异常、昏迷、婴幼儿、口鼻腔手术、呼吸困难及不能合作者,不宜采用口腔测温;腹泻、直肠或肛门手术、心肌梗死患者不宜测肛温;腋下有炎症、手术、肩关节受损或极度消瘦者不宜测腋温。

(3) 刚进食或面颊部冷热敷后应间隔30 min再测口温;腋窝局部冷热敷应间隔30 min

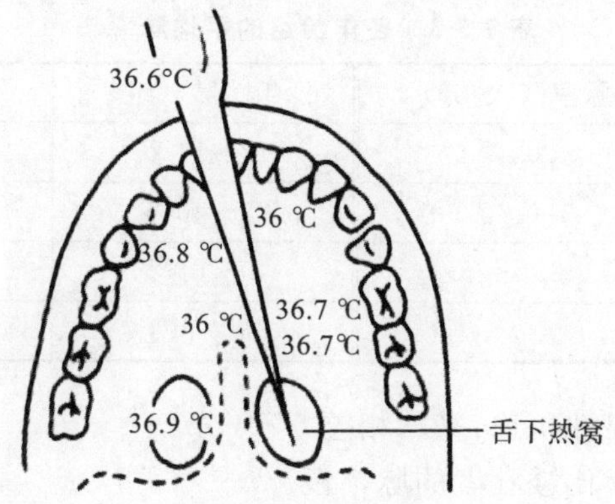

图 1-5-5 舌下热窝

后再测腋温;坐浴或灌肠后须待 30 min 以上才可测肛温。

(4) 如患者不慎咬破体温计,应立即清除玻璃碎屑,以免损伤唇、舌、口腔、食管、胃肠道黏膜;然后口服蛋清液或牛奶以延缓水银的吸收。病情允许者可服用高膳食纤维食物(如韭菜等),以促进水银的排出。

(5) 发现体温和病情不相符时,应守在患者床旁重新测量,必要时作对照测量。

(6) 做好体温计的清洁消毒工作,防止发生交叉感染。

3) 健康指导

指导患者及家属学会正确测量体温、检视体温读数的方法及体温异常时的护理,增强其自护能力。

【评价】

(1) 护患沟通有效,患者能理解测量体温的目的,并主动配合测量。

(2) 护士操作方法正确,测量结果准确。

(3) 在测量过程中患者安全、舒适,无意外发生。

二、脉搏的观察及护理

在每个心动周期中,动脉内的压力随着心脏的收缩和舒张而发生周期性的波动,这种周期性的压力变化可引起动脉管壁发生有节律的搏动,这种搏动称为动脉脉搏(arterial pulse),简称脉搏(pulse)。

(一) 正常脉搏与生理变化

1. 脉搏的形成

心脏收缩时,左心室将血射入主动脉,使主动脉内压力骤然升高,动脉管壁随之扩张;心脏舒张时,无血液泵出,动脉管壁弹性回缩。这种动脉管壁随着心脏的舒缩而出现周期性的起伏搏动便形成动脉脉搏。

2. 正常脉搏及其生理变动

(1) 脉率:脉率(pulse rate)是每分钟脉搏搏动的次数。正常成人在安静状态下脉率为 60～100 次/分。正常情况下脉率与心率一致,脉率是心率的指示,当脉率微弱难以测量时,应测量心率。脉率受诸多因素的影响而发生波动。

① 年龄:一般新生儿、婴幼儿脉率较快,随年龄的增长而逐渐减慢,到高龄时又轻度增加(表 1-5-3)。

表1-5-3　各年龄组的平均脉率

年　龄　组	平均脉率/(次/分)	年　龄　组	平均脉率/(次/分)
1～12个月	120	12～14岁	80
1～3岁	100	20～40岁	70
3～6岁	95	40～65岁	72
6～12岁	90	65岁以上	75

② 性别:女性脉率比男性稍快,平均相差5次/分。

③ 体型:身材细高者常比矮壮者的脉率慢。

④ 活动:运动、进食可使脉率增快;休息、睡眠、禁食则使脉率减慢。

⑤ 情绪:兴奋、恐惧、愤怒、焦虑可使脉率增快;抑郁、镇静则使脉率减慢。

⑥ 药物:使用兴奋剂、浓茶或咖啡能使脉率增快;而镇静剂、洋地黄类药物则使脉率减慢。

(2) 脉律(pulse rhythm):脉律是指脉搏的节律。它反映了左心室的收缩情况,正常脉律跳动均匀且规则,间隔时间相等。但在正常小儿、青年和一部分成年人中,可出现吸气时增快、呼气时减慢的现象,这种现象称为窦性心律不齐,一般无临床意义。

(3) 脉搏的强弱:脉搏的强弱取决于心搏出量、脉压和外周血管阻力的大小。在正常情况下每搏强弱应相等。

(4) 动脉壁的情况:经触诊可感觉到动脉管壁的性质。正常动脉管壁光滑、柔软,且有一定弹性。

(二) 异常脉搏的观察与护理

1. 异常脉搏

(1) 脉率异常:

① 心动过速(tachycardia):在安静状态下成人脉率超过100次/分,又称为速脉。心动过速常见于发热、甲状腺功能亢进、心力衰竭、血容量不足的患者。一般体温每升高1℃,成人脉率约增加10次/分,儿童增加15次/分。

② 心动过缓(bradycardia):在安静状态下成人脉率少于60次/分,又称为缓脉。心动过缓常见于颅内压增高、房室传导阻滞、甲状腺功能减退等患者。

(2) 节律异常:

① 间歇脉(intermittent pulse):在一系列正常规则的脉搏中,出现一次提前而较弱的脉搏,其后有一较正常延长的间歇(即代偿间歇),亦称早搏或期前收缩。如每隔一个或两个正常搏动后出现一次期前收缩,则分别称为二联律或三联律。发生机制是由于窦房结以外的异位起搏点过早地发生冲动,使心脏搏动起早出现。间歇脉常见于各种器质性心脏病,如心肌病、心肌梗死、洋地黄中毒等患者。正常人在精神兴奋、过度疲劳、体位改变时偶尔可出现间歇脉。

② 脉搏短绌(pulse deficit):又称绌脉,是指同一单位时间内脉率少于心率。其特点是心律完全不规则,心率快慢不一,心音强弱不等。脉搏短绌常见于心房纤颤的患者。其发生机制是由于心肌收缩力强弱不等,有些心输出量少的搏动可以产生心音,但不能引起周围血管的搏动,从而使脉率低于心率。

(3) 强弱异常:

① 洪脉(bounding pulse):当心输出量增加,周围动脉阻力较小,动脉充盈度和脉压较大时,则脉搏跳动增强且振幅大,称为洪脉。洪脉常见于高热、甲状腺功能亢进、主动脉瓣关闭不全等患者。

② 细脉(small pulse)或丝脉(thready pulse):当心输出量减少,周围动脉阻力较大,动脉充盈度降低时,脉搏跳动减弱且振幅小,扪之如细丝,称为细脉或丝脉。细脉常见于心功能不全、大出血、休克、主动脉瓣狭窄等患者。

③ 交替脉(alternans pulses):节律正常而强弱交替出现的脉搏。交替脉为心肌受损的一种表现,常见于高血压心脏病、冠状动脉粥样硬化性心脏病等患者。

④ 水冲脉(water hammer pulse):脉搏骤起骤落,急促有力,主要是由于收缩压偏高,舒张压偏低使脉压增大所致。水冲脉常见于主动脉瓣关闭不全、甲状腺功能亢进等患者。检查时将患者前臂抬高过头并紧握患者手腕掌面,就可感到急促有力的冲击。

⑤ 奇脉(paradoxical pulse):吸气时脉搏明显减弱或消失称为奇脉,是心包填塞的重要体征之一。其产生主要与在吸气时由于病理原因使心脏束缚,从而引起左心室搏出量减少有关。奇脉常见于心包积液、缩窄性心包炎等患者。

(4) 动脉壁异常:早期动脉硬化时,表现为管壁变硬,失去弹性,呈纡曲状或条索状,触之如同按压在琴弦上。常见于动脉硬化的患者。

2. 异常脉搏的护理

(1) 休息:指导患者卧床休息以减少心肌耗氧量。

(2) 给氧:有缺氧症状时及时给予氧疗。

(3) 加强病情观察:观察脉搏的脉率、节律、强弱及动脉管壁的情况;遵医嘱给药,观察药物的疗效及用药后的不良反应。

(4) 准备好急救物品和急救药物。

(5) 心理护理:稳定患者情绪,消除患者紧张、焦虑、恐惧心理。

(6) 健康教育:指导患者进食清淡易消化饮食;戒烟限酒;定时排便;学会自我监测脉搏和观察药物的不良反应。

(三) 脉搏的测量

1. 脉搏测量的部位

凡浅表、靠近骨骼的大动脉均可作为测量脉搏的部位。常用诊脉部位如图 1-5-6 所示,临床上最常选择的诊脉部位是桡动脉。

2. 测量脉搏的方法(以桡动脉为例)

实训 1-5-2　脉搏的测量技术

【目的】

(1) 判断脉搏有无异常。

(2) 动态监测脉搏变化,间接地了解心脏的状况。

(3) 协助诊断,为预防、治疗和护理提供依据。

【评估】

(1) 患者的年龄、病情、治疗情况、心理状态、合作程度。

(2) 向患者解释测量脉搏的目的、方法、注意事项及配合要点。

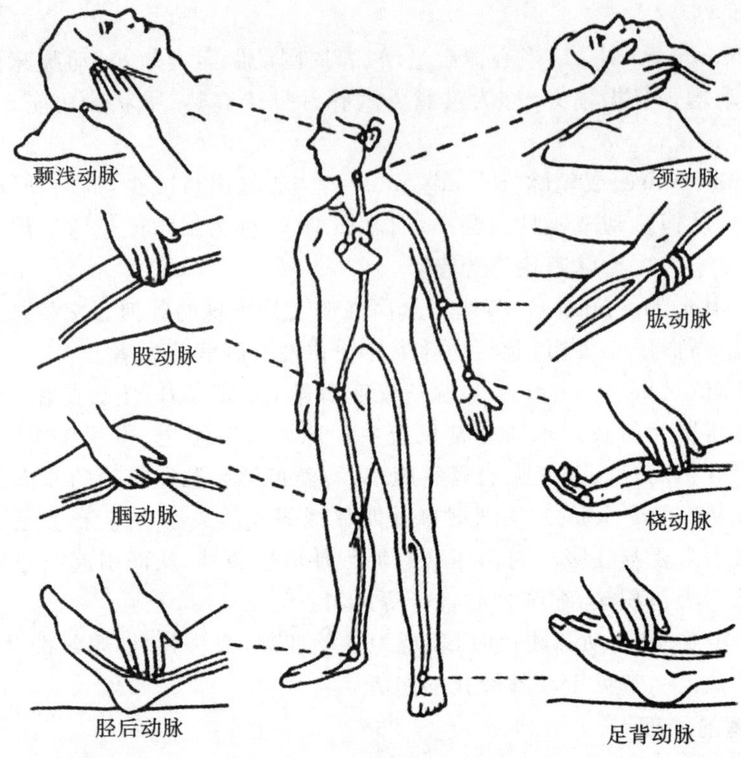

图 1-5-6　常用诊脉部位示意图

(3) 有无影响脉搏测量的因素。

(4) 检查脉搏测量部位肢体的活动及其有无皮肤损伤。

【计划】

1) 操作者准备

洗手,戴口罩,着装整洁,仪表大方,举止端庄,语言恰当,态度和蔼可亲。

2) 用物准备

治疗盘内备表(有秒针)、记录本、笔,必要时备听诊器。

3) 患者准备

理解目的,愿意合作,体位舒适,情绪稳定。测量脉搏前有下列活动:剧烈运动、紧张、恐惧、哭闹等,应休息20～30 min后再测量。

4) 环境准备

安静、整洁、安全、光线充足。

【实施】

1) 操作步骤

脉搏的测量技术操作步骤如表1-5-4所示。

表 1-5-4　脉搏的测量技术操作步骤

操作步骤	要点说明
(1)备齐用物携至床旁,核对、解释	• 确认患者,取得合作
(2)协助患者取卧位或坐位,手腕伸展,手臂放舒适位置	• 患者舒适,护士便于测量

续表

操作步骤	要点说明
(3)护士以示指、中指、无名指的指端按压在桡动脉处,按压力量适中,以能清楚测得脉搏搏动为宜	• 勿用拇指诊脉,因拇指小动脉的搏动易与患者的脉搏相混淆。按压力量太大会阻断脉搏搏动,按压力量太小则感觉不到脉搏搏动
(4)计数:正常脉搏测 30 s,乘以 2	• 异常脉搏应测 1 min;脉搏细弱难以触诊时,应测心尖搏动 1 min • 测量时须注意脉律、脉搏强弱等情况
(5)若发现患者脉搏短绌,应由两名护士同时测量,一名护士听心率,另一名护士测脉率,由听心率者发出"起"或"停"口令,计时 1 min(图 1-5-7)	• 得到正确的心率及脉率 • 心脏听诊部位可选择左锁骨中线内侧第 5 肋间处
(6)记录:先记录在记录本上	• 脉搏短绌:以分数式记录,记录方式为心率/脉率,如心率 200 次/分,脉率为 60 次/分,则应写成 200/60 次/分
(7)协助患者取舒适卧位,整理床单位,询问患者需要	
(8)洗手,将脉搏值转录到体温单上	• 脉搏曲线绘制见表 1-6-1

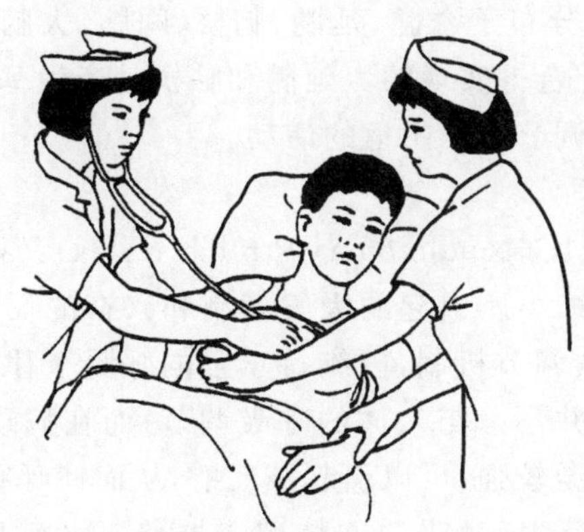

图 1-5-7　脉搏短绌测量法

2）注意事项

(1) 测量脉搏前如有剧烈运动、紧张、恐惧、哭闹等活动,应休息 20～30 min 后再测量。

(2) 不可用拇指诊脉,因拇指小动脉的搏动易与患者的脉搏相混淆。

(3) 为偏瘫患者测量脉搏时,应选择在健侧肢体。

3）健康指导

指导患者及家属学会正确测量脉搏的方法及脉搏异常时的护理,增强其自护能力。

【评价】

(1) 患者理解测量脉搏的目的,愿意配合。

(2) 测量结果准确。

(3) 患者知晓脉搏的正常值及测量过程中的注意事项。

三、呼吸的观察及护理

机体在新陈代谢过程中,需要不断地从外界环境中吸取氧气,并将机体代谢产生的二氧化碳排出体外,机体与外界环境之间进行的气体交换过程,称为呼吸(respiration)。

(一) 正常呼吸与生理变化

1. 呼吸过程

呼吸过程由外呼吸、气体运输和内呼吸三个互相关联的环节组成。

(1) 外呼吸(external respiration):也称肺呼吸,是指外界环境与血液之间在肺部进行的气体交换,包括肺通气和肺换气两个过程。

① 肺通气是指外界空气与肺之间的气体交换过程。

② 肺换气是指肺泡与肺毛细血管之间的气体交换过程。

(2) 气体运输(gas transport):通过血液循环将氧由肺运送到组织细胞,同时将二氧化碳由组织细胞运送到肺的过程。

(3) 内呼吸(internal respiration):也称组织换气,指血液与组织细胞之间的气体交换。

2. 呼吸运动的调节

呼吸运动是一种节律性的活动,主要的呼吸肌是膈肌和肋间肌,腹肌和颈肌是呼吸的辅助肌,其深度和频率随体内环境和体外环境的改变而改变。

(1) 呼吸中枢:在中枢神经系统中,产生和调节呼吸运动的神经细胞群称为呼吸中枢(respiratory center)。它们分布于脊髓、延髓、脑桥、间脑、大脑皮质等部位,正常呼吸运动是在各级呼吸中枢的相互配合下实现的。延髓和脑桥是产生基本呼吸节律性的部位,大脑皮质可随意控制呼吸运动,调节脑干中枢的活动。

(2) 呼吸的反射性调节:

① 肺牵张反射:肺牵张反射(pulmonary stretch reflex)又称黑-伯反射(Hering-Breuer reflex),指由于肺的扩张和缩小所引起的吸气抑制和兴奋的反射,包括肺扩张反射和肺缩小反射。其属于一种负反馈调节机制,以维持正常的呼吸节律。除初生的婴儿以外,人类在平静呼吸时,肺牵张反射并不参与人体的呼吸调节;而在病理情况下,肺顺应性降低,肺扩张时使气道扩张较大,刺激较强,可以引起该反射,从而使呼吸变浅、变快。

② 呼吸肌本体感受性反射:呼吸肌本体感受器传入冲动所引起的反射性呼吸变化。当呼吸道阻力增加时,该反射可加强呼吸肌的收缩力量,使呼吸运动增强。

③ 防御性呼吸反射:包括咳嗽反射(cough reflex)、喷嚏反射(sneeze reflex)和屏气反射。它们都是对机体有保护作用的呼吸反射。

(3) 呼吸的化学调节:

动脉血氧分压(PaO_2)、二氧化碳分压($PaCO_2$)和氢离子浓度[H^+]的改变对呼吸运动的影响。CO_2是调节呼吸的最重要的生理性化学因素,动脉血液的$PaCO_2$降低可引起呼吸暂停,$PaCO_2$升高可刺激外周和中枢的化学感受器,反射地使呼吸加深加快,但超过一定的范围则有抑制和麻醉的效应。动脉血液的[H^+]也是通过外周和中枢的化学感受器对呼吸进行调节,只是作用不如二氧化碳明显,[H^+]升高,呼吸加深加快,肺通气增加。PaO_2主要通过刺激外周化学感受器,从而作用于呼吸中枢。PaO_2降低,呼吸加深、加快。PaO_2对正常呼吸的调节作用不大,仅在特殊情况下低O_2刺激才有重要意义。

3. 正常呼吸及其生理变化

(1) 正常呼吸:正常成人在安静状态下,呼吸频率为16～20次/分,节律规则,呼吸运动均匀无声且不费力。呼吸与脉搏的比例为1∶4。女性以胸式呼吸为主,男性及儿童以腹式呼吸为主。

(2) 生理变化:

① 年龄:年龄越小,呼吸频率越快,如新生儿呼吸频率约为44次/分。

② 性别:同年龄的女性呼吸频率比男性稍快。

③ 活动:剧烈运动可使呼吸加深、加快;休息和睡眠则使呼吸减慢。

④ 情绪:强烈的情绪变化,如紧张、恐惧、愤怒、悲伤、害怕等,会刺激呼吸中枢,可引起呼吸加快或屏气。

⑤ 血压:血压大幅度变动时,可以反射性地影响呼吸。血压升高,呼吸减慢、变弱;血压降低,呼吸则加快、加深。

⑥ 其他:环境温度升高或海拔增加,均可使呼吸加深、加快。

(二) 异常呼吸的观察与护理

1. 异常呼吸

(1) 频率异常:

① 呼吸过速(tachypnea):在安静状态下,成人呼吸频率超过24次/分,也称气促。呼吸过速常见于发热、疼痛、甲状腺功能亢进等患者。通常体温每升高1℃,呼吸频率增加3～4次/分。

② 呼吸过缓(bradypnea):在安静状态下,成人呼吸频率低于12次/分,常见于颅内压增高、巴比妥类药物中毒等患者。

(2) 深度异常:

① 深度呼吸:又称库斯莫氏(Kussmaul's)呼吸,是一种深而规则的大呼吸,常见于糖尿病酮症酸中毒和尿毒症酸中毒等患者。

② 浅快呼吸:浅快呼吸是一种浅表而不规则的呼吸,有时呈叹息样,常见于呼吸肌麻痹、某些肺与胸膜疾病,也可见于濒死的患者。

(3) 节律异常:

① 潮式呼吸:又称陈-施(Cheyne-Stokes)呼吸,指呼吸由浅慢逐渐变为深快,然后再由深快转为浅慢,随之出现一段时间的呼吸暂停(可持续5～30 s)后,又开始重复以上的周期性变化,如此周而复始,其形态犹如潮水涨落样,周期可长达30 s至2 min。潮式呼吸多见于中枢神经系统疾病,如脑炎、脑膜炎、颅内压增高和巴比妥类药物中毒等患者。其产生机制是由于呼吸中枢的兴奋性降低,只有当缺氧严重,二氧化碳积聚到一定程度时,才能刺激呼吸中枢,使呼吸恢复或加强,当积聚的二氧化碳呼出后,呼吸中枢又失去有效的刺激,呼吸又再次减弱或暂停,从而形成了周期性变化。

② 间断呼吸:又称毕奥(Biots)呼吸,指有规律的呼吸几次后,突然停止呼吸,一段时间后又开始呼吸,如此反复交替,即呼吸和呼吸暂停现象交替出现。其产生的机制同潮式呼吸,但比潮式呼吸更为严重,预后更为不良,常发生在临终前。

(4) 声音异常:

① 蝉鸣样(strident)呼吸:由于声带附近阻塞,使空气吸入发生困难,表现为吸气时产

生一种极高的似蝉鸣样声响,常见于喉头水肿、喉头异物等患者。

② 鼾声(stertorous)呼吸:由于气管或支气管内有较多的分泌物积蓄,表现为呼气时发出一种粗大的鼾声,多见于深昏迷患者。

(5) 形态异常:

① 腹式呼吸减弱,胸式呼吸增强:正常男性及儿童以腹式呼吸为主。例如,由于大量腹腔积液、肝脾极度肿大、腹腔内巨大肿瘤等使膈肌下降受限,从而造成腹式呼吸减弱,胸式呼吸增强。

② 胸式呼吸减弱,腹式呼吸增强:正常女性以胸式呼吸为主。由于肺、胸膜或胸壁疾病,如肺炎、胸膜炎、肋骨骨折、肋神经痛等产生的剧烈的疼痛,均可使胸式呼吸减弱,腹式呼吸增强。

(6) 呼吸困难:呼吸困难(dyspnea)是指患者主观上感到空气不足、呼吸费力,客观上表现为发绀、鼻翼煽动、端坐呼吸,辅助呼吸肌参与呼吸活动,并有呼吸频率、深度、节律的异常。临床上可分为以下三种情况。

① 吸气性呼吸困难:特点是吸气显著困难,吸气时间延长,三凹征明显(吸气时,胸骨上窝、锁骨上窝、肋间隙出现明显的凹陷),常见于气管阻塞、气管异物、喉头水肿等患者。多因上呼吸道部分梗阻,气流不能顺利进入肺,吸气时呼吸肌收缩,肺内负压极度增高所致。

② 呼气性呼吸困难:特点是呼气费力,呼气时间延长,常见于支气管哮喘、阻塞性肺气肿等患者。多因下呼吸道部分梗阻,气流呼出不畅所致。

③ 混合性呼吸困难:特点是吸气、呼气均感费力,呼吸频率增快、变浅,常伴有呼吸音的异常(减弱或消失),可有病理性呼吸音,常见于重症肺炎、广泛性肺纤维化、大片肺不张、大量胸腔积液和重症肺结核等患者。多因广泛性肺部病变导致呼吸面积减少所致。

正常呼吸与异常呼吸的比较如表1-5-5所示。

表1-5-5 正常呼吸与异常呼吸的比较

呼吸名称	呼吸形态	特点
正常呼吸	吸气 呼气	规则、平稳
呼吸增快		规则、快速
呼吸减慢		规则、缓慢
深度呼吸		深而大
潮式呼吸		潮水般起伏
间断呼吸		呼吸和呼吸暂停交替出现

2. 异常呼吸的护理

(1) 环境:保持病室安静、舒适、整洁,温湿度适宜,空气清新。

(2) 密切观察病情变化:观察呼吸的频率、深度、节律、声音、形态有无异常;有无咳嗽、咳痰、咯血、发绀、呼吸困难及胸痛等表现。遵医嘱给药,注意观察疗效及不良反应。

(3) 休息:患者卧床休息,安置合适体位,以减少耗氧量。

(4) 饮食:给予充足的水分,选择营养丰富的食物,少量多餐,不宜过饱,避免进食产气食物,以免膈肌上抬,影响呼吸。

(5) 保持呼吸道通畅:及时清除呼吸道分泌物,必要时给予吸痰。

(6) 吸氧:根据病情给予氧气吸入或使用人工呼吸机。

(7) 心理护理:消除患者紧张、恐惧心理,主动配合治疗和护理。

(8) 健康教育:养成良好的生活方式,戒烟限酒;教会患者促进呼吸功能的方法。

(三) 呼吸的测量

实训 1-5-3　呼吸的测量技术

【目的】

(1) 判断呼吸有无异常。

(2) 动态监测呼吸变化,了解患者呼吸功能的情况。

(3) 协助诊断,为预防、治疗和护理提供依据。

【评估】

(1) 患者年龄、病情、意识、治疗情况、心理状态、合作程度。

(2) 向患者解释测量呼吸的目的、方法和注意事项。

(3) 有无影响呼吸测量的因素。

【计划】

1. 操作者准备

洗手,戴口罩,着装整洁,仪表大方,举止端庄,语言恰当,态度和蔼可亲。

2. 用物准备

治疗盘内备表(有秒针)、记录本、笔,必要时备棉花。

3. 患者准备

理解目的,愿意合作,体位舒适,情绪稳定。保持自然呼吸状态。测量前若有剧烈运动、情绪激动等时,应休息 20～30 min 后再测量。

4. 环境准备

安静、整洁、安全、光线充足。

【实施】

1. 操作步骤

呼吸的测量技术操作步骤如表 1-5-6 所示。

表 1-5-6　呼吸的测量技术操作步骤

操作步骤	要点说明
(1)备齐用物携至床旁,核对、解释	• 确认患者,取得合作
(2)协助患者取舒适体位	• 患者精神放松,保持自然呼吸状态

续表

操作步骤	要点说明
(3)护士将手放在患者的诊脉部位似诊脉状,眼观察患者胸部或腹部的起伏	• 避免引起患者的紧张 • 女性以胸式呼吸为主;男性和儿童以腹式呼吸为主
(4)观察呼吸频率(一起一伏为一次呼吸)、深度、节律、音响、形态及有无呼吸困难	• 协助诊断,为预防、治疗和护理提供依据
(5)计数:正常呼吸测 30 s,乘以 2	• 异常呼吸患者或婴儿应测 1 min
(6)危重患者呼吸微弱,可用少许棉花置于患者鼻孔前,观察棉花被吹动的次数	• 计时 1 min,以得到准确的测量结果
(7)记录:先记录在记录本上	
(8)协助患者取舒适卧位,整理床单位,询问患者需要	
(9)洗手,将呼吸值转录到体温单上	• 呼吸记录见表 1-6-1

2. 注意事项

(1) 排除影响呼吸的因素,保持患者的自然呼吸状态,在患者不知不觉的情况下进行测量。

(2) 测量前若有剧烈运动、情绪激动等时,应休息 20～30 min 后再测量。

3. 健康指导

指导患者及家属学会正确测量呼吸的方法及呼吸异常时的护理,增强其自护能力。

【评价】

(1) 患者理解测量呼吸的目的,愿意配合。

(2) 测量结果准确。

(3) 患者知晓呼吸的正常值及测量过程中的注意事项。

四、血压的观察及护理

血压(blood pressure)是指血管内流动的血液对单位面积血管壁的侧压力。血压可分为动脉血压、静脉血压和毛细血管血压。一般所说的血压是指动脉血压。

在一个心动周期中,动脉血压随着心室的收缩和舒张而发生规律性的波动。当心室收缩时,动脉血压上升达到最高值,称为收缩压(systolic pressure)。在心室舒张末期,动脉血压下降达到最低值,称为舒张压(diastolic pressure)。收缩压与舒张压之差称为脉压(pulse pressure)。在一个心动周期中,每一瞬间的动脉血压的平均值称为平均动脉血压(mean arterial pressure),约等于舒张压与 1/3 脉压之和或 1/3 收缩压与 2/3 舒张压之和。

(一) 正常血压与生理变化

1. 动脉血压的形成

心血管系统中有足够的血液充盈是形成血压的前提条件,心脏收缩射血和外周阻力是形成血压的重要因素,此外大动脉的弹性对血压的形成也有重要的作用。心室收缩射血时所产生的能量一部分表现为动能推动血液流动，另一部分以势能的形式使主动脉和大动脉弹性扩张而储存起来，形成较高的收缩压。心室舒张时主动脉壁和大动脉弹性回缩，将储存的势能转变为动能来推动血液继续流动，维持一定的舒张压。

2. 影响动脉血压的因素

(1) 每搏输出量：在心率、外周阻力不变的情况下，如果心脏每搏输出量增大，则心缩期射入主动脉的血量增多，收缩压明显升高。由于动脉血压升高，主动脉管壁明显扩张，在心舒期其弹性回缩增大，使血液流向外周的速度也增快，心舒末期存留在主动脉内的血量增加并不多，舒张压升高不明显，因而脉压增大。因此，在一般情况下，收缩压的高低主要反映心脏每搏输出量的多少。

(2) 心率：在心脏每搏输出量、外周阻力不变的情况下，心率增快则心动周期缩短，主要缩短的是舒张期，心舒期流向外周的血量减少，心舒末期主动脉内存留的血量增多，舒张压明显升高。在心缩期，由于动脉血压升高，使血流加快，有较多的血液流向外周，使得收缩压升高不如舒张压明显，故脉压减小。因此，心率的快慢主要影响舒张压的高低。

(3) 外周阻力：在心输出量不变的情况下，外周阻力增大，心舒期主动脉内血液外流受阻，心舒末期存留在主动脉中的血量增加，舒张压明显升高。在心缩期，由于动脉血压升高，使血流加快，有较多的血液流向外周，使得收缩压升高不如舒张压明显，故脉压减小。因此，在一般情况下，舒张压的高低主要反映外周阻力的大小。

外周阻力的大小受阻力血管(小动脉和微动脉)口径和血液黏稠度的影响，阻力血管口径变小，血液黏稠度增高，外周阻力则增大。

(4) 主动脉和大动脉管壁的弹性作用：大动脉管壁的弹性作用减弱，收缩压升高，舒张压下降，故脉压增大。

(5) 循环血量和血管容量的比例：正常情况下，循环血量和血管容积是相适应的。如果循环血量减少或血管容积扩大，血压则会下降。

在正常生理状况下，上述各种因素经常同时发生改变，因此，动脉血压的变化往往是各种因素影响的综合结果。

3. 血压正常值及其生理变化

(1) 正常血压：临床上测量血压，一般以肱动脉的血压为标准。

正常成人在安静状态下的血压较稳定，其范围如下：收缩压 90～139 mmHg(12～18.5 kPa)，舒张压 60～89 mmHg(8～11.8 kPa)，脉压 30～40 mmHg(4～5.3 kPa)。

换算公式：1 kPa＝7.5 mmHg；1 mmHg＝0.133 kPa。

(2) 生理变化：

① 年龄：随年龄的增长，收缩压和舒张压均有逐渐增高的趋势，但收缩压的升高比舒张压的升高更为显著。儿童血压的计算公式为：收缩压＝80＋年龄×2，舒张压＝收缩压×2/3。

② 性别：女性在更年期前血压比同龄男性低，更年期后，女性血压升高，与同龄男性差别较小。

③ 昼夜与睡眠：一般清晨血压最低，白天逐渐升高，至傍晚血压最高。睡眠不佳时血压可略有升高。

④ 环境：寒冷环境，使末梢血管收缩，血压略升高；高温环境，使皮肤血管扩张，血压略

下降。

⑤ 体形:高大、肥胖者血压较高。

⑥ 体位:不同的体位,机体的血压略有差异。一般立位血压高于坐位血压,坐位血压高于卧位血压,这与重力引起的代偿机制有关。对于长期卧床或使用某些降压药物的患者,如由卧位转为立位时,可出现体位性低血压,表现为头晕、眩晕、血压下降等现象。

⑦ 身体不同部位:一般右上肢血压高于左上肢,其原因是右侧肱动脉来自主动脉弓的第一大分支无名动脉,而左侧肱动脉来自主动脉的第三大分支左锁骨下动脉,由于能量消耗,右侧血压比左侧高10～20 mmHg。因股动脉的管径较肱动脉粗,血流量大,故下肢血压比上肢高,一般高20～40 mmHg(2.67～5.33 kPa)。

⑧ 情绪:情绪激动、紧张、恐惧、兴奋时可引起交感神经兴奋,血管收缩,血压升高。

此外,剧烈运动、吸烟、饮酒、摄盐过多、药物等对血压也有一定的影响。

(二) 异常血压的观察与护理

1. 异常血压

当血压超过了正常范围,即为异常血压。异常血压包括高血压、低血压和脉压异常。

(1) 高血压(hypertension):按照国际统一的血压分类和标准(表1-5-7)定义,高血压是指在未服抗高血压药的情况下,成人收缩压≥140 mmHg(18.7 kPa)和(或)舒张压≥90 mmHg(12 kPa)。根据血压升高水平,将高血压分为1级、2级、3级。患者收缩压和舒张压属于不同等级时,应按两者中较高的级别分类;患者既往有高血压史,目前正在服用抗高血压药时,血压虽已低于140/90 mmHg,也应诊断为高血压。

表1-5-7 血压分类和标准

分 级	收缩压/mmHg	舒张压/mmHg
理想血压	<120	<80
正常血压	<130	<85
正常高值	130～139	85～89
1级高血压(轻度)	140～159	90～99
亚组:临界高血压	140～149	90～94
2级高血压(中度)	160～179	100～109
3级高血压(重度)	≥180	≥110
单纯收缩性高血压	≥140	<90
亚组:临界收缩期高血压	140～149	<90

(2) 低血压(hypotension):成人血压低于90/60 mmHg(12/8 kPa)时称为低血压。血压低于正常范围时,患者有明显的血容量不足的表现,出现头晕、心悸、脉搏细速等症状。低血压常见于大量失血、休克、急性心力衰竭等患者。

(3) 脉压异常:

① 脉压增大:常见于主动脉硬化、主动脉瓣关闭不全、动静脉瘘、甲状腺功能亢进等患者。

② 脉压减小:常见于心包积液、缩窄性心包炎、主动脉瓣狭窄等患者。

2. 异常血压的护理

(1) 环境:保持病室安静、舒适、整洁、温湿度适宜,空气清新。

(2) 休息与活动:注意休息,减少活动,保证充足的睡眠,血压较高者应卧床休息。

(3) 密切观察病情:密切监测血压的变化,合理用药,观察药物的不良反应,注意有无并发症发生。

(4) 饮食:选择易消化、低盐、低脂、低胆固醇、高维生素、富含纤维素的食物,避免食用刺激性辛辣食物,控制烟、酒、浓茶、咖啡等的摄入。

(5) 情绪:保持情绪稳定,减少导致患者情绪激动的因素。

(6) 健康教育:指导患者养成良好的生活方式,戒烟限酒,保持大便通畅,生活规律;指导自我监测血压和处理血压异常的方法。

(三) 血压的测量方法

血压测量方法可分为直接测量血压法和间接测量血压法两种。直接测量血压法精确、可靠,但它属于一种创伤性检查,临床上仅限于对急危重患者、特大手术及严重休克患者的血压测量。因而,临床上广泛应用血压计间接测量血压。

1. 血压计种类与构造

1) 血压计的种类

血压计主要有水银血压计(分立式血压计和台式血压计两种,立式血压计可随意调节高度)、无液血压计、电子血压计三种(图 1-5-8)。

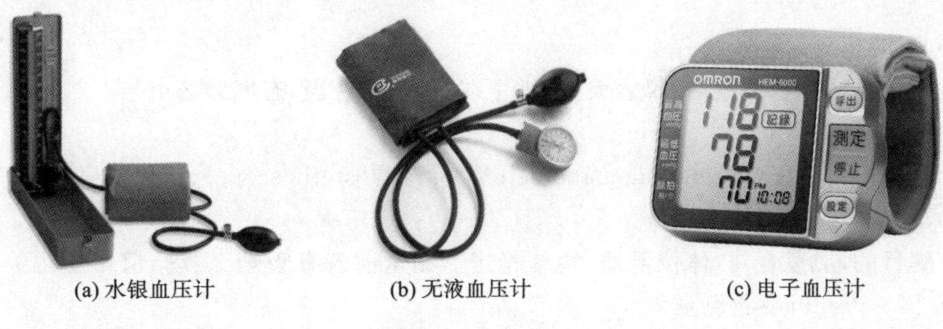

(a) 水银血压计　(b) 无液血压计　(c) 电子血压计

图 1-5-8　血压计

2) 血压计的构造

血压计由三部分组成。

(1) 加压气球和压力阀门:加压气球可向袖带气囊内充气;压力阀门可调节压力大小。

(2) 袖带:由内层长方形扁平的橡胶气囊和外层布套组成。袖袋宽度一定要合适。若袖袋太窄,须加大力量才能阻断动脉血流,故测得数值偏高;若袖袋太宽,大段血管受阻,故使测得数值偏低。1999 年,WHO 专家委员会推荐成人袖带宽度为 13～15 cm,长度为 30～35 cm,上臂粗大和肥胖患者袖带宽度应大于 20 cm。橡胶袋上有两根橡胶管,一根与加压气球相连,另一根与压力表相通。

(3) 血压计:

①水银血压计(mercury manometer):又称汞柱血压计。由玻璃管、标尺、水银槽三部分组成。在水银血压计盒盖内面固定一根玻璃管,管面上标有双刻度(标尺)0～300 mmHg(0～40 kPa),每小格相当于 2 mmHg(0.5 kPa)。玻璃管上端盖以金属帽与大气相通,下端和水银槽相通。水银血压计的优点是测得数值准确,但较笨重且玻璃管部分易破裂。

②无液血压计(aneroid manometer):又称弹簧式血压计或压力表式血压计。外形呈圆

盘状,正面盘上标有刻度,盘中央有一指针提示血压数值。其优点是携带方便,但欠准确。

③电子血压计(aneroid manometer):袖袋内有一换能器,可自动采样,电脑控制数字运算,自动放气,数秒钟内可得到收缩压、舒张压、脉搏数值。其优点是操作方便,不用听诊器,省略放气,可排除听觉不灵敏、噪音干扰等造成的误差,但准确性较差。

2. 血压的测量

实训1-5-4　血压的测量技术

【目的】

(1) 判断血压有无异常。

(2) 动态监测血压变化,间接了解循环系统的功能状况。

(3) 协助诊断,为预防、治疗、护理提供依据。

【评估】

(1) 患者的年龄、病情、治疗情况、心理状态、合作程度。

(2) 向患者解释测量血压的目的、方法、注意事项及配合要点。

(3) 有无影响血压测量的因素。

(4) 患者被测肢体有无皮肤损伤及功能障碍。

【计划】

1) 操作者准备

洗手,戴口罩,着装整洁,仪表大方,举止端庄,语言恰当,态度和蔼可亲。

2) 用物准备

治疗盘内备血压计(sphygmomanometer)、听诊器(stethoscope)、记录本(体温单)、笔。

3) 患者准备

理解目的,愿意合作,体位舒适,情绪稳定。测量前若有吸烟、运动、情绪变化等活动,应休息20～30 min后再测量。

4) 环境准备

安静、整洁、安全、光线充足。

【实施】

1) 操作步骤

血压的测量技术操作步骤如表1-5-8所示。

表1-5-8　血压的测量技术操作步骤

操作步骤	要点说明
(1)备齐用物携至床旁,核对、解释	• 确认患者,取得合作
(2)测血压 ◆肱动脉 ①体位:手臂位置(肱动脉)与心脏在同一水平面上;坐位平第4肋;卧位平腋中线; ②卷袖,露臂,手掌向上,肘部伸直; ③打开血压计,垂直放妥,开启水银槽开关;	 • 若手臂位置高于心脏水平,则测得血压值偏低;反之,则偏高 • 必要时脱袖,以免衣袖过紧影响血流,从而影响血压的准确性 • 避免血压计倾倒 • 可得到较正确的测量结果

续表

操 作 步 骤	要 点 说 明
④驱尽袖带内空气，将其平整地置于上臂中部，下缘距肘窝 2～3 cm，松紧以能插入一指为宜；	• 若袖带缠得太松，呈气球状，则有效面积变窄，使血压测量值偏高；若袖带缠得太紧，未注气已受压，使血压测量值偏低
⑤听诊器置于肱动脉搏动最明显处，一手固定，另一手握加压气球，关气门，注气至肱动脉搏动消失后再升高 20～30 mmHg(2.6～4 kPa)；	• 避免将听诊器胸件塞在袖带下，以免局部受压和听诊时出现干扰 • 打气不可过猛、过快，以免水银溢出和患者不适 • 充气不足或充气过度都会影响测量结果
⑥缓慢放气，速度以水银柱每秒下降 4 mmHg (0.5 kPa)为宜，注意水银柱刻度和肱动脉声音的变化；	• 若放气太慢，使静脉充血，舒张压偏高；若放气太快，可导致未听清楚声音的变化，而胡乱猜测血压值
⑦当听诊器中出现第一声搏动音时，此时水银柱所指的刻度即为收缩压；当搏动声突然变弱或消失，此时水银柱所指的刻度即为舒张压	• 眼睛视线保持与水银柱弯月面同一水平：视线低于水银柱弯月面时，读数偏高；反之，读数偏低 • 第一声搏动音出现表示袖带内压力降至与心脏收缩压相等，血流能通过受阻的肱动脉 • WHO 规定应以动脉搏动音的消失作为判断标准 • 发现血压听不清或异常时，应重测，重测时，待水银柱降至“0”点，稍等片刻后再测量；必要时，双侧对照
◆腘动脉 ①体位：仰卧、侧卧、俯卧； ②卷裤； ③打开血压计，垂直放妥，开启水银槽开关，驱尽袖带内空气，袖带缠于大腿下部，其下缘距腘窝 3～5 cm，听诊器置于腘动脉搏动最明显处； ④其余同肱动脉	• 一般不采用屈膝仰卧位 • 必要时脱去一侧裤腿，暴露大腿，以免过紧影响血流，从而影响血压的准确性
(3)测量结束，排尽袖带内余气，整理袖带后放入盒内；血压计盒盖右倾 45°，使水银全部流回槽内，关闭水银槽开关，盖上盒盖，平稳放置	• 避免玻璃管破裂，水银溢出
(4)协助患者穿衣，取舒适的体位，整理床单位，询问患者需要	
(5)记录：将所测血压值按收缩压/舒张压 mmHg（kPa）记录在记录本上，如 120/80 mmHg	• 当变音与消失音之间有差异时，两读数都应记录：收缩压/变音/消失音 mmHg(kPa)，如 120/80/60 mmHg
(6)洗手，将血压值转录至体温单上	血压记录见表 1-6-1

2）注意事项

（1）血压计要定期检查和校正，以保证其准确性，应将其放置平稳，切勿倒置或震动。测量前需检查血压计的玻璃管有无裂损，水银有无漏出，加压气球和橡胶管有无老化、漏气,听诊器是否完好等。

(2) 充气不可过猛、过高,用后应驱尽袖带内空气,卷好。橡皮球应放于血压计盒内固定位置,以防玻璃管被压断。如水银柱里出现气泡,应调节或检修,不可带着气泡测量。

(3) 如发现血压听不清或异常,需重测血压时,应待水银柱降至"0"点,并稍等片刻后再测量。

(4) 须密切观察血压者,应尽量做到四定:定时间、定体位、定部位、定血压计。

(5) 对偏瘫、乳腺癌根治术后等患者,应在健侧测量。

3) 健康指导

指导患者家属正确使用血压计和测量血压,帮助患者创造在家中自测血压的条件;指导患者及家属正确判断血压测量结果,以便能动态监测血压变化;正确判断降压效果,及时调整用药;采用合理的生活方式,提高自我保健能力。

【评价】

(1) 患者理解测量血压的目的,愿意配合。

(2) 测量结果准确。

(3) 患者知晓血压的正常值及测量过程中的注意事项。

(4) 测量过程中,患者有安全感、舒适感。

情境训练

根据案例引导的案例模拟为患者测量生命体征

护士要求:衣帽整齐,按七步洗手法洗手,治疗单与医嘱核对准确无误。

护士:您好,请问您叫什么名字?

患者:邓××。

护士:邓阿姨,请让我核对一下您的标识腕带(床尾卡)。

患者:好的。

护士:邓阿姨,今天您感觉怎么样?

患者:感觉还可以,比昨天好多了。

护士:好的,遵医嘱我要为您测量一下体温、脉搏、呼吸和血压。请问您刚才下床活动过吗?有没有喝热水、吃东西?

患者:都没有,一直都在床上休息。

护士:那么您平时测量血压是坐着还是躺着?昨天测的哪个手臂?您还记得吗?

患者:平时都是躺着测,一直都是测的右手,为什么问这些?

护士:因为活动,喝水、姿势等都能够影响测量结果。请让我检查一下您上肢腋窝的皮肤,嗯,皮肤完好;请您伸出右手,让我检查一下手腕部的皮肤,完好无破损;请您活动一下上肢,嗯,上肢活动很好。好的,等会我们就选择左侧腋窝测量体温,右手腕部测脉搏,右上肢测血压,好吗?

患者:好的。

护士:那您先休息一下,我去准备用物。

(护士回治疗室,按七步洗手法洗手,戴口罩,准备用物。入病室)

护士:邓阿姨,我先给您测量体温,让我帮您把衣服解开(必要时擦干腋下汗液),我将体温表放在您左边的腋下。请把您的左手屈臂过胸夹紧10 min,手放到右侧肩膀

(帮助患者摆好姿势)。您做得很好。

患者:好的。

护士:谢谢您的配合,请您暂时不要说话,给您数数脉搏(测量脉搏后继续测呼吸)。

患者:多少次? 正常吗?

护士:90 次/分,您的脉搏在正常范围之内。现在给您测血压,让我帮您把右侧袖子脱下来好吗?

患者:好的。谢谢。

护士:阿姨,您的血压有点高,高压(收缩压)166 mmHg,低压(舒张压)106 mmHg。

患者:上一次测的也和这差不多。需要吃降压药吗?

护士:降压药不能随便服用,需按医生的要求服药,用药不要间断。平时的饮食清淡一些比较好。

患者:原来是这样,以后注意些。

护士:测量体温的时间到了,请您把体温表给我。

患者:体温正常吗?

护士:38.7 ℃,您的体温还是偏高。

护士:邓阿姨,都测量好了,您的体温是 38.7 ℃,脉搏是 90 次 / 分,呼吸是 22 次 / 分,血压是 166 / 106 mmHg,我会把结果通知医生的。

患者:噢。

护士:您要注意休息,谢谢您的配合。您还有什么需要吗?

患者:没有了。

护士:我将呼叫器放在您的枕边,如果您有什么不适,请按呼叫器,我会及时来病房的。您好好休息。

(护士处理用物,洗手,摘口罩,将生命体征绘制于体温单上)

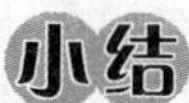

本任务阐述了生命体征的观察与护理,包括生命体征的正常值及生理变动、异常生命体征及护理措施、生命体征的测量技术。这都是护理人员必须掌握的护理技术。

能力检测

选择题

A_1/A_2 型题

(1) 高热持续期的特点是( )。

A. 产热大于散热　　B. 散热持续减少　　C. 产热持续增加

D. 散热增加而产热趋于正常　E. 产热和散热在较高水平上趋于平衡

(2) 测量呼吸时护士的手不离开诊脉的部位主要是为了( )。

A. 易于记录时间　　B. 保持患者体位不变

C. 易于观察呼吸的深浅度　　D. 不被患者察觉,以免紧张

E. 保持姿势不变,以免疲劳

(3) 3级高血压是指血压的范围为(　　)。

A. 收缩压160～180 mmHg,舒张压90～100 mmHg

B. 收缩压160～180 mmHg,舒张压100～110 mmHg

C. 收缩压≥180 mmHg,舒张压90～100 mmHg

D. 收缩压≥180 mmHg,舒张压100～110 mmHg

E. 收缩压≥180 mmHg,舒张压≥110 mmHg

(4) 成人腋温的正常范围是(　　)。

A. 35.0～36.0℃　　B. 36.0～36.0℃　　C. 36.3～37.2℃

D. 36.5～37.5℃　　E. 36.5～37.7℃

(5) 患者,肖某,呼吸由浅慢逐渐加快加长,后又逐渐变浅变慢,然后暂停数秒,又出现上述状态呼吸,周而复始,该患者呼吸为(　　)。

A. 间断呼吸　　B. 浮浅性呼吸　　C. 长大呼吸

D. 潮式呼吸　　E. 吸气性呼吸困难

(6) 患者,男,36岁。因肺炎收入院,持续发热2日,每日口腔温度波动范围在39.3～40.0℃,并伴有脉搏、呼吸明显增快,该患者的热型属于(　　)。

A. 间歇热　　B. 弛张热　　C. 波浪热　　D. 稽留热　　E. 不规则热

(7) 患者,女,30岁,因"冠心病,心房纤颤"入院,查体,T37.2℃,HR120次/分,P90次/分,R20次/分,BP100/70 mmHg,患者的脉搏为(　　)。

A. 洪脉　　B. 速脉　　C. 丝脉　　D. 绌脉　　E. 奇脉

(8) 患者,男,40岁,多次测得的血压均为125/85 mmHg,应考虑患者为(　　)。

A. 低血压　　B. 高血压　　C. 脉压增大

D. 临界高血压　　E. 正常血压

(9) 李女士,患糖尿病3年,近日出现糖尿病酮症酸中毒,其呼吸特点为(　　)。

A. 呼吸频率异常　　B. 呼吸节律异常　　C. 呼吸音响异常

D. 深度呼吸　　E. 浮浅性呼吸

(10) 患者,男,48岁,拟诊断为急性胃肠炎,5 min前饮热开水,护士前来测量体温,经了解情况后应该(　　)。

A. 暂停测一次　　B. 改测直肠温度

C. 嘱其用冷开水漱口后再测　　D. 参照上一次测量值记录

E. 嘱患者30 min后再测口腔温度

(11) 患者,男,60岁。因"风湿性心脏病"入院。住院期间患者曾出心房纤颤。护士为其测量脉搏时,错误的方法是(　　)。

A. 应由两名护士同时测量心率和脉率　　B. 测量前使患者安静

C. 患者手臂放于舒适位置　　D. 将手指指端按压在桡动脉搏动处

E. 记数30 s,将所测得数值乘以2

(12) 患者,女,68岁,"高血压"20年,近期由于劳累血压波动较大,为该患者测血压应(　　)。

A. 定血压计、定部位、定时间、定护士　　B. 定血压计、定部位、定时间、定听诊器

C. 定听诊器、定部位、定时间、定体位　　D. 定血压计、定部位、定时间、定体位

E. 定护士、定部位、定时间、定体位

(13) 某患者因脑出血入院治疗，现意识模糊，左侧肢体瘫痪，护士为其测量体温、血压的正确方法是(　　)。

A. 测量口腔温度、右上肢血压　　B. 测量腋下温度、右上肢血压
C. 测量腋下温度、左上肢血压　　D. 测量直肠温度、左上肢血压
E. 测量口腔温度、左上肢血压

A_3/A_4 型题(14～16 题共用题干)

患者，男，47 岁。因误服大量巴比妥类药物入院。住院期间，患者呼吸呈周期性变化：呼吸由浅慢逐渐变为深快，然后转为浅慢，经过一段时间呼吸暂停，又重复上述变化，其形态如潮水起伏。

(14) 该患者的呼吸节律称为(　　)。

A. 陈-施呼吸　　B. 毕奥呼吸　　C. 浮浅性呼吸
D. 鼾声呼吸　　E. 库斯莫呼吸

(15) 该呼吸节律中呼吸变为深快的机制是(　　)。

A. 呼吸中枢兴奋性增强
B. 高度缺氧刺激颈动脉体化学感受器
C. 高度缺氧刺激呼吸中枢，使其兴奋性增强
D. 二氧化碳浓度降低刺激主动脉弓的化学感受器
E. 二氧化碳浓度增高刺激颈动脉体和主动脉弓的化学感受器

(16) 一段时间后，患者表现为呼吸和呼吸暂停现象交替出现，在进行有规律的几次呼吸后，突然停止呼吸，间隔一段时间后，又开始呼吸，如此反复交替出现。此呼吸称为(　　)。

A. 鼾声呼吸　　B. 毕奥呼吸　　C. 陈-施呼吸
D. 浮浅性呼吸　　E. 库斯莫呼吸

(荆州职业技术学院　罗琼)

任务六　医疗与护理文书的书写

学习目标

(1) 能正确叙述医疗与护理文书记录的意义和要求。
(2) 能正确叙述医疗与护理文件的管理要求。
(3) 能正确叙述住院、出院患者病案排列顺序。
(4) 能正确绘制体温单和处理各种医嘱。
(5) 能正确区分医嘱的种类。
(6) 能正确叙述处理医嘱的注意事项。
(7) 能正确叙述病室护理交班报告的书写顺序和书写要求。
(8) 能正确书写特别护理记录单、病室护理交班报告。
(9) 态度端正，一丝不苟，客观、真实、准确地记录。

案例引导

患者,女,49岁,大便次数增加、带血3个月,3个月前无明显诱因,排便次数增多,3～6次/天,不成形,间断带暗红色血迹。有中、下腹痛,无明显腹胀及恶心呕吐。无发热,进食可。近来明显乏力,体重下降约4 kg,为进一步诊治收入院。既往体健,家族中无类似疾病患者。体格检查:T 37.2 ℃,P 78次/分,R 18次/分,BP 120/80 mmHg。你作为普外科护士,请为该患者建立病案,并完成以下任务:①请说出医疗与护理文件记录的意义、要求。②试述医嘱的种类及含义。如何准确地处理医嘱?③试述病历的排列顺序。患者入院和出院时体温单应放在什么位置?根据临床真实病例绘制住院患者一周的生命体征,注意生命体征异常时的绘制。

一、概述

医疗与护理文件包括病历(case file)、医嘱单、体温单、特别护理记录单、病室护理交班报告等内容。医疗与护理文件的记录和管理过程必须明确记录的重要意义,做到认真、细致、负责,并遵守专业技术规范。

(一)医疗与护理文件记录的意义

1. 有利于信息交流

医疗与护理文件是关于患者病情变化、诊断治疗和护理过程的记录。通过阅读记录资料,便于医护人员全面、及时、动态地了解患者的病情,以确保诊疗、护理工作的连续性和完整性,加强医护间的合作与协调。

2. 提供评价依据

完整的医疗与护理文件记录资料可以较全面地反映医院的医疗水平及护理质量,因而,记录的资料既可以衡量医院的医疗护理的管理水平,也可以衡量医院医护人员的服务质量和业务水平。

3. 提供教学与科研资料

标准、完整的医疗与护理文件记录体现了理论在实践中的具体应用,是临床教学的最好教材,可以供学生进行个案分析与讨论。完整的医疗护理记录是科研的重要资料,对回顾性研究更有参考价值。同时,它为流行病学研究、传染病管理、疾病调查等提供了统计学方面的资料,也是卫生机构制定施政方针的重要依据。

4. 提供法律依据

医疗与护理文件记录属合法性文件,是为法律所认可的证据。在法律上可作为医疗纠纷、人身伤害、保险索赔、犯罪刑事案件及遗嘱查验的证明。凡涉及以上诉讼案件,调查处理时都要将病案作为依据加以判断,以明确医院及医护人员有无法律责任。因此,护理人员在书写患者住院期间的病情、治疗、护理措施等记录时,应按照有关医疗与护理文件记录的书写要求进行,以保障护士自身和患者的合法权益。

(二)医疗与护理文件记录的要求

(1) 及时:医疗与护理文件记录时必须及时,不得拖延或提早,更不能漏记、错记,以保证记录的时效性和维持最新资料，如因抢救急危重症患者未能及时记录的，应在抢救结束6 h内据实补记，并注明抢救完成时间和补记时间。

（2）准确：记录的内容和时间必须真实、准确，以作为法律证明文件。对患者的主诉和行为应进行详细、客观的描述。有书写错误时应在错误处用所书写的钢笔在错误处划双横线，并在上面签全名，不得采用刮、粘、涂等方法修改错误，应保证原记录清晰可辨。

（3）清晰：按要求分别使用红、蓝黑墨水钢笔书写，字迹清楚，字体端正，保持表格整洁，不得涂改、剪贴和滥用简化字。

（4）简要：记录内容应尽量简洁、流畅、重点突出。应使用医学术语和公认的缩写，避免笼统、含糊不清或过多修辞。

（5）完整：医疗与护理文件不得丢失、随意拆散、外借、损坏，眉栏、页码必须填写完整。各项记录，尤其是护理表格应按要求逐项填写，避免遗漏。记录应连续，不留空白。每项记录后签全名，以示负责。

（三）医疗与护理文件的保管

医疗与护理文件是医院重要的档案资料，因此，医院必须建立严格的病案管理制度，并要求各级医护人员严格遵守。病案由门诊病历和住院病历两部分组成。门诊病历包括首页、副页和各种检查报告单，随住院病历放置。住院病历包括医疗记录，护理记录、检查记录和各种证明文件等。由于医疗与护理文件是医护人员临床实践的原始文件记录，在医疗、护理、教学、科研、法律等方面都至关重要，故无论是在患者住院期间还是出院后均应妥善保存和管理。

1. 管理要求

（1）各种医疗与护理文件应按规定放置，记录和使用后必须放回原处。

（2）必须保持医疗与护理文件的清洁、整齐、完整，防止污染、破损、拆散、丢失，取回的化验单等检验报告应及时进行粘贴。

（3）患者及家属不得随意翻阅医疗与护理文件，不得擅自将医疗护理文件带出病区；因医疗活动或复印等需要时，根据《医疗事故处理条例》规定，患者及家属有权复印体温单、医嘱单、护理记录单及国务院卫生行政部门规定的其他病历资料。

（4）医疗与护理文件应妥善保存。体温单、医嘱单、特别护理记录单等应作为病历的一部分随病历放置，患者出院后送病案室长期保存；门急诊病历档案的保存时间自患者最后一次就诊日起不少于15年；病室护理交班报告由病区保存1年。

2. 病案排列顺序

1）住院期间患者病案排列顺序

（1）体温单（按时间先后倒排）。

（2）医嘱单（长期医嘱单和临时医嘱单均按时间先后倒排）。

（3）入院记录。

（4）病史及体格检查。

（5）病程记录（含查房记录、病情记录、手术记录、分娩记录等）。

（6）会诊记录（疑难病历讨论记录、教授查房记录等）。

（7）各种检验和检查报告单。

（8）护理记录单。

(9) 住院病历首页。

(10) 住院证。

(11) 门诊或急诊病历。

2) 出院(转科、死亡)后患者病案排列顺序

(1) 住院病历首页。

(2) 住院证(死亡者加死亡报告单)。

(3) 出院或死亡记录。

(4) 入院记录。

(5) 病史及体格检查。

(6) 病程记录(含查房记录、病情记录、手术记录、分娩记录等)。

(7) 会诊记录(疑难病历讨论记录、教授查房记录等)。

(8) 各种检验和检查报告单。

(9) 护理记录单。

(10) 医嘱单(长期医嘱单和临时医嘱单均按时间先后顺排)。

(11) 体温单(按时间先后顺排)。

门诊病历一般由患者自行保管。

二、护理文件的记录

(一) 体温单

体温单用于记录患者的体温、脉搏、呼吸及其他情况,如出入院、手术、分娩、转科、死亡时间,以及大便、小便、出入量、血压、体重、药物过敏等。患者住院期间,体温单排列在病案首页,以便医护人员查阅(表1-6-1,彩图1)。

1. 眉栏填写(用蓝黑墨水钢笔填写)

(1) 一般情况:患者姓名、科别、病房、床号、住院号及入院日期、住院天数等。

(2) 日期栏:每页体温单第1天应填写年、月、日,其余6天只写日,若在6天中遇到新的年份或月份,则应填写年、月、日或月、日。

(3) 住院天数:从入院后第1天开始写,直至出院。

(4) 手术(分娩)后天数:以手术(分娩)次日为第1天,连续填写14天。若在14天内进行第2次手术,则将第1次手术日数作为分母,第2次手术日数作为分子填写。

2. 40～42 ℃横线之间

用红色笔在40～42 ℃之间相应时间格内纵式填写入院、转入、手术、分娩、出院、死亡时间。除手术不写具体时间外,其余均应按24 h制写出相应时间,精确到分钟。项目与时间之间用纵破折号隔开,其中破折号占两小格,转入时间由转入病室填写,如"转入于二十点三十分"。

3. 体温曲线的绘制

(1) 体温符号:体温曲线用蓝色笔或碳素墨水笔绘制,口温用蓝"●"表示,腋温用"×"表示,肛温用"○"表示。

(2) 每小格代表0.1 ℃,按实际测量度数,用蓝笔绘制于体温单上,相邻温度用蓝线相连。

表 1-6-1 体温单

姓名 王×× 性别 女 年龄 ×岁 病房 ×× 入院日期 2012 年 1 月 1 日 住院号××××

日期	2012.1.1	2	3	4	5	6	7
脉搏 体温	3 7 11 3 7 11	3 7 11 3 7 11	3 7 11 3 7 11	3 7 11 3 7 11	3 7 11 3 7 11	3 7 11 3 7 11	3 7 11 3 7 11
图中标注	入院——十点；请假	手术；不升					出院——三点十分
呼吸/(次/分)	15 16	17 17 17	19 20 20 21 19	20 20 19 19 19 20	20 18	17	17
特殊治疗							
大便次数	1	0	2/E	1	*	1	1
出量 尿量/mL		2150	1900				
出量 痰量/mL		50					
出量 引流量/mL			50				
出量 呕吐量/mL							
出量 总量/mL		2200	1950				
入量/mL							
血压/mmHg	110/70	105/70					
体重/kg	50						
手术后天数		0	1(2)	1/2	2/3	3/4	4/5
住院天数	1	2	3	4	5	6	7

纵轴刻度：脉搏 180、160、140、120、100、80、60、40、20；体温 F 107.6°、106°、104°、102.3°、100.4°、98.6°、96.8°、95°、93°；C 42°、41°、40°、39°、38°、37°、36°、35°、34°

第 1 周

(3) 体温低于35 ℃时,为体温不升,应在35 ℃线以下相应时间纵格内用红笔写“不升”,不再与相邻体温相连。

(4) 物理降温半小时后测量的体温以红“○”表示,画在物理降温前温度的同一时间纵格内,并用红虚线与降温前温度相连,下次测得的温度仍与降温前温度相连。

(5) 擅自外出或拒绝测体温者,体温单上不绘制,相邻两次体温不连线。

(6) 体温若与上次温度差异较大或与病情不符时,应重复测试,无误者在原体温符号上方用蓝笔写上一小英文字母“v”,以示核实过。

(7) 需每2 h测一次体温时,应记录在q2 h体温专用单上。

4. 脉搏曲线的绘制

(1) 脉搏符号:以红“●”表示,每小格为2次/分,相邻脉搏用红线相连。

(2) 脉搏与体温重叠时,先画体温符号,再用红笔在体温符号外划“○”表示脉搏。

(3) 脉搏短绌时,心率以红“○”表示,相邻心率用红线相连,在脉搏与心率两曲线间用红笔划斜直线填满。

5. 呼吸记录

(1) 将实际测量的呼吸次数,以阿拉伯数字表示,免写计量单位,用红钢笔填写在相应的呼吸栏,相邻的两次呼吸上下错开记录,每页首记呼吸从上开始写。

(2) 使用呼吸机的患者以R表示,在体温单相应的时间栏内顶格书写。

6. 底栏填写

底栏的内容包括血压、体重、尿量、大便次数、出入量、其他等,用蓝黑或碳素墨水笔填写。数据以阿拉伯数字记录,不写计量单位。

(1) 大便次数:每24 h记录1次,记前一天的大便次数,如未解大便记“0”,大便失禁以“※”表示,灌肠符号以“E”表示。如1/E表示灌肠后大便1次,O/E表示灌肠后无大便排出,1^1/E表示自行排便1次,灌肠后又排便1次。

(2) 尿量:以mL计算,记录前一天24 h的总尿量。

(3) 出入液量:以mL计算,记录前一天24 h的出入总量。

(4) 体重:以kg计算。新入院患者应测量体重并记录,住院患者应每周记录体重1次。入院时或住院期间因病情不能测量体重时,分别用“平车”或“卧床”表示。

(5) 血压:以mmHg计算。新入院患者记录血压,住院患者每周至少记录血压1次。1天内连续测量血压者,则上午血压写在前半格内,下午血压写在后半格内,术前血压写在前面,术后血压写在后面。

(6) 其他:该栏作为机动,根据病情需要填写,如特别用药、腹围、药物过敏等。

(7) 页码:用蓝黑或碳素墨水笔逐页填写。

(二) 医嘱单

医嘱(physician order)是医生根据患者病情的需要,拟订治疗、检查等计划的书面嘱咐,是护士执行医嘱的依据。目前,各医院医嘱的书写方法不尽一致,有的将医嘱直接写在医嘱单上,有的将医嘱直接输入计算机,实行微机处理。

1. 医嘱的内容

医嘱的内容包括日期、时间、床号、患者姓名、护理常规、护理级别、饮食、体位、药物(剂量、用法、时间等)、各种检查、治疗、术前准备和医生、护士的签名。

2. 医嘱的种类

(1) 长期医嘱:医嘱有效时间在 24 h 以上,当医生注明停止时间后医嘱失效,如一级护理、低盐饮食、维生素 B_6 10 mg po tid(表 1-6-2)。

表 1-6-2　长期医嘱单

姓名　李××　　科室　心脏内科　　病室　5　　床号　18　　住院号　7925984

起始日期		医生签名	护士签名	核对者	长期医嘱	停止		医生签名	护士签名	核对者
日期	时间					日期	时间			
3.4	8:30				心脏内科护理常规					
					二级护理					
					低盐低脂饮食					
					持续低流量吸氧					
					测血压 q2 h					
					速尿 40 mg iv qd	3.4	14:00	王亮	钱娜	黄丹
					生理盐水 250 mL iv gtt					
					刺五加 30 mL					
					生理盐水 250 mL iv gtt					
		王亮	乔娜	黄丹	硝酸甘油 2.5 mg					
3.5	9:00	王亮	刘红	王莹	生理盐水 205 mL iv gtt					
					青霉素 80 万 U bid					

(2) 临时医嘱:有效时间在 24 h 以内,一般只执行 1 次。有的医嘱是限定执行时间的医嘱,如会诊、手术、实验室及特殊检查等;有的医嘱是立即执行的“st”医嘱,如肾上腺素 0.5 mg H st,需在 15 min 内尽快执行(表 1-6-3,彩图 2)。

表 1-6-3　临时医嘱单

日期	时间	临时医嘱	医生签名	转抄护士	执行时间	执行者	核对者	备注
3.4	8:30	急查血常规、生化			8:30	乔娜		
		大小便常规	王亮	徐琳	9:00	李丽	黄丹	
3.5	9:00	青霉素皮试(－)	王亮	程蓉	9:10	刘红	黄丹	

(3) 备用医嘱

① 长期备用医嘱(prn):有效时间在 24 h 以上,必要时执行,由医生注明停止日期后方失效,如派替啶 50 mg im q6h prn。

② 临时备用医嘱(sos):仅在 12 h 内有效,必要时执行,只用 1 次,过期无效,如安定5 mg po sos。

3. 医嘱的处理

（1）医嘱的处理原则：

① 先急后缓：处理多项医嘱时，应首先判断执行医嘱的轻重缓急，以便合理、及时地安排执行顺序。

② 先临时后长期：须即刻执行的临时医嘱，应立即安排执行。

③ 先执行后抄写。

④ 医嘱执行者须在医嘱单上签全名。

（2）医嘱的处理方法：

① 长期医嘱：由医生直接写在长期医嘱单上。护士应先将长期医嘱单上的医嘱分别转抄至各种长期治疗单或治疗卡上，核对后在护士签名栏内签全名。

② 临时医嘱：由医生直接写在临时医嘱单上。护士应先将临时医嘱单上的医嘱分别转抄至各种临时治疗单或治疗卡上，需立即执行的临时医嘱应安排护士马上执行，注明执行时间并签全名。

③ 备用医嘱：长期备用医嘱由医生直接写在长期医嘱单上。每次执行后，在临时医嘱单上记录执行时间并签全名。临时备用医嘱由医生直接写在临时医嘱单上。执行后写上执行时间，并在签名栏内签全名；过期未执行自动失效，由护士用红钢笔在该医嘱栏内写“未用”两字，并在签名栏内签全名。

④ 停止医嘱：医生在长期医嘱单上相应医嘱后写上停止日期、停止时间，在执行者栏内签全名。然后，护士在相应的治疗单、大（小）药卡、饮食卡、注射卡上的有关项目栏内用蓝黑墨水笔注销，注明停止日期和停止时间，并签名。

⑤ 重整医嘱：当长期医嘱栏写满或长期医嘱调整项目较多时要重整医嘱。重整医嘱时，在原医嘱最后一行下面画一红色横线，以示以前的医嘱一律作废。在红线下正中用红笔写“重整医嘱”，再将原来有效的长期医嘱按原日期、时间排列顺序抄在红线下的长期医嘱栏内。抄录完毕，需两人核对无误后再填写重整者姓名。患者转科、手术、分娩时，均需要重整医嘱，即在原医嘱最后一行下面画以红色横线，并在其下面红笔写“转入医嘱”“术后医嘱”“分娩医嘱”等，然后再开写新的医嘱。

（3）注意事项：

① 医嘱必须经医生签名后才有效。一般情况下不执行口头医嘱，在抢救或手术过程中医生提出口头医嘱时，执行护士应先复诵一遍，双方确认无误后方可执行。抢救结束后，须由医生及时补写医嘱。

② 对有疑问的医嘱，必须核对清楚后方可执行。

③ 医嘱需每班、每日查对，每周还要进行总查对，查对后在登记本上记录查对时间，并签全名。

④ 凡需下一班执行的临时医嘱要交班，并在护士交班记录上注明。

（三）特别护理记录单

凡危重、抢救、大手术后、特殊治疗和需严密观察病情者，须填写特别护理记录单，以便及时了解病情变化，观察治疗或抢救效果（表 1-6-4）。

表 1-6-4　特别护理记录单

日期	时间	生命体征				神志	瞳孔	入量		出量			其他		病情观察、护理措施及反应	签名
		体温	脉搏	呼吸	血压			项目	量	大便	小便	其他				

1. 记录内容

记录内容包括患者的生命体征、神志、瞳孔、出入液量、病情观察、护理措施及反应等。

2. 记录方法和要求

(1) 用蓝黑或碳素墨水笔填写眉栏各项,包括患者姓名、科别、病室、床号、住院号、诊断、记录日期及页码。

(2) 日间7时至19时用蓝笔记录，当日19时至次晨7时用红笔记录。

(3) 及时并准确地记录患者的体温、脉搏、呼吸、血压、出入液量等。计量单位应写在标题栏内，记录栏内只填数字。记录出入液量时，除填写量外，还应将排出物的颜色、性状记录于病情栏内，并将24 h总量填写在体温单上。

(4) 病情及处理栏内要详细记录患者的病情变化和治疗、护理措施及效果，并签全名。

(5) 12 h或24 h将患者的总入量、总出量、病情及治疗护理等做一次小结或总结，并记录于体温单上。

(6) 患者出院或死亡后，特别护理记录单应归入档案保存。

(四) 病室护理交班报告

病室护理交班报告是由值班护士书写的书面交班报告，是对本病室患者的病情动态及需要交代事宜的交班索引(表1-6-5)。

1. 交班内容

对于进入病室和当日重点护理的患者，应首先报告体温、脉搏、呼吸、血压，并注明测量时间。各类患者都应报告心理状态，然后根据不同的患者有所侧重地书写具体内容。

(1) 入院、转入的患者：主要报告发病经过，入院时间、主诉、主要症状及处理方法；既往重要病史，如过敏史、精神病史等；可能发生的病情变化，下一班须观察及注意的事项；患者特殊的心理状况，如有自杀倾向等；入院后给予何种处置，即刻给予的治疗、护理措施及效果。

(2) 手术患者：首先报告在何种麻醉下行何种手术，然后扼要报告麻醉情况，术中情况、清醒后回病房的时间；返回病室后的情况，如生命体征、创口敷料有无渗血和渗液、各种引流管是否通畅和引流液的性质、颜色、量及能否自行排尿甚至镇痛药物的应用等情况；腹部手术后是否排气，输液、输血是否顺利通畅。对准备手术者应交术前准备和术前用药、特殊要求以及心理状况。

(3) 产妇应报告胎次、产程、分娩时间、分娩方式、会阴切口和恶露等情况；何时自行排尿；新生儿性别及评分。

(4) 病危、病情有突然变化、有特殊治疗的患者应报告神志、意识、重要病情变化的具体经过；治疗处理的经过；护理措施及效果、反应，护理评价等；患者目前状况及应注意的事项。

(5) 死亡患者应报告病情变化及抢救经过，呼吸、心跳停止时间，须写明“心电图呈直线，抢救无效死亡”。

(6) 夜间值班应增加报告患者的睡眠情况。对于老年人、小儿及生活不能自理的患者，还应交代生活护理情况，如口腔护理、压疮护理、饮食护理等。

2. 书写顺序

(1) 用阿拉伯数字填写眉栏各项。

(2) 根据下列顺序按床号先后书写报告：

① 离开病室的患者，即出院、转出、死亡的患者。并应注明离开时间，转出患者应注明转出原因及去向；死亡者应交代病情变化及抢救的扼要经过，以及呼吸、心跳停止时间。

② 进入病室的患者，即入院、转入的患者。注明由何处转来。

表 1-6-5　病室护理交班报告实例

××医院

日　期　　　　护理日夜交接班报告单　　　　科　别

班次 项目 内容	白　班	小夜班	大夜班
	患者总数　入院　出院	患者总数　入院　出院	患者总数　入院　出院
	转出/转入　病危/病重　抢救　一级护理	转出/转入　病危/病重　抢救　一级护理	转出/转入　病危/病重　抢救　一级护理
	手术　分娩　死亡	手术　分娩　死亡	手术　分娩　死亡

签　名　　　　签　名　　　　签　名

③ 当日重点患者，即手术、分娩、危重、病情突然发生变化、特殊治疗以及有精神异常或特殊心理问题的患者。

④ 次日工作交代，如手术、检查、留取标本等。

3. 书写要求

(1) 应在经常巡视和了解病情的基础上认真书写。

(2) 书写内容应全面、真实、简明扼要、重点突出。

(3) 字迹清楚、不随意涂改。白班用蓝色墨水钢笔、夜班用红色墨水钢笔书写。

(4) 对新入院、转入、手术、分娩、危重患者，在诊断的下方分别用红笔注明“新”、“转入”、“手术”、“分娩”、“※”。

(5) 当班护士签全名。

（五）护理病案

护理病案是护士运用护理程序对患者实施整体护理过程的动态记录，包括收集的患者资料、护理诊断、护理目标、护理措施、护理记录和效果评价等，均以书面表格形式记录下来，这些记录即构成了护理病案。主要包括以下表格。

1. 入院护理评估表

入院护理评估表用于指导对新入院患者的初步护理评估，通过评估找出患者的健康问题，确立护理诊断。其主要内容包括患者的一般资料、生活状况及自理程度、心理社会状况、体格检查等。

2. 住院护理评估单

护士对住院患者根据病情进行每班、每天或数天评估，以确定其住院期间存在或潜在的健康问题。

3. 护理计划单

护理人员对患者实施整体护理的具体方案，其主要内容包括护理诊断、护理目标、护理措施和效果评价等。

4. 护理记录单

书写时可采用 PIO 格式进行记录。

5. 患者出院护理评估单

其包括两大内容。

(1) 健康教育：针对所患疾病指导的标准宣教计划；与患者一起讨论有益的或有害的卫生习惯；指导患者主动参与并寻找现存的或潜在的健康问题；出院指导：针对患者现状，提出在生活习惯、饮食、服药、功能锻炼、定期复查等方面的注意事项。

(2) 护理小结：患者在住院期间，护士进行护理活动的概括性记录，包括护理目标是否达到、护理问题是否解决、护理措施是否落实、护理效果是否满意等。

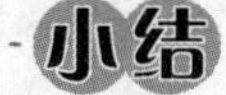

医疗与护理文件是医院和患者的重要档案资料，也是教学、科研、管理及法律上的重要资料。医疗与护理文件记录了患者疾病的发生、检查、诊断、治疗、康复或死亡的

全过程,是护理人员对患者的病情观察和实施护理措施后的原始文字记载,是临床护理工作的重要组成部分。因此,医疗与护理文件的书写必须规范并妥善保管,以保证其原始性、正确性和完整性。

能力检测

(1) 医疗文件具有法律效应,因抢救患者未能及时书写的,应在抢救结束后据实补记,补记的时间限制是(　　)。

A. 2 h内　B. 4 h内　C. 6 h内　D. 8 h内　E. 10 h内

(2) 关于医嘱的处理,错误的是(　　)。

A. 医嘱是护士对患者实施治疗的依据

B. 执行遗嘱时必须仔细核对

C. 如患者对医嘱提出质疑,护士应核对医嘱的准确性

D. 抢救患者时,应立即执行口头医嘱

E. 护士发现医嘱有明显错误时,有权拒绝执行

(3) 患者住院病历排在首页的是(　　)。

A. 化验结果报告　B. 长期医嘱单　C. 临时医嘱单

D. 入院记录　E. 体温单

(4) 护士处理医嘱时,应先执行(　　)。

A. 新开的长期医嘱　B. 长期备用医嘱　C. 临时备用医嘱

D. 临时医嘱　E. 停止医嘱

(5) 患者住院治疗已一周,卧床未下地活动,护士可以在患者病历首页的体温单上见到(　　)。

A. 底栏填写的手术后天数

B. 眉栏各项用红笔填写的内容

C. 底栏“体重”一栏中记录为“卧床”

D. 40～42 ℃栏内蓝色笔纵行填写的手术时间

E. 底栏用铅笔填写并注明剂量单位的内容

(6) 急性胰腺炎伴意识模糊的患者入住ICU,其特别护理记录单记录的内容不包括(　　)。

A. 护理措施　B. 生命体征　C. 出入液量

D. 神志、瞳孔　E. 患者社会关系

(7) 术后患者需药物止痛,护士对医嘱“哌替啶5 mg,im,st”有疑问,护士应(　　)。

A. 凭经验执行　B. 与另一护士核对执行

C. 与同组护士商量后执行　D. 询问医生,核实医嘱内容

E. 自行执行,及时询问患者药效

(8) 医嘱“安定5 mg,sos,po”,护士正确执行该医嘱的方法是(　　)。

A. 可执行多次　B. 需立即执行

C. 过期尚未执行即失效　D. 24 h以内都视为有效

E. 在医生未注明失效时刻随时执行

(9) 患者，女，33 岁，卵巢囊肿摘除术后，疼痛剧烈，医嘱“哌替啶 5 mg，im，prn”，此医嘱属于(　　)。

A. 临时医嘱　　B. 长期医嘱　　C. 临时备用医嘱

D. 长期备用医嘱　　E. 特定时间医嘱

(10) 患者，女，35 岁，胃炎多年，现胃痛难忍，10:00 AM 医生开医嘱“克洛曲，1 片，sos”，此项医嘱的失效时间是(　　)。

A. 当日 6:00 PM　　B. 当日 8:00 PM　　C. 当日 10:00 PM

D. 次日 10:00 PM　　E. 以医生注明时间为准

(11) 患者大便失禁，护士需将此内容用符号形式记录在体温单上，表示大便失禁的符号是(　　)。

A. “O”　　B. “×”　　C. “.”　　D. “E”　　E. “*”

(12) 护士在书写日间病室交班报告时，首先应写的内容是(　　)。

A. 3 床，某某，于上午 10 时入院　　B. 5 床，某某，于下午 3 时转科

C. 8 床，某某，于上午 9 时手术　　D. 12 床，某某，于下午应招手术

E. 19 床，某某，病危，治疗护理过程

(13) 患者，女，55 岁，子宫肌瘤，次日上午手术，患者睡眠不佳，医嘱“地西泮 5 mg，肌内注射，sos”，此医嘱属于(　　)。

A. 长期医嘱　　B. 临时备用医嘱　　C. 长期备用医嘱

D. 指定时间的医嘱　　E. 临时医嘱

(14) 患者，女，36 岁，子宫全切除术后第二天，主诉伤口疼痛无法入睡，医嘱“安定 10 mg，im，st”，此项医嘱属于(　　)。

A. 应立即执行的临时医嘱　　B. 按时执行的长期医嘱

C. 按时执行的临时医嘱　　D. 需要时可用的临时医嘱

E. 需要时可用的长期备用医嘱

(盘锦职业技术学院　王秀琴)

任务七　标本采集技术

学习目标

(1) 基本能叙述标本采集的意义。

(2) 能正确阐述标本采集的原则。

(3) 能正确阐述采集血标本时的注意事项。

(4) 能正确掌握血标本、痰标本、咽拭子标本、尿液标本、粪便标本采集的计划及实施过程。

(5) 能够关心体贴患者，工作认真负责，具有团队合作意识和沟通能力。

案例引导

患者,男,53岁,主诉:因黑便3天入院,患者既往患肝硬化3年。体格检查:贫血貌,前胸部可见蜘蛛痣,肝掌,腹部平坦,腹壁静脉曲张,无胃肠型及蠕动波,上腹轻度压痛,无反跳痛及肌紧张,叩诊移动性浊音(+),肠鸣音弱。医嘱要求为其采集血、尿、粪便标本。作为一名责任护士,请完成以下任务:①护士采集标本时应遵循的原则是什么?②如何正确地为患者采集各类标本?需注意些什么?

在临床工作中,经常要采集患者的排泄物、分泌物、呕吐物、血液、体液等标本,运用物理、化学和生物等实验室技术和方法进行检验,将标本检验的结果与其他临床资料结合进行综合分析可对观察病情、明确诊断、制订治疗措施起到重要的作用。正确的检验结果与正确的采集标本关系密切,因此,护士应掌握正确的标本采集方法,并将标本及时送检,以保证检验的准确性。

一、标志采集的意义和原则

(一)标志采集的意义

标本(specimen)是指采集患者体内的一小部分血液、体液(胸腔积液、腹腔积液)、排泄物(尿、粪便)、呕吐物、分泌物(痰、阴道分泌物)及组织细胞等,并运用物理、化学及生物的实验室技术和方法进行检验。标本在一定程度上反映出机体正常的生理现象和病理改变,为判断患者有无异常提供了依据。

标本采集的意义如下:协助诊断疾病,制订治疗措施,推测病程进展,观察病情变化。标本检验结果的正确与否直接影响到对疾病的诊断和治疗,而化验结果的正确与否又与标本采集质量密切相关。因此,掌握正确的标本采集方法是极为重要的,同时也是护理人员应该掌握的基本知识和基本技能之一。

(二)标本采集的原则

1. 遵照医嘱采集

各种标本的采集均应按医嘱执行。医生填写检验申请单,字迹要清楚,目的明确,申请人签全名。护士对检验申请单有疑问时,应核实清楚后再执行。

2. 采集前做好充分准备

(1)采集标本前应明确检验项目、检验目的、采集标本的量、采集的方法及注意事项。

(2)向患者及家属做好解释工作,以取得信任与配合。

(3)根据检验目的准备好合适的标本容器,在容器外必须贴上标签,注明患者的科别、病室、床号、姓名、住院号、检查目的和送检日期。

(4)护士操作前做好自身准备,如着装整齐、修剪指甲、洗手、戴口罩,必要时戴手套,穿隔离衣等。

3. 严格执行查对制度

采集前应仔细查对医嘱,核对检验项目,患者的姓名、床号、科室、住院号等。采集完毕及送检前应再次查对。

4. 正确采集

必须掌握正确的标本采集方法、采集量和采集时间，以保证标本的质量。凡细菌培养标本，应在使用抗生素前采集，操作时应严格执行无菌操作技术，标本须放入无菌容器内，不可混入防腐剂、消毒剂及其他药物。培养液应足量，无混浊、无变质。如果已经使用抗生素，应在血药浓度最低时采集，并在化验单上注明。

5. 及时送检

标本采集后及时送检，不可放置时间过久，以免标本因被污染或变质而影响检验结果。特殊标本还应注明采集时间。

二、常用标本采集技术

（一）血标本采集技术

血标本是临床上最常用的检验项目，它可以反映血液系统本身的病变，还可判断患者病情进展程度，为治疗疾病提供参考。

实训 1-7-1　血标本采集技术

【目的】

1. 静脉血标本

(1) 全血标本：用作血常规检查、血沉和测定血液中某些物质的含量，如血糖、血氨、尿素氮、肌酐、尿酸、肌酸等。

(2) 血清标本：用作测定肝功能、血清酶、脂类及电解质等。

(3) 血培养标本：用作查找血液中的病原菌。

2. 动脉血标本

动脉血标本可用作血气分析。

3. 毛细血管采血法

毛细血管采血法常用作血常规和部分生化检查。目前均由检验人员执行，具体采集方法从略。

【评估】

(1) 患者的病情，心理反应、合作程度。

(2) 患者需做的检查项目，采血量，是否需要特殊准备，如使用抗凝剂等。

(3) 患者是否了解检查项目及其注意事项。

(4) 患者的穿刺部位及血管情况。

【计划】

1. 操作者准备

洗手，戴口罩，着装整洁，熟悉血标本采集的方法和原则，向患者解释标本采集的目的及有关注意事项。

2. 用物准备

注射盘、止血带、检验单、一次性注射器（或真空采血器）、标本容器（血清：干燥试管。全血：抗凝试管。血培养：培养试管或血培养瓶。）、一次性手套、按需加酒精灯、火柴，采集动脉血标本另备无菌纱布、软木塞或橡胶塞、肝素 0.5 mL，必要时备无菌手套。

3. 患者准备

采血时局部皮肤清洁,患者应明确采血的目的及注意事项,并做好相应的准备,如采集生化检验的血标本,须在早晨空腹时采集。

4. 环境准备

整洁、明亮、宽敞,必要时准备屏风或拉帘。

【实施】

1. 操作步骤

血标本采集技术操作步骤如表1-7-1所示。

表1-7-1 血标本采集技术操作步骤

操作步骤	要点说明
(1)查对医嘱,贴化验单附联于标本容器上,注明科别、床号、姓名、检验目的和送检日期	• 防止发生错误
(2)携用物至床旁,再次核对患者和解释抽血的目的及配合方法	• 取得患者合作
(3)采集血标本 ◆ 静脉血标本 ①协助患者取合适体位,选择合适的静脉穿刺点,在穿刺点上方约6 cm处扎止血带,常规消毒皮肤; ②戴手套,按静脉穿刺法穿刺血管,见回血后抽取所需血量; ③松止血带,迅速拔出针头,用干棉签按压穿刺点1~2 min; ④将血液注入标本容器: a. 血培养标本:如为密封瓶,除去铝盖中心部,常规消毒瓶盖,更换针头,将抽出的血液注入瓶内,轻轻摇匀;如为三角烧瓶,先松开瓶口纱布,取出瓶塞,迅速在酒精灯火焰上消毒瓶口,更换针头,将抽出的血液注入瓶内,轻轻摇匀,再将瓶口在酒精灯火焰上消毒后塞好,扎紧纱布; b. 全血标本:取下针头,将血液沿管壁缓慢注入盛有抗凝剂的试管内,轻轻摇动,使血液与抗凝剂充分混匀; c. 血清标本:取下针头,将血液沿管壁缓慢注入干燥试管内 ◆ 动脉血标本 ①协助患者取合适体位,选择合适的动脉,常规消毒皮肤; ②戴手套,在欲穿刺动脉搏动最明显处固定动脉于左手示指和中指间,右手持注射器垂直或与动脉走向成40°角刺入动脉,应可见有鲜红色血液涌进注射器,左手抽取所需血量;	• 常选肘正中静脉、头静脉或重要静脉 • 扎好的止血带尾端应远离穿刺点,避免污染穿刺部位 • 注意按压部位和时间,避免出现皮下血肿 • 培养瓶有密封瓶和三角烧瓶两种 • 采集血标本后,应将注射器活塞略向后抽,以免血液凝固使注射器粘连或针头阻塞 • 一般血培养采集血标本为5 mL,亚急性细菌性心内膜炎患者,为提高细菌培养阳性率,采血量可增至10~15 mL • 勿将泡沫注入 • 防止血液凝固 • 避免震荡,以防红细胞破裂溶解 • 常选桡动脉、肱动脉和股动脉 • 桡动脉穿刺点在前臂掌侧腕关节上2 cm;股动脉穿刺点在腹股沟,取仰卧位,下肢伸展略外展

续表

操作步骤	要点说明
③迅速拔出针头，用无菌纱布加压止血 5～10 min；	• 防止发生血肿
④立即将针尖斜面刺入软木塞或橡胶塞，同时轻轻转动注射器	• 隔绝空气，使血液与肝素混匀
(4)协助取舒适卧位，整理床单位，再次核对	
(5)清理用物，脱手套，洗手，记录	• 用物按消毒、隔离原则处理，预防医院内交叉感染
(6)将标本和检验单及时送检	• 以免影响检验结果，特殊标本须注明采集时间

2. 注意事项

(1) 作生化检验时应事先通知患者禁食，在空腹时采集血标本。

(2) 对同时抽取的多个项目的血标本，注入容器的先后顺序是：培养瓶、抗凝试管、干燥试管，动作应迅速准确。

(3) 根据不同的检验目的选择标本容器。全血标本时需注意使用加抗凝剂的试管，血清标本使用干燥、清洁的试管，血培养标本使用密封培养瓶或三角烧瓶。

(4) 采集血培养标本时，应防止污染。严格执行无菌技术操作，抽血前认真检查培养基是否符合要求，瓶塞是否干燥，培养液不宜过少。

(5) 做二氧化碳结合率测定者，抽血后，立即注入有液体石蜡的抗凝试管。注入时用长针头且应插至液体石蜡液面下，以隔绝空气。

(6) 严禁在输液、输血的针头处或同侧肢体抽取血标本，应在对侧肢体采集血标本。

(7) 真空采血时不可以提前与采血针头连接，以免真空采血管内负压消失影响采血。

【评价】

(1) 严格按照无菌操作采集标本。

(2) 血标本采集方法正确，符合检验项目要求。

(3) 护患沟通有效，患者积极配合。

知识链接

一次性真空采血器

一次性真空采血器(图 1-7-1)由真空采血管、采血针(包括直针和头皮式采血针)、持针器三个部分组成。真空采血管是其主要组成部分，主要用于血标本的采集与保存。真空采血管在生产过程中预置了一定量的负压，当采血针穿刺进入血管后，由于真空采血管内的负压作用，血液自动流入真空采血管内；同时，真空采血管内预置了各种添加剂，完全能够满足临床的多项综合血液检测。一次性真空采血器作为临床上血液快速且准确的采集仪器，具有安全、密闭、转运方便、头色不同、易于分辨等优点，是对传统的注射器采血方式的革命性创新。

(1) 普通血清管：红色头盖，真空采血管内不含添加剂，用于常规血清生化、血库

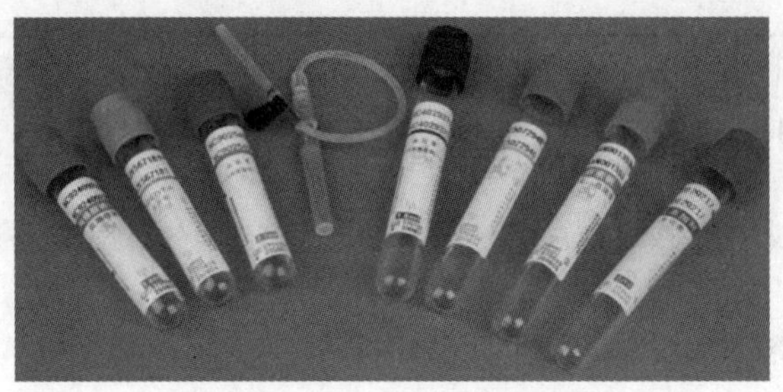

图 1-7-1　一次性真空采血器

和血清学相关检验。

(2) 快速血清管：橘红色头盖，真空采血管内有促凝剂，快速血清管可在 5 min 内使采集的血液凝固，适用于急诊血清生化试验。

(3) 惰性分离胶促凝管：金黄色头盖，真空采血管内添加有惰性分离胶和促凝剂，适用于急诊血清生化试验。

(4) 肝素抗凝管：绿色头盖，真空采血管内添加有肝素，适用于红细胞脆性试验、血气分析、红细胞压积试验、血沉及普通生化测定。

(5) 血浆分离管：浅绿色头盖，在惰性分离胶管内加入肝素锂抗凝剂，可达到快速分离血浆的目的，是电解质检测的最佳选择，也可用于常规血浆生化测定和 ICU 急诊血浆生化检测。

(6) EDTA 抗凝管：紫色头盖，乙二胺四乙酸(EDTA，相对分子质量为 292)及其盐是一种氨基多羧基酸，可以有效地螯合血液标本中的钙离子，适用于一般血液学检验。

(7) 枸橼酸钠凝血试验管：浅蓝色头盖，适用于凝血试验，抗凝剂与采集血液的比例是 1∶9。

(8) 枸橼酸钠血沉试验管：黑色头盖，适用于血沉试验，抗凝剂与采集血液的比例为 1∶4。

(二) 尿标本采集技术

尿标本分为尿常规标本、12 h 或 24 h 尿标本及尿培养标本。

实训 1-7-2　尿标本采集技术

【目的】

(1) 尿常规标本：用于检查尿液的色泽、透明度、细胞及管型，可测定比重，并作尿蛋白及尿糖定性检查。

(2) 尿培养标本：用于细菌培养或细菌敏感试验，协助临床诊断和治疗。

(3) 12 h 或 24 h 尿标本：用于作尿的各种定量检查，如钠、钾、氯、17-羟类固醇、17-酮类固醇、肌酐、肌酸及尿糖定量或尿浓缩查结核杆菌等。

【评估】

(1) 患者的一般情况：年龄、病情、意识状态、治疗情况、排尿情况等。

(2) 患者的认知反应：对尿标本采集的认知情况、心理反应、情绪状态及合作程度等。

【计划】

1. 操作者准备

衣帽整洁，洗手，戴口罩，核对医嘱。

2. 用物准备

根据采集标本种类准备容量为 100 mL、3 000～5 000 mL 的清洁大口容器或无菌试管、防腐剂、检验单、便器；采集培养标本需准备无菌导尿用物、无菌有盖标本容器、清洁手套。

3. 患者准备

能理解采集标本的目的、方法，并能配合。

4. 环境准备

整洁、安静、舒适、明亮，可用屏风或拉帘遮挡，保护患者隐私。

【实施】

1. 操作步骤

尿标本采集技术操作步骤如表 1-7-2 所示。

表 1-7-2 尿标本采集技术操作步骤

操作步骤	要点说明
(1)查对医嘱，贴化验单附联于标本容器上，注明科别、床号、姓名、检验目的和送检日期	• 防止发生错误
(2)携用物至床旁，再次核对患者和解释留取尿液的目的及配合方法	• 取得患者合作
(3)采集尿标本 ◆ 尿常规标本 ①留取标本：能自理的患者，给予尿标本容器，嘱其将晨起第一次尿留于尿标本容器中，除测定尿比重需留取 100 mL 外，其余检查留取 30～50 mL 即可，因晨尿未受饮食影响，浓度较高，故检验结果比较准确； ②留置导尿管的患者，将集尿袋下方引流孔打开，收集尿液 ◆ 尿培养标本 ①中段尿留取法： a. 用屏风遮挡患者，协助其取舒适卧位，并放好便器； b. 按导尿术清洁、消毒患者外阴，嘱咐患者排尿时，弃掉前段尿，将试管夹在试管架上，在酒精灯上消毒试管口后接取中段尿； c. 留取尿液后，再次消毒试管口和盖子，快速盖紧试管，并熄灭酒精灯； d. 清洁患者外阴，协助其穿好衣裤，整理患者床单位，取舒适卧位，清理用物	• 行动不便的患者，护士协助在床上使用便器，将尿液收集到尿标本容器中 • 勿将卫生纸丢到便器内 • 尿失禁的患者或婴儿可使用尿袋或尿套协助收集尿液 • 注意保护患者隐私 • 消毒顺序为从上至下，一次一个棉球，防止外阴细菌污染尿标本 • 前段尿起到冲洗尿道的作用，应在患者膀胱充盈时留取，留取标本时勿触及容器口

续表

操 作 步 骤	要 点 说 明
②导尿术留取法： 方法同导尿术：将导尿管插入膀胱，将尿液引出，留取尿标本 ◆ 12 h或24 h尿标本 ①贴化验单附联于标本容器上，注明科别、床号、姓名、检验目的和送检日期； ②若留取12 h尿标本，嘱患者于7 pm排空膀胱后开始留取尿液至次日晨7am留取最后一次尿液；若留取24 h尿标本，于7am排空膀胱后，留取尿液至次日晨7am留取最后一次尿液； ③留取最后一次尿液后，将12 h或24 h的全部尿液收集于集尿瓶内，测量总尿液量	• 在医嘱规定的时间内留取，时间不可多于也不可少于12 h或24 h，以得到正确的检验结果 • 若此次尿液为检查前留在膀胱患者内的，不应留取 • 嘱患者可将尿液排在尿壶或便器内，然后再倒入集尿瓶内，方便收集尿液
(4)操作后的处理 ①护士洗手，并记录总尿液量、颜色、气味等； ②标本及时送检，用物按常规消毒处理	• 保证检验结果的准确性

2. 注意事项

(1) 不可混入粪便、分泌物，会阴部分泌物较多时，应先清洁或冲洗会阴，再收集尿液。

(2) 女性患者在月经期不宜留取尿标本。

(3) 昏迷或尿潴留患者可通过导尿术采集标本。

(4) 若留取12 h或24 h尿标本，集尿瓶应放在阴凉处，根据检验要求在瓶内加入防腐剂，以免尿液久放变质。

(5) 做好交接班，督促检查患者正确留取尿标本。

【评价】

根据检查的项目，正确采集尿标本；与患者沟通良好。

【常用防腐剂的用法】

1. 甲醛

(1) 作用：防腐和固定尿中有机成分，常用于尿艾迪计数(12 h尿细胞计数)等。

(2) 用法：每30 mL尿液中加入40%甲醛1滴。

2. 浓盐酸

(1) 作用：使尿液保持在酸性环境中，防止尿中激素被氧化，防腐，常用于内分泌系统的检验，如17-羟类固醇、17-酮类固醇等。

(2) 用法：24 h尿液中加入5～10 mL。

3. 甲苯

(1) 作用：保持尿液中的化学成分不变，常用于尿蛋白定量、尿糖定量及钠、钾、氯、肌酐、肌酸定量检查。

(2) 用法：甲苯应在第一次尿液倒入后加入，每100 mL尿液中加入0.5%～1%甲苯

10 mL,使之形成薄膜覆盖在尿液表面,以防止尿液被细菌污染。

（三）粪便标本采集技术

粪便标本包括常规标本、培养标本、隐血标本和寄生虫或虫卵标本。

实训 1-7-3　粪便标本采集技术

【目的】

(1) 常规标本:用于检查粪便的性状、颜色、细胞、混合物、寄生虫卵等。

(2) 培养标本:用于检查粪便中的致病菌。

(3) 隐血标本:用于检查粪便内肉眼不能查见的微量血液。

(4) 寄生虫或虫卵标本:用于检查粪便中的寄生虫、幼虫及虫卵计数检查。

【评估】

(1) 患者的一般情况,如年龄、病情、意识状态、治疗情况、排便情况等。

(2) 患者的认知反应及对粪便标本采集的认知情况、心理反应、情绪状态及合作程度等。

【计划】

1. 操作者准备

衣帽整洁,洗手,戴口罩,核对医嘱。

2. 用物准备

检验单、手套。

(1) 常规标本:检便盒(内附棉签或检便匙)、清洁便盆。

(2) 培养标本:无菌培养瓶及棉签、消毒便盆。

(3) 隐血标本:检便盒(内附棉签或检便匙)、清洁便盆。

(4) 寄生虫或虫卵标本:检便盒(内附棉签或检便匙)、透明胶带与载玻片、清洁便盆。

3. 患者准备

了解收集标本的目的和方法。

4. 环境准备

整洁、安静、舒适、明亮。必要时可用屏风或拉帘遮挡,保护患者隐私。

【实施】

1. 操作步骤

粪便标本采集技术操作步骤如表 1-7-3 所示。

表 1-7-3　粪便标本采集技术操作步骤

操作步骤	要点说明
(1)查对医嘱,贴化验单附联于送检便盒(培养瓶)上,注明科别、床号、姓名、检验目的和送检日期	• 防止发生错误
(2)携用物至床旁,再次核对患者和解释留取粪便的目的及配合方法	• 取得患者合作
(3)用屏风遮挡,嘱患者排尿	• 以免留取粪便标本时混入尿液,影响检验结果

续表

操作步骤	要点说明
(4)收集粪便标本 ◆ 常规标本 ①嘱患者排便于清洁便盆内; ②用检便匙取粪便中央部分或取黏液脓血部分约5 g,置于检便盒内;若是水样便,应盛于容器中送检 ◆ 培养标本 ①嘱患者排便于消毒便器内,用无菌棉签取粪便中央部分或取黏液脓血部分2～5 g,放入培养瓶内,盖紧瓶塞; ②如患者无便意,可用无菌长棉签蘸无菌生理盐水,由肛门轻轻插入6～7 cm,沿同一方向边旋转边退出棉签,立即置于培养瓶内,盖紧瓶塞 ◆ 隐血标本 ①嘱患者于检查前三天禁食肉类、血、肝、含铁剂药物和含大量叶绿素的食物; ②第四天按常规标本留取法进行 ◆ 寄生虫或虫卵标本 ①检查寄生虫或虫卵:嘱患者排便于清洁便盆内,用检便匙在粪便不同部位取带血及黏液的粪便标本5～10 g,放入检便盒内。若患者服驱虫剂后或作血吸虫孵化检查,需留取全部粪便立即送检; ②检查蛲虫:嘱患者在晚上睡觉前或早晨未起床前,将透明胶带贴在肛门周围;取下透明胶带,将粘有虫卵的一面贴在载玻片上,或相互对合; ③检查阿米巴原虫:采集前先将便盆加温,再嘱患者排便,并连同便盆立即送检	• 保证检验结果准确 • 以免出现假阳性 • 加热是为保持阿米巴原虫的活动状态,阿米巴原虫在低温环境下会失去活力而难以查到 • 保证检验结果的准确性
(5)操作后的处理 ①护士洗手,并记录粪便的形状、颜色、气味等; ②标本及时送检,用物按常规消毒处理	

【评价】

(1) 标本采集正确,符合检验要求。

(2) 护士操作规范,尊重患者,保护患者隐私,护患沟通有效,患者积极配合。

(四) 痰标本采集技术

常用的痰标本采集包括常规痰标本、痰培养标本和24 h痰标本。

实训 1-7-4 痰标本采集技术

【目的】

(1) 常规痰标本:用于检查痰的一般性状,涂片查细菌、癌细胞或虫卵等,以协助诊断某些呼吸系统疾病。

(2) 痰培养标本:用于检查痰液中的致病菌,以确定病菌类型或药敏试验。

(3) 24 h痰标本:用于检查24 h痰液的量及性状,以协助诊断。

【评估】

(1) 患者的一般情况:患者的年龄、病情、意识状态、治疗情况等。

(2) 患者的认知反应:患者对痰标本采集的认知情况、心理反应、情绪状态及合作程度等。

【计划】

1. 操作者准备

衣帽整洁,洗手,戴口罩,核对医嘱。

2. 用物准备

(1) 患者能自行留痰者:①常规痰标本:痰盒。②痰培养标本:漱口溶液、无菌培养瓶或培养皿。③24 h痰标本:容积约500 mL的清洁广口集痰瓶。

(2) 患者无法咳痰或不能合作者:集痰器(图1-7-2)、吸痰用物(吸引器、吸痰管)、0.9%氯化钠溶液、手套。痰培养标本需备无菌用物。

(3) 检验单:按常规填写、准备。

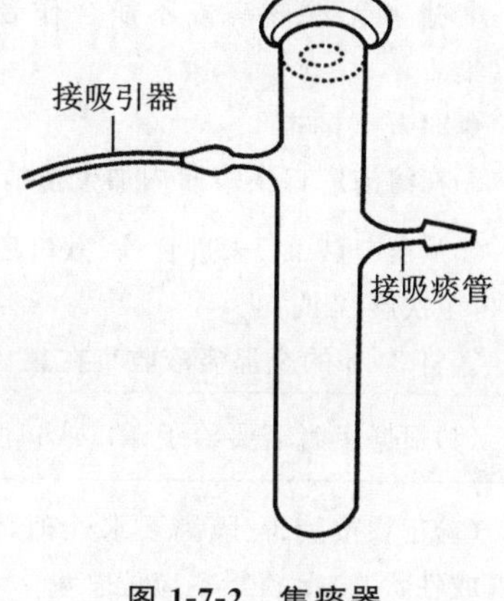

图 1-7-2 集痰器

3. 患者准备

患者明确操作的目的、方法及注意事项。

4. 环境准备

整洁、安全、宽敞、明亮。

【实施】

1. 操作步骤

痰标本采集技术操作步骤如表1-7-4所示。

表 1-7-4 痰标本采集技术操作步骤

操作步骤	要点说明
(1)查对医嘱,根据检验目的,选择适当标本容器,贴化验单附联于标本容器上,注明科别、病室、床号和姓名	• 防止发生错误
(2)携用物至床旁,再次核对患者和解释留取痰液的目的及配合方法	• 取得患者合作

续表

操作步骤	要点说明
(3)收集痰标本 ◆ 常规痰标本 ①患者能自行留痰者:晨起未进食前先漱口,去除口腔中杂质,深呼吸后,用力咳出气管深处的痰液,置于痰盒中; ②患者无法咳痰或不能合作者:协助患者取适当卧位,叩背;戴手套,将集痰器分别连接吸引器和吸痰管,按吸痰法吸 2~5 mL 痰液于集痰器内 ◆痰培养标本 ①患者能自行留痰者:晨起未进食前,先用朵贝尔溶液漱口,再用清水漱口,深呼吸后用力咳出气管深处的痰液,置于无菌培养瓶或培养皿中; ②患者无法咳痰或不能合作者:同常规痰标本收集 ◆24 h 痰标本 ①在清洁广口集痰瓶内加少量清水; ②从晨起(7 时)未进食前、漱口后第一口痰开始留取,至次晨(7 时)止; ③将 24 h 的全部痰液收集在集痰器内	• 有效的深呼吸可帮助患者咳痰 • 集痰器开口高的一端接吸引器,低的一端接吸痰管 • 避免痰液黏附在容器壁上 • 正常人痰液很少,每日约 25 mL 或无痰液
(4)根据患者需要给予漱口或口腔护理	• 使患者感觉舒适
(5)用物按消毒、隔离要求处理,洗手,记录痰的外观或性状,24 h 痰标本应记总量	• 记录 24 h 痰液量时,应扣除加入的水量
(6)及时送检	

2. 注意事项

(1) 检查标本容器有无破损,是否符合检验的目的和要求。

(2) 采集标本操作规范,采集方法、采集量和采集时间要准确。如为痰培养标本,应严格执行无菌操作,避免因操作不当污染标本,影响检验结果;如查癌细胞,应用 10%甲醛溶液或 95%乙醇固定痰液后立即送检。避免混入口腔中的细菌,影响检验结果。

(3) 采集痰标本时,嘱患者勿将唾液、漱口水、鼻涕混入痰标本中。

(4) 若患者伤口疼痛无法咳嗽,可用软枕或手掌压迫伤口,减轻伤口张力,减少咳嗽时的疼痛。

【评价】

(1) 痰标本采集的方法正确,符合检验要求。

(2) 痰培养标本严格执行无菌操作。

(3) 护患沟通有效,患者积极配合。

（五）咽拭子标本采集技术

实训 1-7-5　咽拭子标本采集技术

【目的】

从咽部及扁桃体采集分泌物，作细菌培养或病毒分离，以协助诊断、治疗和护理。

【评估】

(1) 患者的一般情况：年龄、病情、意识状态、治疗情况等。

(2) 患者的认知反应：对咽拭子标本采集的认知情况、心理反应、情绪状态及合作程度等。

【计划】

1. 操作者准备

衣帽整洁，洗手，戴口罩，熟悉咽拭子标本采集的方法和原则，向患者解释标本采集的目的及注意事项。

2. 用物准备

无菌咽拭子培养管、酒精灯、火柴、压舌板、手电筒、手套、检验单。

3. 患者准备

患者了解操作目的、方法及配合注意事项。

4. 环境准备

整洁、宽敞、光线充足。

【实施】

1. 操作步骤

咽拭子标本采集技术操作步骤如表 1-7-5 所示。

表 1-7-5　咽拭子标本采集技术操作步骤

操作步骤	要点说明
(1)查对医嘱，在化验单附联上注明科别、病室、床号、姓名，贴于无菌咽拭子培养管上	• 防止发生错误
(2)携用物至床旁，再次核对患者和解释留取咽拭子标本的目的及配合方法，戴手套	• 取得患者合作
(3)点燃酒精灯，嘱患者张口发“啊”音	• 暴露咽喉部，必要时使用压舌板
(4)用无菌咽拭子培养管内的无菌长棉签，快速擦拭腭弓两侧和咽、扁桃体上的分泌物	
(5)在酒精灯火焰上消毒试管口及塞子，将无菌长棉签插入试管并塞紧	• 防止污染标本
(6)再次查对，安置患者，清理用物	
(7)脱手套，洗手，记录，及时送检	

2. 注意事项

(1) 采集标本时，避免在患者进食后 2 h 内进行，以防呕吐。动作要轻稳、敏捷，防止引起患者不适。

(2) 严格执行无菌操作，注意无菌长棉签不要触及其他部位，保证所取标本的准确性。

(3) 若做真菌培养,应在口腔溃疡面上采集分泌物。

【评价】

(1) 标本采集的方法正确,符合检验要求。

(2) 护士操作规范,尊重患者,护患沟通有效,患者积极配合。

小结

本任务阐述了标本采集的意义和原则,临床上常用的标本采集技术:血标本采集技术、尿标本采集技术、粪便标本采集技术、痰标本采集技术和咽拭子标本采集技术。各标本采集技术是护理人员必须掌握的护理操作。学生应学会如何指导患者正确的留取各种标本。

能力检测

选择题

A_1/A_2 型题

(1) 采集粪便标本检查阿米巴原虫前,将便盆加热的目的是( )。

A. 减少污染　B. 保持阿米巴原虫活力　C. 降低假阳性率

D. 降低假阴性率　E. 使患者舒适

(2) 需用抗凝管采血的是进行下列哪项检查时?( )

A. 甘油三酯的测定　B. 肝功能检查　C. 血清酶测定

D. 尿素氮测定　E. 血钠测定

(3) 患者,男,36岁,口腔溃疡1周,采集标本做真菌培养,正确的采集方法是( )。

A. 采集患者24 h痰液　B. 用无菌长棉签擦拭腭弓分泌物

C. 用无菌长棉签擦拭咽部分泌物

D. 用无菌长棉签快速擦拭扁桃体分泌物

E. 用无菌长棉签在口腔溃疡面上取分泌物

(4) 患者,男,69岁,患肾脏疾病,需做尿蛋白定量检查,为保持尿液的化学成分不变,需在标本中加入( )。

A. 甲醛　B. 甲苯　C. 乙醇　D. 稀盐酸　E. 浓盐酸

(5) 患者,男,49岁,为查找癌细胞需留痰标本,固定标本的溶液宜选用( )。

A. 40%甲醇　B. 5%苯酚　C. 95%乙醇　D. 40%甲醛　E. 稀盐酸

(6) 患者,女,52岁,近期乏力明显,食欲下降,巩膜黄染。医嘱查碱性磷酸酶,护士取血的时间是( )。

A. 即刻　B. 饭前　C. 睡前　D. 晨起空腹时　E. 饭后2 h

(7) 患者,男,45岁,初步诊断为“糖尿病”,需做尿糖定量检查,为保持尿液化学成分不变,尿标本中需加入( )。

A. 浓盐酸　B. 甲苯　C. 甲醛　D. 草酸　E. 乙醇

(8) 患者,女,28岁,近日晨起呕吐,月经停止,疑为妊娠前期,为确诊需采集尿标本,留取标本时间宜为( )。

A. 饭前　　B. 饭后　　C. 即刻　　D. 睡前　　E. 晨起

(9) 患者，女，28 岁，1 周来晨起眼睑水肿，排尿不适，尿色发红，疑急性肾小球肾炎，需留 12 h 尿做艾迪计数。为防止尿液久放变质，应在尿液中加入(　　)。

A. 甲醛　　B. 乙醛　　C. 乙酚　　D. 稀盐酸　　E. 浓盐酸

(10) 患者，男，30 岁，为协助确诊肾小球肾炎，留 12 h 尿进行计数，留取尿液的正确方法是(　　)。

A. 晨 7 时开始留尿，至晚 7 时弃去最后一次尿

B. 晨 7 时排空膀胱后开始留尿，至晚 7 时最后一次尿

C. 晚 7 时开始留尿，至次晨 7 时弃去最后一次尿

D. 晚 7 时排空膀胱后开始留尿，至次晨 7 时留取最后一次尿

E. 任意取连续 12 h 尿

(11) 患者，男，患亚急性细菌性心内膜炎，需抽血做血培养，护士取血量为(　　)。

A. 2 mL　　B. 4 mL　　C. 5 mL　　D. 8 mL　　E. 10 mL

A_3/A_4 型题

(12～14 题共用题干)

患者，男，67 岁，1 年前诊断为心绞痛，今日午后无明显诱因出现心前区疼痛，服硝酸甘油不能缓解，急诊入院，医嘱要求检查 CPK。

(12) 适宜的采血时间为(　　)。

A. 即刻　　B. 睡前　　C. 晚饭前　　D. 服药后 2 h　　E. 次日晨起空腹

(13) 采集血标本时，下列措施正确的是(　　)。

A. 取血 1 mL　　B. 采血后避免震荡，防止溶血

C. 采血后更换针头再注入试管内　　D. 可在静脉留置针处取血

E. 快速将血液注入试管内

(14) 试管外标签注明的内容不包括(　　)。

A. 科室　　B. 床号　　C. 姓名　　D. 取血量　　E. 送检目的

(枣庄科技职业学院　刘永华　马珊珊)

任务八　医院感染的预防与控制技术

学习目标

(1) 能说出医院感染的概念及分类。

(2) 能正确说出医院感染的形成条件。

(3) 能说出预防和控制医院内感染的方法和措施。

(4) 能学会物理、化学消毒灭菌的方法。

(5) 能说出无菌技术的含义。

(6) 能学会无菌技术基本操作。

(7) 能正确陈述隔离基本知识。

(8) 能正确陈述隔离原则。

(9) 能正确实施隔离技术操作。

(10) 能基本描述供应室的设置和工作内容。

(11) 能够一丝不苟,进行操作时态度认真,无菌意识强。

案例引导

患者,白某,女,31岁,因畏寒、发热、恶心呕吐、食欲不振就诊,诊断为甲型肝炎,收治于传染病科。入院后为了预防医院感染的发生,你作为白某的责任护士,应做好消毒隔离工作,并完成以下任务:①应对患者实施哪种隔离措施?②患者接触过的物品应如何消毒?③在为患者进行无菌操作时,应遵守哪些无菌原则?

医院是患者集中的场所,由于病原微生物种类多、耐药性强,易感者集中,以及免疫抑制剂和大量抗生素的广泛应用,各种新医疗技术的不断发展使得医院感染的发生率逐渐提高。WHO(世界卫生组织)指出有效控制医院感染的关键措施是清洁、消毒、灭菌、执行无菌技术、隔离、合理使用抗生素、检测消毒与灭菌效果。这些措施与临床护理工作密切相关,并贯穿于护理工作的始终。因此,护理工作在医院感染的预防与控制中起着十分重要的作用,护理人员必须掌握相关知识,严格遵守医院感染的管理规范和消毒技术规范,以预防和控制医院感染。

一、医院感染

(一) 医院感染的概念与分类

1. 医院感染的概念

医院感染(nosocomial infections)又称医院获得性感染(hospital-acquired infections,HAI),是指任何人员在医院活动期间,包括住院患者、门急诊患者、陪护人员、探视人员及医院工作人员,遭受病原体侵袭而引起的任何诊断明确的感染或疾病。

医院感染包括住院期间发生的感染和在医院获得而出院后发生的感染,不包括入院前已经开始或入院时已经处于潜伏期的感染。广义上,医务人员在医院获得的感染也属于医院感染。

2. 医院感染的分类

医院感染可按病原微生物的来源分为内源性感染和外源性感染两大类。

(1) 内源性感染:又称为自身感染(autogenous infection),指在一定条件下,患者体内的正常菌群或条件致病菌引起的感染。通常情况下,正常菌群是不致病的,但在人的免疫功能下降、菌群移位或抗生素使用不合理等情况下可引起感染。

(2) 外源性感染:来自患者体外的病原体,通过直接感染途径或间接感染途径,传播给患者而引起的感染,又称为交叉感染(cross infection)。它不仅包括患者与患者、患者与医护人员之间的感染,也包括由医院内污染的空气、接触被污染的物品或制剂等所获得的感染。

（二）医院感染的形成

医院感染的形成必须具备三个基本条件：感染源、传播途径和易感宿主。若三者同时存在并相互联系即可构成感染链，从而引起感染。若将感染链切断，医院感染的传播即可停止。

1. 感染源

感染源即感染的来源，指病原微生物自然生存、繁殖及排出的场所或宿主（人或动物）。在医院感染中，常见的感染源有以下几种。

（1）已感染的患者及病原携带者：已感染的患者是最主要的感染源，其体内病原体数量多、致病力强，常具有耐药性，因此容易在其他患者体内定植。病原携带者由于其症状、体征不明显，不易被发现和隔离，而病原微生物又不断在体内生长和繁殖并排出体外，因此也是主要的传染源。

（2）患者自身的正常菌群：患者的口腔黏膜、上呼吸道、胃肠道、皮肤及泌尿生殖道等部位寄居有人体的正常菌群或来自外环境并定植在这些部位的微生物，在人体免疫功能抑制或抵抗力低下时可引起自身感染。

（3）动物感染源：各种动物均有可能感染病原微生物而成为动物感染源。在动物感染源中，鼠类的流行病学意义最大，它不仅是沙门菌的宿主，也是鼠疫、流行性出血热等传染病的感染源；此外，禽类也可使人感染高致病性禽流感。

（4）医院环境：医院的环境、器械、设施、物品和垃圾等均可成为病原微生物存活并繁殖的场所，其中，铜绿假单胞菌、沙门菌等兼有腐生特性的革兰阴性杆菌能在医院潮湿的环境或液体中存活长达数月。

2. 传播途径

传播途径是指病原微生物从感染源传到易感宿主的途径和方式。在医院环境中，主要的传播途径有以下几种。

（1）接触传播：病原微生物通过感染源与易感宿主之间直接接触或间接接触的传播方式，也是外源性感染的主要传播途径之一。

① 直接接触传播：感染源不经任何媒介直接将病原体传给易感宿主。如柯萨奇病毒、疱疹病毒、母婴间的沙眼衣原体等传播感染。

② 间接接触传播：病原体通过媒介传递给易感宿主。常见的传播媒介有医护人员的手、医疗器械和设备、病室内用具、水、食物、生物媒介等。

（2）空气传播：又称微生物气溶胶传播，是病原微生物以空气为媒介，随气流流动而造成的感染传播。它主要有以下三种形式。

① 飞沫传播：从感染源排出的病原微生物液滴，由于体积较大，在空气中悬浮时间不长，易感者约在0.3 m内的近距离接触即可发生感染，其本质是一种特殊的接触传播。

② 飞沫核传播：从感染源传出的飞沫，在降落前其表层水分蒸发，形成含有病原体的飞沫核，能够长时间浮游，可发生远距离传播。

③ 菌尘传播：物体表面上的传染性物质干燥后形成带菌的尘埃，可通过吸入或菌尘降落于伤口而引起直接感染；或菌尘降落于室内物品表面则可引起间接传播。易感者通常没有与患者的接触史，预防的关键措施是通风、除尘、过滤及空气隔离。

（3）生物媒介传播：昆虫或其他动物携带病原微生物作为人体之间传播的中间宿主，

如蚊子传播乙型脑炎、疟疾等。

(4) 注射、输液、输血传播:通过污染的药液、血制品传播感染,如输液过程中出现的发热反应,输血引起的乙型肝炎、艾滋病的传播等。

(5) 饮水、饮食传播:食物中常带有各种条件致病菌,尤其是铜绿假单胞菌及大肠埃希菌,能在患者肠道内定植,增加自身感染的概率。病原微生物通过饮水、饮食传播可导致医院感染的暴发流行。

3. 易感宿主

易感宿主是对感染性疾病缺乏免疫力、易感染的人,包括以下六种。

(1) 新生儿、婴幼儿和老年人。

(2) 营养不良,特别是蛋白质、维生素A、维生素C缺乏者。

(3) 糖尿病、肝病、肾病、结缔组织病、慢性阻塞性肺疾病、恶性肿瘤患者。

(4) 细胞或体液免疫缺陷患者,中性粒细胞计数低于500/mm^{3}者。

(5) 长期使用抗生素者。

(6) 烧伤或创伤产生组织坏死者。

(三) 医院感染发生的主要原因

1. 个体抵抗力下降,免疫功能受损

老年人和婴幼儿的机体免疫功能较差,住院期间易致医院感染;某些原发性疾病会导致机体抵抗力下降,如恶性肿瘤、血液病、糖尿病、肝硬化、慢性阻塞性肺疾病等;昏迷患者也可由于误吸或长期卧床引起感染。放疗和化疗不可避免会破坏机体的正常组织细胞,直接损害了机体的防御功能和免疫系统功能;糖皮质激素的应用会抑制免疫功能,同时掩盖潜在性感染,应用不当或时间过长则易引起副作用,导致医院感染。

2. 现代诊疗技术和侵入性检查治疗

现代诊疗技术的应用以及各种侵入性操作的增加,如器官移植、血液净化、各种导管、内镜、穿刺针的使用,破坏了皮肤和黏膜的屏障作用,损害了宿主的防御系统,为致病菌侵入创造了条件。

3. 医院管理机制不完善

医院管理机制不健全,缺乏对消毒灭菌效果的监控,医护人员对医院感染的严重性认识不足、重视不够,不能严格执行无菌技术和消毒隔离制度,都会导致医院感染。

4. 滥用抗生素

无适应证的预防用药、术前用药时间过早、术后停药过晚、剂量过大及联合用药过多等,会导致菌群失调和二重感染。抗生素的滥用是医院感染的危险因素。

(四) 医院感染的预防与控制

1. 建立医院感染管理体系

为提高医疗质量、确保医疗安全,医院应建立独立完整的管理体系,设置医院感染管理委员会、医院感染管理科和各科室医院感染管理小组的三级管理组织。医院感染管理委员会由医院感染管理部门、医务部门、护理部门、消毒供应室、手术室、临床科室、微生物检验部门、药事管理部门、设备管理部门、后勤管理部门及其他相关部门的主要负责人组成,在院长或业务副院长的指导下进行工作。

在医院感染管理委员会的领导下，建立由护士为主体的医院内层次分明的三级护理管理体系（一级护理管理——病区护士长和兼职监控护士；二级护理管理——科护士长；三级护理管理——护理部副主任，作为医院感染管理委员会副主任），负责医院感染管理，做到以预防为主，及时发现、及时处理。

2. 完善各项规章制度

医院必须依照国家卫生行政部门的法律、法规制定并完善相关规章制度。健全清洁卫生制度、消毒隔离制度以及感染管理报告制度等。落实监测制度，如对灭菌效果、消毒剂使用效果、一次性医疗器械的监测，感染高发科室的消毒卫生标准的检测等。

3. 落实医院感染管理措施

改善医院结构和布局，督促各级医护人员严格执行无菌技术和消毒隔离技术，并进行清洁、消毒、灭菌效果检测。切实做到控制感染源、切断传播途径、保护易感人群。

4. 加强医院感染知识的教育

提高医院全体人员的理论水平，加强预防与控制医院感染的意识，督促各级人员自觉执行医院感染管理各项规章制度。

二、清洁、消毒、灭菌

（一）清洁、消毒、灭菌的概念

1. 清洁

清洁（cleaning）是指用物理方法清除物体表面的尘埃、污垢和有机物。其目的是去除和减少微生物，但不能杀灭微生物。清洁适用于医院的墙壁、地面、医疗护理用品等物体表面的处理及物品消毒、灭菌之前的处理。

2. 消毒

消毒（disinfection）是指用物理、化学或生物的方法清除或杀灭除芽孢以外的所有病原微生物，使其达到无害的处理。

3. 灭菌

灭菌（sterilization）是指用物理或化学方法清除或杀灭一切微生物，包括致病性微生物和非致病性微生物，也包括细菌芽孢和真菌孢子。

（二）物理消毒灭菌法

1. 热力消毒灭菌法

热力消毒灭菌法（heat disinfection sterilization）是一种既简单又可靠、使用最广泛的消毒方法。它是利用热力破坏微生物的蛋白质、核酸、细胞壁和细胞膜，从而杀灭微生物的一种消毒灭菌方法。它可分为干热法和湿热法两类，前者由空气导热，传热慢，如燃烧法、干烤法；后者由水蒸气和空气导热，穿透力较强，传热快，如煮沸消毒法、压力蒸汽灭菌法等。

（1）燃烧法是一种简单、迅速、彻底的灭菌法。

使用方法：①焚烧法：常用于无保留价值的污染物品和特殊感染敷料的处理，如破伤风、气性坏疽等感染患者的敷料，污染的病理标本、废弃物、纸张等。可直接点燃或在焚烧炉内焚烧。②火焰烧灼法：某些金属器械可在火焰上烧灼 20 s。锐利刀剪及贵重器械禁用,以免刀刃变钝或器械被破坏。③酒精燃烧法:搪瓷类物品可倒入少量 95%乙醇溶液,转动容器,使乙醇分布均匀,点火燃烧直至熄灭。在燃烧过程中不得添加乙醇,以免引起火灾或烧伤。同时要远离氧气、乙醇、乙醚、汽油等易燃易爆物品。

(2) 干烤法是将物品放置在特制的烤箱中,通过空气对流和介质传导进行灭菌的方法。干烤法灭菌效果可靠,适用于在高温下不易变质、不易损坏或不易蒸发的物品,如油剂、粉剂、金属制品、陶瓷制品、玻璃制品等。但不适用于纤维织物和塑料制品的消毒灭菌。

使用方法:物品放入烤箱内,包裹不宜过大,一般不应超过 10 cm×10 cm×20 cm,包裹之间应有足够的空隙,放物量不超过烤箱高度的 2/3,以利于热的穿透,包裹勿与烤箱底部及四壁接触。若是油剂或粉剂,厚度不得超过 1.3 cm。消毒条件为120~140 ℃,10~20 min;灭菌条件为 160 ℃持续 2 h,170 ℃持续 1 h,或 180 ℃持续 30 min。灭菌后待烤箱温度降至 40 ℃以下再打开,以防炸裂。

(3) 煮沸消毒法是应用最早和家庭常用的消毒方法之一,适用于耐高温、耐湿的物品,如搪瓷、玻璃、金属、橡胶类等,不适用于外科器械的灭菌。

使用方法:将物品洗净完全浸没在水中,自水沸开始计时,5~10 min 可达到消毒效果,15 min 可将多数细菌芽孢杀灭,热抗力极强的需更长时间(如破伤风杆菌芽孢需煮沸 60 min才可杀灭)。煮沸过程中如加入其他物品,应从再次水沸后重新计时。若将碳酸氢钠加入水中,配成浓度为 1%~2%的溶液,可将沸点提高至 105 ℃,除增强杀菌作用外,还可去污防锈。

注意事项:①煮沸消毒前应将物品洗净,有轴节的器械将轴节打开,带盖的容器将盖打开,空腔导管应先在腔内灌水,大小及形状相同的容器不能重叠,水量应始终淹没所有物品。②放置的物品不宜过多,一般不超过消毒容器容积的 3/4。③根据物品的性质决定放入水的时间:橡胶类物品用纱布包好,水沸后放入,消毒后立即取出,以防橡胶老化;玻璃类物品用纱布包裹后,在冷水或温水中放入,以防突然遇热炸裂。④在海拔高的地区,气压低,沸点也低,故应该延长消毒时间,海拔每增加 300 m,需延长消毒时间 2 min。

(4) 压力蒸汽灭菌法是一种临床上应用最广、效果最为可靠的首选灭菌方法。

作用原理:利用高压下的高温饱和蒸汽杀灭一切微生物及其芽孢。

适用范围:用于耐高压、耐高温、耐潮湿物品的灭菌,如各类器械、橡胶、搪瓷、敷料、溶液、玻璃制品、某些药品、细菌培养基等。

使用方法:常用的有下排气压力蒸汽灭菌器和预真空压力蒸汽灭菌器。

① 下排气压力蒸汽灭菌器:包括手提式压力蒸汽灭菌器和卧式压力蒸汽灭菌器。下排气压力蒸汽灭菌器主要利用重力置换的原理,使热蒸汽在灭菌器中自上向下,将冷空气从下排气孔排出,并由饱和蒸汽取代排出的冷空气,从而利用蒸汽释放的潜热对物品进行灭菌。灭菌的压力、温度和时间由物品性质、大小及有关情况决定。通常灭菌条件如下:压力为 103~137 kPa,温度为 121~126 ℃,持续时间为 20~30 min。

手提式压力蒸汽灭菌器(图 1-8-1)适用于基层医疗单位,便于携带、使用方便、效果可靠。其用法是隔层内加适量水,在消毒桶内放入需灭菌的物品,加盖旋紧,直接加热或通电,打开放气阀排尽锅内冷空气后关闭放气阀,当压力和温度达到标准后,维持 20~30 min,可达到灭菌效果。关闭热源,打开排气阀,待压力降至"0"时,可慢慢打开盖子,取出物品。切忌突然打开盖子,以防冷空气大量进入,使蒸汽凝结成水滴,导致物品受潮、玻璃类物品因骤然降温而发生爆裂。

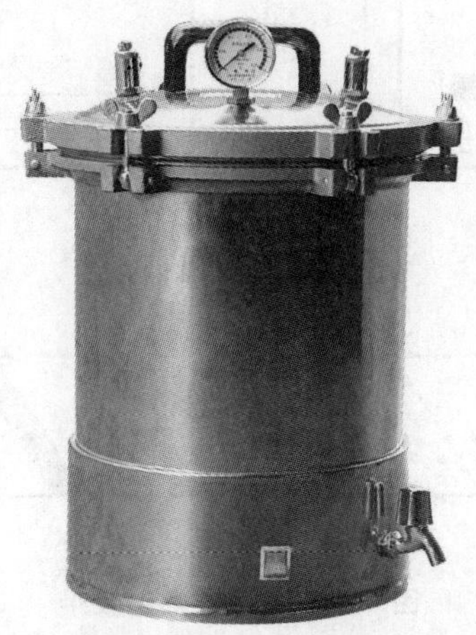

图 1-8-1　手提式压力蒸汽灭菌器

卧式压力蒸汽灭菌器空间较大，适用于一次灭菌大量物品。操作人员须经过专业培训，持证上岗。

②预真空压力蒸汽灭菌器是利用抽气机将灭菌柜室内抽成真空，形成负压，以利于蒸汽迅速穿透物品达到灭菌效果。其灭菌时间短、效果好，但是价格较昂贵。常用的灭菌压力为 205.8 kPa，温度应达到 132 ℃或 132 ℃以上，保持 4～5 min。

注意事项：①物品在灭菌之前应彻底洗净、晾干。包装时不宜捆扎过紧，内放化学指示卡，外用化学指示胶带粘贴。②常用的包装材料有全棉布(至少 2 层)、一次性复合材料、一次性无纺布、金属容器或有孔玻璃等，使用这些材料有利于蒸汽流通。若是金属容器，灭菌前应将盖子或通气孔打开，灭菌后立即关闭，以保持物品于无菌状态；若是盛装液体的密闭瓶，灭菌前应将针头插入瓶塞，以防止压力过高，造成爆炸，灭菌后立即拔出针头，以保持液体处于无菌状态。③灭菌包不宜过大：下排气压力蒸汽灭菌器的灭菌包体积不得超过 30 cm×30 cm×25 cm；预真空压力蒸汽灭菌器的灭菌包体积不得超过30 cm×30 cm×50 cm。灭菌器内物品总量不应超过灭菌器柜室容积的 4/5。④灭菌物品应放置合理：灭菌包之间要有空隙，以利于蒸汽流通与物品的干燥；布类物品应放在金属、搪瓷物品之上，以免蒸汽遇冷凝结成水而使布类潮湿，影响灭菌效果。⑤随时观察压力、温度情况，安全操作，灭菌物品干燥后方可取出备用。⑥每日检查一次灭菌设备，定期监测灭菌效果。

灭菌效果监测：①物理监测法：将温度计(150 ℃或 200 ℃的留点温度计)甩至 50 ℃以下，放入待灭菌的包裹内。灭菌后检查温度计读数是否达到灭菌温度。②化学监测法：目前使用最广泛的检测方法，使用简便。常用的有化学指示卡和化学指示胶带。将化学指示卡(图 1-8-2)放在灭菌包的中央，经过 121 ℃、20 min 或 135 ℃、4 min 的灭菌后，根据指示卡性状或颜色的改变与标准色块比较来判断灭菌是否合格。也可将化学指示胶带(图 1-8-3)粘贴在所需灭菌物品的包装外。③生物监测法：最可靠的监测法，是利用对热耐受力较强的非致病性嗜热脂肪芽孢杆菌作为检测菌株，制成菌纸片。在灭菌包的中央和四角分别放置 10 片菌纸片，灭菌后再取出放入培养基，在 56 ℃温箱中培养2～7天，观察培养基的颜色变化，若全部菌片保持色泽不变，则为无细菌生长，表示达到灭菌效果。

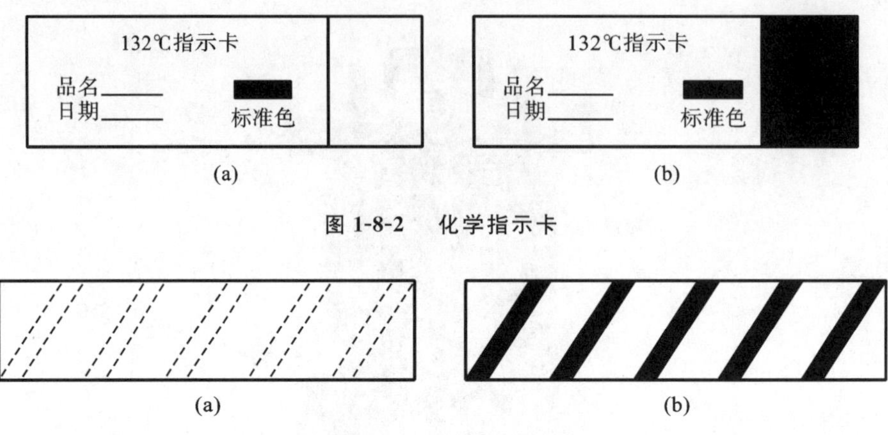

图 1-8-2　化学指示卡

(a)　(b)

图 1-8-3　化学指示胶带

2. 光照消毒法

光照消毒法又称为辐射消毒法，包括日光曝晒法、紫外线消毒法和臭氧灭菌灯消毒法。

(1) 日光曝晒法(sunshine exposure method)：利用日光的热、干燥和紫外线的作用来发挥其杀菌功能的方法。由于紫外线的穿透力差，消毒时应将物品置于阳光下直射，曝晒6 h，每2 h翻转一次，使各面接受阳光照射，以达到消毒效果。日光曝晒法常用于毛毯、床垫、衣服、书籍等的消毒。

(2) 紫外线消毒法(ultraviolet disinfection)：紫外线的波长范围为200～275 nm，其中250～270 nm是杀菌作用最强的波段。我国常用的是紫外线消毒灯管和紫外线消毒器。

作用原理：紫外线可降低菌体内氧化酶活性，破坏菌体的氨基酸，使菌体蛋白光解变性，从而使微生物的DNA失去转化能力而死亡。此外，紫外线可使空气中的氧电离产生具有极强杀菌作用的臭氧。

适用范围：凡是被污染的水、空气、纸张、织物和物体表面均可用紫外线消毒。

使用方法：紫外线的穿透力差，物品在消毒时必须使各个消毒部位充分暴露于紫外线下。紫外线消毒的适宜温度为20～40 ℃，相对湿度为40%～60%，若达不到此条件则应延长照射时间。对物品表面进行消毒时，可将物品摊开或挂起，有效距离为25～60 cm，消毒时间为20～30 min；消毒纸张、织物等粗糙表面时，应使两面均受照射，并适当延长照射时间；小件物品可置于紫外线消毒箱内进行照射消毒。消毒室内空气时，每10 m^2安装30W紫外线灯一支。若室内无人，应清扫尘埃，关闭门窗，照射有效距离为2 m以内，持续30～60 min；若室内有人，可选用高强度紫外线空气消毒器，开机消毒30 min以达到消毒效果。

注意事项：①消毒时间从灯亮5～7 min后开始计时，照射后应开窗通风。②关灯后若需重新再开启，应间隔3～4 min。③紫外线对人的眼睛和皮肤有刺激作用，若直接照射超过30 s可引起眼炎和皮炎，故照射时应戴防护镜、穿防护服，必要时离开房间。④紫外线灯管应每两周用95%乙醇棉球擦拭一次，若发现灯管表面有灰尘、油污时，应随时擦拭，保持灯管表面清洁。⑤紫外线灯的辐射强度应定期监测，使用的辐射强度应不低于70 $\mu W/cm^2$，新灯的辐射强度不得低于90 $\mu W/cm^2$；凡是辐射强度低于70 $\mu W/cm^2$、使用时间超过1 000 h的灯管应及时更换。⑥紫外线强度计应每年标定一次，并定期监测灭菌效果。

(3) 臭氧灭菌灯消毒法:臭氧灭菌灯内装有臭氧发生管,在电场作用下,空气中的氧气被转换成高纯度的臭氧,臭氧利用其强大的氧化作用达到杀菌效果。该方法主要用于空气、医院污水、诊疗用水、物品表面等的消毒。为确保臭氧灭菌灯的消毒效果,在使用时应先关闭门窗。采用 30 mg/m^{3}浓度,持续 15 min,或采用 5～10 mg/m^{3}浓度、持续 30 min。由于臭氧对人体有害,国家规定大气中臭氧浓度不得超过 0.2 mg/m^3,在空气消毒时所有人员均应离开,消毒结束 30 min 后方可进入。

3. 微波消毒灭菌法(Microwave disinfection and sterilization)

微波是一种可以杀灭细菌繁殖体、病毒、真菌和细菌芽孢等的电磁波。它的频率高(300～300 000 MHz),波长短(0.001～1 m)。

作用原理:物品在电磁波的高频交流电场作用下,其极性分子发生极化,进行高速运动,相互摩擦、碰撞,使温度迅速上升从而达到消毒灭菌的效果。

适用范围:食品及餐具、医疗药品、化验单据、票证、耐热非金属材料及器械的消毒灭菌。其优点是对消毒物品的内外同时进行加热,缩短了消毒时间。

注意事项:①微波不能穿透金属,故不能用于金属物品的消毒;②微波对人体有一定伤害,应避免长期照射;③消毒物品的体积不宜过大;④因水是微波的强吸收介质,可以在微波炉内放一杯水或用湿布包裹物品从而提高消毒效果。

4. 电离辐射灭菌法

电离辐射灭菌法(ionizing radiation sterilization)是一种利用放射性核素^{60}Co 发射的 γ 射线或电子加速器产生的高能电子束穿透物品进行灭菌的方法。因其在常温下灭菌,故又称为“冷灭菌”。它能够干扰微生物 DNA 合成,破坏细胞膜,从而引起酶系统紊乱来达到杀灭微生物的效果。该方法适用于对不耐高热的物品灭菌,如金属、塑料、橡胶、高分子聚合物(如一次性注射器、输液输血器、聚乙烯心瓣膜、血液透析膜等)、精密医疗器械、生物制品及节育用具等的灭菌。

5. 过滤除菌

过滤除菌是一种采用生物洁净技术,通过三级空气过滤器,采用合理的气流方式除去空气中 0.5～5 μm 的尘埃,以达到洁净空气的一种方法。该方法适用于手术室、烧伤病房、器官移植病房等的消毒。

知识链接

空气动态消毒机

空气动态消毒机即为对空气消毒杀菌的机器,能够杀灭细菌、病毒、真菌、孢子等。有的机型不但能过滤花粉,去除室内空气中的甲醛、苯酚等有机污染气体,还能对烟雾、卫生间的不良气味、人的体味等进行有效去除。此款机器能够实现人机共作业,对空气进行动态消毒,同时对人体无任何危害。

(三) 化学消毒灭菌法

化学消毒灭菌法是利用气体状或液体状的化学药物渗透到菌体内,使菌体蛋白变性、细菌酶丧失活性,从而抑制细菌的生长代谢,或破坏细菌细胞膜的结构,改变其通透性,使细胞膜破裂或溶解,从而达到消毒灭菌目的。凡不适用于热力消毒灭菌法的物品均可采用此法,如患者的皮肤、黏膜、排泄物,以及周围环境、光学仪器、金属锐器等。

1. 化学消毒灭菌剂的使用原则

(1) 根据不同的微生物或物品的特性,选择恰当的化学消毒灭菌剂。

(2) 严格掌握化学消毒灭菌剂的有效浓度、使用方法和消毒时间。

(3) 物品在浸泡消毒前应洗净擦干,完全浸没在消毒液面以下,器械的轴节需打开,管腔内应注满消毒液。

(4) 消毒液中不宜放置棉花、纱布等,以免吸附化学消毒灭菌剂而降低消毒效力。

(5) 易挥发的化学消毒灭菌剂要加盖密封,定期检测、调整浓度、定期更换。

(6) 消毒后的无菌物品在使用前应先用无菌生理盐水冲洗干净,用气体消毒后的物品应待气体散发后再使用,以避免残留的消毒剂刺激人体组织。

2. 化学消毒灭菌剂的分类

各种化学消毒灭菌剂按照其效力不同分为三类(表 1-8-1)。

表 1-8-1 化学消毒灭菌剂的效力分级

效力分级	细菌			病毒		真菌
	结核杆菌	繁殖体	芽孢	亲水性	亲脂性	
高效	+	+	+	+	+	+
中效	+	+	−	+	+	+
低效	−	+	−	−	+	±

3. 化学消毒灭菌剂的使用方法

(1) 浸泡法(immersion):将被消毒的物品洗净擦干,完全浸没在一定浓度的消毒液内,在规定时间内达到消毒作用的方法。浸泡法适用于耐湿、不耐热的物品,如精密器材、锐利器材等的消毒,是临床上最常用的化学消毒灭菌法。

(2) 擦拭法(rubbing):将化学消毒灭菌剂溶于水中配成规定的浓度,擦拭被污染物品的表面或进行皮肤消毒的方法,常用于桌椅、墙壁、地面等的消毒。

(3) 喷雾法(nebulization):用喷雾器将一定浓度的化学消毒灭菌剂均匀地喷洒在空气中或物体表面,在规定的时间内达到消毒效果的方法,常用于空气、墙壁、地面等的消毒。

(4) 熏蒸法(fumigation):将化学消毒灭菌剂加热或加入氧化剂,利用其产生的气体进行消毒的方法。熏蒸法常用于不耐湿、不耐高温的物品和室内空气的消毒。物品消毒:常用甲醛箱进行。空气消毒:① 2%过氧乙酸 8 mL/m^3,熏蒸 30～120 min;② 纯乳酸 0.12 mL/m^3,加等量水,熏蒸 30～120 min;③ 食醋 5～10 mL/ m^3,加热水 1～2 倍,熏蒸30～120 min。

4. 常用的化学消毒灭菌剂

(1) 灭菌剂:能够杀灭一切微生物,包括细菌芽孢、真菌孢子,以达到灭菌效果的化学制剂,如过氧乙酸、戊二醛、37%～40%甲醛、环氧乙烷等(表 1-8-2)。灭菌剂主要用于病毒、真菌、结核杆菌、细菌芽孢等各类微生物严重污染的物品的消毒,或接触、进入人体后对人体健康可能构成严重危害的物品的处理,如胃镜。

表 1-8-2　灭菌剂

名　称	作用机制	使用方法	注意事项
过氧乙酸	具有强氧化性，能将菌体蛋白质氧化从而导致微生物死亡	可采用浸泡法、擦拭法、喷洒法。0.2%溶液可用于皮肤消毒；0.02%溶液用于黏膜冲洗消毒；0.2%～1%溶液适用于浸泡消毒，浸泡时间为 30 ～ 60 min；0.2%～0.4%溶液可用于环境喷洒消毒	过氧乙酸性能不稳定，高温易爆炸，须加盖存放于通风阴凉处；溶液应用无菌蒸馏水配制，现用现配；溶液刺激性强，配制时需戴口罩、橡胶手套（一旦溅上，立即用清水冲洗干净），使用时谨防溅入眼中或皮肤、黏膜上；过氧乙酸对织物有漂白作用，对金属有腐蚀性，消毒后应及时冲洗干净；用来消毒被血液、脓液等污染的物品时，需适当延长消毒时间
戊二醛	戊二醛上两个活泼的醛基能与菌体蛋白质上的氨基结合，形成无生物活性的物质，使之灭活，具有强大的杀菌作用	常用浸泡法，2%碱性戊二醛可用于浸泡不耐热的医疗器械、精密仪器，如内镜等。消毒时间为 20～45 min，灭菌时间为 10 h	戊二醛容易氧化分解，应加盖存放于通风阴凉处，宜现用现配。在使用过程中加强浓度监测，每周需过滤一次，每 2～3 周更换一次消毒液；因戊二醛对皮肤黏膜有刺激性，接触时须戴手套，操作时应防止溅入眼内或吸入体内，灭菌后的物品在使用前应用无菌蒸馏水冲洗；此外，戊二醛对手术刀片等碳钢制品有腐蚀性，使用前应加入 0.5%的亚硝酸钠防锈
37% ～ 40%甲醛（福尔马林）	能够使菌体蛋白质变性，酶活性消失，从而导致细菌死亡	常用甲醛熏蒸法，用于物体表面、对湿热敏感、不耐高温和高压的医疗器械的消毒灭菌。应将物品摊开或挂起，将温度调节为52～56 ℃，相对湿度为 70%～80%，将甲醛加热产生气体，密闭 3 h 以上。甲醛用量按消毒时 100 g/L、灭菌时 500 g/L 计算	消毒时须严格控制环境的温度和湿度，以免影响消毒效果；因甲醛蒸汽穿透力较弱，被消毒物品应摊开或挂起，尽量暴露污染面，物品之间需留有空隙，以达到消毒目的；用甲醛箱消毒物品时，不宜用自然挥发法；甲醛有致癌作用，不宜用于空气消毒，消毒后可用抽气通风或氨水中和法去除残留的甲醛气体，用大量无菌盐水冲洗消毒后的物品

续表

名　　称	作用机制	使用方法	注意事项
环氧乙烷	可与菌体蛋白上的表面基团结合,发生非特异性烷基化反应,使酶代谢受阻而导致细菌死亡	环氧乙烷沸点为10 ℃,在常温下为无色气体,是一种气体化学消毒灭菌剂。适用于光学仪器、电子仪器、医疗器械、化纤织物、皮毛、棉、书籍、一次性诊疗用品等的消毒灭菌。少量物品可置于丁基橡胶袋中消毒,大量物品则使用环氧乙烷灭菌柜,灭菌时间为6 h	环氧乙烷易燃易爆,沸点低,且对人体有害,应密封存放于低于40 ℃的阴凉通风、远离火源处,并定期检查是否漏气;消毒灭菌时必须密闭进行,工作人员需经专业培训后方可上岗;环氧乙烷遇水后会形成有毒的乙二醇,故不可用于食品的灭菌;灭菌后的物品应放入解吸器内以清除残留环氧乙烷

(2) 高效消毒剂:能够杀灭一切细菌繁殖体、病毒、真菌及孢子,并对细菌芽孢有显著杀灭作用的化学制剂,如含氯消毒剂、过氧化氢等(表1-8-3)。

表1-8-3　高效消毒剂

名　　称	作用机制	使用方法	注意事项
含氯消毒剂:高浓度的含氯消毒剂为高效消毒剂,低浓度的为中效消毒剂。常用的有液氯、漂白粉、漂白粉精、次氯酸钠和84消毒液	在水溶液中能放出有效氯,破坏细菌酶的活性而致菌体死亡	可采用浸泡法、擦拭法、喷洒法,适用于餐具、水、环境及疫源地等的消毒。被细菌繁殖体污染的物品,用含有效氯0.02%的消毒液进行浸泡消毒,加盖浸泡10 min以上,不能浸泡的可进行擦拭;被肝炎病毒、结核杆菌、细菌芽孢污染的物品,用含有效氯0.2%的消毒液浸泡消毒30 min以上。一般物品表面可用含有效氯0.05%的消毒液均匀喷洒30 min以上;用含有效氯0.2%的消毒液均匀喷洒被肝炎病毒、结核杆菌污染的物品表面,时间为60 min以上。0.5%漂白粉溶液、0.5%～1%氯胺溶液用于餐具、便器等的消毒,浸泡时间为30 min;1%～3%漂白粉溶液、0.5%～3%氯胺溶液用于喷洒或擦拭地面、墙壁或物品表面;将排泄物5份加含氯消毒剂干粉1份,混合搅拌,放置2～6 h。若是尿液,每100 mL加漂白粉1 g,放置1 h	消毒液应置于阴凉、干燥、通风处密封保存,以减少有效氯的丧失;因溶液不稳定,宜现配现用;对织物有漂白作用、对金属有腐蚀作用,不宜用于有色衣物、金属制品及油漆家具的消毒

续表

名　称	作用机制	使用方法	注意事项
过氧化氢	通过强大的氧化作用达到杀灭微生物的效果	可采用浸泡法和擦拭法，用3%过氧化氢溶液，消毒时间为30 min。常用于消毒丙烯酸树脂制成的外科埋置物、不耐热的塑料制品、餐具、服装、隐形眼镜、饮水等或用于漱口、外科冲洗伤口等	过氧化氢应存放于阴凉通风处，使用前需测定有效含量；其稀释液不稳定，应现用现配；过氧化氢对有色织物有漂白作用，对金属有腐蚀作用；消毒效果受有机物影响，若消毒物品被血液、脓液污染，则适当延长消毒时间；因溶液有刺激性，使用时防止溅入眼内或皮肤黏膜上（一旦溅入需及时用清水冲洗）

(3) 中效消毒剂：能杀灭除细菌芽孢以外的细菌繁殖体、真菌，大部分病毒及其他微生物的化学制剂，如碘酊、乙醇、碘伏等（表1-8-4），常用于受到细菌、真菌、病毒等非细菌芽孢污染的各类物品的消毒，人体体表消毒以及接触人体后可能对人体健康构成危害的物品的消毒，如体温计的消毒。

表1-8-4　中效消毒剂

名　称	作用机制	使用方法	注意事项
碘酊	使菌体蛋白氧化、变性，导致其死亡。能杀灭大部分细菌、真菌、芽孢和原虫	2%碘酊用于注射部位、手术、创面周围等的皮肤消毒，作用1 min后用70%乙醇脱碘；2.5%碘酊用于脐带断端消毒，作用1 min后用70%乙醇脱碘	应加盖密封保存；对碘过敏者禁用；因刺激性强，不可用于黏膜的消毒；不能与汞溴红同用，防止产生碘化汞腐蚀皮肤；对金属有腐蚀性，不适用于金属器械的消毒；存放于密封瓶中
乙醇	使菌体蛋白凝固变性从而使菌体死亡，但对肝炎病毒及芽孢无效	70%的乙醇杀菌力最强，常用于皮肤、物品表面的擦拭消毒及医疗器械的浸泡消毒，时间是5～10 min	乙醇易燃、易挥发，应远离明火，加盖保存，定期测定有效浓度；有刺激性，不宜用于黏膜和创面消毒
碘伏	是碘与表面活性剂结合的不定型结合物，能破坏细菌胞膜的通透性屏障，使蛋白质漏出或与细菌酶蛋白发生碘化反应而使之失活	可采用浸泡法、擦拭法和冲洗法消毒皮肤和黏膜。0.05%～0.1%碘伏溶液浸泡消毒，时间为30 min；0.5%～2%碘伏溶液擦拭消毒，擦2遍，作用时间为2～3 min；0.05%碘伏溶液冲洗伤口黏膜和阴道黏膜，时间为3～5 min	应置于阴凉处、防潮、密封保存；因碘伏稀释后稳定性较差，应现用现配；若待消毒物品上有大量有机物，应适当延长消毒时间或提高药物浓度；碘伏对二价金属制品有腐蚀性，不宜用于相应金属物品的消毒

(4) 低效消毒剂：只能杀灭细菌繁殖体（分枝杆菌除外）、亲脂病毒和某些真菌的化学制剂，如氯己定（洗必泰）、苯扎溴铵（新洁尔灭）等（表1-8-5）。适用于受到细菌繁殖体、亲

脂病毒污染的物品消毒或体表的清洁卫生处理。

表 1-8-5　低效消毒剂

名　称	作用机制	使用方法	注意事项
氯己定 (洗必泰)	通过破坏细胞膜、抑制酶活性,使细胞膜破裂。具有光谱抑菌、杀菌作用,能杀灭细菌繁殖体,但不能杀死芽孢、病毒和分枝杆菌	可采用冲洗法和擦拭法,常用于外科洗手消毒和手术部位的皮肤、黏膜消毒。0.05%～0.1%氯己定水溶液可用于冲洗膀胱、阴道、伤口黏膜创面,以预防和控制感染;4%氯己定乙醇溶液用于擦拭手术和注射部位的皮肤,擦2遍,作用时间为2 min	氯己定易受有机物影响,使用前应先对消毒部位进行清洁;不可用于外科手术器械的消毒;对阴离子表面活性剂有拮抗作用,故不能与洗衣粉、肥皂等同用
苯扎溴铵 (新洁尔灭)	能够破坏细胞膜使菌体自溶死亡	0.1%用于皮肤消毒,0.05%用于黏膜消毒	苯扎溴铵对铝制品有破坏作用,不能盛放于铝制容器内;因有吸附作用,不应在溶液内放置毛巾、纱布等;对阴离子表面活性剂有拮抗作用,故不能与洗衣粉、肥皂等同用

(四) 医院清洁、消毒、灭菌

1. 医用物品对人体的危险性分类

医用物品对人体的危险性是指物品被污染后对人体造成危害的程度,按其危害程度可分为三类。

第一类:高度危险性物品,是指穿过皮肤或黏膜而进入无菌组织或器官内部的器材,或是与破损的皮肤、组织、黏膜密切接触的器材和用品。如穿刺针、输液器材、输血器材、注射用的液体和药物、血液和血液制品、手术器械和用品、导尿管、脏器移植物、活体组织检查钳、透析器、膀胱镜和腹腔镜等。

第二类:中度危险性物品,是仅和破损皮肤、黏膜接触,而不进入无菌组织内的物品。如压舌板、体温表、喉镜、气管镜、胃肠道内窥镜、呼吸机管道、麻醉机管道、避孕环和子宫帽等。

第三类:低度危险性物品,此类物品虽有微生物污染,但在一般情况下对人体无害,只有当受到一定量的病原微生物污染才会造成危害。此类物品直接或间接与健康完整的皮肤接触,包括患者、医护人员、生活卫生用品及医院环境中的物品,如地面、墙壁、餐具、茶具、毛巾、面盆、桌面、床面、被褥、痰盂(杯)、便器及一般诊断用品(听诊器、听筒、血压计袖带等)。

2. 选择消毒、灭菌方法的原则

(1) 应使用经卫生行政部门批准的消毒药品和器械,并严格按照批准使用的范围和方法使用。

(2) 根据污染物品的微生物的种类、数量和危害性选择恰当的消毒、灭菌方法。

(3) 根据物品的性质选择合适的消毒、灭菌方法。①选择表面消毒方法,应考虑物品表面的性质。若表面光滑,可选用紫外线消毒器近距离照射,或用液体消毒剂进行擦拭。②耐高温、耐湿的物品应首选压力蒸汽灭菌法;耐高温、不耐湿的粉剂、油剂、玻璃器材可用干热灭菌法。③不耐热、不耐湿和贵重物品,可采用环氧乙烷或低温蒸汽甲醛气体消毒、灭菌。④对器械进行浸泡消毒时,应采用对金属无腐蚀性的消毒剂。

(4) 根据物品被污染后的危害程度选择适当的消毒或灭菌法。①高度危险性物品,必须进行灭菌处理。②中度危险性物品,常用中效或高效消毒法,但消毒要求并不相同。如体温计、内窥镜等必须进行高效消毒法消毒。③低度危险性物品,一般采用低效消毒法或只做一般清洁处理,只在特殊情况下才做特殊的消毒要求。

3. 消毒、灭菌的基本程序

普通患者使用过的物品,应先清洗干净再消毒。若是被甲类传染病患者、结核、肝炎、艾滋病、炭疽病等患者的分泌物、排泄物、血液等污染的物品,应先消毒再清洗,并且在使用前根据物品危险性的种类,选择恰当的消毒或灭菌法进行处理。

4. 医院日常的清洁、消毒、灭菌

(1) 医院环境的清洁与消毒:医院环境的清洁与消毒是控制医院感染的基础。患者、带菌者排出的病原微生物常可污染医院环境,从而使医院环境成为感染的媒介。因此,为了保持医院环境的清洁,不仅要做好环境的清洁卫生,定时通风并用消毒液擦拭地面、门窗、家具,还要做好环境的空气消毒。

① Ⅰ类环境的空气消毒:采用层流通风,要求空气中的细菌总数不超过 10 cfu/cm^3。常应用于层流洁净病房和层流洁净手术室。

② Ⅱ类环境的空气消毒:可采用静电吸附式空气消毒器消毒或循环风紫外线空气消毒器消毒,要求空气中的细菌总数不超过 200 cfu/cm^3。常应用于供应室无菌区、普通手术室、产房、婴儿室、早产儿室、重症监护室、烧伤病房和普通保护性隔离室。

静电吸附式空气消毒器:采用静电吸附的原理,配加过滤系统,可过滤和吸附空气中的带菌尘埃以及微生物,能够在有人的房间进行空气消毒。

循环风紫外线空气消毒器:采用低臭氧紫外线灯,能使消毒环境中的臭氧浓度低于 0.2 mg/m^3,开机 30 min 后可达到消毒要求,并且对人体无害,可在有人的房间进行空气消毒。

③ Ⅲ类环境的空气消毒:Ⅲ类环境要求空气中的细菌总数不超过 500 cfu/cm^3,除可采用静电吸附式空气消毒器消毒或循环风紫外线空气消毒器消毒外,还可采用臭氧消毒、紫外线消毒、过氧乙酸消毒、含氯消毒剂熏蒸或喷雾消毒。常应用于注射室、换药室、治疗室、儿科病房、妇产科检查室、急诊室、供应室清洁区、化验室、各类普通病房和诊室。

(2) 被服类消毒:针对不同的物品可采取不同的方法进行消毒。①各科患者用过的被服可送到被服室经环氧乙烷灭菌后,再送至洗衣房清洗备用。其中,传染病患者或感染患者的被服应与普通患者的被服分开清洗和消毒。②工作人员的工作服及值班室被服应与患者的被服分开清洗和消毒。③棉胎、毯子、枕芯、床垫可用日光曝晒法或紫外线消毒。④婴儿衣被须单独洗涤,不可与其他衣被混洗。⑤棉织品(如普通患者的床单、患者衣服)应先经一般洗涤后再高温消毒。

(3) 清洁用具的使用与消毒:

① 抹布:在办公室、换药室、治疗室等地方应使用不同的抹布,不可混用。使用后置于

0.025%有效溴的二溴海因消毒液中浸泡消毒30 min,再清洗干净,晾干备用。

② 扫床巾:扫床时采用湿扫法,一床一巾。使用后放于0.025%有效溴的二溴海因消毒液中浸泡消毒30 min,再清洗干净,晾干备用。

③ 拖把:病区内的拖把应有明显标志,并按治疗室、换药室、办公室、病室、走廊、卫生间等不同房间严格分区使用;一般在病室、换药室、治疗室、办公室和走廊使用过的拖把,用清水冲洗后悬挂晾干备用;若病室、换药室、治疗室等地面被血液、分泌物、呕吐物或排泄物污染,可先将适量的0.1%有效氯或有效溴的消毒剂倒在污染地面上,作用30 min,再用拖把拖干净,然后将拖把用0.05%有效氯或有效溴消毒液浸泡30 min,再清洗干净,晾干备用。

(4) 物体表面的消毒:

① 病室各类用品表面的消毒:病室内用品包括病床、床头柜、椅子等。一般情况下,只需进行日常的清洁卫生工作,每日用清洁的抹布擦拭各类用品表面2次即可除去灰尘和大部分微生物。当用品表面有特殊污染时,必须采取严格的消毒处理措施。

② 墙面消毒:一般墙面污染不严重时不用消毒。当受到病原体污染时,可采用化学消毒剂擦拭或喷雾消毒。

③ 地面消毒:医院的地面容易被患者的呕吐物、排泄物或分泌物污染,由于人流量大,若不及时处理,极易造成病原微生物的传播。当地面无明显污染时,可采用湿式清扫,每日用清水或清洁剂拖地1～2次,即可清除地面污物和部分病原微生物。当地面受到病原微生物污染时,可采用0.5%有效氯或有效溴的消毒液擦拭地面或喷洒。

(5) 医疗废弃物的消毒处理:

根据《医疗废弃物管理条例》规定:医疗废弃物是指医疗卫生机构在医疗、预防、保健以及其他相关活动中产生的具有直接或间接感染性、毒性以及其他危害性的废物。医疗废弃物均有可能携带病原微生物,并对公众健康造成危害。因此,2002年卫生部颁布的《消毒技术规范》对污物消毒的方法、要求以及污物的处理均进行了规范。

医疗废弃物的分类:对医疗废弃物进行分类是有效处理医院污物的前提。医疗废弃物分为以下6类。①生活垃圾:患者在日常生活中产生的垃圾或医院在运营、建筑物的维修中产生的废物。②感染性废弃物:含有病原体的具有引发感染性疾病传播危险的医用垃圾,包括使用过的一次性注射器、输液器、输血器等,传染病病房及传染病患者的废弃物(排泄物、手术或感染伤口的敷料)。③病理性废弃物:在诊疗过程中产生的人体废物(器官、组织、死胎、血液和体液)以及用于医学实验的动物尸体。④锋利物(锐器):能割伤或刺伤皮肤的物品,包括针头、手术刀片、手术锯、皮下注射针、输液器、钉子及碎玻璃等。⑤药物性废弃物:因过期、被污染或淘汰等而被废弃的药品。⑥放射性废弃物:被放射性核素污染了的气体、液体或固体,以及放置在放射性物品容器内的诊断剂和残余物。

医疗废弃物的收集和处理:根据2002年卫生部颁布的《消毒技术规范》的要求,医院内应设置3种以上颜色的污物袋用于污物的分类收集和处理。①污物的分类收集:黄色袋用于装医用垃圾(感染性废弃物),黑色袋用于装生活垃圾,有特殊标记的污物袋用于装放射性废弃物。使用的污物袋应不漏水,坚韧耐用,可首选降解塑料制成的污物袋。②建立严格的污物分类收集制度:所有废弃物都应放入相应颜色的污物袋(桶)中,并有专人负责及时分类、收集、封袋和运送,做好无害化处理。③锐器不应与其他废弃物混放:锐器用后必须安全无误地放入锐器盒中。高危区的医院污物应使用双层污物袋,并及时密封。放射性废弃物须放在适当的容器中防止扩散。④分散的污物要定时收集:污物袋(箱)每日从科室或病房运往指定的收集地点,在运送过程中需防止污物袋(箱)的泄漏。

一次性输液器、一次性输血器、一次性注射器等使用后的处理如下。①使用过的一次性输液器、一次性输血器和一次性注射器等物品必须及时消毒毁形,并由当地卫生部门指定的单位定点回收,集中处理。严禁随意丢弃或出售给其他非指定单位。②一次性输液器在使用后需先剪下针头部分,用 0.1%的有效氯或有效溴的消毒液浸泡 60 min 以上,再放入专用的收集袋内。③采血后的一次性注射器、一次性输血器(袋)可放入专用收集袋直接焚烧。若不能采用焚烧法,须用含有效氯 0.2%的消毒液浸泡 60 min(针筒要打开)后再毁形处理。④使用后的一次性注射器最好使用毁形器进行毁形,然后用含 0.1%有效氯的消毒液浸泡 60 min 以上再回收。没有接触人体的一次性注射器毁形后便可回收。⑤确定没有被污染的一次性医疗用品,如配制药物的针筒、输液袋(瓶)等,使用后不必浸泡消毒,只需毁形即可。⑥医院必须建立定点回收制度,设专人负责回收工作。每个科室均应加强管理,严防人为流失。凡参与处理一次性医疗用品的人员必须经过培训合格,并应加强个人防护意识。

三、无菌技术

无菌技术是医疗护理操作中防止发生感染和交叉感染的一项重要的基本操作,医护人员必须熟练地掌握无菌技术,严守操作规程,以保证患者的安全。

(一) 基本概念

1. 无菌技术

无菌技术(aseptic technique)是指在医疗护理操作过程中,防止无菌物品、无菌区域被污染,防止一切微生物侵入机体或传播给他人的操作技术和管理方法。

2. 无菌物品

无菌物品(aseptic supplies)是指经物理方法或化学方法灭菌处理后未被污染的物品。

3. 无菌区

无菌区(aseptic area)是指经物理方法或化学方法灭菌处理后未被污染的区域。

4. 非无菌区

非无菌区(non-aseptic area)是指未经灭菌处理或经灭菌处理后又被污染的区域。

(二) 无菌技术操作原则

1. 环境

环境要宽敞,并应定期进行消毒,操作前 30 min 须停止清扫地面、更换床单等工作,减少人群走动,防止尘埃飞扬。

2. 工作人员

工作人员着装要符合无菌操作要求。无菌操作前,衣帽要整洁,应修剪指甲,洗手,戴口罩,必要时穿无菌衣,戴无菌手套。

3. 操作中保持无菌

首先要确定无菌区与非无菌区。

(1) 操作者要面向无菌区并与无菌区保持一定距离;手臂保持在腰部水平或操作台面

以上;不可跨越无菌区;避免面对无菌区谈笑、咳嗽、打喷嚏。

(2) 取用无菌物品时,必须用无菌持物钳;无菌物品一经取出,即使未使用,也不可放回无菌容器内;无菌物品不可在空气中暴露过久;无菌物品疑被污染或已被污染,即不可再用,应予以更换或重新灭菌。

(3) 一套无菌物品,仅能供一位患者使用,以防交叉感染。

4. 无菌物品管理

无菌物品与非无菌物品须分别放置,且有明显标志;无菌物品须存放在无菌包或无菌容器内,不可暴露在空气中。无菌包或无菌容器外须标明物品名称及灭菌日期,存放在清洁、干燥、固定的地方,并按日期先后顺序排放。定期检查无菌物品保存情况,在未被污染的情况下,有效期7天,一旦过期或受潮需重新灭菌。

(三) 无菌技术基本操作

实训1-8-1 无菌持物钳的使用

【目的】

用于夹取和传递无菌物品的器械。

【评估】

操作区是否整洁、宽敞、安全;操作台是否清洁、干燥、平坦。

【计划】

1. 操作者准备

修剪指甲,洗手,戴口罩,着装整洁。

2. 用物准备

选择合适的无菌持物钳及盛放无菌持物钳的容器。

(1) 无菌持物钳的种类:临床上常用的无菌持物钳有三种,即三叉钳、卵圆钳和长短镊子。三叉钳的前端较粗,呈三叉形并以弧形向内弯曲,可夹取瓶、盆、罐、骨科器械等较重或较大物品。卵圆钳的前端有两个卵圆形的小环,可夹取刀、镊、剪、治疗碗、碗盘等。镊子的尖端细小,使用时灵活方便,适用于夹取棉球、棉签、针头、缝针、纱布等。

(2) 无菌持物钳的存放方法:无菌持物钳的存放通常采用消毒液浸泡保存法,持物钳经高压蒸汽灭菌后浸泡在盛有消毒液的广口有盖容器内,消毒液应浸过无菌持物钳关节轴以上2~3 cm(持物镊的1/2处)(图1-8-4),此法常用于病室存放;另外,也可将其保存在灭菌后的广口有盖的干燥容器内,此法常用于手术室。注意:每个容器内只能放置一把无菌持物钳,以避免使用时互相碰撞造成污染。

3. 环境准备

应保持环境清洁、宽敞。

【实施】

1. 操作步骤

使用无菌持物钳的操作步骤如表1-8-6所示。

表1-8-6 使用无菌持物钳的操作步骤

操作步骤	要点说明
(1)检查无菌持物钳的有效期	

续表

操作步骤	要点说明
(2)打开容器盖,右手拇指和无名指勾住无菌持物钳两环,示指和中指固定钳轴节上端 1/3 部分,闭合前端,将无菌持物钳移至容器中央	• 不可从盖孔中取放无菌持物钳
(3)保持前端向下取出无菌持物钳,在容器上方滴尽消毒液后再使用(图 1-8-5)	• 钳端不可触及容器边缘及液面以上的容器内壁
(4)使用无菌持物钳时,始终保持钳端向下,不可倒转向上,且无菌持物钳只能在使用者胸部、腹部水平移动,不可过高或过低	• 防止消毒液倒流至钳柄后流下污染无菌部分; • 防止在视线以外造成污染
(5)无菌持物钳使用后,立即闭合钳端,垂直向下放回容器内,并打开轴节浸泡消毒	• 使钳端、轴节与消毒液充分接触

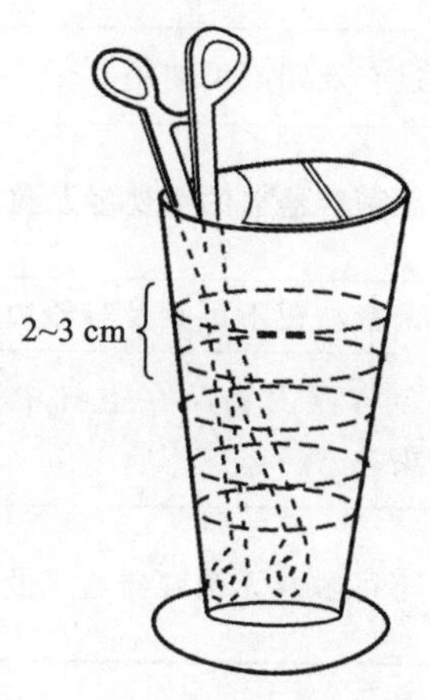

图 1-8-4　无菌持物钳浸泡在消毒液中

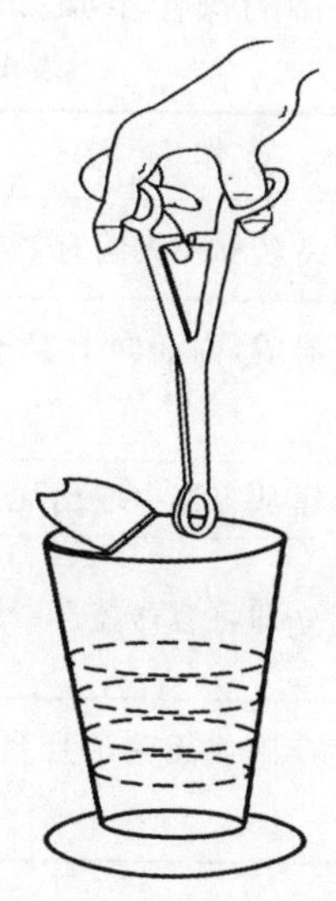

图 1-8-5　取放无菌持物钳法

2. 注意事项

(1) 无菌持物钳只能用于夹取无菌物品,不能夹取油纱布或进行换药、消毒等操作。

(2) 取放无菌持物钳时,手指不可触及其浸泡部分。

(3) 若须到远处去取无菌物品,应将无菌持物钳放入容器内一同搬移使用。

(4) 使用无菌持物钳后应立即放回容器内,以防在空气中暴露过久。

(5) 无菌持物钳一经污染或疑被污染时,不可放回容器内,应重新消毒、灭菌。

(6) 无菌持物钳和存放容器要定期进行消毒。浸泡存放时间为一般病房每周更换一次,使用频率较高的如手术室、门诊换药室、注射室等,应每日更换一次。干燥存放应每 4～6 h 更换一次。

实训 1-8-2　无菌容器的使用

【目的】

用于盛放无菌物品并使其保持无菌状态。

【评估】

操作区是否整洁、宽敞、安全;操作台是否清洁、干燥、平坦。

【计划】

1. 操作者准备

修剪指甲,洗手,戴口罩,着装整洁。

2. 用物准备

常用的无菌容器有无菌盒、无菌罐、无菌盘及无菌储槽等。无菌容器内盛放无菌器械、无菌棉球、无菌纱布等无菌物品。

3. 环境准备

应保持环境清洁、宽敞。

【实施】

1. 操作步骤

使用无菌容器的操作步骤如表1-8-7所示。

表1-8-7 使用无菌容器的操作步骤

操作步骤	要点说明
(1)查对无菌物品名称及灭菌有效期	• 超过有效期不可使用
(2)打开无菌容器盖,内面向上置于稳妥处或拿在手中(图1-8-6)	• 拿无菌容器盖的手勿触及盖的内面和边缘
(3)用无菌持物钳从容器中取出无菌物品	• 无菌持物钳不可触及容器边缘及外面
(4)用物取出后立即将容器盖严	• 避免容器内物品在空气中暴露过久,造成污染
(5)手持无菌治疗碗或无菌治疗盘时,应托住容器底部(图1-8-7)	• 手不可触及无菌容器边缘及内面

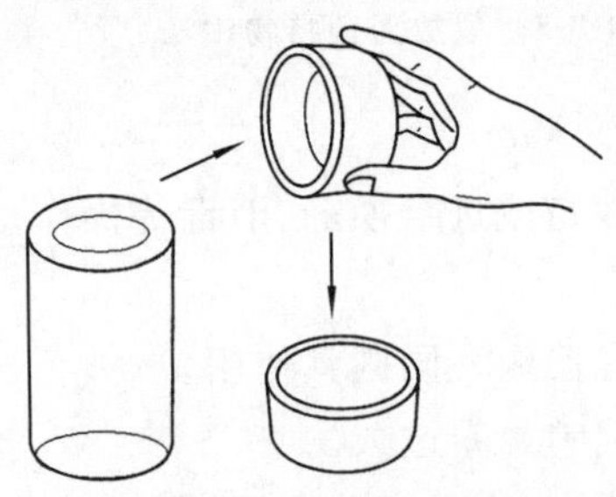

图1-8-6 打开无菌容器盖

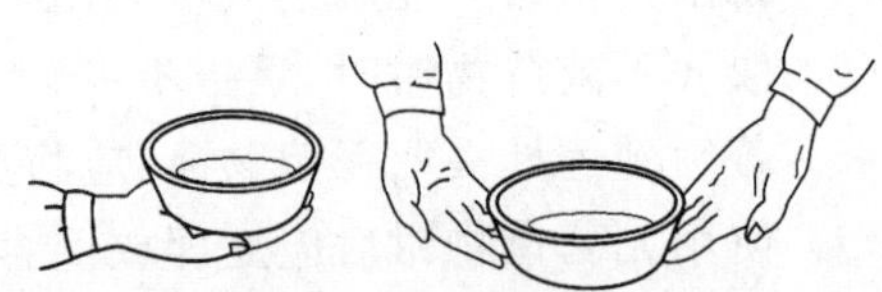

图1-8-7 手持无菌容器法

2. 注意事项

(1) 夹取无菌容器内的物品时,无菌持物钳及无菌物品不可触及容器的边缘。

(2) 移动无菌容器时,应托住无菌容器底部,手不可触及无菌容器内或无菌容器边缘。

(3) 无菌物品一经从无菌容器中取出,即使未被使用,也不可再放回无菌容器内。

(4) 无菌容器应定期灭菌,一般每周一次。

实训 1-8-3　无菌溶液的取用

【目的】

供无菌操作使用。

【评估】

操作区是否整洁、宽敞、安全；操作台是否清洁、干燥、平坦。

【计划】

1. 操作者准备

修剪指甲，洗手，戴口罩，着装整洁。

2. 用物准备

无菌溶液、启瓶器、弯盘、盛装无菌溶液的容器、便签、消毒液、记录纸、签字笔。

3. 环境准备

应保持环境清洁、宽敞。

【实施】

1. 操作步骤

取用无菌溶液的操作步骤如表 1-8-8 所示。

表 1-8-8　取用无菌溶液的操作步骤

操作步骤	要点说明
(1)核对无菌溶液瓶标签(名称、剂量、浓度、有效期)，检查瓶盖有无松动及瓶体有无裂缝，倒转瓶体对光查看溶液有无沉淀、混浊、絮状物等	• 符合条件方可使用
(2)开启铝盖，用两拇指将瓶塞边缘向上翻起，再用一手拇指和示指捏住瓶塞边缘，拉出瓶塞	• 手不可触及瓶口及瓶塞的塞入部分
(3)另一手握住瓶签，先倒出少量溶液以冲洗瓶口，再由原处倒出溶液至无菌容器内(图 1-8-8)	• 以防沾湿瓶签，影响检查 • 保证所取溶液的无菌
(4)塞好瓶塞，消毒后盖好，注明开瓶日期及开瓶时间	• 已开启的溶液瓶内的溶液 24 h 内可再次使用

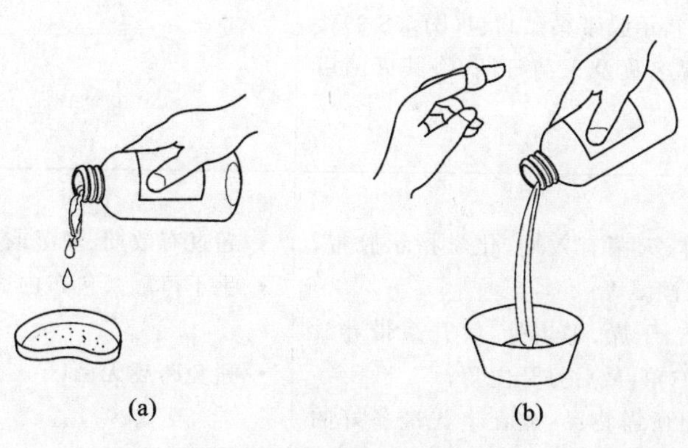

图 1-8-8　取用无菌溶液法

2. 注意事项

(1) 倒无菌溶液时,瓶口不可触及无菌容器;也不可将无菌敷料或非无菌物品堵塞瓶口或伸入瓶内蘸取溶液。

(2) 翻盖瓶塞时,手不可触及瓶塞盖住瓶口的部分。

(3) 无菌溶液一经倒出,虽未使用也不可倒回瓶内。

实训 1-8-4　无菌包的使用

【目的】

无菌包存放无菌物品,使无菌物品保持无菌状态。

【评估】

操作区是否整洁、宽敞、安全;操作台是否清洁、干燥、平坦。

【计划】

1. 操作者准备

修剪指甲,洗手,戴口罩,着装整洁。

2. 用物准备

无菌持物钳、无菌包、治疗盘、签字笔、记录纸。

3. 环境准备

应保持环境清洁、宽敞。

【实施】

1. 操作步骤

使用无菌包的操作步骤如表 1-8-9 所示。

表 1-8-9　使用无菌包的操作步骤

操作步骤	要点说明
◆包扎法 ①选择质厚、致密、未脱脂的棉布制成双层包布; ②将待灭菌的物品放置在包布中央,化学指示卡放于其中,玻璃类物品需先用棉垫包裹; ③用包布近侧一角向上折叠盖住物品,盖好左右两角,并将角尖端向外反折,盖好最后一角,用带子呈“十”字形扎紧或用化学指示胶带粘贴封包(图 1-8-9); ④贴上标签,注明物品名称及灭菌日期,将其灭菌后备用	• 避免放置的玻璃类物品被碰撞损坏 • 防止开包时污染包布的内面
◆开包法 ①检查无菌包的名称、灭菌有效期、化学指示胶带;查看无菌包有无破损及潮湿等; ②将无菌包放在清洁、干燥、平坦处,解开系带卷放在包布下,一次揭开左右角,最后打开内角; ③用无菌持物钳取出所需物品,放在事先准备好的无菌区内;	• 超过有效期、潮湿或破损的不可使用 • 手不可触及包布内面 • 避免跨越无菌区

续表

操作步骤	要点说明
④如需要一次将物品全部取出，可将无菌包托在一只手上打开，另一只手抓住包布四角，准确地将物品放入事先准备好的无菌区域内（图 1-8-10）； ⑤如包内物品一次未用完，则按原折痕包扎好，注明开包日期及开包时间	• 有效期为 24 h

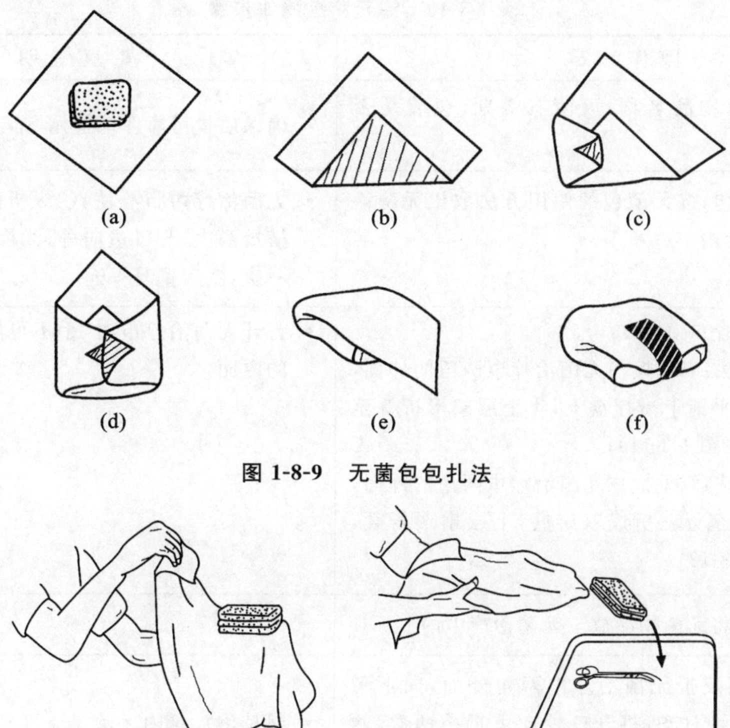

图 1-8-9　无菌包包扎法

图 1-8-10　一次性取出无菌包内物品法

2. 注意事项

(1) 无菌包内物品被污染或被浸湿，须重新灭菌。

(2) 打开无菌包时，手不可触及包布的内面；手臂不可跨越无菌区。

实训 1-8-5　铺无菌盘

【目的】

将无菌治疗巾铺在清洁、干燥的治疗盘内，形成一无菌区，放置无菌物品，供治疗、护理操作使用。

【评估】

操作区是否整洁、宽敞、安全；操作台是否清洁、干燥、平坦。

【计划】

1. 操作者准备

修剪指甲，洗手，戴口罩，着装整洁。

2. 用物准备

无菌持物钳、盛放无菌治疗巾的无菌包、无菌物品、治疗盘、记录纸、签字笔。

3. 环境准备

应保持环境清洁、宽敞。

【实施】

1. 操作步骤

铺无菌盘操作步骤如表1-8-10所示。

表1-8-10 铺无菌盘操作步骤

操作步骤	要点说明
(1)检查无菌物品名称、灭菌有效期、包装是否完整	• 确保质量可靠才能使用
(2)打开无菌包,按无菌包的使用方法取出无菌治疗巾放于治疗盘内	• 无菌治疗巾折叠法:①纵折法,纵折两次,再横折两次,开口边向外;②横折一次后,纵折一次,然后重复一遍
(3)铺无菌治疗巾 ◆ 单层底铺法:双手捏住无菌治疗巾两角的外面,轻轻抖开,双折平铺于治疗盘上,将上层扇形折叠至对侧,内面向上(图1-8-11); ◆ 双层底铺法:双手捏住无菌治疗巾两角的外面,轻轻抖开,从远至近三折成双层底,上层扇形折叠,内面向上(图1-8-12)	• 打开无菌治疗巾时,手不可触及无菌治疗巾的内面
(4)根据需要将无菌物品放于无菌治疗巾内	
(5)双手捏住反折无菌治疗巾两角外面,向下覆盖,上下两层边缘对齐,将开口处向上折叠两次,两侧边缘向下折叠一次	• 保持治疗盘内无菌
(6)注明铺盘名称及铺盘时间,整理用物	• 有效期4 h

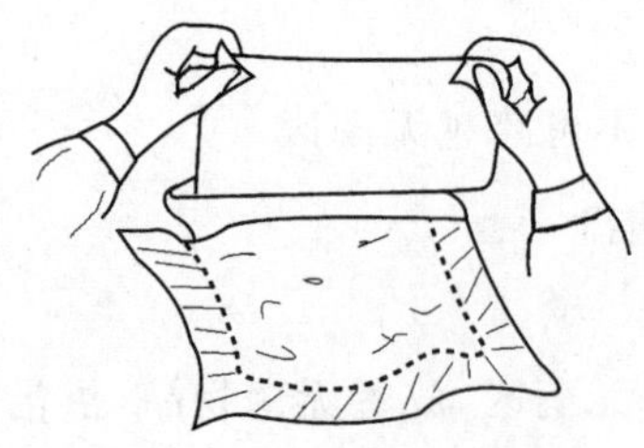

图1-8-11 单层底铺法

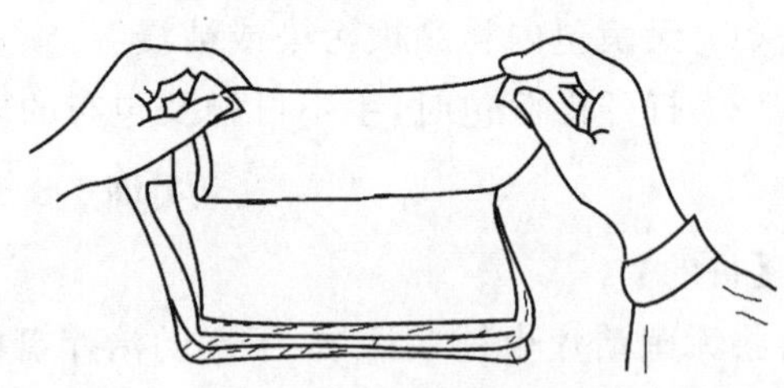

图1-8-12 双层底铺法

2. 注意事项

(1) 铺盘区域应保持清洁、干燥,铺好的无菌盘也应保持干燥,以免潮湿污染。

(2) 操作过程中不可跨越无菌区。

(3) 铺好的无菌盘应尽快使用,有效期不得超过4 h。

实训 1-8-6　无菌手套的使用

【目的】

在进行严格的医疗护理操作过程中确保无菌效果，保护患者和医护人员免受感染。

【评估】

操作区是否整洁、宽敞、安全；操作台是否清洁、干燥、平坦。

【计划】

1. 操作者准备

修剪指甲，洗手，戴口罩，着装整洁。

2. 用物准备

无菌手套、弯盘。

3. 环境准备

应保持环境清洁、宽敞。

【实施】

1. 操作步骤

使用无菌手套的操作步骤如表 1-8-11 所示。

表 1-8-11　使用无菌手套的操作步骤

操 作 步 骤	要 点 说 明
(1)核对手套号码、有效期及包装是否完整	
(2)将手套袋放在清洁、平坦、干燥的操作台上打开；取出滑石粉包，涂抹双手	• 不可面向无菌区涂抹滑石粉，以防粉末落于无菌区
(3)戴手套 ◆ 分次提取法：一手掀开手套袋开口处，另一手捏住一只手套的反折部分（手套内面）取出手套，对准五指戴上；未戴手套的手掀开另一袋口外层，再将戴好手套的手指插入另一只手套的反折内面（手套外面），取出手套，同法戴好（图 1-8-13） ◆ 一次性提取法：两手同时掀开手套袋开口处，分别捏住两只手套的反折部分，取出手套；将两只手套的五指对准，先戴一手，再以戴好手套的手指插入另一只手套的反折内面，同法戴好（图 1-8-14）	• 戴手套时，防止手套外面（无菌面）触及任何非无菌区的物品
(4)双手推擦使手指与手套贴合	
(5)操作完成后，冲净手套上的污迹，一手捏住另一只手套的外面，将其翻转脱下	• 避免脏手套污染手
(6)脱下手套的手，伸入另一只手套的内口，将其翻转脱下	
(7)将用过的手套放入医用垃圾袋内处理	

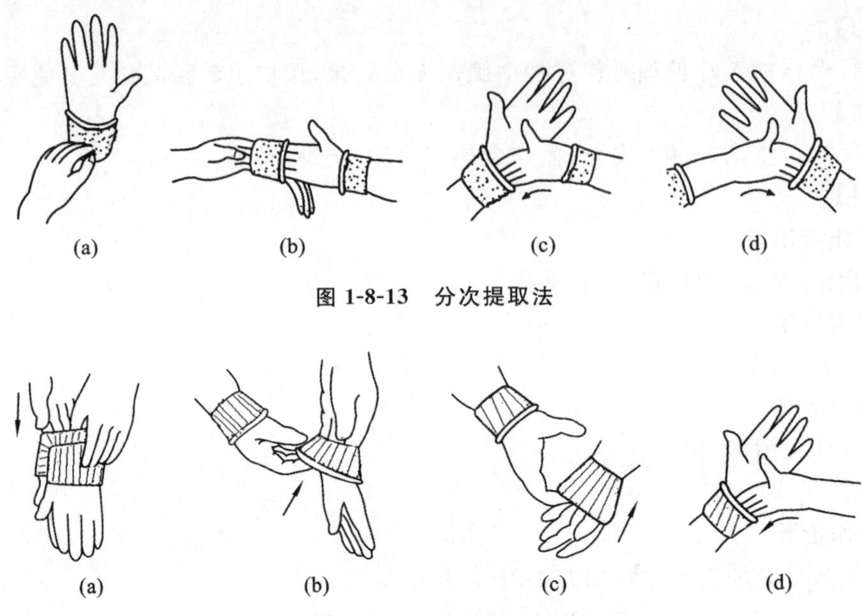

图 1-8-13　分次提取法

图 1-8-14　一次性提取法

2. 注意事项

(1) 手套外面为无菌面,应保持其无菌。未戴手套的手不可触及手套的外面,已戴手套的手不可触及未戴手套的手及手套的内面。

(2) 戴手套后如果发现手套破损或不慎被污染,应立即更换。

(3) 戴手套后,手臂不可下垂,应保持在腰以上、肩以下范围内活动。

(4) 脱手套时应翻转脱下,不可用力强拉手套边缘或手指部分,以免损坏。

四、隔离技术

隔离是将传染源传播者和高度易感人群安置在指定地点和特殊环境中,暂时避免和周围人群接触,对前者采取传染源隔离,防止传染病病原体向外传播,而对后者采取保护性隔离,保护高度易感人群免受感染。

(一) 隔离的基本知识

1. 隔离区域的设置

隔离区域与普通病区应分开设置,应远离食堂、水源和其他公共场所,相邻病区楼房相隔大约 30 m,侧面防护隔离距离为 10 m,以防空气对流传播。病区要有多个出入口,使工作人员和患者分道进出。

(1) 以患者为单位:每位患者有自己单独的生活环境和用具,与其他患者隔离开。

(2) 以病种为单位:同病种患者可同住一室,但应与其他病种的传染病患者相隔离。

(3) 凡未确诊、发生混合感染、有强烈传染性及危重患者,应住单独隔离室。

2. 隔离区域的划分

隔离区域按传染病患者所接触的环境,可划分为清洁区、半污染区和污染区。

(1) 清洁区:凡未被病原微生物污染的区域称为清洁区。更衣室、配餐室、值班室及库房等。

(2) 半污染区：凡有可能被病原微生物污染的区域为半污染区。如医护办公室、病区的走廊、化验室等。

(3) 污染区：凡患者直接接触或间接接触，被病原微生物污染的区域为污染区。如病室、厕所、浴室等。

(二) 隔离的原则

1. 一般消毒隔离

(1) 根据隔离种类，病室门口和病床前应悬挂隔离标志。病室门口应备有浸有消毒液的脚垫、泡手的消毒液、隔离衣悬挂架或立柜等。

(2) 工作人员进入隔离区必需戴帽子、口罩，穿隔离衣。穿隔离衣前，须计划周密，并备齐所用物品，以减少穿、脱隔离衣及消毒手的次数，不易消毒的物品应放入塑料袋内或用避污纸保护；穿隔离衣后，只能在规定范围内活动。

(3) 病室及病室内的空气每日须用紫外线照射消毒或用消毒液喷洒消毒。每日晨间用消毒液擦拭病床及床旁桌椅。

(4) 凡患者接触过的物品或落地的物品应视为被污染，消毒后方可给他人使用；患者的衣物、信件、票证、书籍等须严格消毒后才能交给家属带回；患者的呕吐物、分泌物、排泄物及各种引流物等按规定进行消毒处理后方可排放；需送出病区处理的物品，应放入专用污物袋，并应有明显标志。

(5) 在严格执行隔离要求的同时，要对患者热情，并关心患者，以减轻患者的恐惧感或因被隔离而产生的孤独、自卑、悲观心理，向患者及家属解释隔离的重要性及暂时性，以取得其信任与合作。

(6) 传染性分泌物经三次培养结果均为阴性或确定已度过隔离期，经医生开出医嘱方可解除隔离。

2. 终末消毒处理

终末消毒是对出院、转科或死亡患者及其所住病室、用物和医疗器械进行的消毒处理。

(1) 患者的终末消毒处理：患者出院或转科前须经过沐浴，更换清洁衣服方可离开；个人用物须经消毒后方能带出。患者死亡后，用消毒液擦拭尸体，并用消毒液棉球填塞口、鼻、耳、肛门及阴道，伤口处更换敷料，用一次性尸单包裹尸体，送传染科太平间。

(2) 病室单位的终末处理：将被服放入污物袋，注明隔离用物，先消毒再清洗；病室消毒时，摊开被褥、竖起床垫、关闭门窗、打开床头桌，用紫外线灯或用消毒液熏蒸消毒，消毒后打开门窗通风，用消毒液擦拭家具、地面及墙壁。

(三) 隔离的种类和措施

根据传播途径的不同可将隔离分为以下几种方式，并以切断传播途径为制订措施的依据。

1. 严密隔离

严密隔离(strict isolation)适用于传染性强、死亡率高，经飞沫、分泌物、排泄物直接或间接传播的烈性传染病，如霍乱、鼠疫、SARS等，主要措施如下。

(1) 患者应住单间病室，通向走廊的门窗须关闭；室内用具力求简单、耐消毒，室外挂醒目标志，禁止患者外出、探视与陪护。

(2) 接触患者时必须戴口罩、帽子,穿隔离衣和隔离鞋,必要时戴手套。

(3) 室内空气和地面应用消毒液喷洒或紫外线消毒,每日一次。

(4) 患者的分泌物、呕吐物和排泄物应消毒处理。

(5) 污染敷料装袋标记后集中焚烧处理。

2. 呼吸道隔离

呼吸道隔离(respiratory tract isolation)主要用于防止通过空气中的飞沫传播的感染性疾病,如流行性感冒、流行性脑脊髓膜炎、肺结核等,主要措施如下。

(1) 同一病原感染者可同住一室,有条件时尽量使隔离病室远离其他病室。

(2) 通向走廊的门窗须关闭,患者离开病室时需戴口罩,防止病原体随空气向外传播。

(3) 工作人员进入病室需戴口罩,并保持口罩的干燥,必要时穿隔离衣。

(4) 病室内空气用紫外线照射或消毒液喷洒消毒,每天一次。

(5) 为患者准备专用痰杯,口鼻分泌物须经消毒处理后再倾倒。

3. 肠道隔离

肠道隔离(enteric isolation)适用于由患者的排泄物直接或间接污染了食物或水源而引起传播的疾病,如伤寒、细菌性痢疾、甲型肝炎、病毒性胃肠炎等,主要措施如下。

(1) 不同病种患者最好分室居住,如同住一室,须做好床边隔离,患者之间不得互相交换物品。

(2) 接触不同病种患者时,需分别穿隔离衣,接触污染物时戴手套。

(3) 患者的食具、便器等应专用,并严格消毒。剩余食物及排泄物须经消毒处理后再倾倒。

(4) 病室应有防蝇设备,做到病室无蟑螂、无苍蝇、无鼠。

4. 接触隔离

接触隔离(contact isolation)适用于经体表或伤口直接或间接接触而感染的疾病,如破伤风、气性坏疽、炭疽等,主要措施如下。

(1) 患者住单间病室,不允许接触他人。

(2) 接触患者时应穿隔离衣,戴口罩、帽子、手套,工作人员的手或皮肤有破损时应避免接触患者。

(3) 凡患者接触过的物品,如床单、衣物、换药器械等均应先灭菌处理,再清洁、消毒、灭菌。

(4) 被患者污染的敷料应装袋标记后集中焚烧处理。

5. 血液-体液隔离

血液-体液隔离(blood-body fluid isolation)主要用于预防直接或间接接触传染性血液或体液传播的感染性疾病,如乙型肝炎、梅毒、艾滋病等,主要措施如下。

(1) 同种病原体感染者可同住一室,必要时单人隔离。

(2) 接触血液、体液时,应穿隔离衣,戴口罩、帽子、护目镜及手套等。

(3) 注意洗手,严防被针头等利器刺破,若手被血液、体液污染或可能污染,应立即用消毒液洗手。

(4) 污染物品应装袋标记后集中消毒或焚烧;患者用过的针头应放入防水、防刺破并有标记的容器内,焚烧处理。

6. 昆虫隔离

昆虫隔离(insect isolation)适用于由昆虫传播的疾病,如乙型脑炎、疟疾、斑疹伤寒、流行性出血热等。应根据昆虫的种类采取隔离措施,如斑疹伤寒应灭虱;乙型脑炎、疟疾应灭蚊;流行性出血热应灭鼠等。

7. 保护性隔离

保护性隔离(protective isolation)也称"反向隔离",适用于抵抗力低或极易感染的患者,如早产儿、严重烧伤患者、白血病患者、器官移植患者、免疫缺陷患者等,主要措施如下。

(1) 患者住单间病室。室内空气、地面、家具等均应严格消毒并通风换气。

(2) 工作人员进入病室应洗手、戴口罩、戴帽子、穿隔离衣及拖鞋等。

(3) 患呼吸道疾病或咽部带菌者,避免接触患者。探视者亦应采取相应的隔离措施。

(4) 未经消毒处理的物品不可带入病室。

(四) 隔离技术的基本操作

1. 口罩、帽子的使用

(1) 口罩的使用:戴口罩可以保护工作人员及患者,防止飞沫污染清洁物品或无菌物品。戴口罩应遮住口鼻部;口罩使用后,应立即取下,将污染面向内折叠,放入小袋内,再放入衣服口袋内,不能挂在胸前;口罩应勤换洗,潮湿后应立即更换,接触严密隔离患者后应每次更换,一次性口罩使用时间不超过 4 h;戴、脱口罩前应洗手。

知识链接

一次性口罩种类

(1) N95 口罩:应符合美国国家职业安全及健康协会(NIOSH)标准,N95 指的是能将 95%或以上的直径为 0.3 μm 以下悬浮粒子予以隔离,而且密合性好,可密合罩住口、鼻,能达到过滤细菌的效果。

(2) 外科手术口罩:用三层无纺布制造,适合在手术室的环境中使用,可阻隔直径约 4 μm 以上的微粒。

(3) 活性炭口罩:加入活性炭材料,最主要作用是隔味,而不是防菌、防病毒,而且呼吸阻力会加大,其隔菌功能在 98%左右。

(4) 防尘口罩:主要用于防尘,防菌功能一般。

(5) 普通纸口罩:能阻挡较大微粒,但直径小于 5 μm 的病毒,可轻易通过,隔菌功能有限。

(2) 帽子的使用:帽子可防止工作人员的头发散落、头屑飘落或被污染。戴帽子时要将头发全部遮住,并保持清洁。

2. 手的清洁与消毒

将双手涂满清洁剂并对其所有表面进行强有力地短暂揉搓,然后用流动水冲洗的过程称洗手。洗手包括使用单纯的肥皂或清洁剂洗手和用含有消毒剂的洗涤剂洗手两种方法。洗手是重要的隔离预防技术之一,可有效地避免传染和交叉传染,避免污染无菌物品及清洁物品,是保护患者及医护人员的重要措施。医护人员在进行各种操作前,应用肥皂液、流动水冲洗双手;在进行各种操作后,应进行手的消毒。

实训1-8-7　手的清洁与消毒技术

【目的】

清除手上污垢和大部分暂住菌,保护工作人员及患者,避免污染清洁的物品,防止交叉感染。

【评估】

手的污染程度、准备进行的操作、患者的情况,在下列情况下需进行卫生洗手。

(1) 进入或离开病室前。

(2) 接触清洁或无菌物品或进行无菌操作前后。

(3) 戴、脱口罩前后,穿、脱隔离衣前后。

(4) 接触患者伤口前后。

(5) 手上有污物或与被微生物污染的物品或体液接触后。

(6) 治疗操作前后,连续性治疗操作之间。

(7) 上厕所前后。

在下列情况下需进行手的消毒。

(1) 实施侵入性操作之前。

(2) 接触感染伤口和体液、血液后。

(3) 接触每位传染病患者和多重耐药菌株定植或感染者之后。

(4) 接触被致病微生物污染过的物品之后。

(5) 诊查、护理、治疗免疫功能低下的患者前。

【计划】

1) 操作者准备

着装整洁,修剪指甲,洗手。

2) 用物准备

洗手池设备、肥皂或洗手液、消毒液及盛放容器、消毒手刷、一次性消毒纸巾或毛巾。

3) 环境准备

应保持环境清洁、宽敞、安全、干燥。

【实施】

1) 操作步骤

清洁与消毒手的操作步骤如表1-8-12所示。

表1-8-12　清洁与消毒手的操作步骤

操作步骤	要点说明
◆卫生洗手法 (1)取下手上饰物,卷袖过肘,调节合适水流、水温,浸湿双手； (2)取适量肥皂液涂抹双手,按六步洗手法搓洗双手(图1-8-15):①掌心相对,手指并拢相互揉搓;②手心对手背沿指缝相互搓擦,交换进行;③掌心相对,双手交叉沿指缝相互摩擦;④一手握另一手拇指旋转搓擦,交换进行;⑤弯曲各手指关节,在另一手掌心旋转搓擦,交换进行;⑥指尖在掌心中转动搓洗,交换进行;整个过程持续15～30 s;	• 适用于各种操作前后清洁双手 • 保证洗手彻底

续表

操 作 步 骤	要 点 说 明
(3)从上至下彻底冲洗双手； (4)烘干双手或用纸巾擦干	• 注意避免溅湿工作服 • 若为小毛巾一次一换
◆刷手法 (1)卷袖过肘，调节合适水流、水温，浸湿双手； (2)用手刷蘸肥皂液，按前臂、腕部、手背、手掌、手指、指缝、指甲顺序刷洗，范围应超过被污染部位，每只手刷 30 s，用流水冲净，换手刷后同法刷另一只手；共刷 2 min； (3)烘干双手或用纸巾擦干	• 适用于有洗手池设备 • 用流水冲洗时，腕部应低于肘部，使污水流向指尖
◆涂擦消毒法 (1)用消毒液涂擦双手，方法为：手掌对手掌、手背对手掌、指尖对手掌、两手指缝相互对搓，每一步骤来回三次，涂擦 2 min； (2)双手自然晾干	• 选用作用迅速、无刺激性、不引起过敏反应的消毒剂； • 注意指尖、拇指、指缝处的消毒
◆浸泡消毒法 (1)首先进行卫生洗手并擦干； (2)将双手完全浸泡在消毒液的液面下，用手刷刷洗 2 min； (3)用清水或无菌水冲洗干净； (4)烘干双手或用纸巾擦干	• 以提高消毒效果

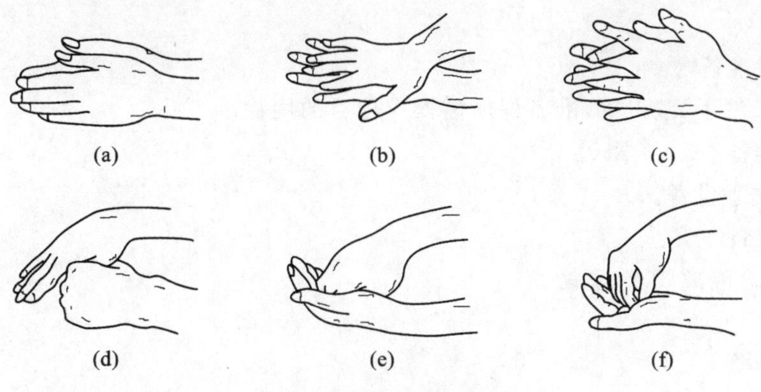

图 1-8-15　六步洗手法

2）注意事项

(1) 刷手范围应超过被污染的范围。

(2) 刷手时身体应与洗手池保持一定距离，以免隔离衣污染洗手池边缘或消毒盆。

(3) 流水冲洗时，腕部应低于肘部，使污水流向指尖，以防止水流入衣袖，并避免弄湿工作服。

【评价】

洗手后卫生学检测是否达标；工作服不潮湿，周围环境未受污染。

3. 避污纸的使用法

避污纸为事先备好的清洁纸片。使用避污纸拿取物品或做简单隔离操作，可保持双手或物品不被污染，以省略消毒手续。使用避污纸时，应从页面抓取，不可掀页撕取(图1-8-16)。避污纸用后应放进污物桶内，以便集中焚烧处理。

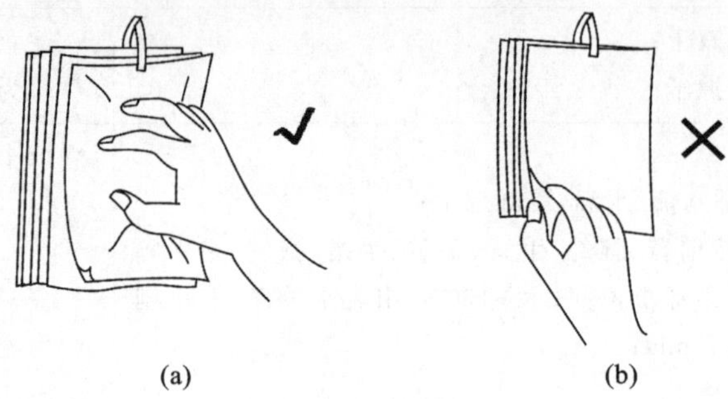

图 1-8-16　取避污纸法

4. 穿脱隔离衣

实训 1-8-8　穿脱隔离衣

【目的】

保护工作人员和患者，防止病原体的传播，避免交叉感染。

【评估】

有下列情况时需使用隔离衣。

(1) 护理的患者有可能被传染性分泌物、渗出物、排泄物和呕吐物污染时。

(2) 进入易引起播散的感染性疾病(如水痘)患者的隔离室时。

(3) 护理免疫力低下的患者时，如器官移植患者、大面积烧伤患者等。

【计划】

1) 操作者准备

着装整洁，洗手，戴口罩，准备好所需操作项目的用物。

2) 用物准备

隔离衣、洗手设备。

3) 环境准备

环境应符合隔离要求、宽敞。

【实施】

1) 操作步骤

穿脱隔离衣操作步骤如表1-8-13所示。

表 1-8-13　穿脱隔离衣操作步骤

操作步骤	要点说明
◆穿隔离衣(图1-8-17) ①护士洗手，戴好口罩、帽子，取下手表，卷袖过肘；	
②备齐操作中所需一切用物；	• 穿隔离衣前应准备好工作中的一切所需用物
③在宽敞环境中，手持衣领取下隔离衣，将衣领的两端向外折，清洁面朝向自己，露出衣袖内口；	• 隔离衣长短合适，需完全遮盖内面工作服，隔离衣应完好无损

续表

操作步骤	要点说明
④右手持衣领，左手伸入衣袖内；右手将衣领向上拉，使左手露出袖口； ⑤左手持衣领，右手伸入衣袖内；同法穿好右袖； ⑥双手持衣领，由领子中央沿边缘向后将领口系好； ⑦系好左右袖口； ⑧松开腰带活结，自一侧衣缝腰带下约 5 cm 处将隔离衣后身向前拉，见到衣边捏住外侧，同法捏住另一侧边缘； ⑨双手在背后将隔离衣边缘对齐，向一侧折叠，然后一手按住折叠处，另一手将腰带拉至背后左右交换，再拉回前面打活结	• 系领口时，勿使衣袖触及面部、衣领及工作帽 • 注意此时手已被污染 • 手不可触及隔离衣内面 • 穿隔离衣后，不得进入清洁区 • 双臂保持在腰部水平以上视线范围内
◆脱隔离衣(图 1-8-18) ①解开腰带，在前面打一个活结； ②解开两袖口，将衣袖轻轻上拉，在肘部将部分衣袖向内塞入工作服袖内； ③消毒清洁双手并擦干； ④用清洁的双手解开领口； ⑤右手伸入左侧衣袖内，拉下袖子过手，用遮盖的左手捏住右侧衣袖外面，将右侧袖子拉下并过手； ⑥双手轮换拉下衣袖，渐从袖筒退至衣肩； ⑦双手握住衣领，将隔离衣边缘对齐折好，将隔离衣挂在衣钩上； ⑧如隔离衣不再穿用，脱下后将清洁面向外折好，放入污物袋内	• 避免袖口污染隔离衣的清洁面 • 注意隔离衣不得污染洗手设备 • 如挂在半污染区，隔离衣的清洁面向外，不得露出污染面；如挂在污染区，则污染面朝外，不得露出清洁面

2）注意事项

(1) 穿隔离衣前，应将操作中所需用物备齐。

(2) 隔离衣长短应合适，需完全遮盖内面工作服，隔离衣应完好无损。

(3) 保持隔离衣内面及领部清洁，系领口时衣袖勿触及面部、衣领及工作帽。

(4) 穿隔离衣后，不得进入清洁区，只能在规定区域内活动。

(5) 洗手时，隔离衣不得污染洗手设备。

(6) 隔离衣应每天更换一次，如有潮湿或被污染，应立即更换。

(7) 挂隔离衣时，如挂在半污染区，不得露出污染面；如挂在污染区，不得露出清洁面。

【评价】

(1) 隔离衣长短是否合适。

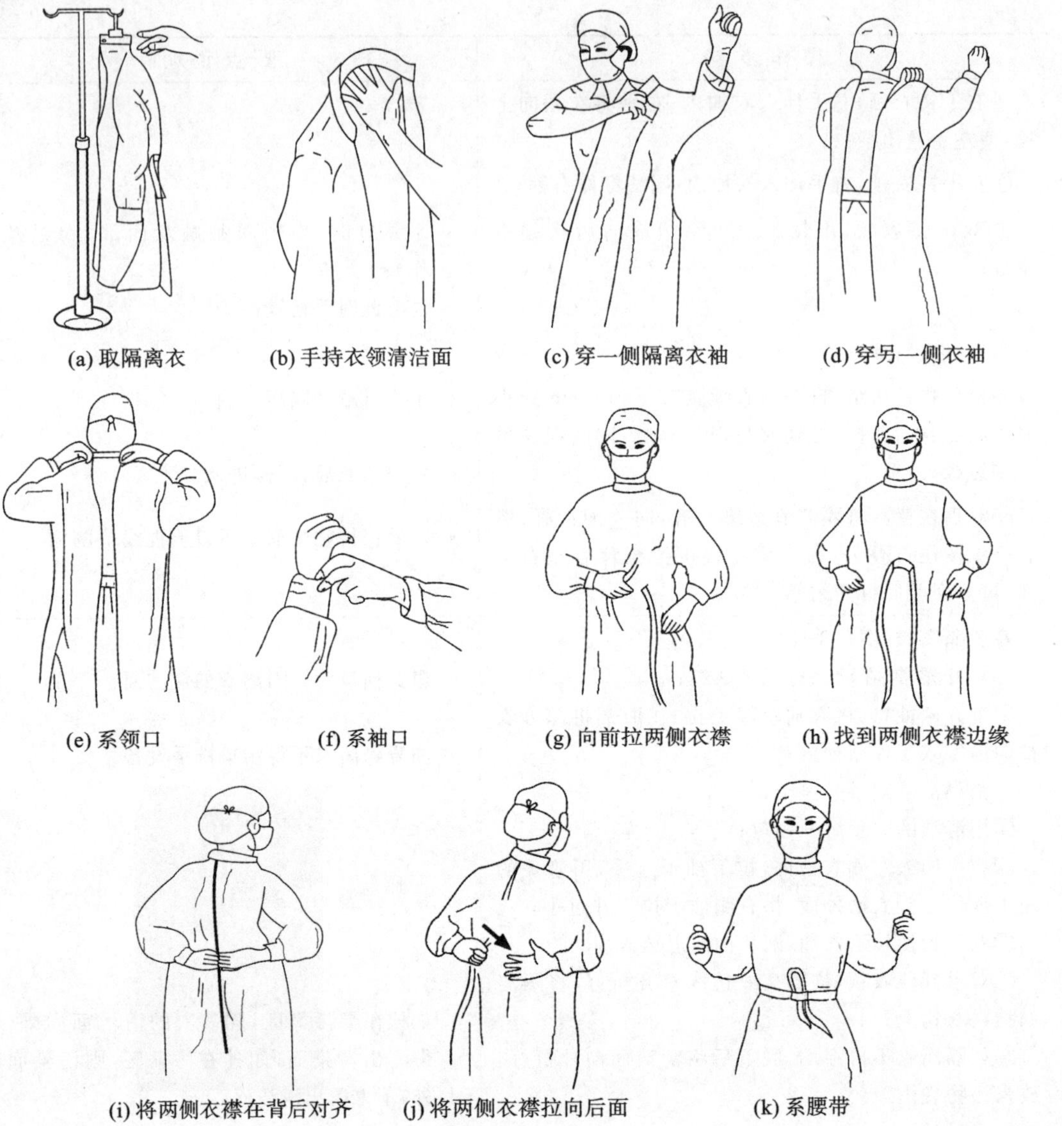

(a) 取隔离衣　(b) 手持衣领清洁面　(c) 穿一侧隔离衣袖　(d) 穿另一侧衣袖

(e) 系领口　(f) 系袖口　(g) 向前拉两侧衣襟　(h) 找到两侧衣襟边缘

(i) 将两侧衣襟在背后对齐　(j) 将两侧衣襟拉向后面　(k) 系腰带

图 1-8-17　穿隔离衣

(2) 穿脱隔离衣是否未被污染。

(3) 刷洗手时隔离衣未溅湿,也未污染洗手设备。

五、供应室

(一) 供应室在预防和控制医院感染中的作用

供应室是医院各种无菌物品的供应基地,所供物品的灭菌质量关系到每一位患者的诊治,而供应室又是医院各种病菌污染最集中的场所,是最容易造成医院感染的媒介之一。因此,供应室是控制医院感染的关键部门,它不仅承担着全院各项工作所需的器械、用具等供应任务,还集中了物品的回收、清洗、消毒、灭菌、保管、发放等任务。随着人们对医院感染认识的不断提高,医院感染的检测控制已被广泛关注,从现代医院感染控制的角度看,供

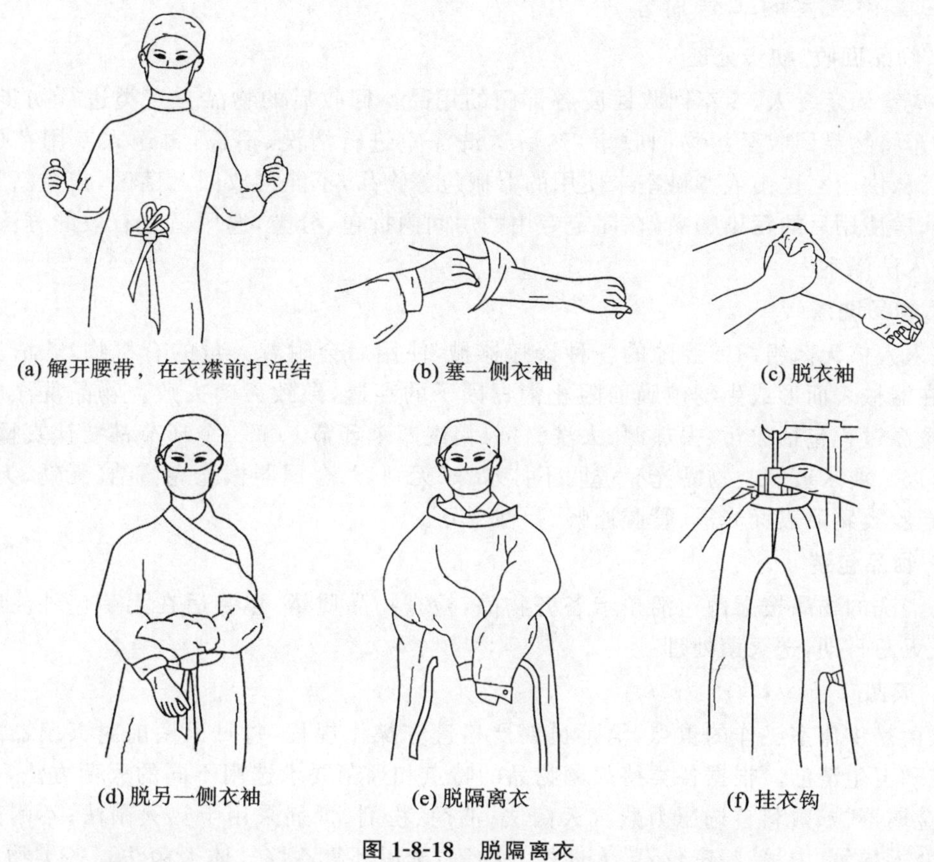

(a) 解开腰带，在衣襟前打活结　(b) 塞一侧衣袖　(c) 脱衣袖

(d) 脱另一侧衣袖　(e) 脱隔离衣　(f) 挂衣钩

图 1-8-18　脱隔离衣

应室是医院的心脏。

（二）供应室设置与布局

供应室房间安排布局要科学合理，可将供应室房间严格划分为污染区、清洁区和无菌区。各区域内进行的回收、清洗、包装、灭菌、储藏、发放等工作应采取强制性通过路线，不准逆行。各区域间应设隔离屏障，以利于供应室进行各项工作流水作业。

1. 污染区

该区域负责回收和处理临床上使用过的物品。范围不宜过大，一般设污物回收室、一次性物品处理室、洗涤室（包括初洗和精洗区）和推车清洗室。该区域的工作应固定专人、专车将用过的污染物品回收并进行分类、预处理和清洗。

2. 清洁区

该区域包括包装和灭菌两个部分。一般设包装室、消毒灭菌室和下送车存放室。该区域的工作是将已去污的物品进行检查、配备，妥善包装并灭菌。凡进入清洁区的物品必须是经过严格去污处理的干燥物品。

3. 无菌区

该区域设置灭菌检测室、无菌物品储存室、一次性物品存放库及无菌物品发放室。凡灭菌处理后的物品均存放于无菌区。无菌区要求有较高的洁净度，应安装空气净化装置，进出无菌区仅限于负责运送和发放无菌物品的人员，并要求穿规定的服装。

(三)供应室的工作内容

1. 物品回收、初步处理

供应室固定专人、专车回收医院各部门的用品。回收后的物品分三类进行初步处理:①送物车将物品回收至污物回收室,然后送洗涤室进行清洗、消毒,再送入专用存放间备用;②已从供应室送出或各科室未使用的器械包等物品,不能再放回无菌区,需重新灭菌处理;③病房使用后的污染物品,在固定专用的房间内拆包、分类,选用适宜有效的方法消毒,然后送入洗涤室。

2. 物品洗涤

进入人体无菌组织或腔隙的各种诊疗器械,使用后会附着大量的有机物,若清洗不彻底,可在器械表面形成生物被膜而阻止消毒因子的穿透,导致灭菌失败。物品洗涤应分类进行,洗涤过程包括去污、去热源、去洗涤剂、精洗四个环节。每一个环节都要认真操作,以达到要求。要求玻璃类物品光亮透明不挂水珠、无划痕;金属器械光亮清洁、无锈、无污、无血迹;橡胶类物品表面光滑、管腔通畅、弹性良好。

3. 物品包装

已清洗的物品按无菌包清单卡备齐物品,检查物品质量,包装后在无菌包外注明物品名称及灭菌日期,送灭菌处理。

4. 灭菌

灭菌是供应室工作的重点,消毒员要严格遵守操作规程,每日灭菌前对灭菌器进行常规检查和卫生清洁。根据各类待灭菌物品的特点和灭菌要求选用不同的灭菌方法,一般诊疗包、金属器械、敷料首选压力蒸汽灭菌法;油剂、粉剂、膏剂采用干热灭菌法;不耐热的物品(如介入导管、内镜、精密仪器、人体植入物等)选用环氧乙烷气体灭菌法。各类物品灭菌合格率应达100%。

5. 无菌物品的储存和发放

灭菌物品应摆放在距离地面20 cm、距离天花板50 cm、距离墙壁超过5 cm的储物架上,物品存放有序。储物架应每日进行擦拭;无菌物品存放室每日湿式清扫,室内空气按规定消毒;无菌室的物品由专人发放。

6. 一次性使用物品的管理

在一次性使用物品的管理上应严把采购、使用和回收消毒处理三个环节。①认真检查各包装标识及省级以上卫生部门颁发的"生产许可证"、"卫生许可证"、"产品准销证",以确保使用合格产品。②每批号的输液器、注射器、头皮针等都要按卫生部规定抽样进行热源检测,合格后方可发放。③使用后的一次性器具应严格实行以旧换新,认真清点,并使用高效消毒剂浸泡消毒后分类进行毁形处理,以达到无害化。

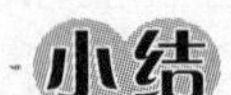

本任务阐述了医院感染的形成、发生的主要原因、预防和控制措施,通过清洁、消毒、灭菌措施保证物品的无菌状态,严格执行无菌技术和隔离技术是防止发生医院感染的重要措施,是护理工作的一项基本功,是护士必须掌握的护理技术。

能力检测

选择题

A_1/A_2 型题

(1) 纤维内窥镜的消毒灭菌宜用(　　)。

A. 酒精浸泡法　　B. 戊二醛浸泡法

C. 紫外线照射法　　D. 高压蒸汽灭菌法

E. 煮沸法

(2) 对手术器械最有效的灭菌法是(　　)。

A. 燃烧法　　B. 高压蒸汽灭菌法　　C. 煮沸消毒法

D. 烤箱干热灭菌法　　E. 微波消毒灭菌法

(3) 下列不属于热力消毒灭菌法的是(　　)。

A. 压力蒸汽灭菌法　　B. 燃烧法　　C. 煮沸法

D. 紫外线灯管消毒法　　E. 干烤法

(4) 患者,女,38 岁,诊断为乙型肝炎,护士应告诉患者属于污染区的是(　　)。

A. 病室　　B. 值班室　　C. 医护办公室

D. 化验室　　E. 配膳室

(5) 患者,女,23 岁,诊断为甲型肝炎收住入院,护士护理患者穿过的隔离衣,被视为清洁部位的是(　　)。

A. 衣领　　B. 袖口　　C. 腰部以上　D. 腰部以下　E. 胸部以上

(6) 患者,男,19 岁,左下肢外伤后,未得到正确处理,而导致破伤风。为该患者左下肢伤口更换敷料后,其敷料的处理方法是(　　)。

A. 丢入污物筒后再集中处理　　B. 过氧乙酸浸泡后清洗

C. 高压蒸汽灭菌后再清洗　　D. 日光下暴晒后清洗

E. 送焚烧炉焚烧

(7) 某护士在传染病区工作,做了如下工作,其中违反了隔离原则的做法是(　　)。

A. 脚垫要用消毒液浸泡　　B. 隔离单位的标识要醒目

C. 穿隔离衣后不进入治疗室　　D. 使用过的物品冲洗后立即消毒

E. 患者用过的物品不放回清洁区

(8) 患者,男,50 岁,诊断为直肠癌,现手术后 2 周,患者拟行化疗,选择经周围静脉的中心静脉穿刺(PICC)。一次性 PICC 穿刺包的消毒灭菌宜选择(　　)。

A. 煮沸消毒法　　B. 紫外线消毒法　　C. 微波消毒灭菌法

D. 高效化学消毒剂浸泡法　E. 环氧乙烷气体密闭消毒灭菌法

(9) 患者,女,45 岁,上腹部不适,医嘱胃镜检查,胃镜消毒宜选用的化学消毒法是(　　)。

A. 浸泡法　　B. 擦拭法　　C. 喷雾法　　D. 熏蒸法　　E. 干粉搅拌法

A_3/A_4 型题

(10～12 题共用题干)

患者,女,30 岁,诊断为肺结核。

(10) 护士对其病室空气消毒时,正确的方法是(　　)。

A. 2%过氧乙酸喷洒　　B. 食醋熏蒸　　C. 臭氧灭菌灯消毒

D. 开窗通风　　E. 甲醛熏蒸

(11) 患者使用的体温计应每日消毒,正确的方法是(　　)。

A. 煮沸消毒　　B. 2%碘酊擦拭　　C. 70%乙醇浸泡

D. 0.1%氯己定浸泡　　E. 微波消毒

(12) 入院指导是告知患者,病区的清洁区是(　　)。

A. 医护办公室　　B. 配膳室　　C. 病区走廊

D. 化验室　　E. 患者浴室

(13～14 题共用题干)

患者,男,25 岁。诊断为甲型肝炎收住入院。

(13) 消毒患者的餐具、便器常用的方法是(　　)。

A. 臭氧灭菌灯消毒　　B. 消毒剂擦拭　　C. 冷灭菌

D. 消毒液浸泡　　E. 日光暴晒法

(14) 护理患者时穿过的隔离衣,被视为清洁部位的是(　　)。

A. 衣领　　B. 袖口　　C. 腰部以上

D. 腰部以下　　E. 胸部以上

(郑州铁路职业技术学院　柳璐　枣庄科技职业学院　王芳)

项目二 住院护理

任务九 药物治疗技术

学习目标

(1) 能叙述给药的基本知识。

(2) 能描述各种给药方法的优缺点。

(3) 能正确阐述安全给药的原则及给药疗法的护理程序。

(4) 能熟练掌握各种给药方法。

(5) 能正确叙述注射原则的内容。

(6) 学会进行正确注射前的准备。

(7) 能正确进行注射部位的定位。

(8) 能正确实施各种注射法。

(9) 能够根据临床病例资料进行给药的评估及实施。

(10) 操作中态度严谨,关心爱护患者,动作轻柔敏捷,无菌观念强。

案例引导

李某,男,67岁,有高血压病史10年、糖尿病病史5年,因受凉后咳嗽、咳铁锈色痰,伴头痛、发热、全身乏力,以"大叶性肺炎"收入院。医嘱:口服止咳糖浆、超声波雾化吸入、胰岛素皮下注射、青霉素肌内注射。你作为一名责任护士,请思考一下问题:①请说出安全给药的原则,口服给药的注意事项。②请为患者正确实施雾化吸入。③为患者进行肌内注射时如何正确定位?需注意些什么?

药物治疗是临床最常采用的一种治疗手段,广泛应用于预防、诊断及治疗疾病,有减轻症状、维持正常生理功能和促进健康的作用。给药的直接执行者是护士。为了保证合理、安全有效地用药,护士必须了解药物治疗的基本知识、药理作用,掌握正确的给药方法和技术,正确指导患者安全用药,及时评价药物疗效和反应。

一、给药的基本知识

(一) 药物的种类、领取和保管

1. 药物的种类

(1) 内服药:片剂、丸剂、胶囊、酊剂、合剂等。

(2) 注射药:溶液、油剂、结晶、混悬液等。

(3) 外用药:软膏、滴剂、洗剂、搽剂、粉剂、栓剂、涂抹剂等。

(4) 新颖剂型:粘贴敷片、植入慢溶药片、胰岛素泵等。

2. 药物的领取

药物的领取需凭医生的处方进行。门诊患者凭医生处方在门诊药房自行领取;住院患者的药物由住院药房(中心药房)专人根据医嘱负责配备,由病区护士负责领取,一般情况如下。

(1) 常用药物:病区设有药柜,备有一定基数的常用药物,护士根据消耗量定期到药房领取补充。

(2) 剧毒药物和麻醉药物:病区内备有固定基数的此类药物,使用后凭专用处方和空安瓿领取补充。

(3) 患者治疗药物:根据医嘱由药房专人负责配药、核对,病区护士再次核对后领取。

3. 药物的保管原则

(1) 药柜位置要合理并保持清洁:药柜应放在干燥、通风、光线明亮处,但不宜阳光直射,并保持整洁,由专人负责管理。

(2) 药物应分类放置:药物应按内服、外用、注射等分类放置,并按有效期的先后顺序摆放,先领先用,以防失效。剧毒药物和麻醉药物要加锁保管,用专本登记,专人保管,班班交接。

(3) 药瓶标识清楚:药瓶上应有明显标签。一般内服药物用蓝色边标签、外用药物用红色边标签、剧毒药物用黑色边标签。药名应用中英文对照,并注明药物名称、浓度和剂量,字迹清晰。

(4) 定期检查药物质量:药物要定期进行检查,凡没有标签或标签模糊及药物超过有效期或出现变色、混浊、发霉、沉淀等现象,均不可使用。

(5) 根据药物的性质分类保存:

① 容易氧化和遇光易变质的药物,应装在深色密闭瓶中,置于阴凉处,如维生素C、氨茶碱等;针剂置于黑纸遮盖的药盒内,如盐酸肾上腺素、氢化可的松等。

② 容易挥发、潮解或风化的药物,须装瓶密盖存放,如乙醇、过氧乙酸、糖衣片、酵母片等。

③ 容易被热破坏的药物或生物制品,应置于干燥、阴凉(20 ℃)处或2～10 ℃冰箱内保存,如疫苗、胎盘球蛋白、免疫血清和青霉素皮试用试剂等,但不可冷冻。

④ 易燃、易爆的药物,应密闭单独存放于低温处,远离明火,如乙醚、环氧乙烷和乙醇等。

⑤ 患者个人专用的特殊、贵重或来源困难的药物,应单独存放,并注明床号、姓名,不可随意借用。

(二) 安全给药的原则

安全给药的原则是一切用药的总则,护士在给药中必须严格遵守。

1. 根据医嘱给药

在给药中护士必须严格按医嘱给药,不得擅自更改;对有疑问的医嘱,应立即提出,经确认无误后方可给药,不可盲目执行;发现给药错误,应及时报告、处理。

2. 严格执行查对制度

查对制度是安全给药的保障,是杜绝差错事故的有效措施。给药时要求 2 名护士同时进行核对。

(1) 三查:操作前、操作中、操作后都应进行核查(查"七对"的内容)。

(2) 七对:对床号、姓名、药名、浓度、剂量、时间、用法。

(3) 检查药物的质量:以确保药物在有效期内并且没有变质。

3. 正确实施给药

做到"五准确",即准确的时间、准确的剂量、准确的浓度、准确的途径和准确的患者,避免久置引起药物污染或药效降低等;对易发生过敏反应的药物,使用前了解患者过敏史,按需要进行过敏试验,使用中加强观察。

4. 注意观察

观察用药后药物疗效和不良反应,并做好相应记录。

(三) 给药的途径

根据患者的病情、身体状况、治疗目的及药物的剂型、性质等因素选择给药的途径。临床常用的给药途径包括口服、注射(皮内、皮下、肌内、静脉)、吸入、舌下含化、外敷、直肠给药等。

(四) 给药的次数和间隔时间

为了维持有效的血药浓度,发挥最大药效,应根据药物的半衰期确定给药的次数和时间。临床工作中常用外文缩写来描述给药时间安排(给药次数、给药时间、给药部位等)(表 2-9-1,表 2-9-2)。

表 2-9-1 临床工作中常用的外文缩写及中文译意

外文缩写	中文译意	外文缩写	中文译意
qh	每 1 h 一次	st	立即
q2 h	每 2 h 一次	prn	需要时(长期)
q3 h	每 3 h 一次	sos	必要时(限用一次,12 h 内有效)
q4 h	每 4 h 一次	DC	停止
q6 h	每 6 h 一次	Ad	加至
qd	每日一次	Aa	各
bid	每日两次	Rp,R	处方
tid	每日三次	PO	口服
qid	每日四次	Inj	注射

续表

外文缩写	中文译意	外文缩写	中文译意
qod	隔日一次	ID	皮内注射
biw	每周两次	H	皮下注射
qm	每晨一次	IM/im	肌内注射
qn	每晚一次	IV/iv	静脉注射
am	上午	iv gtt	静脉滴注
pm	下午	OD	右眼
12n	中午12点	OS	左眼
12 mn	午夜12点	OU	双眼
hs	睡前	AD	右耳
ac	饭前	AS	左耳
pc	饭后	AU	双耳

表 2-9-2　临床工作中常用给药时间安排

给药时间缩写	给药时间安排	给药时间缩写	给药时间安排
qd	8am	q2 h	6am,8am,10am,12n,2pm,4pm,…
bid	8am,4pm	q3 h	6am,9am,12n,3pm,6pm,…
tid	8am,12n,4pm	q4 h	8am,12n,4pm,8pm,12 mn,…
qid	8am,12n,4pm,8pm	q6 h	8am,2pm,8pm,2am
qm	6am	qn	8pm

(五) 影响药物疗效的因素

药物发挥疗效不仅受药物本身理化性质的影响，还受药物的体内过程、给药因素、机体因素、饮食等因素的影响。

1. 药物的体内过程对药物疗效的影响

药物进入体内要经过吸收、分布、代谢、排泄，在血液中达到一定浓度，进入作用部位，才能发挥药物疗效。

(1) 药物的吸收是指药物从给药部位进入血液循环的过程。药物的理化性质、药物的剂型、吸收环境、给药途径等因素影响着药物的吸收。如一般分子小、脂溶性高、溶解度大、解离度小的药物易被吸收；水溶性制剂比油剂、混悬液、固体剂型吸收快；口服给药时，胃排空延迟、肠蠕动过快或肠内容物过多等均不利于药物的吸收；不同给药途径其吸收由快至慢的顺序为：静脉给药、吸入给药、舌下给药、直肠给药、肌内给药、皮下给药、口服给药、皮肤给药。

(2) 药物的分布是指药物被吸收后，随血液到达组织器官的过程。药物在各组织器官中分布是不均匀的。组织或器官血流量、药物的理化性质和体液的 pH 值、药物与血浆蛋白的结合力、药物与组织的亲和力等因素影响着药物的分布。

(3) 药物的代谢是指药物进入作用部位与组织细胞相互作用,发生化学变化,失去活性,易于排出的过程,也称药物的生物转化。肝脏是药物代谢的主要器官,凡影响肝脏功能的因素,也影响药物的代谢。

(4) 药物的排泄是指药物及其代谢产物自机体排出体外的过程。肾脏是排泄的主要器官,胆道、肺、胃肠道、汗腺等也可排泄某些药物,这些部位的异常或病理改变,均可影响药物在体内的浓度和作用时间,从而导致中毒或其他不良反应的发生。

2. 给药因素对药物疗效的影响

药物的剂型、用量、给药途径与时间、联合用药等因素均可影响药物疗效。如同类药物口服片剂要比注射针剂发挥药效慢;药物的剂量大小与效应强弱有一定关系,药物必须达到一定的剂量才能产生效应。在一定范围内,剂量越大,血药浓度越高,作用越强。但剂量超过一定限度时则会产生中毒反应;给药途径与时间直接影响药物在体内的吸收、分布、代谢和排泄过程。联合用药的目的如下。① 联合用药可以发挥药物的协同作用,增强治疗效果,如中枢抑制药(镇痛药)与另一类中枢抑制药(异丙嗪)合用,可使中枢抑制作用加强;治疗结核病时,将利福平、异烟肼联合应用以增强其疗效。② 合理联合用药可以利用药物之间的拮抗作用,从而减少药物的副作用,如中枢兴奋药尼可刹米可对抗中枢抑制药吗啡的呼吸抑制作用。不合理的联合用药则会降低疗效或出现不良反应,加大毒性,如糖皮质激素与强心苷类药物合用有拮抗作用,增加心脏对强心苷的敏感性,易致室颤;硫酸亚铁与氢氧化铝同服,可减少铁的吸收,降低铁剂的疗效。因此,给药时应熟悉药物的相互作用,注意药物的配伍禁忌,合理用药。

3. 机体因素对药物疗效的影响

(1) 年龄:年龄对药物作用的影响主要体现在小儿和老年人,一般所说的药物"常用量"是针对 14～60 岁的个体。小儿正处于生长发育阶段,组织血流量充足,血脑屏障不完善,肝、肾功能等发育不健全,对药物的敏感性较成人高,使药物的吸收和分布快,代谢和排泄慢,易造成中毒;老年人因肝肾功能衰退而影响药物的代谢和排泄,因而对药物的耐受性降低。因此,小儿和老年人用药时剂量应酌情减少。

(2) 性别:性别对药物反应并无明显的差别。但是女性有月经、妊娠、分娩、哺乳等特点,用药时应予以注意。如月经期应避免使用泻药和抗凝剂,以免月经过多;妊娠早期避免使用易致胎儿畸形或流产的药物;哺乳期慎用通过乳汁排泄的药物,避免对乳儿造成影响。

(3) 身体状况:疾病可影响机体对药物的敏感性和药物在体内的代谢过程,从而影响药物的疗效。如阿司匹林只能使发热患者的体温降低,对正常体温并无影响;当肝、肾功能受损时,药物的代谢和排泄慢,易引起药物的蓄积中毒。

(4) 个体差异:在年龄、性别、体重相同的情况下,个体对药物的反应仍存有个体差异。如特异体质的患者,对某些药物的敏感性高,很小剂量即可引起中毒;有些个体对药物的敏感性低,需要较大剂量才能达到同等疗效。

(5) 心理因素:心理因素在一定程度上会影响药物的疗效,其中,以患者的情绪、对药物的依赖程度、医护人员的语言、暗示作用等最为明显。如患者焦虑、恐惧、悲观失望、不信赖医护人员和药物,可使病情加重并影响药物疗效的发挥。

4. 饮食对药物疗效的影响

饮食可以影响药物的吸收和排泄,从而影响药物的疗效。

(1) 饮食促进药物吸收,增强疗效。如粗纤维食物可促进肠蠕动,增强驱虫剂的疗效;高脂肪饮食可促进脂溶性维生素的吸收。

(2) 饮食干扰药物吸收,降低疗效。如菠菜中含有大量草酸,可与钙结合形成草酸钙而影响钙剂的吸收;高脂肪饮食可抑制胃酸的分泌而影响铁剂的吸收。

(3) 通过改变尿液pH值,影响药物疗效。动物性食物在体内代谢时产生酸性物质,豆制品和蔬菜在体内代谢时产生碱性物质,代谢产物排出体外时影响尿液pH值,从而影响药物疗效。如氨苄青霉素在酸性环境中杀菌力强,应多食荤菜,使尿液偏酸,增强其疗效;磺胺类药物在碱性环境中疗效增强,应多食素食,以碱化尿液,增强其疗效。

二、口服给药技术

口服给药(oral administration)法是药物经口服后,被胃、肠黏膜吸收,通过血液循环到达局部或全身,从而达到治疗疾病目的的一种方法。

口服给药法是临床上最常用、最方便,既经济又安全的一种给药方法。但由于口服给药吸收较慢、易受消化液的影响,故此法不适于急救,对意识不清、吞咽困难、呕吐不止、禁食的患者不宜采用此法给药。

实训2-9-1　口服给药技术

【目的】

通过口服给药,达到减轻症状、治疗疾病、维持正常生理功能、协助诊断、预防疾病的目的。

【评估】

(1) 患者的病情、治疗情况、用药史、不良反应史等。

(2) 患者服药能否自理,包括年龄、意识状态及活动能力等。

(3) 患者有无口腔、食管疾病,有无吞咽困难、呕吐等。

(4) 患者对服药的心理反应、是否具备所服药物的有关知识。

【计划】

1. 操作者准备

洗手,戴口罩,着装整洁,熟悉药物的药理作用及用法,向患者解释用药的目的及有关注意事项。

2. 用物准备

发药车、药物、服药本、小药卡、药盘、药杯、药匙、量杯、滴管、研钵、湿纱布、治疗巾、水壶(内备温开水)、小纸片、吸管、弯盘、小刷子。

3. 患者准备

患者理解用药目的,了解所服用药物的相关知识并能积极配合。

4. 环境准备

保持环境安静、整洁、光线充足。

【实施】

1. 操作步骤

口服给药技术操作步骤如表2-9-3所示。

表 2-9-3　口服给药技术操作步骤

操 作 步 骤	要 点 说 明
1. 备药 (1)洗手，戴口罩 (2)根据服药本上的床号、姓名填写小药卡，按床号顺序将小药卡插入药盘内，放好药杯 (3)根据服药本上的床号、姓名、药名、剂量、浓度、时间进行配药 (4)不同剂型的药物采取相应的取药方法 ◆ 固体药物用药匙取药 ◆ 液体药物用量杯量取 ①摇匀药液； ②打开瓶盖，使其内面向上放置； ③一手持量杯，拇指置于所需刻度，并使其刻度与视线平；另一手持瓶(瓶签朝向手心)倒药液至所需刻度； ④将药液倒入药杯； ⑤用湿纱布擦净瓶口，药瓶放回原处； ⑥量取不同药液时，应洗净量杯或滴管； ⑦油剂、按滴计算的药液或药量不足 1 mL 时，用滴管吸取药液；盛药前药杯内应先倒入少量温开水 (5)备药完毕，整理药柜，将物品归还原处，根据服药本再核对一遍，盖上治疗巾	• 严格执行“三查七对” • 通常由住院药房(中心药房)配备，护士负责核对 • 同一患者的药物先备固体药，后备水剂和油剂药 • 药物需碾碎时，将药物在研钵内碾碎，用药匙刮出，用纸包好，放药杯内 • 使用单一剂量包装的药品，需在发药给患者时再打开包装 • 避免药液内溶质沉淀影响药物浓度 • 保证剂量准确 • 不同的药液应分别倒入不同的药杯 • 以免药液发生化学反应 • 1 mL 以 15 滴计算，滴药时滴管稍稍倾斜，保证剂量准确 • 以免药液附着杯壁，影响剂量
2. 发药 (1)洗手，根据服药本与另一名护士再次核对一遍； (2)携带服药本，备温开水，按床号顺序送至患者床前，核对床号、姓名、药名、剂量、浓度、时间、用法，并向患者解释用药的目的及注意事项； (3)协助患者取舒适卧位服药；危重患者及不能自行服药者应喂服；鼻饲者应将药物碾碎用水溶解后从胃管注入； (4)再次核对，在服药本上签名	• 确认无误后再发药 • 同一患者的药物应一次取出药盘；不同患者的药物不可同时取出，避免发错药物
3. 发药后处理 (1)服药后，收回药杯，按要求做相应处理； (2)清洁药盘； (3)随时观察患者用药后反应	• 药杯先浸泡消毒，后冲洗清洁(盛油剂的药杯，先用纸擦净再作初步消毒)，再消毒备用；一次性药杯经集中消毒后按规定处理 • 若有异常，及时与医生联系

2. 注意事项

(1) 发药前:应收集患者有关资料,如遇患者不在、特殊检查或手术而需禁食者,暂不发药,将药物带回保管,并做好交班或适时再发。

(2) 发药时:患者如提出疑问,应虚心听取,重新核对,确认无误后给予解释,再给患者服下。

(3) 发药后:密切观察药物疗效和不良反应。

(4) 加强健康教育,尤其是慢性病患者和出院后需继续服药者。

3. 健康教育

向患者介绍服药的有关知识,使其主动配合,以提高药物疗效和减少不良反应。

(1) 健胃及增进食欲的药物,宜饭前服;助消化及对胃黏膜有刺激的药物,宜饭后服,使药物和食物混合,有利于食物消化和减少对胃黏膜的刺激。

(2) 对牙齿有腐蚀作用和使牙齿染色的药物,如酸类、铁剂,服用时为避免和牙齿接触,可用饮水管吸入药液,服药后漱口。

(3) 止咳糖浆对呼吸道黏膜可起安抚作用,服后不宜立即饮水,以免冲淡药物,降低疗效。同时服用多种药物,应最后服用止咳糖浆。

(4) 磺胺类药服后应多饮水,以免因尿液不足而致磺胺类结晶析出,堵塞肾小管。

(5) 发汗类药服后应多饮水,以增加药物疗效。

(6) 服用强心苷类药物前应先测脉率(心率)及心律,脉率低于60次/分或节律异常时,应停止服药,并报告医生。

(7) 口服给药通常用温开水送服,不用茶水送服,因有些药物中的铁剂或蛋白质与茶叶中的鞣酸结合而影响吸收或失去活性;饮酒会影响药物疗效的发挥,服药前后禁忌饮酒。

【评价】

(1) 患者能主动配合,合作良好。

(2) 患者能安全正确服药,达到治疗效果。

(3) 患者能说出口服给药的有关知识及注意要点。

三、注射给药技术

注射给药(injection)法是将无菌药液注入体内,以达到协助诊断、预防和治疗疾病的方法。注射给药法的优点是药物吸收快,血药浓度迅速升高,吸收的量也较准确,能较快地发挥疗效,适用于需要药物迅速发挥作用或因各种原因不宜口服给药的患者。但是,注射给药法因造成组织的损伤可引起患者的疼痛,还可引起潜在并发症的发生,同时某些药物的不良反应出现迅速,处理比较困难。常用的注射给药法有皮内注射、皮下注射、肌内注射、静脉注射和动脉注射。

(一) 注射原则

注射原则(principles of injection)是各种注射给药法的总则,必须严格遵守。

1. 严格遵守无菌操作原则

(1) 注射环境整洁、安静,符合无菌操作要求。

(2) 注射前护士洗手、戴口罩,保持衣帽整洁;注射后护士应洗手。

(3) 注射器空筒的内壁、活塞体、乳头和针头的针尖、针梗、针栓内壁必须保持无菌。

(4) 注射部位皮肤应按要求消毒，并保持无菌。皮肤常规消毒方法：用无菌棉签蘸取2%碘酊，以注射点为中心、直径在 5 cm 以上，由内向外呈螺旋式涂擦，待干后(约 20 s)，用70%乙醇以同法脱碘，干后方可注射。如使用 0.5%碘伏，则以无菌棉签同法涂擦消毒两遍即可，无须脱碘。

2. 严格执行查对制度

实行两人同时进行“三查七对”，仔细检查药液质量，如发现药液有变质、沉淀、混浊、过期、密封瓶盖松动或安瓿有裂痕等现象，均不能使用；当需要同时注射几种药物时，应查对有无配伍禁忌。

3. 严格执行消毒隔离制度

注射时做到一人一套物品，包括注射器、针头、止血带、棉垫。所用物品须按消毒隔离制度和一次性用物处理原则进行处理，不可随意丢弃。

4. 选择合适的注射器和针头

根据注射途径、药液剂量、黏稠度及刺激性的强弱选择合适的注射器和针头。注射器应完整无损，不漏气。针头应选用型号合适、无钩、无弯曲、无锈的锐利针头。同时注射器和针头的衔接必须紧密。一次性注射器的包装应密封，并在有效期内使用。

5. 选择合适的注射部位

注射部位应避开神经、血管处(动脉注射、静脉注射除外)，局部应无炎症、皮疹、硬结、瘢痕或皮肤病，尽量不在伤侧肢体注射，偏瘫患者应在健侧选择注射部位。对需长期注射的患者应经常更换注射部位。

6. 药液要现配现用

注射的药液应现配现用，在规定的注射时间临时抽取，即时注射，以免放置过久而降低药效或被污染。

7. 注射前排尽空气

各种注射前，均应排尽注射器内的空气，特别是静脉注射、动脉注射。排气时，应防止浪费药液。

8. 掌握合适的进针角度和深度

各种注射法分别有不同的进针深度要求(图 2-9-1)，进针时不可把针梗全部刺入注射部位，以防不慎发生断针时处理更加困难。

9. 注药前检查回血

进针后注入药液前应先抽动活塞，检查有无回血(皮内注射除外)。动脉注射、静脉注射时必须见回血方可注入药液，皮下注射、肌内注射无回血方可注射，如发现有回血，应拔出针头重新进针，不可将药液注入血管内。

10. 运用无痛注射技术

(1) 注射前，解除患者思想顾虑，分散其注意力；采取合适的体位，使肌肉松弛，易于进针。

(2) 注射时，做到“两快一慢伴均匀”，即进针、拔针快，推药慢，且推药速度均匀。

(3) 注射刺激性强的药液时，宜选用细长的针头，且进针要深，以免造成硬结和疼痛。

(4) 同时注射多种药液时，应先注射刺激性弱的，再注射刺激性强的，且推药速度宜更慢。

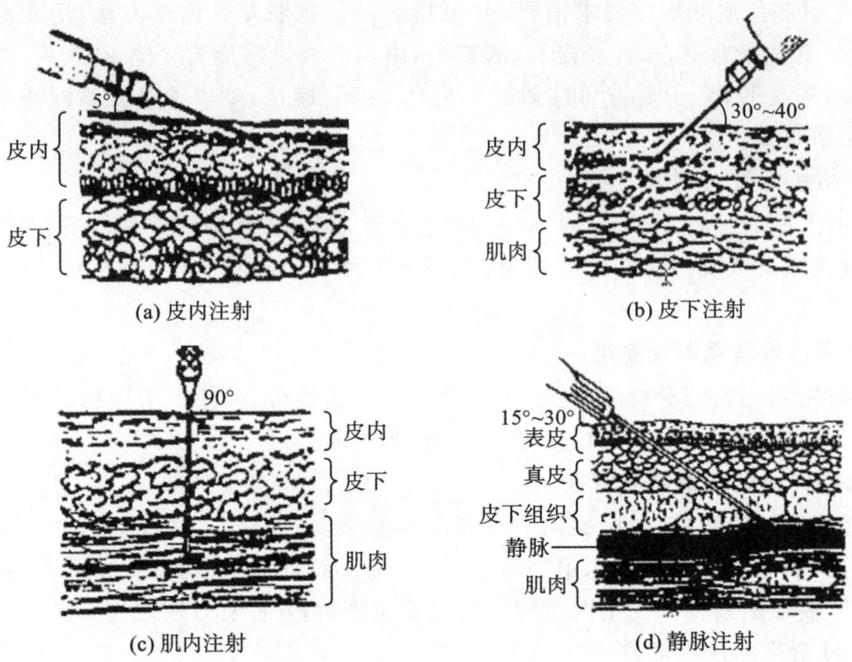

图 2-9-1　各种注射技术的进针角度和深度

(二) 注射用物

1. 注射盘

无菌持物镊罐、无菌纱布、2%碘酊(或0.5%碘伏)、70%乙醇、棉签、砂轮、弯盘、开瓶器等。

2. 注射器和针头

(1) 注射器:有玻璃和塑料两种制品,目前大多数医院采用的是一次性塑料注射器。注射器由空筒和活塞两部分组成,空筒上标有容量刻度,前端为乳头,活塞由活塞体、活塞轴、活塞柄组成。其规格有1 mL、2 mL、2.5 mL、5 mL、10 mL、20 mL、30 mL、50 mL、100 mL等。

(2) 针头:针头由针尖、针梗和针栓三部分组成,静脉注射或静脉采血时还可使用相应规格的一次性头皮针(图2-9-2)。常用的针头型号有4、4 $\frac{1}{2}$、5、5 $\frac{1}{2}$、6、6 $\frac{1}{2}$、7、8、9号多种。

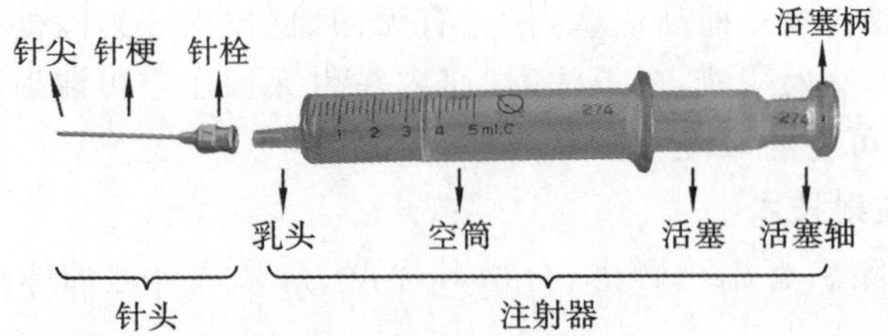

图 2-9-2　注射器与针头的构造

3. 注射药物

按医嘱准备。常用的药液有溶液、油剂、混悬液、结晶和粉剂等,结晶和粉剂药物需溶解后方可使用。

4. 注射本

根据医嘱准备，注射本是注射给药的依据，便于"三查七对"。

（三）药物抽吸技术

实训 2-9-2 药液抽吸技术

【实施】

1. 操作步骤

药液抽吸技术操作步骤如表 2-9-4 所示。

表 2-9-4 药液抽吸技术操作步骤

操作步骤	要点说明
(1)查对药物	• 两名护士仔细核对药物，严格注意无菌操作要求，避免污染药液
(2)吸取药液 ◆ 自安瓿内吸取药液 ①消毒及折断安瓿：手指轻弹安瓿颈部，使安瓿顶部药液流至体部，用消毒液棉签消毒安瓿和砂轮后，用砂轮在安瓿颈部划一锯痕，再次消毒，拭去细屑，用无菌纱布按住颈部，折断安瓿； ②吸取药液：持注射器，将针头斜面向下放入安瓿内的液面下，持活塞柄，抽动活塞，吸取药液（图 2-9-3、图 2-9-4） ◆ 自密封瓶内吸取药液（图 2-9-5） ①开启铝盖中心并消毒：查对后除去铝盖的中心部分，常规消毒瓶塞，待干； ②抽吸药液：将针头插入瓶塞内，向瓶内注入与所需药液等量的空气，倒转药瓶和注射器，使针头在药液面以下，抽动活塞吸取药液至所需量，再以示指固定针栓，拔出针头	• 若安瓿颈部有蓝点标记，则不需划痕，用消毒液棉签消毒安瓿颈部，用无菌纱布按住安瓿颈部，蓝点标记在上，折断安瓿 • 针头不可触及安瓿外口，针栓不可进入安瓿内 • 抽药液时手不可触及活塞体部 • 以增加瓶内压力，利于吸药 • 抽药液时手不可触及活塞体部
(3)排尽空气：将针头垂直向上，轻拉活塞，使针头中的药液流入注射器内，并使注射器内的气泡聚集在乳头口，稍推活塞，驱出气体	• 若注射器的乳头偏向一侧，排气时，应将注射器乳头向上倾斜，使气泡集中于乳头根部，驱出气体
(4)妥善放置，保持无菌：排气毕，将安瓿或药瓶套在针头上，两名护士再次核对后置于无菌盘内备用	• 也可套针头套，但须将安瓿或药瓶放于一边，以便查对

2. 注意事项

（1）严格执行无菌操作原则和两人同时查对制度。

（2）抽药时不可用手握住活塞体部，以免污染药液；排气时不可浪费药液以免影响药量的准确性。

（3）根据药液的性质抽吸药液：混悬剂摇匀后立即吸取；吸取结晶、粉剂药时，用 0.9%氯化钠溶液或注射用水或专用溶媒将其充分溶解后吸取；油剂可稍加温或双手对搓药瓶（药液易被热破坏者除外）后，用稍粗针头吸取。

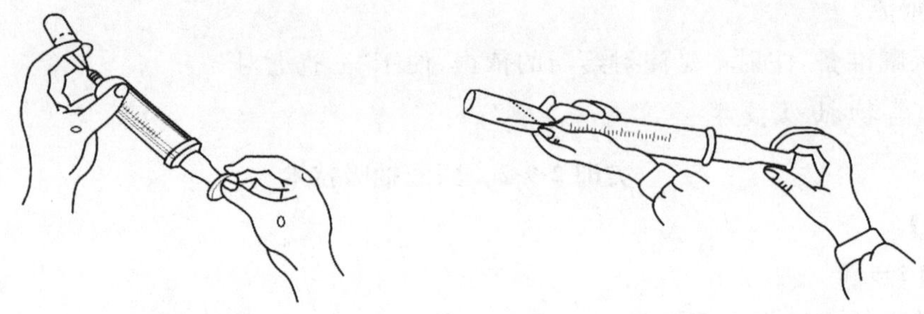

图 2-9-3 自小安瓿内吸取药液　　　图 2-9-4 自大安瓿内吸取药液

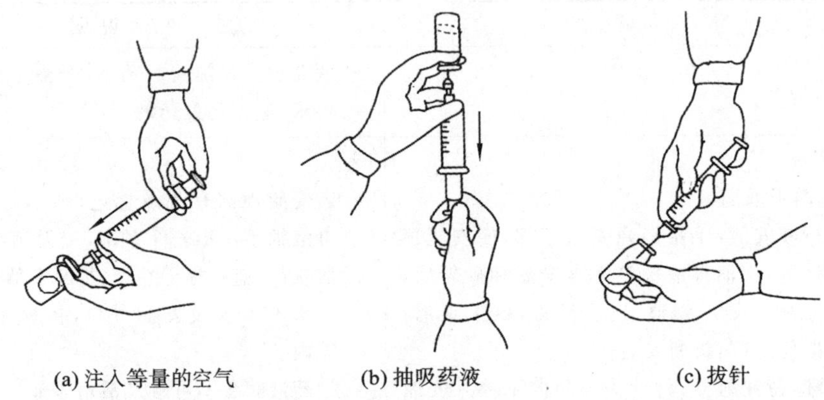

图 2-9-5 自密封瓶内吸取药液

(4) 药液现用现抽吸,避免药液污染和效价降低。

(四) 常用注射技术

1. 皮内注射技术

皮内注射(intradermic injection,ID)技术是将小量药液注入表皮与真皮之间的方法。

实训 2-9-3 皮内注射技术

【目的】

(1) 进行药物过敏试验,以观察有无过敏反应。

(2) 预防接种。

(3) 局部麻醉的先驱步骤。

【评估】

(1) 患者病情、治疗情况、用药史、药物过敏史。

(2) 患者意识状态、心理状态、对用药的认知合作程度。

(3) 患者注射部位的皮肤状况。根据皮内注射的目的选取不同的部位;药物过敏试验常取前臂掌侧下段,因该处皮肤较薄且色浅,易于注射和观察局部反应;预防接种常取上臂三角肌下缘;局部麻醉常选需局部麻醉的部位。

【计划】(以药物过敏试验为例)

1) 操作者准备

洗手,戴口罩。熟悉药物的用法及药理作用,询问患者药物过敏史并解释皮内注射的目的及注意事项。

2）用物准备

注射盘内备 1 mL 注射器、4 $\frac{1}{2}$ 号针头、注射卡、注射药液，根据需要备 0.1%盐酸肾上腺素注射液、2 mL 注射器、6 号针头。

3）患者准备

患者理解注射目的，能积极配合，取舒适体位并暴露注射部位。

4）环境准备

符合无菌操作要求；注射环境安静、整洁、光线适宜，必要时遮挡患者。

【实施】

1）操作步骤

皮内注射操作步骤如表 2-9-5 所示。

表 2-9-5　皮内注射操作步骤

操作步骤	要点说明
(1)准备药液：洗手，戴口罩，按医嘱准备药液，并在治疗室内抽吸药液	• 两名护士仔细核对药物，严格注意无菌操作要求
(2)核对、解释：携用物至患者处，核对并解释	• 详细询问用药史、过敏史
(3)消毒：选择注射部位，戴手套，以 70%乙醇消毒皮肤，待干，两名护士再次查对并排尽空气	• 忌用碘酊消毒，避免影响结果的观察
(4)进针：一手绷紧注射部位皮肤，一手持注射器，针头斜面向上，与皮肤成 5°刺入皮内；待针头斜面完全进入皮内后，放平注射器，固定针栓，注入药液，可见到局部出现一圆形隆起的皮丘，皮肤变白并显露毛孔(图 2-9-6)	• 加强与患者的沟通 • 皮内注射的注入剂量为 0.1 mL
(5)拔针：注射完毕，迅速拔出针头	• 切勿按揉，并嘱咐患者勿揉擦局部
(6)观察：再次核对，安置患者	• 若为药物过敏试验，15～20 min 后观察局部反应并作出判断
(7)整理：清理用物，洗手并记录	• 用物处理严格按消毒隔离原则进行

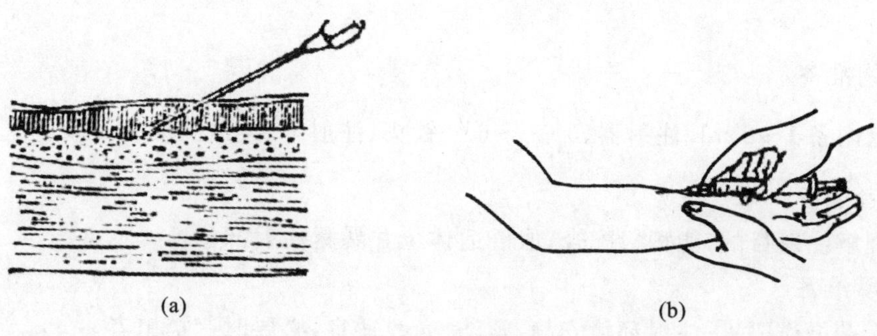

(a)　　(b)

图 2-9-6　皮内注射技术

2）注意事项

(1) 严格执行无菌操作原则和两人同时查对制度，严格遵守消毒隔离原则。

(2) 若做药物过敏试验,在皮内注射前应详细询问患者的用药史、过敏史、家族史,另备0.1%盐酸肾上腺素。

(3) 消毒皮肤忌用碘酊,以免因脱碘不彻底而影响局部反应的观察,并且易与碘过敏反应相混淆。

(4) 拔针后注射部位不可用手按揉,以防影响结果观察。

(5) 若为药物过敏试验,同时需作对照试验,则用另一注射器及针头,在另一侧前臂相应部位注入0.1 mL生理盐水。

【评价】

(1) 患者理解皮内注射的目的,愿意接受并配合。

(2) 注射过程严格按注射原则进行,未发生感染。

(3) 患者获得有关药物过敏的一般知识。

2. 皮下注射技术

皮下注射(hypodermic injection,Hypo)技术是将少量药液注入皮下组织的方法。

实训2-9-4 皮下注射技术

【目的】

(1) 需迅速达到药效、不能或不宜经口服给药时采用。例如,胰岛素口服后在胃肠道内易被消化酶破坏,失去作用,而若皮下注射则能被迅速吸收。

(2) 预防接种。

(3) 局部麻醉用药。

【评估】

(1) 患者病情、治疗情况、用药史、所用药物的药理作用。

(2) 患者意识状态、肢体活动能力,对用药的认知合作程度。

(3) 患者注射部位的皮肤及皮下组织状况。常用的皮下注射部位有上臂三角肌下缘、腹壁、后背、大腿外侧和前侧(图2-9-7)。

【计划】

1) 操作者准备

洗手,戴口罩。熟悉药物的用法及药理作用,询问患者用药史并解释皮下注射的目的及注意事项。

2) 用物准备

注射盘内备1~2 mL注射器、5 $\frac{1}{2}$ ~6号针头、注射卡,遵医嘱准备药液。

3) 患者准备

患者理解注射目的,能积极配合,取舒适体位并暴露注射部位。

4) 环境准备

符合无菌操作要求;注射环境安静、整洁、光线适宜,必要时遮挡患者。

【实施】

1) 操作步骤

皮下注射操作步骤如表2-9-6所示。

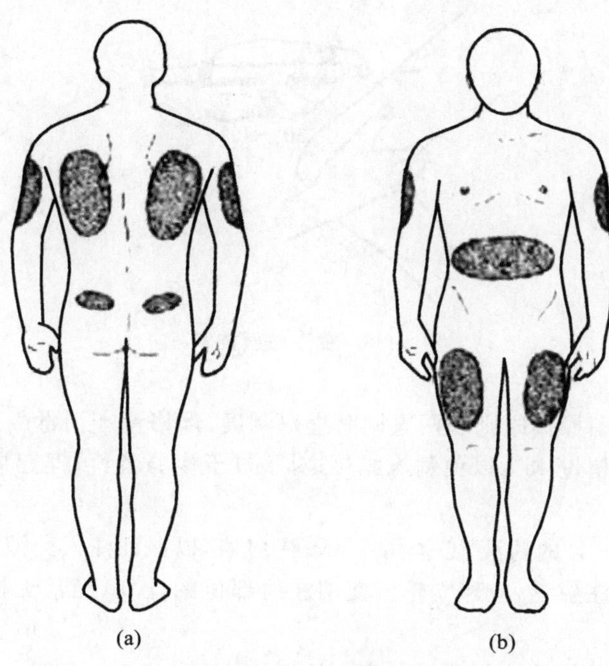

图 2-9-7　皮下注射部位

表 2-9-6　皮下注射操作步骤

操作步骤	要点说明
(1)准备药液:洗手,戴口罩,按医嘱准备药液并在治疗室内抽吸药液	• 两名护士仔细核对药物,严格注意无菌操作要求 • 对皮肤有刺激性的药物一般不作皮下注射
(2)核对、解释:携用物至患者处,核对并解释	• 注射少于 1 mL 的药液时,用 1 mL 注射器,以保证注入的药物剂量准确无误
(3)消毒:选择注射部位,戴手套,常规消毒皮肤,待干,两名护士再次核对并排尽空气	• 加强与患者的沟通
(4)进针:一手绷紧注射部位皮肤,一手持注射器,示指固定针头斜面向上,与皮肤成 30°～40°,快速将针梗的 1/2～2/3 刺入皮下(图 2-9-8)	• 进针不宜过深,以免刺入肌层
(5)推药:松开绷紧皮肤的手,抽动活塞,如无回血,缓慢推注药液	• 确认针头未刺入血管内
(6)拔针:注射完毕,用干棉签轻压针刺处,快速拔针后按压片刻	• 压迫至不出血为止
(7)整理:两名护士再次核对,安置患者,整理床单位,清理用物,洗手并记录	• 用物处理严格按消毒隔离原则进行

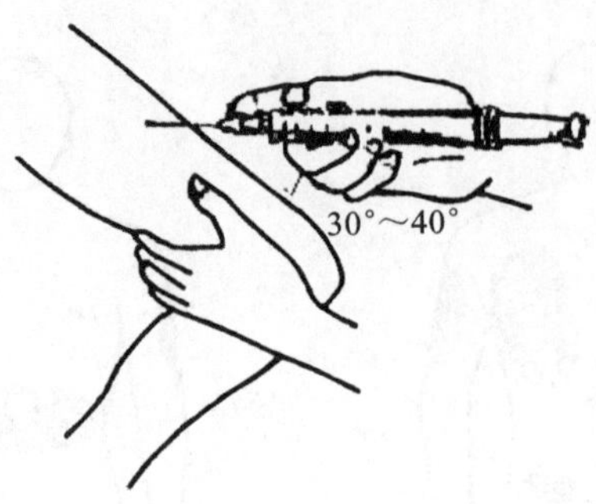

图 2-9-8　皮下注射技术

2）注意事项

(1) 严格执行无菌操作原则和两人同时查对制度，严格遵守消毒隔离原则。

(2) 进针角度不超过45°，以免刺入肌层；对于过于瘦弱者，可捏起局部组织，穿刺角度适当减小。

(3) 注射少于1 mL的药液，必须用1 mL注射器，以保证注入药液剂量准确。

(4) 需长期皮下注射者，应建立轮流使用注射部位的计划，经常更换注射部位，以促进药物充分吸收。

(5) 有刺激性的药物及油剂不宜做皮下注射。

【评价】

(1) 患者理解皮下注射的目的，愿意接受并配合。

(2) 注射过程严格按注射原则进行，注射部位未出现硬结、未发生感染。

3. 肌内注射技术

肌内注射(intramuscular injection，IM)技术是将一定量的药液注入肌肉组织的方法。

实训 2-9-5　肌内注射技术

【目的】

不宜或不能作静脉注射的药物，要求比皮下注射更迅速发挥疗效者；注射刺激性较强或药量较大的药物。

【评估】

(1) 评估患者的病情和意识状态，对用药的认知合作程度。

(2) 评估治疗情况、用药史、所用药物的药理作用。

(3) 评估患者的肢体活动能力、注射部位的皮肤及肌肉组织状况，并准确定位。一般选择肌肉较厚，离大神经、大血管较远的部位，其中以臀大肌最为常用，其次是臀中肌、臀小肌、股外侧肌及上臂三角肌。

① 臀大肌注射部位定位法：臀大肌是臀肌中最大且表浅的肌肉，近似方形，几乎占据整个臀部皮下。肌纤维平行向外下方止于股骨上部。小儿此肌不发达，较薄。坐骨神经为全身最大的神经，起自骶丛神经，经梨状肌下孔穿出骨盆至臀部，位于臀大肌中部深面，约在坐骨结节与股骨大转子连线的中点处下降至股后部，其体表投影为自大转子尖至坐骨结节中点向下至腘窝。注射时须注意避免损伤坐骨神经。臀大肌注射部位定位方法有两种(图 2-9-9)。

a. 十字法：以臀裂顶点向左侧或右侧画一条水平线，从髂嵴最高点作一条垂线，将一侧臀部分为四个象限，其外上象限并避开内角(从髂后上棘至大转子连线)，即为注射区域。

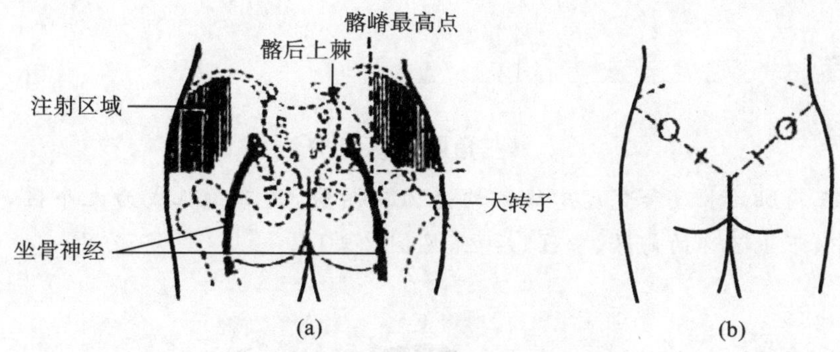

图 2-9-9　臀大肌注射部位定位法

b. 连线法：取髂前上棘和尾骨连线的外上 1/3 处为注射部位。

② 臀中肌、臀小肌注射部位定位法：该处血管、神经分布较少，且脂肪组织较薄，故被广泛使用。定位方法有两种。

a. 以示指尖和中指尖分别置于髂前上棘和髂嵴下缘处，在髂嵴、示指、中指之间构成一个三角形区域，这个三角形区域即为注射部位(图 2-9-10)。

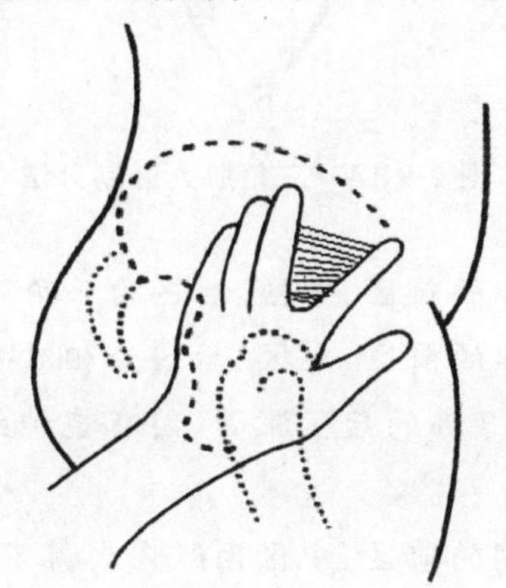

图 2-9-10　臀中肌、臀小肌注射部位定位法

b. 以髂前上棘外侧 3 横指处为注射区域(以患者自己的手指宽度为准)。

③ 股外侧肌注射部位定位法：为大腿中段外侧，一般成人可取髋关节下 10 cm 至膝关节上 10 cm，此处宽约 7.5 cm(图 2-9-11)。此区域大血管、神经干很少通过，注射范围较广，适用于多次注射者。

④ 上臂三角肌注射定位法：为上臂外侧，自肩峰下 2～3 横指处，此处肌肉分布较臀部少，只能做少剂量注射(图 2-9-12)。

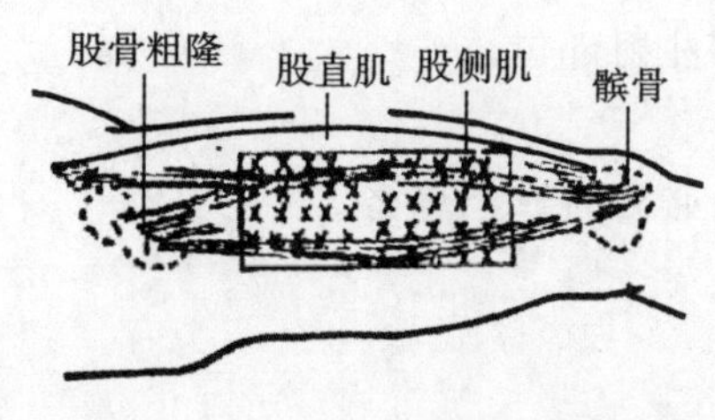

图 2-9-11　股外侧肌注射区

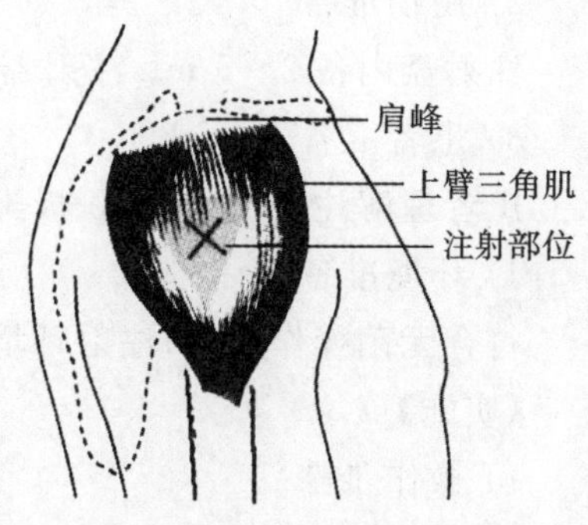

图 2-9-12　三角肌注射区

知识链接

三角肌九区划分法

将三角肌的长度和宽度中线都均分为三等份,使三角肌成为九个区,分别为三角肌上、中、下 1/3 部的前区、中区、后区,见图 2-9-13。

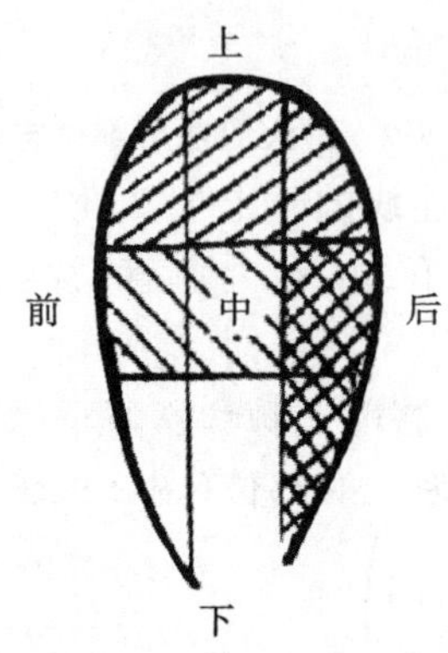

图 2-9-13　三角肌九区划分法

(1) 三角肌的上 1/3 部的前区、中区、后区为三角肌肌内注射的绝对安全区。

(2) 三角肌的中 1/3 部的前区、中区、后区为相对安全区。

(3) 三角肌的中、下 1/3 部的后区深面,因有桡神经通过,为三角肌肌内注射的危险区。

(4) 三角肌的下 1/3 部的前区、中区因肌肉太薄不能做肌内注射。

【计划】

1) 操作者准备

洗手,戴口罩。熟悉药物的用法及药理作用,询问患者用药史并解释肌内注射的目的及注意事项。

2) 用物准备

注射盘内备 2～5 mL 注射器、6～7 号针头、注射卡,遵医嘱准备药液。

3) 患者准备

患者理解注射目的,能积极配合,取舒适体位并暴露注射部位。

4) 环境准备

符合无菌操作要求;注射环境安静、整洁、光线适宜,必要时遮挡患者。

【实施】

1) 操作步骤

肌内注射操作步骤如表 2-9-7 所示。

表 2-9-7　肌内注射操作步骤

操作步骤	要点说明
(1)准备药液:洗手,戴口罩,按医嘱准备药液并在治疗室内抽吸药液	• 两名护士仔细核对药物,严格注意无菌操作要求
(2)核对、解释:携用物至患者处,核对并解释	
(3)体位:协助患者取合适体位,选择注射部位,戴手套,定位	• 为使臀部肌肉松弛,减轻痛苦与不适感,可取以下各种体位:侧卧位,上腿伸直,下腿稍弯曲;俯卧位,足尖相对,足跟分开,头偏向一侧;坐位,座椅要稍高,便于操作,常用于门诊患者;仰卧位,常用于危重及不能自行翻身的患者采用臀中肌、臀小肌注射时
(4)消毒:常规消毒皮肤,待干,两名护士再次核对药液并排尽空气	
(5)进针:一手拇指、示指绷紧注射部位皮肤;一手持注射器,中指固定针栓,将针头迅速垂直刺入针梗的 2/3	• 切勿将针梗全部刺入,以防针梗从根部衔接处折断
(6)推药:松开绷紧皮肤的手,抽动活塞,如无回血,缓慢推注药液,同时观察患者的表情及反应	• 加强与患者的沟通 • 瘦弱者及患儿的进针深度酌减 • 确认针头未刺入血管内
(7)拔针:注射完毕,用干棉签轻压针刺处,快速拔针后按压片刻(图 2-9-14)	• 压迫至不出血为止
(8)整理:两名护士再次核对,安置患者,整理床单位,清理用物,洗手并记录	• 用物处理严格按消毒隔离原则进行

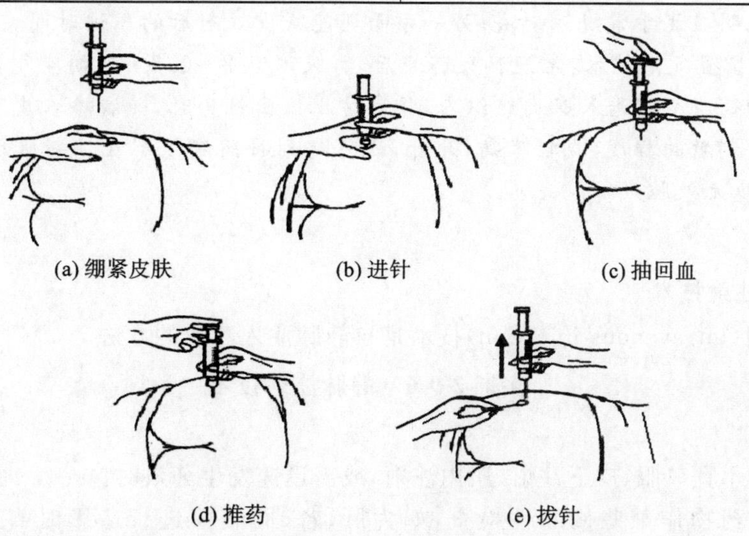

(a) 绷紧皮肤　(b) 进针　(c) 抽回血

(d) 推药　(e) 拔针

图 2-9-14　肌内注射技术

2) 注意事项

(1) 严格执行无菌操作原则和两人同时查对制度,严格遵守消毒隔离原则。

(2) 切勿将针梗全部刺入,以防针梗从根部折断。

(3) 两种药液同时注射时,要注意配伍禁忌;需长期作肌肉注射者,注射部位应交替更换,并用细长针头,避免硬结的发生。

(4) 2岁以下婴幼儿不宜选用臀大肌注射,因有损伤坐骨神经的危险,幼儿在未能独自走路前,其臀部肌肉发育不好,应选用臀中肌、臀小肌处注射。

(5) 切勿将针梗全部刺入,以防发生断针。一旦发生断针,嘱患者原位不动,同时固定原位组织,以防断针移位,并尽快用无菌血管钳或镊子夹住断端取出;若断针全部埋入肌内,立即请外科医生处理。

【评价】

(1) 患者理解肌内注射的目的,积极配合。

(2) 注射过程严格按注射原则进行,注射部位未发生硬结和感染。

知识链接

肌内注射的技巧

为减轻注射局部的疼痛,更有利于药液的吸收,可在实施肌内注射过程中采用以下技巧。

(1) Z形肌内注射法:在皮肤常规消毒后,注射前用左手手指向一侧或向下牵拉皮肤及皮下组织,使注射点更易进入肌肉组织,而且注射完毕后放松牵拉的皮肤及皮下组织回到原位,使注射线形成了"Z"形线。采用Z形肌内注射方法,使药液不易溢出,药物达到了最好的利用度,减少因药液溢出而引起的各种不良反应。由于其特有的注射方式,特别适用于老年人、超体重、注射右旋糖酐铁及刺激性强药物的患者,使药液更容易注射到肌肉组织中。Z形肌内注射法一方面能减少渗血和渗液,在增加药物吸收方面也明显优于常规注射法;另一方面还能减少注射后的压迫时间。

(2) 留置气泡技术:常规抽吸药液后,再吸入0.2~0.3 mL的空气,该方法可使针头部位的药液全部进入肌肉组织内,并可防止拔出针头时,药液渗入皮下组织,从而降低组织受刺激的程度,减轻疼痛,此外,还可起到将药液限制在注射肌肉局部,而利于吸收,减少无效腔残留。

4. 静脉注射技术

静脉注射(intravenous injection)技术是自静脉注入药液的方法。

实训2-9-6 静脉注射技术

【目的】

(1) 药物不宜口服、皮下注射、肌内注射,或需迅速发生药效时。

(2) 注入药物作某些诊断性检查,如为肝、肾、胆囊等进行造影时需经静脉注入造影剂。

(3) 输液或输血。

（4）静脉营养治疗。

【评估】

（1）患者病情、治疗情况、用药史、药物过敏史，所用药物的药理作用。

（2）患者意识状态、肢体活动能力，对用药的认知合作程度。

（3）患者注射部位的皮肤状况、静脉充盈度及管壁弹性。常用的静脉注射部位如下。

① 上肢浅静脉（图 2-9-15）：肘部的贵要静脉、正中静脉、头静脉、腕部及手背浅静脉网；下肢足部大隐静脉、小隐静脉、足背浅静脉网。

② 股静脉：位于股三角区，在股动脉内侧约 0.5 cm 处（图 2-9-16）。

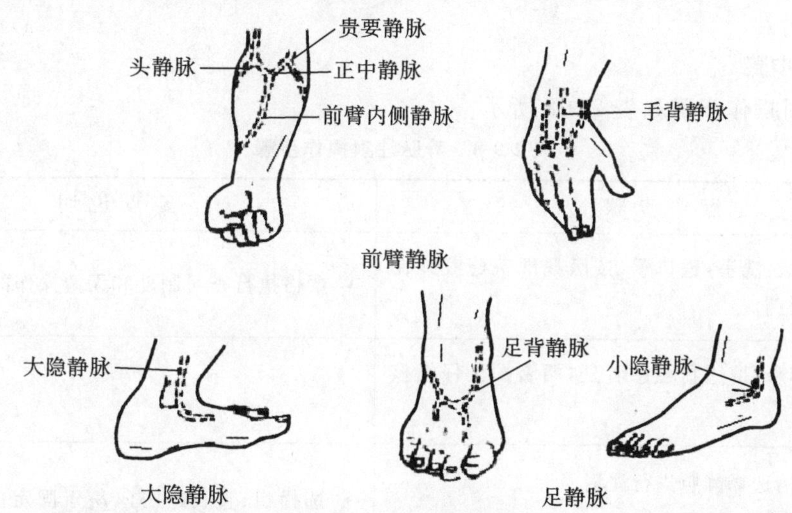

图 2-9-15　四肢浅静脉

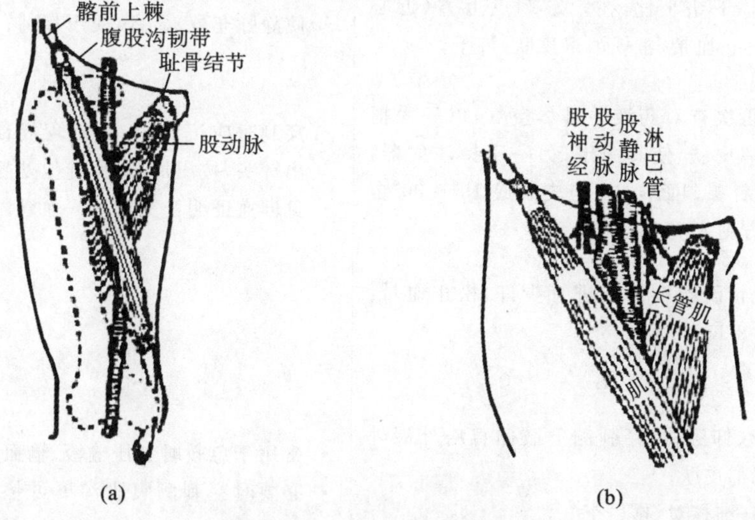

图 2-9-16　股静脉的解剖位置

【计划】

1）操作者准备

洗手，戴口罩。熟悉药物的用法及药理作用，询问患者用药史并解释静脉注射的目的及注意事项。

2）用物准备

注射盘内备注射器(规格视药量而定)、6～9号针头或4 $\frac{1}{2}$～9号头皮针、止血带、注射用小枕、胶布、注射卡、遵医嘱准备药液。

3）患者准备

患者理解注射目的,能积极配合,取舒适体位并暴露注射部位。

4）环境准备

符合无菌操作要求;注射环境安静、整洁、光线适宜,必要时遮挡患者。

【实施】

1）操作步骤

静脉注射操作步骤如表2-9-8所示。

表2-9-8　静脉注射操作步骤

操作步骤	要点说明
(1)准备药液:洗手,戴口罩,按医嘱准备药液并在治疗室内抽吸药液	• 严格执行查对制度和无菌操作的原则
(2)核对、解释:携用物至患者处,两名护士仔细核对并解释	
(3)根据病情选择静脉进行注射 ◆ 四肢浅静脉注射 ①协助患者取合适卧位,戴手套,选择合适静脉,在穿刺部位肢体下垫小枕,在距穿刺点上方(近心端)约6 cm处扎止血带,常规消毒皮肤,待干; ②两名护士再次查对药液并排尽空气,以一手拇指绷紧静脉下端皮肤,使其固定;另一手持注射器,示指固定针栓,针头斜面向上,与皮肤成15°～30°自静脉上方或侧方刺入皮下再刺入静脉; ③见回血,视情况再顺静脉进针少许,松止血带,固定针头(图2-9-17) ◆ 股静脉注射 ①协助患者取仰卧位,穿刺侧下肢伸直略外展外旋,常规消毒局部皮肤; ②两名护士仔细核对,排尽空气; ③术者按无菌技术原则戴上无菌手套,一手示指和中指于腹股沟处扪及股动脉搏动最明显部位并固定,另一手持注射器,针头与皮肤成45°或90°,在股动脉内侧0.5 cm处刺入,抽动活塞见有暗红色血,固定针头	• 选择粗、直、弹性好、易于固定的静脉,避开静脉瓣、关节,有计划地使用血管,先远后近 • 止血带末端向上 • 使静脉充盈、显露,便于穿刺 • 穿刺时应沉着,一旦出现局部血肿,立即拔出针头,按压局部,另选他处静脉 • 见回血证明针头已刺入血管内 • 常用于急救时加压输液、输血 • 必要时穿刺侧腹股沟下可垫小枕以显露注射部位 • 加强与患者的沟通 • 抽出暗红色血液,提示针头已进入股静脉

续表

操作步骤	要点说明
(4)推药：缓慢推注药液	• 注药过程中要缓慢地试抽回血，以检查针头是否仍在静脉内，如有局部疼痛或肿胀隆起，抽无回血，应拔出针头，更换部位，重新注射
(5)拔针：注射完毕，把干棉签放在针刺点上方，快速拔针后按压片刻	• 股静脉注射，拔针后局部用无菌纱布加压止血 3～5 min，以免引起出血或血肿
(6)整理：两名护士再次核对，安置患者，清理用物，洗手并记录	• 用物处理严格按消毒隔离原则进行

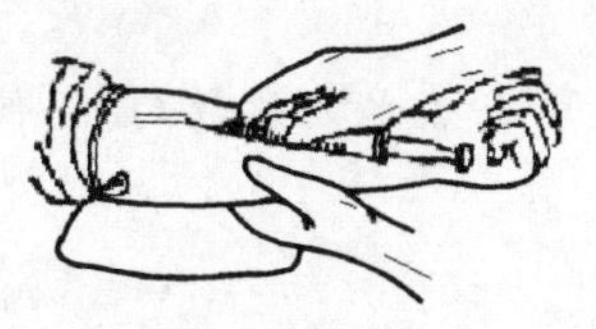
(a) 注射器进针法

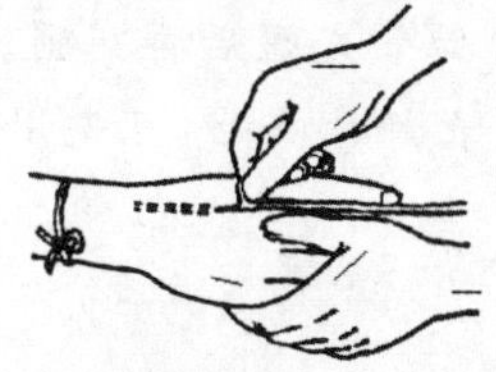
(b) 头皮针进针法

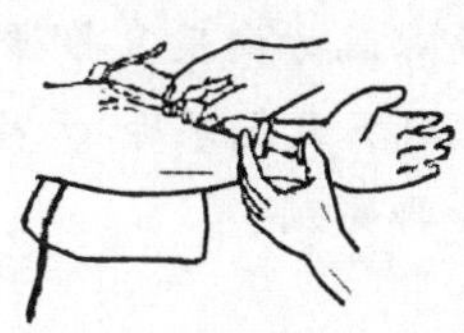
(c) 推药

图 2-9-17　静脉注射技术

2）注意事项

(1) 严格执行无菌操作原则和两人同时查对制度，严格遵守消毒隔离原则。

(2) 注射时应选择粗直、弹性好、易于固定的静脉，避开关节和静脉瓣；对长期静脉用药的患者，为保护血管应有计划地自远心端到近心端选择静脉注射。

(3) 根据病情及药物性质，掌握注入药液的速度，并随时听取患者的主诉，观察局部情况及其病情变化。

(4) 对组织有强烈刺激的药物，注射前应先抽吸少量等渗盐水作穿刺，注入少量等渗盐水，证实针头确在血管内，再推注药物，以防药液外溢于组织内而发生坏死。

(5) 去甲肾上腺素、钙剂等强刺激性药物不宜采用头皮静脉注射。

(6) 股静脉注射有出血倾向者不宜采用；如抽出鲜红色血液，提示针头刺入股动脉，应立即拔出针头，用无菌纱布紧压穿刺处 5～10 min，确认无出血后，在另一侧股静脉穿刺。

【评价】

(1) 患者理解肌内注射的目的，积极配合。

(2) 注射过程严格按注射原则进行，注射部位未发生渗出、肿胀和感染。

(3) 能分析静脉注射失败的原因，根据患者情况提高静脉穿刺成功率。

【静脉注射失败常见原因】

(1) 针头刺入静脉过浅，或因松止血带时针头滑出血管，抽吸未见回血。

(2) 针头未完全刺入静脉，针头斜面一半在血管内，一半在血管外，回血断断续续，注药时溢出至皮下，皮肤隆起，患者局部疼痛。

(3) 针头刺入较深，斜面一半穿破对侧血管壁，见有回血，但推药不畅，部分药液溢出至深层组织，患者有痛感，如只推注少量药液，局部不一定隆起。

(4) 针头刺入过深，针尖完全穿透对侧血管壁，抽吸无回血。

知识链接

提高静脉穿刺成功率的方法

(1) 老年患者:老年患者皮下脂肪较少,静脉易滑动且脆性较大,针头难以刺入或易穿破血管壁。注射时,可用手指分别固定穿刺段静脉上下两端,再沿静脉走向穿刺。

(2) 肥胖患者:肥胖患者皮下脂肪较厚、静脉较深、难以辨认,但较易固定。注射时,在摸清血管走向后从静脉上方进针,进针角度稍加大(30°~40°)。

(3) 水肿患者:可沿静脉解剖位置,用手按揉局部,以暂时驱散皮下水分,使静脉充分显露后再行穿刺。

(4) 脱水患者:血管充盈不良致使穿刺困难,可在扎止血带后,从穿刺部位远心端向近心端方向反复推揉,以使血管充盈后再穿刺。

(5) 天气寒冷:天冷时浅表静脉收缩,可先用热毛巾或热水袋热敷局部,使血管充盈后再穿刺。

【静脉注射泵的使用】

静脉注射泵是一种新型泵力仪器,可供微量静脉给药,优点是剂量准确、安全、定时、定量,给药均匀,调节迅速、方便。常用于ICU、CCU、儿科、心内科、脑外科、普外科等科室的重症患者。使用方法如下。

(1) 备好物品和药品:除按静脉注射的用物准备外,另备注射泵、注射泵延长管、抽吸5~10 mL生理盐水的注射器。

(2) 检查微量泵电路、电源、距离和仪器状态。按医嘱核对药物。用专用注射器吸取药液。连接延长管排气后将其设置于泵体夹内,推动滑座至可注射状态。

(3) 接通电源,根据医嘱、病情、药物性质选择给药速度,调整好注射速度和时间。

(4) 将抽吸生理盐水的注射器与头皮针相连,穿刺静脉,成功后固定头皮针。

(5) 分离注射器与头皮针,将头皮针连接延长管,按“开始”键启动注射泵。

(6) 随时观察患者的反应和药液输入的情况。

(7) 药液推注完毕,按“停止”键。拔针、按压、整理床单位。

(8) 关闭注射泵,取下注射器,切断电源,记录。

(9) 按消毒隔离原则处理用物。

5. 动脉注射技术

动脉注射(arterial injection)技术是自动脉注入药液的方法。

【目的】

(1) 加压注入高渗葡萄糖液或血液,增加有效血容量,用于抢救重度休克尤其是创伤性休克的患者。

(2) 注入造影剂,用于施行某些特殊检查,如血管造影等。

(3) 注入抗癌药物作区域性化疗。

【评估】

(1) 患者病情、治疗情况、用药史、药物过敏史,所用药物的药理作用。

(2) 患者意识状态、肢体活动能力，对用药的认知合作程度。

(3) 患者注射部位的皮肤及血管状况。常用的动脉注射部位有股动脉、桡动脉。作区域性化疗时，头面部疾病可采用颈总动脉；上肢疾病可采用锁骨下动脉或肱动脉；下肢疾病可采用股动脉。

【计划】

1) 操作者准备

洗手，戴口罩。熟悉药物的用法及药理作用，询问患者用药史并解释动脉注射的目的及注意事项。

2) 用物准备

注射盘内备注射器(规格视药量而定)、6～9 号针头、无菌纱布、无菌手套及无菌洞巾(必要时)、沙袋、注射卡，遵医嘱准备药液。

3) 患者准备

患者理解注射目的，能积极配合，取舒适体位并暴露注射部位。

4) 环境准备

符合无菌操作要求；注射环境安静、整洁、光线适宜，必要时遮挡患者。

【实施】

1) 操作步骤

动脉注射操作步骤如表 2-9-9 所示。

表 2-9-9　动脉注射操作步骤

操作步骤	要点说明
(1)准备药液：洗手，戴口罩，按医嘱准备药液，并在治疗室内抽吸药液	• 严格执行查对制度和无菌操作的原则
(2)核对、解释：携用物至患者处，核对并解释	• 必要时，铺无菌洞巾
(3)选择注射部位：协助患者取适当体位，选择并显露穿刺部位，常规消毒皮肤，直径大于 6 cm	• 止血带末端向上 • 桡动脉穿刺的穿刺点为前臂掌侧腕关节上 2 cm，动脉搏动明显处 • 股动脉穿刺点在腹股沟股动脉搏动明显处，穿刺时，患者仰卧位，下肢伸直略外展外旋，以充分暴露穿刺部位
(4)查对：再次查对药液并排尽空气	
(5)戴无菌手套：术者按无菌技术原则戴上无菌手套，在欲穿刺动脉的搏动最明显部位固定于两指间，另一手持注射器，在两指间垂直或与动脉走向成 40°角刺入动脉，见有鲜红色血液涌进注射器，即固定穿刺针头的方向和深度，推注药液	• 有血液涌进注射器表明针头已刺入动脉血管内 • 推注速度可略快
(6)拔针：注射完毕，迅速拔针后局部用无菌纱布加压止血 5～10 min	• 也可用沙袋加压止血
(7)整理：再次查对，安置患者，清理用物，洗手并记录	• 用物处理严格按消毒隔离原则进行

2)注意事项

(1)严格执行无菌操作原则和两人同时查对制度,严格遵守消毒隔离原则。

(2)有出血倾向者,谨慎应用动脉穿刺。

(3)推注药液过程中随时听取患者主诉,观察局部情况及病情变化。

(4)拔针后局部用无菌纱布或沙袋加压止血,以免出血或形成血肿。

【评价】

(1)患者理解注射目的,有安全感,积极配合。

(2)注射过程严格按注射原则进行,注射部位无血肿或感染发生。

(3)血液病患者禁用此法注射,以免引起流血不止。

四、雾化吸入技术

雾化吸入技术是指用雾化装置将药液分散成细小的雾滴以气雾状喷出,经口或鼻吸入达到局部或全身治疗的方法。雾化吸入用药奏效快、药物用量少、不良反应较轻,除对呼吸道局部产生作用外,还可以通过肺组织吸收而达到全身治疗的作用。临床应用比较广泛,常用的雾化吸入技术有超声波雾化吸入技术、氧气雾化吸入技术和手压式雾化吸入技术三种。

(一)超声波雾化吸入技术

超声波雾化吸入是应用超声波声能将药液变成细微的气雾,再经呼吸道吸入的方法。雾滴小而均匀,雾量大小可以调节,药液可随深吸气到达终末支气管和肺泡。

1. 超声波雾化吸入器介绍

(1)基本构造(图2-9-18)。①超声波发生器:接通电源后可输出高频电能,面板上有电源和雾量调节开关、指示灯和定时器。②水槽与晶体换能器:水槽内盛冷蒸馏水,底部有一个晶体换能器,接收超声波发生器输出的高频电能,并将其转化为超声波声能。③雾化罐和透声膜:雾化罐内盛放药液,底部是半透明的透声膜。④螺纹管和口含嘴(或面罩)。

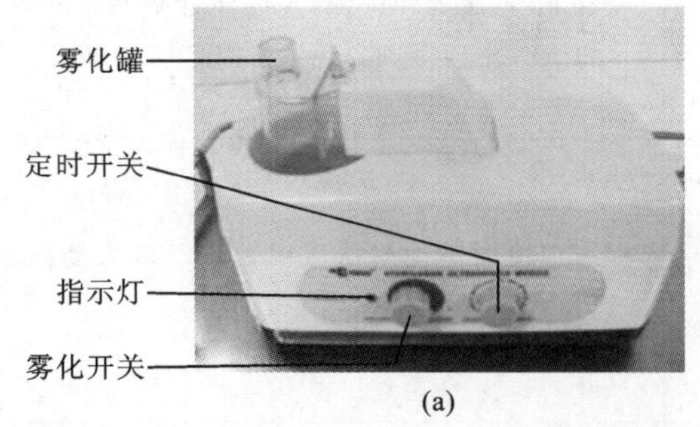

(a)

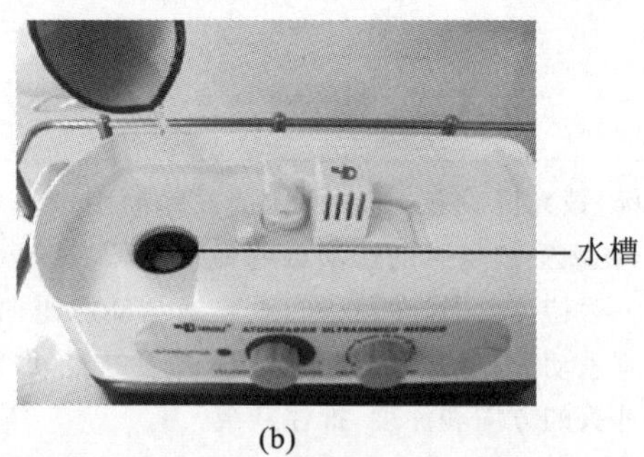

(b)

图2-9-18 超声波雾化吸入器

(2)作用原理。超声波发生器通电后输出高频电能,电能通过水槽底部的晶体换能器转换成超声波声能,声能震动并通过雾化罐底部的透声膜作用于罐内的药液,使药液表面张力被破坏而形成细微的气雾，通过螺纹管在患者深吸气时进入呼吸道。

2. 常用药物

遵医嘱给予患者用药。

(1) 控制呼吸道感染，消除炎症：常用庆大霉素、卡那霉素等抗生素。

(2) 解除支气管痉挛：常用氨茶碱、沙丁胺醇等。

(3) 稀释痰液，帮助祛痰：常用 α-糜蛋白酶、易咳净等。

(4) 减轻呼吸道黏膜水肿：常用地塞米松等。

3. 超声波雾化吸入技术

实训 2-9-7　超声波雾化吸入技术

【目的】

(1) 预防和治疗呼吸道感染：吸入祛痰、抗感染药物，消除炎症。常用于咽喉炎、支气管扩张、肺炎、肺脓肿、胸部手术前后等患者。

(2) 改善通气功能：解除支气管痉挛，改善呼吸道通气状况。常用于支气管哮喘、喘息性支气管炎等患者。

(3) 湿化呼吸道：吸入温暖、潮湿的气体，减少呼吸道的刺激，稀释痰液，帮助祛痰。常用于呼吸道湿化不足、痰液黏稠、气道不畅者，也作为气管切开术后常规治疗手段。

(4) 治疗肺癌：间歇吸入抗癌药物治疗疾病。

【评估】

(1) 患者病情、治疗情况及用药史等。

(2) 患者意识状态，对治疗计划的了解，心理状态及配合程度。

(3) 患者呼吸道是否通畅，有无感染、支气管痉挛、呼吸道黏膜水肿、痰液等；患者面部及口腔黏膜情况，有无感染、溃疡等。

(4) 患者对雾化吸入知识的了解情况。

【计划】

1) 操作者准备

着装整洁，洗手，戴口罩。熟练使用超声波雾化吸入器，熟悉药物的药理作用及可能出现的不良反应。

2) 用物准备

(1) 超声波雾化吸入器 1 套。

(2) 常用药物：遵医嘱给予患者用药。

(3) 其他用物：弯盘、水温计、冷蒸馏水、生理盐水、治疗巾、电源插座。

3) 患者准备

患者了解雾化吸入的目的并能够积极配合操作，协助其取舒适体位。

4) 环境准备

保持环境安静，温度、湿度、光线适宜。

【实施】

1) 操作步骤

超声波雾化吸入技术操作步骤如表 2-9-10 所示。

表2-9-10　超声波雾化吸入技术操作步骤

操作步骤	要点说明
(1)护士洗手,戴口罩,连接雾化器主件与附件	• 操作前检查雾化器各性能是否完好,避免意外发生
(2)水槽内加冷蒸馏水	• 水量约高3 cm,视不同类型的雾化器而定,要求浸没雾化罐底部的透声膜
(3)将药液用生理盐水稀释至30～50 mL,倒入雾化罐内,检查无漏水后,将雾化罐放入水槽,盖紧水槽盖	• 水槽内必须保持有足够冷蒸馏水,无水时不能开机,以免损坏机器
(4)携用物至床旁,核对患者并解释	• 确认患者
(5)协助患者取舒适卧位,铺治疗巾于患者颌下,接通雾化器电源,打开电源开关(指示灯亮),预热3～5 min,调整定时开关至所需时间,打开雾化开关,根据需要调节雾量	• 操作轻,避免损伤水槽底部的晶体换能器和雾化罐底部的透声膜
(6)将口含嘴放入患者口中(如用面罩需妥善固定),指导患者做深呼吸	• 取得合作
(7)治疗完毕,取下口含嘴或面罩,先关雾化开关,再关电源开关	• 一般每次定时15～20 min,雾量大小随患者的需要适当调节,雾量过大会使患者不适,过小达不到治疗目的 • 连续使用雾化器时,中间应间隔30 min
(8)擦干患者面部,协助取舒适卧位,整理床单位	—
(9)清洗整理用物,放掉水槽内的水,擦干水槽,将口含嘴、雾化罐、螺纹管浸泡于消毒液内1 h,洗净晾干后备用	• 按消毒隔离原则清洁整理用物
(10)观察超声波雾化吸入后的治疗结果	—
(11)洗手并记录	• 记录雾化开始时间、持续时间,患者的反应及雾化吸入后的效果等

2）注意事项

(1) 严格执行查对制度,遵守消毒隔离原则。

(2) 水槽内需保持足够的冷水,如发现水温超过50 ℃或水量不足,应在关机后更换或加入冷蒸馏水。

(3) 雾化过程中指导患者做深呼吸,可以帮助药液到达呼吸道深部,更好地发挥药效。观察患者痰液排出是否困难,如黏稠的分泌物经湿化后膨胀致痰液无法咳出时,给予拍背协助咳痰,必要时吸痰。

3）健康指导

(1) 向患者及家属介绍雾化吸入的相关知识,并教会其正确的使用方法。

(2) 教给患者利用深呼吸配合雾化吸入的方法,并指导雾化后正确的咳嗽、排痰方法。

【评价】

(1) 患者理解雾化吸入目的,愿意正确配合治疗。

(2) 患者感觉舒适,痰液易咳出,症状缓解,治疗作用明显。

(二) 氧气雾化吸入技术

氧气雾化吸入技术是指借助氧气高速气流,破坏药液表面的张力,使其形成雾状,并随患者吸气进入呼吸道的方法。

1. 氧气雾化吸入器介绍

(1) 基本构造如图 2-9-19 所示。

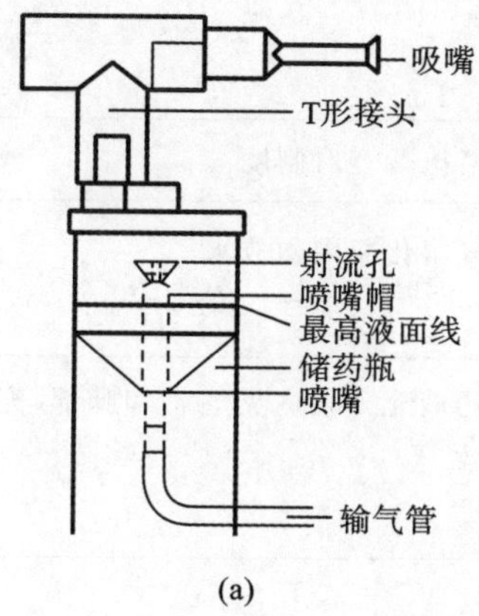

(a)

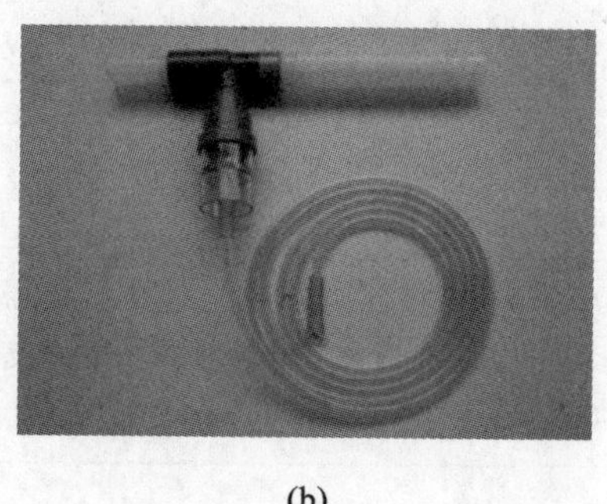

(b)

图 2-9-19 氧气雾化吸入器

(2) 原理:常用的氧气雾化吸入器为射流式雾化器。基本原理是借助高速气流通过毛细管并在管口产生负压,负压将药液由一侧的小管吸出,所吸的药液又被毛细管口高速的气流冲击成细小的雾滴,呈气雾状喷出。

2. 氧气雾化吸入技术

实训 2-9-8 氧气雾化吸入技术

【目的】

(1) 预防、控制呼吸道感染;稀释痰液,促进排痰。

(2) 改善通气功能,解除支气管痉挛。

【评估】

同超声雾化气吸入技术。

【计划】

1) 操作者准备

着装整洁,洗手、戴口罩,熟练使用氧气雾化吸入器,熟悉常用药物的用法及药理作用。

2) 用物准备

(1) 氧气雾化吸入器一套。

(2) 常用药物:同超声波雾化吸入技术。

(3) 其他用物:氧气装置、治疗巾、弯盘等。

3) 患者准备

患者了解氧气雾化吸入的目的并能够积极配合操作,协助其取舒适体位。

4）环境准备

环境安静、整洁,温湿度、光线适宜。

【实施】

1）操作步骤

氧气雾化吸入技术操作步骤如表2-9-11所示。

表2-9-11 氧气雾化吸入技术操作步骤

操作步骤	要点说明
(1)护士着装整洁,洗手,戴口罩,遵医嘱将抽吸的药液注入雾化器药杯内,药液稀释后不得超过规定刻度	• 使用前检查氧气雾化吸入器是否完好,有无漏气
(2)携用物至患者床旁,核对并解释	• 严格执行查对制度
(3)将雾化器和氧气装置相连接,调节氧气流量至6～8 L/min	• 氧气湿化瓶内勿放水
(4)协助患者取舒适卧位,指导患者将雾化器吸嘴放入口中,紧闭口唇深吸气,用鼻呼气,如此反复循环,至药液吸完为止	• 使药液充分到达支气管和肺部,充分地发挥药效
(5)取出雾化器后关闭氧气开关,协助患者清洁口腔,整理床单位并清理用物	• 用物处理按消毒隔离原则进行 • 一次性雾化吸入器用完后按医院规定处理
(6)观察氧气雾化吸入的疗效	• 观察排痰情况,配合拍背、吸痰
(7)洗手并记录	

2）注意事项

(1) 使用前检查雾化吸入器连接是否完好,有无漏气。

(2) 氧气湿化瓶内勿放水,以免液体进入雾化吸入器内使药液稀释。

(3) 操作中应严格安全用氧,严禁接触烟火和易燃品,避免意外的发生。

(4) 一个患者固定一套雾化器,用后用温开水洗净,定期用消毒水浸泡。

3）健康教育

同超声波雾化吸入技术。

【评价】

(1) 患者理解氧气雾化吸入目的,愿意正确配合治疗。

(2) 患者感觉舒适,症状缓解,治疗作用明显。

(三) 手压式雾化吸入技术

手压式雾化吸入技术是指利用拇指按压雾化器顶部,使药液从喷嘴喷出,形成雾滴作用于口腔及咽部气管、支气管黏膜被吸收的治疗方法。

1. 手压式雾化吸入器介绍

(1) 基本构造:如图2-9-20所示。

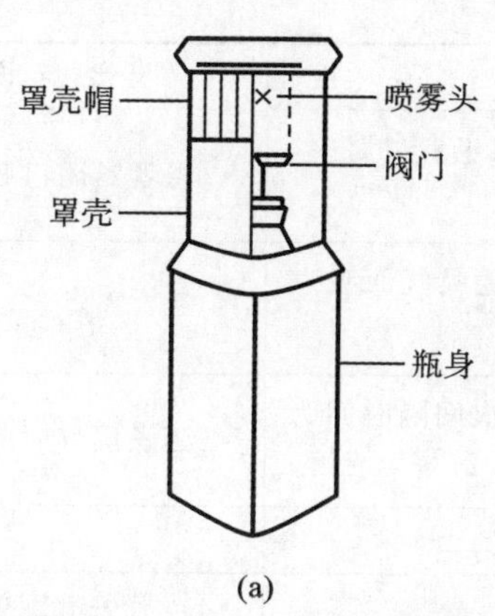

(a)

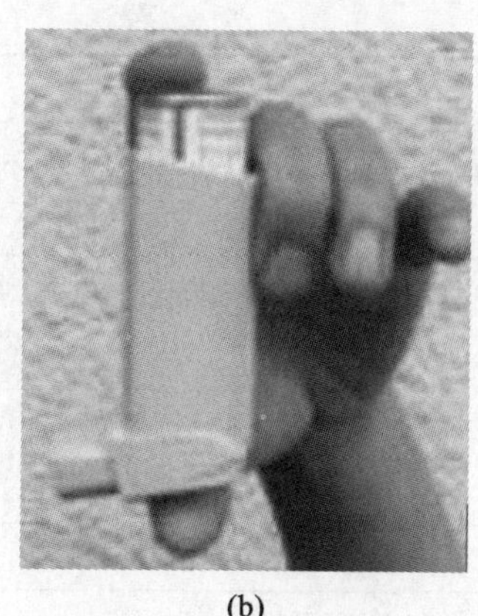
(b)

图 2-9-20　手压式雾化吸入器

（2）原理：手压式雾化吸入器内的药液，预置于雾化器的高压送雾器中，使用时将药液倒置，用拇指按压雾化器顶部时，阀门打开，药液便快速从喷嘴喷出，80%形成药雾，到达口腔、咽部、气管，药物经膜吸收。

2. 手压式雾化吸入技术

实训 2-9-9　手压式雾化吸入技术

【目的】

通过吸入药物如拟肾上腺素类药、氨茶碱等以改善通气功能，解除支气管痉挛，适用于支气管哮喘、喘息性支气管炎的对症治疗。

【评估】

同超声雾化吸入技术。

【计划】

1）操作者准备

着装整洁，洗手，戴口罩，熟练使用手压式雾化吸入器，熟悉药物的用法及作用。

2）用物准备

手压式雾化器一套。

3）患者准备

理解手压式雾化吸入技术的目的，能够取舒适体位，积极配合操作。

4）环境准备

环境安静、整洁，温湿度、光线适宜。

【实施】

1）操作步骤

手压式雾化吸入技术操作步骤如表 2-9-12 所示。

表 2-9-12　手压式雾化呼入技术操作步骤

操作步骤	要点说明
(1)护士着装整洁，洗手，戴口罩，遵医嘱准备手压式雾化器	• 检查雾化器是否完好
(2)携用物至患者床旁，核对并解释	• 严格执行查对制度
(3)取下手压式雾化器的保护盖，使用前充分摇匀药液	

续表

操作步骤	要点说明
(4)协助患者取舒适的卧位,雾化器倒置,将接口端放入患者口唇中,均匀吸气	• 患者紧闭口唇
(5)随着深吸气的动作,按压雾化器顶部,药液喷出后随吸气而吸入患者体内	
(6)延长屏气时间,约10 s,然后呼气。每次1~2喷,两次间隔时间为3~4 h	• 延长屏气时间
(7)取出雾化器,协助患者清洁口腔	
(8)整理床单位,清理用物	• 按有关规定处理用物
(9)洗手并记录	

2)注意事项

(1)严格执行查对制度,遵守消毒隔离原则。

(2)手压式雾滴直径为2.8~4.3 μm,速度快,药物直接可到达口腔、咽部,随着深吸气,药物可达气管。

(3)雾化器使用后应放在阴凉处,一般在30 ℃以下保存。

3)健康教育

(1)该类药物一般由患者保管,指导患者正确使用手压式雾化吸入给药。

(2)教会患者正确评价疗效,当疗效不满意时,不能随意增加或减少用量和次数,以免加重不良反应。

(3)协助患者分析并解释引起呼吸道痉挛的各种因素,指导其选择适宜的活动,增强体质,预防呼吸道感染。

【评价】

(1)患者理解手压式雾化吸入技术的目的,愿意正确积极配合治疗。

(2)患者呼吸道痉挛缓解,感觉舒适。

五、其他给药法

(一)皮肤给药技术

【目的】

皮肤给药是将药物直接涂于皮肤上,起到局部治疗的作用。常用的剂型有溶液、油膏、糊剂、粉剂等。

【评估】

患者对用药知识的理解及用药的需要、药物的性能。

【计划】

1. 操作者准备

护士着装整洁,洗手,戴口罩,掌握皮肤给药的知识。

2. 用物准备

皮肤用药、棉签、弯盘、清洁皮肤用物。

3. 患者准备

了解用药的目的和注意事项，教会患者正确使用药物。

4. 环境准备

拉好窗帘，必要时用屏风遮挡。

【实施】

(1) 涂抹药物前，先用温水与中性肥皂清洁患者皮肤，如有皮炎仅用清水清洁。

(2) 根据药物剂型不同，采用相应的护理方法。

① 溶液剂：溶液剂一般为非挥发性药物的水溶液，如3%硼酸溶液、依沙吖啶溶液，有清洁、收敛、消炎等作用。主要用于急性皮炎并伴有大量渗液或脓液者。使用方法如下：用橡胶单或塑料布垫于患处下面，防止污染床单，用钳子夹取蘸有药液的湿棉球洗抹患处，清洁后用干棉球抹干。也可用于湿敷法给药。

② 糊剂：含有多量粉末的半固体制剂，如氧化锌糊、甲紫糊等，起到保护受损皮肤的作用，并能吸收渗液和消炎等。主要适用于亚急性皮炎，有少量渗液或轻度糜烂者。使用方法：用无菌棉签蘸取药液后，将药糊直接涂于患者患处，涂抹不必过厚；也可将糊剂涂在纱布上，贴在受损皮肤处后再进行包扎。

③ 软膏：为药物与适宜基质制成有适当稠度的膏状制剂，如硼酸软膏、硫酸软膏等。软膏具有保护患处、润滑和软化痂皮等作用。一般用于慢性增厚性皮损。使用方法：用棉签将软膏涂于患处，不宜涂得太厚，一般不需要包扎，但溃疡或皮肤大片糜烂受损则需要包扎。

④ 乳膏剂：药物与乳剂型基质制成的软膏。分霜剂和脂剂两种，如樟脑霜和尿素脂。具有止痒、保护、消除轻度炎症的作用。使用方法：用棉签将乳膏剂涂于患处，但急性皮炎者禁用，因其渗出物较多。

⑤ 酊剂和醑剂：不挥发性药物的乙醇溶液为酊剂，如碘酊；挥发性药物的乙醇溶液为醑剂，如樟脑醑。二者都有杀菌、消毒、止痒的作用。主要适用于慢性皮肤病患者的皮炎苔藓样变。使用方法：用棉签蘸药涂于患处，需要注意的是药物具有刺激性，不宜用于有糜烂面的急性皮炎，黏膜以及眼、口的周围。

⑥ 粉剂：一种或数种药物的极细粉均匀混合制成的干燥粉末样制剂，如滑石粉、痱子粉等，有保护皮肤的作用。常用于急性或亚急性皮炎无糜烂渗液的受损皮肤。使用方法：将药粉均匀地撒在受损皮肤处。粉剂多次应用后常会有粉块形成，用温生理盐水湿润后即可除去。注意观察用药后的反应，了解患者主观感受，认真评价用药效果。

(3) 注意事项：①观察患者局部用药后的反应，尤其对小儿和老年患者应仔细观察；②了解患者对局部用药的主观感觉，做好解释工作。

【评价】

(1) 患者了解皮肤用药的目的，能够积极配合治疗。

(2) 患者病情得到缓解，感觉舒适。

(二) 黏膜给药技术

1. 直肠栓剂插入技术

【目的】

(1) 经直肠插入甘油栓，软化粪便，利于排出。

(2) 栓剂中有效成分被直肠黏膜直接吸收后起到全身治疗作用,如使用解热镇痛药栓剂。

【评估】

评估患者对药物的了解,对有关用药知识的知晓程度。

【计划】

1) 操作者准备

着装整洁,洗手,戴口罩。

2) 用物准备

直肠栓剂,指套或手套,手纸。

3) 患者准备

取侧卧位,膝部弯曲,暴露出肛门。

4) 环境准备

需要时用屏风遮挡,拉好窗帘。

【实施】

直肠给药方法较简单,护士可指导并教会患者自己使用。

(1) 操作者戴上指套或手套。

(2) 嘱患者张口深呼吸,尽量放松。

(3) 将栓剂轻轻插入肛门,并用示指将栓剂沿直肠壁朝脐部方向送入 6～7 cm(图2-9-21)。

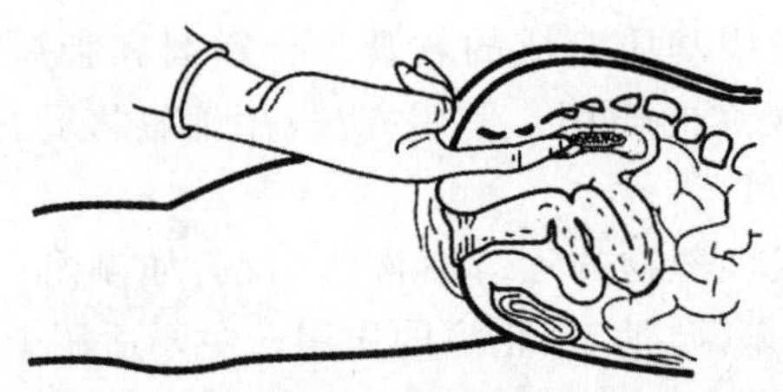

图 2-9-21　直肠栓剂插入技术

(4) 置入栓剂后,保持侧卧位 15 min,以防药物栓滑脱或溶化后渗出肛门外,若栓剂滑脱出肛门外,应予重新插入。

(5) 给药后观察是否产生预期药效。

2. 阴道栓剂插入技术

【目的】

自阴道插入栓剂能起到局部治疗的作用,如插入消炎、抗菌药物治疗阴道炎。

【评估】

评估患者的病情,对药物的了解,及用药的接受、配合程度。

【计划】

1) 操作者准备

着装整洁,修剪指甲,洗手,戴口罩。

2) 用物准备

阴道栓剂、栓剂置入器或手套、卫生棉垫,必要时备屏风。

3）患者准备

了解用药目的，取仰卧位，双腿外展暴露会阴部。

4）环境准备

拉下窗帘，必要时用屏风遮挡患者。

【实施】

（1）利用置入器或戴上手套将栓剂沿阴道下后方轻轻送入 5 cm，达阴道穹隆处（图 2-9-22）。

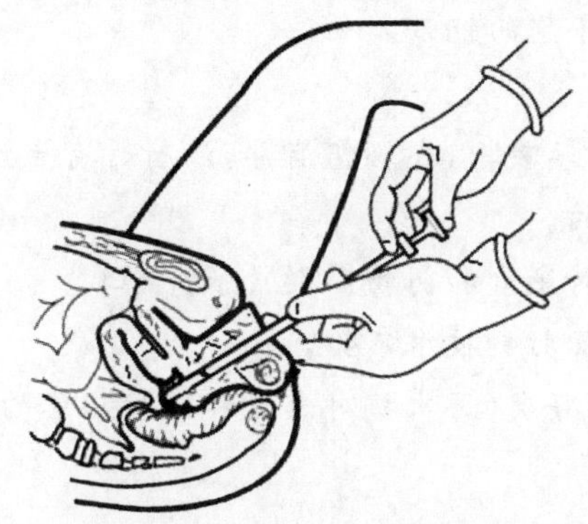

图 2-9-22　阴道栓剂插入技术

（2）嘱咐患者至少平卧 15 min，以利药物扩散至整个阴道组织，利于药物吸收。

（3）为避免药物或阴道渗出物污染内裤，可使用卫生棉垫，指导患者治疗期间避免性生活。

（4）观察患者用药后的效果，了解患者的主观感觉。同时教会患者自行操作的方法。

（三）舌下给药技术

药物经舌下给药，迅速地被口腔黏膜丰富的毛细血管所吸收，避免了胃肠道的刺激、吸收不全和首过消除，并且具有生效快的作用。目前常用的硝酸甘油剂，舌下含服在 2～5 min内就能够发挥作用，舌下给药后患者心前压迫感、疼痛感减轻或消除。

指导患者应用此类药物时应正确放在舌下，让药物自然溶解吸收，不可嚼碎后吞咽，会降低药物疗效。

情境训练

按“案例引导”的案例模拟为患者肌内注射

护士衣帽整洁，到患者床前评估。

护士：（看床尾卡信息）先生，您好！麻烦您告诉我您的床号和姓名好吗？

患者：护士，我是 5 床的李伟。

护士：好的，我看一下您的腕带。

核对信息无误。

护士：李教授，遵医嘱给您肌内注射青霉素，之前给您做了青霉素皮试，您是不过敏的，青霉素是抗生素，您的肺部有炎症，起到消炎杀菌的作用。在您的臀部注射，您看可以吗？是右侧还是左侧？

患者:右侧吧。

护士:好的,李教授,我看看这个部位的皮肤,您动一下您的右腿可以吗？好的,等会我就在这注射了。李教授,您先休息一下,我去准备一下用物马上回来。

回治疗室,洗手,和另一名护士核对医嘱和药物,备齐用物。

护士:(看床尾卡信息)先生,您好！麻烦您再次告诉我您的床号和姓名好吗？

患者:护士,我是5床的李伟。

护士:好的,我看一下您的腕带。

核对信息无误。

护士:(十字法定位)李教授,我给您消毒,注射时有点疼,请您理解。

患者:护士,不要紧的。

护士:好的(再次核对患者和药物),别紧张。

患者:(拔针)护士,你打针技术不错。

护士:谢谢李教授的夸奖(再次核对患者和药物),您的卧位还舒适吗？

患者:挺好的。

护士:李教授,您还有其他需要吗？

患者:没有,谢谢护士。

护士:不用谢,这是我应该做的,呼叫器放在您的床头了,有事您按呼叫器呼叫我们,我也会经常来看您的。

小结

本任务阐述了给药的基本知识,安全给药的原则,注射原则,药液抽吸技术、各种注射法,其中包括(皮内注射技术、皮下注射技术、肌内注射技术、静脉注射技术和动脉注射技术)及各种雾化吸入技术的使用及护理。正确的口服给药技术、注射技术是护理人员必须掌握的护理操作。学生学会如何指导患者正确的皮肤给药。

能力检测

选择题

A_1/A_2型题

(1) 剧毒药及麻醉药的最主要保管原则是(　　)。

A. 药名中英文对照　　B. 加锁登记并认真交班　　C. 装密封瓶中保存

D. 置于阴凉处存放　　E. 与内服药分别放置

(2) 口服给药注意事项中正确的是(　　)。

A. 铁剂、阿司匹林宜饭前服

B. 服止咳糖浆后宜多饮水

C. 服磺胺类药物后应多饮水

D. 服强心苷类药物前先测血压

E. 镇静安神药宜清晨空腹服用

(3) 皮下注射的进针角度为(　　)。

A. 0°～5°　　B. 30°～40°　　C. 45°　　D. 60°　　E. 90°

(4) 患者,男,52 岁,因支气管哮喘需要做雾化吸入,医嘱使用氨茶碱,其目的是(　　)。

A. 消除炎症　　B. 减轻黏膜水肿　　C. 解除支气管痉挛

D. 保持呼吸道湿润　　E. 稀释痰液使其易于咳出

(5) 超声雾化器在使用中,水槽内的水温超过一定温度应调换冷蒸馏水,此温度是(　　)。

A. 30 ℃　　B. 40 ℃　　C. 50 ℃　　D. 60 ℃　　E. 70 ℃

(6) 应放在 4 ℃冰箱内保存的药物是(　　)。

A. 青霉素　　B. 氨茶碱　　C. 强的松

D. 苯巴比妥钠　　E. 胎盘球蛋白

(7) 选用上臂三角肌做肌内注射时,其注射区是(　　)。

A. 三角肌上缘 2～3 横指

B. 三角肌下缘 2～3 横指

C. 肱二头肌下缘 2～3 横指处

D. 上臂外侧肩峰下 2～3 横指处

E. 上臂内侧肩峰下 2～3 横指处

(8) 患者,女,60 岁,因充血性心力衰竭住院,医嘱地高辛 0.25 mg,每日一次,护士发药时应特别注意(　　)。

A. 研碎药片再喂服　　B. 服药后不宜多饮水

C. 给药前测量脉率　　D. 叮嘱患者按时服药

E. 患者服药后再离开

(9) 患者,女,50 岁,上呼吸道感染,医嘱口服磺胺类药抗感染,护士嘱其服药后多饮水,目的是(　　)。

A. 维持血液 pH 值　　B. 增强药物疗效

C. 减轻胃肠道刺激　　D. 避免损坏造血系统

E. 加快药物溶解避免结晶析出

(10) 患者,男,64 岁,患糖尿病 10 年,常规胰岛素 6 U 于餐前 30 min 用药,合适的注射部位是(　　)。

A. 腹部脐周　B. 前臂外侧　C. 股外侧肌　D. 臀大肌　E. 臀中肌

(11) 患者,女,50 岁,因患呼吸系统疾病,需同时服用几种药物,最后服用的药物是(　　)。

A. 维生素　　B. 罗红霉素　　C. 维生素 B_1

D. 复方甘草口服液　　　　E. 乙酰半胱氨酸胶囊

A_3/A_4型题

(12～13题共用题干)

患者,女,55岁,因哮喘发作在医院急诊就医,医嘱"氨茶碱0.25g加入25%葡萄糖20 mL,iv"。

(12) 护士为患者行静脉注射时穿刺的角度为(　　)。

A. 5°以下(紧贴皮肤)　　B. 5°～10°　　C. 15°～30°

D. 35°～38°　　E. 40°～45°

(13) 注射过程中发现局部肿胀,抽有回血,患者主诉疼痛明显,可能的原因是(　　)。

A. 针头堵塞　　B. 针头穿透血管壁

C. 针头斜面紧贴血管壁　　D. 针头斜面一半在血管外

E. 针头穿刺过深致药物进入组织间隙

(14～16题共用题干)

患者,男,70岁。有慢性支气管炎病史,最近咳嗽加剧,痰黏稠,伴呼吸困难,给予超声波雾化吸入治疗。

(14) 下列哪项不属于超声波雾化吸入治疗的目的?(　　)

A. 消除炎症　B. 减轻咳嗽　C. 稀释痰液　D. 帮助祛痰　E. 促进食欲

(15) 为该患者进行超声波雾化吸入首选的药物是(　　)。

A. 庆大霉素　B. 沙丁胺醇　C. 地塞米松　D. 糜蛋白酶　E. 氨茶碱

(16) 指导患者行超声波雾化吸入治疗,下列哪项是错误的?(　　)

A. 先解释说明目的　　B. 开电源后调雾量

C. 嘱患者用鼻子吸气,口腔吐气　　D. 吸入时间为15 min以内

E. 治疗完毕,先关雾化开关,再关电源开关

(枣庄科技职业学院　王芳　刘永华　马珊珊)

任务十　药物过敏试验技术

学习目标

(1) 能说出青霉素过敏反应发生的原因和预防措施。

(2) 能叙述青霉素过敏反应的临床表现。

(3) 能学会青霉素过敏试验操作。

(4) 能配合医生进行青霉素过敏性休克的抢救。

(5) 能准确配制链霉素、破伤风抗毒素、头孢菌素(先锋霉素)、细胞色素C和普鲁卡因过敏试验药液,并正确判断过敏试验结果。

(6) 能叙述破伤风抗毒素脱敏注射的原理和方法。

(7) 尊重关爱患者,具有良好的服务态度;工作认真负责,严格遵守操作规程。

案例引导

患者，李芳，女，47岁，因发热、咽喉肿胀、疼痛来门诊就诊。医生诊断为急性扁桃腺炎，医嘱：青霉素80万U，肌内注射，bid。假如你在门诊注射室值班，请完成以下任务：①给患者肌内注射青霉素前，应做什么？如何做？②患者在接受青霉素皮试后3 min，感到胸闷，气促、呼吸困难、面色苍白，出冷汗，脉细弱、血压80/50 mmHg。看到此情景，请你判断李芳发生了什么情况？你如何配合医生来抢救患者？

临床上使用某些药物时，可因患者的过敏体质而引起不同程度的过敏反应，甚至发生过敏性休克，如不及时抢救，可危及生命。为防止发生过敏反应，在使用易致敏的药物前，应详细询问患者的用药史、过敏史，并做药物过敏试验，护士应熟练掌握试验液的配制和试验方法，认真观察反应，正确判断试验结果，熟练掌握过敏性休克的急救技术。

一、青霉素过敏试验技术

青霉素具有毒性低、疗效高的特点，临床应用广泛。但青霉素易发生过敏反应，是各种抗生素中过敏反应率最高的药物，人群中有5%～6%的人对青霉素过敏，而且任何年龄、任何给药途径、任何剂型和剂量均可发生过敏反应。因此，在使用各种剂型青霉素前都应先做过敏试验，试验结果阴性者方可用药。

（一）青霉素过敏反应的原因

青霉素过敏反应是抗原与抗体在致敏细胞上相互作用而引起的。青霉素是一种半抗原物质，进入机体后其降解产物与组织蛋白结合形成全抗原，刺激机体产生特异性抗体IgE，IgE黏附在某些组织，如皮肤、鼻、咽喉、声带、支气管黏膜下微血管周围的肥大细胞上和血液中的嗜碱性粒细胞表面，使机体呈致敏状态。当机体再次接受类似的抗原刺激后，即与特异性抗体IgE结合，发生抗原抗体反应，导致细胞破裂，释放组织胺、缓激肽、5-羟色胺、慢反应物质等血管活性物质。这些物质分别作用于效应器官，引起平滑肌痉挛、微血管扩张、毛细血管通透性增高、腺体分泌增多，从而产生一系列过敏反应（图2-10-1）。

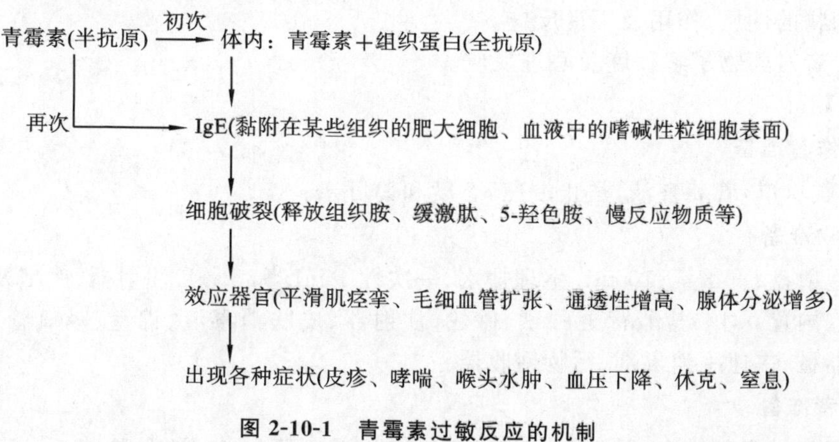

图2-10-1　青霉素过敏反应的机制

（二）青霉素过敏反应的预防

青霉素过敏反应，特别是过敏性休克，直接威胁到患者的生命，因此，需做好预防工作，采取各项预防措施是预防过敏反应发生的关键。

(1) 使用青霉素前必须做皮肤过敏试验,试验前应详细询问患者的用药史、过敏史和家族过敏史,患者如有青霉素过敏史,应禁止做过敏试验;患者已进行青霉素治疗,如停药3天后再用,或用药途中更换药物批号,均须重新做过敏试验,试验结果阴性者方可用药。

(2) 皮试液要现用现配,因青霉素皮试液极不稳定,在常温下放置易产生降解产物,导致过敏反应,还可降低药物效价。皮试液浓度与注射剂量要准确。

(3) 青霉素过敏试验和注射前均应做好急救的准备工作,备好急救盒(内置0.1%盐酸肾上腺素、砂轮、注射器、皮肤消毒液、棉签、吸氧管)及其他急救药物和器械,皮试后将急救盒放床旁桌上,能随时应用。

(4) 严密观察患者局部和全身反应,并注意倾听患者主诉,交代患者皮试后20 min内不能离开病房或注射室。注射后继续观察30 min,以免发生迟缓性过敏反应。

(5) 护理人员应严格执行"三查七对",实行两人同时核对患者的床号、姓名、药物和判断皮试结果。

(6) 试验结果阳性者禁止使用青霉素,同时报告医生,并在体温单、医嘱单、床头卡、注射卡、一览表和门诊病历上醒目注明青霉素过敏试验阳性反应,并将结果告知患者及其家属。

(7) 患者在饥饿、剧烈运动或麻醉情况下,不宜做过敏试验。在同一时间内不宜做两种或两种以上药物的过敏试验。

(三) 青霉素过敏试验技术

实训 2-10-1　青霉素过敏试验技术

【目的】

预防青霉素过敏反应,作为临床应用青霉素治疗的依据。

【评估】

(1) 患者的病情、年龄、意识、情绪状态、进食情况(患者空腹时不宜进行皮试)、治疗目的、用药史、过敏史和家族过敏史。

(2) 注射部位皮肤颜色,有无皮疹、硬结、瘢痕、感染等。

(3) 药物的性质、作用及不良反应。

(4) 患者对药物了解程度及心理反应。

【计划】

1. 操作者准备

洗手,戴口罩,着装整洁,举止端庄,态度和蔼可亲。

2. 用物准备

基础注射盘、青霉素、10 mL生理盐水、一次性1 mL和5 mL注射器、医嘱及注射治疗卡、急救盒(内置0.1%盐酸肾上腺素、砂轮、注射器、皮肤消毒液、棉签、吸氧管)及其他急救药物和器械、快速手消毒剂、污物回收器。

3. 患者准备

确认无青霉素过敏史,无空腹,理解注射目的,愿意配合,体位舒适。

4. 环境准备

环境整洁,符合无菌操作及方便抢救。

【实施】

1. 操作步骤

青霉素过敏试验技术操作步骤如表2-10-1所示。

表2-10-1　青霉素过敏试验技术操作步骤

操作步骤	要点说明
(1)取药、核对:洗手,戴口罩,取青霉素一瓶(含80万U)及1支10 mL生理盐水,两名护士核对、检查药物,撬开青霉素铝盖中心部分并消毒、待干	• 两名护士仔细核对药物,严格遵守无菌操作原则,避免污染药液
(2)溶解药物:用5 mL注射器抽取生理盐水4 mL,注入并溶解青霉素,则每1 mL的原液含青霉素20万U	• 注入生理盐水后,回抽等量空气,保证密封瓶内外压力一致,药液要充分溶解
(3)第一次稀释:再次消毒青霉素瓶塞中心部分,待干。取上液0.1 mL,加生理盐水稀释至1 mL,摇匀,则每1 mL含青霉素2万U	• 取0.1 mL原液时量要准确,抽生理盐水时勿抽有空气,如有空气排气后,再抽吸药液足够1 mL,确保稀释药液浓度准确
(4)第二次稀释:弃去上液0.9 mL,剩0.1 mL,加生理盐水稀释至1 mL,摇匀,则每1 mL含青霉素2 000 U	
(5)第三次稀释:弃去上液0.75 mL或0.9 mL,剩0.25 mL或0.1 mL,加生理盐水稀释至1 mL,摇匀,则每1 mL含青霉素200 U或500 U为皮试液备用	
(6)皮内试验:按皮内注射法在前臂掌侧下段注射青霉素皮试液0.1 mL(含青霉素20 U或50 U)	• 嘱患者勿揉擦局部,勿离开,如有不适立即报告
(7)结果判断:20 min后观察、判断试验结果 ◆阴性:皮丘大小无改变,周围不红肿,无红晕,全身无不适表现 ◆阳性:局部出现皮丘隆起,红晕硬块,直径大于1 cm,或红晕周围有伪足,痒感,全身可有头晕、心慌、恶心等不适,严重时可出现过敏性休克	• 若需作对照试验,则用另一注射器及针头,在另一侧前臂相应部位注入0.1 mL生理盐水
(8)记录皮试结果:按要求正确记录皮试结果和青霉素的批号	

2. 注意事项

(1) 配制青霉素试验液须用0.9%的氯化钠溶液进行稀释,每次配制皮试液时均应准确抽吸药液、并充分摇匀,以确保试验液浓度准确。

(2) 青霉素皮试后须严密观察患者反应。如出现青霉素过敏性休克,应立即组织抢救。

(3) 青霉素皮试属侵入性操作,且可能出现过敏性反应,操作前应签写或查看患者知情同意书。

3. 健康教育

(1) 告知注射原因、药物副作用。

(2) 皮试后指导患者不可用手按压注射部位，以防影响结果的观察，20 min 内禁止离开病房或注射室，如有不适立即报告医护人员。

(3) 皮试后 20 min 观察结果，阴性者方可用药，阳性者禁止使用青霉素。

【评价】

(1) 患者明确试验的目的及注意事项，能主动配合。

(2) 护理人员严格遵守操作规程，皮试液的配制、试验方法和结果判断正确。

(四) 青霉素过敏反应的临床表现

1. 过敏性休克

过敏性休克(anaphylactic shock)是青霉素过敏反应中最严重的反应，可危及患者的生命。过敏性休克可发生在青霉素皮试过程中或注射药物后，一般呈闪电式在数秒或数分钟内发生，也可在半小时后发生，极少数患者发生在连续用药的过程中。主要表现为以下症状。

(1) 呼吸道阻塞症状：由于喉头水肿、肺水肿引起，表现为胸闷、气促、发绀、呼吸困难、喉头堵塞伴濒死感。

(2) 循环衰竭症状：由于周围血管扩张和通透性增加，导致循环血容量不足，表现为面色苍白，出冷汗，脉细弱、血压急剧下降。

(3) 中枢神经系统症状：由于脑组织缺氧，表现为头晕、眼花、面部及四肢麻木、躁动不安、抽搐、意识丧失、大小便失禁等。

(4) 皮肤过敏症状：表现为皮肤瘙痒、荨麻疹及其他皮疹。

以上症状常以呼吸道症状或皮肤瘙痒最早出现，故必须注意倾听患者的主诉。

2. 血清病型反应

一般于用药后 7～12 天内发生，临床表现和血清病相似，患者有发热、皮肤发痒、荨麻疹、关节肿痛、全身淋巴结肿大、腹痛等症状。

3. 各器官或组织的过敏反应

(1) 皮肤过敏反应：表现为瘙痒、荨麻疹、皮炎，严重者可发生剥脱性皮炎。

(2) 呼吸道过敏反应：可引起哮喘或诱发原有的哮喘发作。

(3) 消化系统过敏反应：可引起过敏性紫癜，以腹痛和便血为主要症状。

(五) 青霉素过敏性休克的急救措施

(1) 立即停药，就地抢救，使患者平卧，注意保暖，同时报告医生。

(2) 立即皮下注射 0.1%盐酸肾上腺素 0.5～1 mL，患儿酌减，如症状不缓解，可每隔半小时皮下或静脉注射 0.5 mL，直至脱离危险期。盐酸肾上腺素是抢救过敏性休克的首选药物，它具有收缩血管、增加外周阻力、兴奋心肌、增加心输出量及松弛支气管平滑肌的作用。

(3) 立即给予氧气吸入，改善缺氧症状；当呼吸受抑制时，应立即进行人工呼吸，按医嘱肌内注射尼可刹米或洛贝林等呼吸兴奋剂；如出现喉头水肿影响呼吸，应立即配合医生准备气管插管或施行气管切开术。

(4) 如患者出现心跳和呼吸骤停，应立即进行心肺复苏，抢救患者。

(5) 根据医嘱给药。

① 改善微循环：静脉滴注葡萄糖液或平衡液扩充血容量，并根据病情给予升压药物，

如多巴胺、间羟胺等。

② 抗过敏:给予地塞米松 5～10 mg 静脉注射,或用氢化可的松 200 mg 加 5%或 10%葡萄糖液 500 mL 静脉滴注,此药有抗过敏作用,能迅速缓解症状。

③ 纠正酸中毒:给予抗组织胺类药物,如肌内注射盐酸异丙嗪 25～50 mg 等。

(6) 密切观察患者体温、脉搏、呼吸、血压、尿量及其他临床变化,并做好详细的病情动态记录。患者若未脱离危险期,不宜搬动。

二、其他药物过敏试验技术

(一) 链霉素过敏试验技术

链霉素可导致过敏反应和毒性反应,链霉素过敏性休克的发生率仅次于青霉素,但死亡率较青霉素高,因此,用药前必须做过敏试验,试验结果阴性者方可用药。

1. 过敏试验法

(1) 试验液的配制:以每毫升试验液含链霉素 2500 U 为标准,皮内试验的剂量0.1 mL(含链霉素 250 U),具体配制见表 2-10-2。

表 2-10-2 链霉素皮内试验液的配制方法

步　骤	链　霉　素	加 0.9%氯化钠溶液/mL	药物浓度/(U/mL)	要　求
溶解药液	100 万 U/支	3.5	25 万	充分溶解
稀释 1	取上液 0.1 mL	0.9	2.5 万	摇匀
稀释 2	取上液 0.1 mL	0.9	2500	摇匀

(2) 试验方法:在患者前臂掌侧下段皮内注射链霉素皮试液 0.1 mL(含链霉素 250 U),计时,20 min 后判断皮试结果。

(3) 结果判断:同青霉素过敏试验法。

(4) 记录皮试结果。

2. 过敏反应的临床表现及处理

链霉素过敏反应的临床表现同青霉素过敏反应,但较少见。常伴有毒性反应,表现为全身无力、肌肉麻木、抽搐、眩晕、耳鸣、耳聋等症状。

链霉素过敏反应的处理与青霉素过敏反应大致相同,同时,还可静脉注射 10%葡萄糖酸钙(或氯化钙)10 mL,因链霉素可与钙离子铬合,而使其毒性症状减轻或消失。

(二) 破伤风抗毒素过敏试验技术

破伤风抗毒素(TAT)是一种免疫马血清,对人体是一种异种蛋白,具有抗原性,注射后容易出现过敏反应。因此,在用药前必须做过敏试验;曾用过破伤风抗毒素间隔超过 7 天者,如再使用,须重新做过敏试验。

1. 过敏试验法

(1) 试验液的配制:以每毫升含破伤风抗毒素 150 U 为标准。具体配制方法:取每毫升含 1500 U 的破伤风抗毒素原液 0.1 mL 加生理盐水稀释到 1 mL,即每毫升含破伤风抗毒素 150 U。

(2) 试验方法:取破伤风抗毒素试验液 0.1 mL(含 15 U)作皮内注射,观察 20 min 后,判断试验结果并记录。

(3) 试验结果判断:①阴性:局部无红肿,全身无反应。②阳性:局部反应为皮丘红肿、硬结,直径大于1.5 cm,红晕直径超过4 cm,有时出现伪足、痒感。全身过敏反应、血清病型反应与青霉素过敏反应相同。

当试验结果不能肯定时,应用生理盐水在对侧手臂做对照试验,如试验结果确定为阴性者,将余液0.9 mL做肌内注射。试验结果为阳性者,但病情需要时,应采用脱敏注射法。

2. 阳性患者脱敏注射法

脱敏注射法是给过敏试验阳性者分多次少剂量注射药液,以达到脱敏目的的方法。脱敏注射法的具体方法见表2-10-3。其机理是少量抗原进入机体后,同吸附于肥大细胞或嗜碱性粒细胞上的IgE结合,使其逐步释放出少量的活性物质,不至于引起临床症状。经过多次少量的反复注射后,可使细胞表面的IgE抗体大部分甚至全部被结合而消耗掉,以致最后大量注射TAT时也不会发生过敏反应。但这种脱敏只是暂时的,经一段时间后可再产生IgE而重建致敏状态,因此,日后需再用TAT时,还需重做过敏试验。

表2-10-3 破伤风抗毒素脱敏注射法

次　数	TAT/mL	加0.9%氯化钠溶液/mL	注射方法	间隔时间/min
1	0.1	0.9	IM	20
2	0.2	0.8	IM	20
3	0.3	0.7	IM	20
4	余量	稀释至1 mL	IM	20

在脱敏注射过程中需严密观察患者反应,如发现患者出现全身反应,如面色苍白、气促、紫绀、荨麻疹或过敏性休克时,应立即停止注射,并迅速处理(方法同青霉素过敏反应的抢救法)。如过敏反应轻微,待症状消退后,酌情将每次注射的剂量减少,注射次数增加,在严密观察病情的情况下顺利注入所需的药量。

(三) 头孢菌素类过敏试验技术

1. 试验液的配制

以先锋霉素Ⅵ为例,以每毫升含先锋霉素Ⅵ500 μg为标准,具体配制法见表2-10-4。

表2-10-4 先锋霉素ⅥI皮试液的配制方法

步　骤	先锋霉素Ⅵ	加0.9%氯化钠溶液/mL	药物浓度	要　求
溶解药液	0.5g/支	2	250 mg/mL	充分溶解
稀释1	取上液0.2 mL	0.8	50 mg/mL	摇匀
稀释2	取上液0.1 mL	0.9	5 mg/mL	摇匀
稀释3	取上液0.1 mL	0.9	500 μ/mL	摇匀

2. 试验方法

取先锋霉素Ⅵ试验液0.1 mL(含先锋霉素50 μg)做皮内注射,20 min后根据患者皮丘及全身情况来判断试验结果。判断方法和过敏反应的处理同青霉素过敏试验。

3. 注意事项

(1) 在应用头孢菌素时,不能用青霉素皮肤过敏试验代替,而应用头孢菌素本身做皮肤过敏试验。

(2) 头孢菌素类药物初次用药、停药3天后再用，或用药途中更换药物批号，均须按常规做过敏试验，结果阴性方可用药。

(3) 头孢菌素类药物皮肤过敏前应详细询问患者的用药史、过敏史和家族过敏史，患者如有过敏史，应禁止做过敏试验。

(4) 皮试液必须现配现用，浓度与剂量必须准确。

(5) 严密观察患者的反应，首次注射后必须观察30 min，倾听患者主诉，注意局部和全身反应，做好急救的准备工作。

(6) 试验结果阳性者禁止使用头孢菌素类药物，应及时报告医生，同时在体温单、医嘱单、床头卡、注射卡、一览表和门诊病历上醒目注明，并将结果告知患者及其家属。

(四) 碘过敏试验技术

临床上常用碘化物造影剂作肾脏、胆囊、膀胱、支气管、脑血管、心血管造影。此类药物可发生过敏反应，应在造影前1～2天做过敏试验，阴性者方可作碘造影检查。

1. 试验方法

(1) 口服法：口服5%～10%碘化钾5 mL，每天3次，共3天，观察结果。

(2) 皮内注射法：取碘造影剂0.1 mL作皮内注射，观察20 min后，判断试验结果。

(3) 静脉注射法：静脉缓慢注射碘造影剂(30%泛影葡胺)1 mL，观察5～10 min后判断试验结果。

2. 试验结果判断

(1) 口服法：阴性，无任何症状；阳性，出现口麻、头晕、心慌、恶心、呕吐、流泪、流涕、荨麻疹等症状。

(2) 皮内注射：阴性，局部无反应；阳性，局部有红肿、硬块，直径超过1 cm。

(3) 静脉注射：阴性，无任何症状；阳性，出现血压、脉搏、呼吸和面色等改变。

3. 注意事项

(1) 在静脉注射造影剂前，必须先做皮内试验，结果阴性，再做静脉注射试验，结果也为阴性，方可进行碘剂造影。

(2) 少数患者虽然过敏试验阴性，但在注射碘造影剂时仍会发生过敏反应，故在造影时必须备好急救药品，过敏反应的处理同青霉素过敏反应的处理。

(五) 普鲁卡因过敏试验技术

普鲁卡因属于局部麻醉药，少数患者用药后可发生过敏反应，故使用普鲁卡因前先做皮肤过敏试验，结果阴性者方可用药。

1. 皮试液的配制

以0.25%普鲁卡因为标准。具体配制方法：如为1%的普鲁卡因溶液，取0.25 mL药液加生理盐水稀释至1 mL即可；如为2.5%的普鲁卡因溶液，取0.1 mL药液加生理盐水稀释至1 mL即可。

2. 试验方法

取0.25%普鲁卡因液0.1 mL作皮内注射，观察20 min后，判断试验结果。

3. 结果判断和过敏反应的处理

同青霉素过敏试验及过敏反应的处理。

（六）细胞色素C过敏试验技术

细胞色素C是一种细胞呼吸激活酶，常作为组织缺氧治疗的辅助用药，使用该药偶见过敏反应，用药前需做过敏试验。过敏试验常用方法有两种。

1. 皮内试验法

（1）试验液的配制：以每毫升含细胞色素C 0.75 mg为标准。具体配制方法：细胞色素C每支2 mL含15 mg，取0.1 mL加0.9%氯化钠溶液稀释至1 mL，即每毫升含细胞色素C 0.75 mg。

（2）试验方法：取细胞色素C试验液0.1 mL（含0.075 mg）做皮内注射，20 min后观察结果。

（3）试验结果判断：局部发红，直径大于1 cm，有丘疹者为阳性。

2. 划痕试验法

取细胞色素C原液（每毫升含7.5 mg）1滴，滴于前臂掌侧下段皮肤上，用无菌针头透过药液在表皮上划痕两道，长约0.5 cm，深度以微量渗血为宜。20 min后观察结果，结果判断同皮内试验法。

情境训练

根据案例引导的案例模拟为患者进行青霉素过敏试验法

护士：（查对患者门诊注射单）您好！我是这里的护士××，请问您叫什么名字？

患者：我叫李芳。

护士：李阿姨，您觉得哪儿不舒适啊？

患者：我觉得咽喉胀疼、发热。

护士：（摸摸患者额头）是发热呀，刚才给您测体温是38.8 ℃，由于您扁桃腺发炎，医生给您开了青霉素治疗，青霉素对治疗扁桃腺炎是很有效的，但有可能发生过敏反应，为了用药安全，需要先给您做皮试，试验结果为阴性，才能注射哦。请问您以前用过青霉素吗？

患者：没用过。

护士：请问您的家人有无对青霉素过敏的？您对哪些药物或食物过敏的呢？

患者：没有。

护士：注射青霉素是不能空腹的，请问您吃过早饭了吗？

患者：吃了。

护士：请让我看看您前臂的皮肤情况，待会在这里注射好吗？

患者：好的。

护士：为了您的安全，皮试后20 min内请您不要离开注射室，也不要上厕所，现在需要我帮助您上厕所吗？

患者：不需要，谢谢！

护士：那好，我去配药，请您稍等。

护士两人核对药物后，配制皮试液。

护士：我来为您做皮试了，我会轻轻地为您操作的，请不要紧张。

护士：(两人再次核查患者姓名、药物)请您再次告诉我您叫什么名字？

患者：我叫李芳。

护士：李阿姨请您伸手出来(卷衣袖，选前臂掌侧偏内侧下段，皮肤消毒，注射，拔针，看手表，记录皮试时间，操作后查对患者姓名、药物，签名)。

护士：(交代注意事项)已做皮试了，请您不要用手按压皮丘，如果您觉得头晕、胸闷、气促等不适，请立即告诉我们，我们会及时给您处理的。20 min 后观察结果。在这段时间请您在这休息，不要离开注射室，也不要上厕所。这是抢救盘，放这里备用。

患者：好的。

护士：谢谢您的配合！20 min 后我会来看结果。

护士：您能再次告诉我您的名字吗？您现在感觉怎样？有什么不舒适吗？

患者：我叫李芳，没有不舒适。

两名护士查看皮丘，皮丘无改变，周围不红肿。

护士：你青霉素皮试结果为阴性，可以注射青霉素了。

护士记录皮试结果和青霉素的批号。

小结

本任务阐述了青霉素过敏反应的原因、过敏反应的预防、试验方法、结果判断、过敏反应的临床表现及过敏性休克的急救措施；链霉素、破伤风抗毒素、头孢菌素类、碘、普鲁卡因和细胞色素 C 的试验方法和结果判断、过敏反应的表现及处理；破伤风抗毒素脱敏注射法。

能力检测

选择题

A_1/A_2型题

(1) 患者，女，49 岁，肺结核，应用链霉素抗结核治疗，用药期间发生链霉素过敏反应，为减轻链霉素毒性，可应用(　　)。

A. 葡萄糖酸钙　　B. 硫酸镁　　C. 氯化钾

D. 维生素 C　　E. 维生素 D

(2) 某患者在注射青霉素时突然发生过敏性休克，首先选用的药物是(　　)。

A. 盐酸肾上腺素　　B. 异丙肾上腺素　　C. 去甲肾上腺素

D. 地塞米松　　E. 多巴胺

(3) 患者，男，30 岁。青霉素皮试 1 min 后出现胸闷、心慌、气急，皮肤瘙痒，大汗淋漓，血压 85/55 mmHg，首先应采取的措施是(　　)。

A. 给予氧气吸入　　B. 皮下注射 0.1%盐酸肾上腺素 1 mL

C. 立即皮下注射去甲肾上腺素　　D. 静脉注射地塞米松

E. 应用呼吸兴奋剂

(4) 患者，女，66 岁。右小腿外伤感染。拟给予青霉素治疗，进行皮肤试验局部呈阳性反应,下列做法不正确的是(　　)。

A. 及时报告医生　　B. 告知患者及家属禁用青霉素

C. 严格交班,并写入交班报告

D. 在另一侧前臂掌侧下缘用生理盐水做对照试验

E. 在治疗单、门诊病历、床头卡注明青霉素阳性反应

(5) 患者,女,23岁。使用青霉素10天后出现发热、关节肿痛、荨麻疹、全身淋巴结肿大、腹痛等症状,该患者可能出现(　　)。

A. 过敏性休克　　B. 血清病型反应　　C. 皮肤过敏反应

D. 呼吸道过敏反应　　E. 消化系统过敏反应

(6) 下列皮试剂量(0.1 mL内含)哪项不正确(　　)。

A. 青霉素20～50 U　　B. 链霉素250 U　　C. TAT　151 U

D. 普鲁卡因25 mg　　E. 细胞色素C 0.075 mg

A_3/A_4型题

(7～9题共用题干)

患者,男,30岁。因淋雨后咳嗽发热前来就诊,医嘱给予青霉素80万U肌内注射,每日2次。

(7) 护士为患者首先进行青霉素皮试,执行操作时错误的是(　　)。

A. 皮试前详细询问用药史、过敏史

B. 配制青霉素皮试液用注射用水进行稀释

C. 因常温下易降解,所以皮试液一定要现用现配

D. 在皮试盘内准备盐酸肾上腺素和注射器等急救物品

E. 按皮内注射的要求在前臂掌侧下段注射皮试液0.1 mL

(8) 青霉素皮试液的注射剂量为(　　)。

A. 10 U　　B. 50 U　　C. 100 U　　D. 150 U　　E. 500 U

(9) 皮试后3 min,患者出现胸闷、气急伴濒危感,面色苍白出冷汗,皮肤瘙痒。考虑患者出现了(　　)。

A. 青霉素毒性反应　　B. 血清病型反应　　C. 呼吸道过敏反应

D. 青霉素过敏性休克　　E. 皮肤过敏反应

(10～12题共用题干)

患者,女,40岁。诊断为“破伤风”,医嘱TAT治疗。患者TAT过敏试验阳性。

(10) TAT过敏试验阳性局部的表现是(　　)。

A. 硬结直径大于1 cm,红晕范围直径超过2 cm

B. 硬结直径大于1 cm,红晕范围直径超过3 cm

C. 硬结直径大于1 cm,红晕范围直径超过4 cm

D. 硬结直径大于1.2 cm,红晕范围直径超过3 cm

E. 硬结直径大于1.5 cm,红晕范围直径超过4 cm

(11) 皮试结果阳性的正确处理方法(　　)。

A. 停止注射TAT　　B. 采用脱敏疗法注射TAT

C. 再次做过敏试验并用生理盐水做对照实验　　D. 注射肾上腺素等药物抗过敏

E. 先准备好抢救器械,然后直接注射TAT

(12) 脱敏注射法正确的是(　　)。

A. 将一支TAT分四次注射，每次注1/4支　B. 采用皮下注射法

C. 每次注射相隔20min

D. 注射后患者如有不适则停止注射，改用其他药物

E. 注射后患者无不适感，可减少注射次数，将余量注完

(广州医科大学卫生职业技术学院　马锦萍)

任务十一　静脉输液与静脉输血技术

学习目标

(1) 基本能叙述常用液体的种类及作用、输液前的护理评估、静脉输液的概念。

(2) 正确阐述输液的目的，输液反应发生的原因、症状与防治。

(3) 说出输液速度与输液时间的计算、静脉输液滴速调节的要求。

(4) 正确实施静脉输液一次排气成功法、输液故障的排除方法、静脉输液技术。

(5) 正确实施静脉输液技术。

(6) 基本能叙述血液的种类及作用、输血前的护理评估、输血的概念。

(7) 正确阐述输血的目的，输血反应发生的原因、症状与防治，输血前的准备工作。

(8) 能够在操作中一丝不苟，态度认真，无菌意识强。

案例引导

患者，王某，男，60岁，有冠心病病史4年，因腹泻十余次全身无力而入院，诊断为“急性胃肠炎伴脱水”，入院后给予输液治疗，你作为一名责任护士，请完成以下任务：①遵医嘱为该患者进行输液。②为该患者输液时应注意什么？③入院第2天晚上患者出现心慌、气短、剧烈咳嗽，并有较多粉红色泡沫痰。请你判断王某发生了什么情况？如何防治？

一、静脉输液技术

静脉输液技术是指利用液体静压和大气压的原理，将一定量的无菌溶液、电解质和药物由静脉输入体内的治疗方法，是临床常用的基本护理操作技术。

(一) 静脉输液目的

(1) 补充水和电解质，纠正水、电解质和酸碱平衡失调。常用于脱水、酸碱代谢紊乱等患者，如剧烈呕吐、腹泻、大手术后的患者。

(2) 补充营养,供给热能,促进组织修复。常用于慢性消耗性疾病、禁食、昏迷及口腔疾病等患者。

(3) 输入药物,达到治疗疾病的目的,如输入抗生素控制感染,输入解毒剂达到解毒作用等。

(4) 补充血容量,改善微循环,维持血压及微循环的灌注量。常用于治疗严重烧伤、大出血、休克等患者。

(5) 输入脱水剂降低颅内压,达到利尿、消肿的目的。

(二) 常用溶液及作用

1. 晶体溶液

晶体溶液相对分子质量小,在血管内停留时间短,对于维护细胞内、外水分的相对平衡起着重要的作用,可用于纠正体内水、电解质失调等。常用的晶体溶液如下。

(1) 葡萄糖溶液:用于供给水分和热量;用于静脉给药的载体和稀释剂。常用溶液有5%葡萄糖溶液和10%葡萄糖溶液。

(2) 等渗电解质溶液:供给水分和电解质。常用溶液有0.9%氯化钠溶液、复方氯化钠溶液和5%葡萄糖氯化钠溶液等。

(3) 碱性溶液:可纠正酸中毒,调节酸碱平衡。常用溶液有5%碳酸氢钠溶液和11.2%乳酸钠溶液。

(4) 高渗溶液:用于利尿、脱水,提高血浆渗透压,降低颅内压。常用溶液有20%甘露醇、25%山梨醇、25%～50%葡萄糖溶液等。

2. 胶体溶液

胶体溶液相对分子质量大,在血管内停留时间长,能有效维持血浆胶体渗透压,增加血容量,改善微循环,提高血压。常用的胶体溶液如下。

(1) 右旋糖酐液:中分子右旋糖酐(右旋糖酐-70),可提高血浆胶体渗透压和扩充血容量;低分子右旋糖酐(右旋糖酐-40),可降低血液的黏滞性、改善微循环和防止血栓形成。

(2) 代血浆:作用与右旋糖酐-40的类似,其扩容效果良好,急性大出血时可与全血共用。常用溶液有羟乙基淀粉(706代血浆)、氧化聚明胶、聚维酮等。

(3) 血液制品:输入后可提高胶体渗透压,减轻水肿;增加循环血容量;补充蛋白质和抗体,有助于组织修复和增强机体免疫力。常用的有5%白蛋白液、血浆蛋白液等。

3. 静脉营养液

静脉营养液可供给热量,维持正氮平衡,并补充各种维生素和矿物质,多用于不能进食的重症患者。常用的溶液有氨基酸液、脂肪乳剂等。

输入溶液的种类和量要根据患者体内水、电解质及酸碱平衡的程度来确定。一般遵照“先晶后胶、先快后慢、先盐后糖、见尿补钾”的原则。补钾应遵循“四不宜”:不宜过早,见尿后补钾;不宜过浓,浓度不超过0.3%;不宜过快,不超过20 mmol/h;不宜过多,成人每日不超过5 g,小儿不超过0.1～0.3 g/kg体重。输液过程中应严格掌握输液速度,随时观察患者的反应,根据病情变化及时做出相应的调整。

（三）静脉输液技术

1. 周围静脉输液技术

实训 2-11-1　周围静脉输液技术

【目的】

同“静脉输液目的”。

【评估】

(1) 患者年龄、病情、用药情况（效果、不良反应、过敏史、注意事项）、心肺功能、意识状态、自理能力等。

(2) 患者对静脉输液的认识、心理状态及合作程度。

(3) 患者肢体活动度、穿刺部位皮肤及血管状况等。

【计划】

1）操作者准备

洗手，戴口罩，着装整洁，仪表端庄，熟悉药物的用法及药理作用，询问患者用药史，并解释静脉输液的目的及注意事项。

2）用物准备

2％碘酊、70％乙醇（或 0.5％碘伏）、密闭式一次性输液器 1 套、棉签、胶布或输液贴、网袋、弯盘、输液卡、纱布、止血带、治疗巾、药液、输液架，根据需要可准备静脉留置针（图 2-11-1）、透明敷贴（图 2-11-2），必要时准备夹板及绷带。

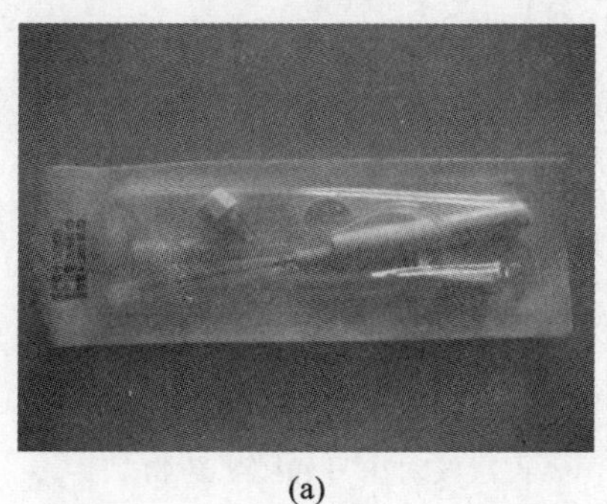

(a)

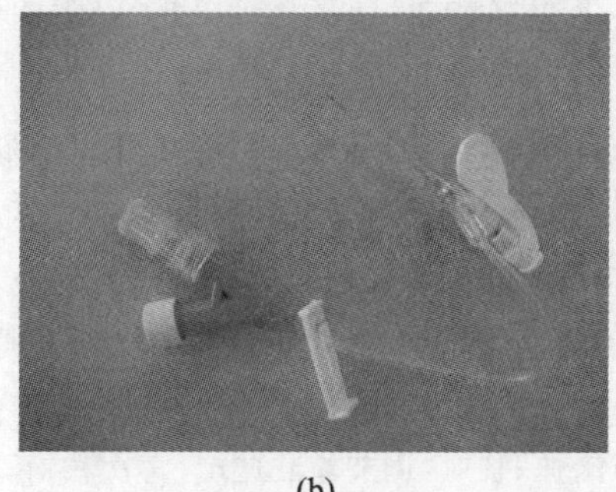

(b)

图 2-11-1　静脉留置针

3）患者准备

了解静脉输液的目的、方法、注意事项及配合要点，输液前排尿、排便，取舒适卧位。

4）环境准备

保持环境安静、整洁、安全、光线充足。

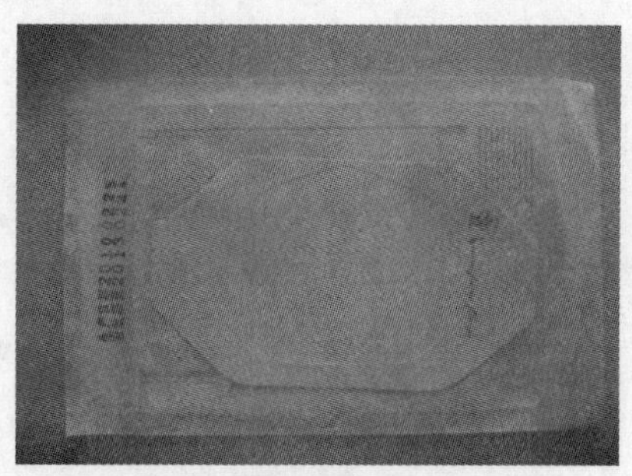

图 2-11-2　透明敷贴

【实施】

1）操作步骤

周围静脉输液技术操作步骤如表 2-11-1 所示。

表 2-11-1 周围静脉输液技术操作步骤

操作步骤	要点说明
◆ 密闭式静脉输液技术	
①准备药液:洗手,戴口罩,按医嘱备药,认真核对药液和检查药液质量,填写输液瓶签,并倒贴于输液瓶上,打开铝盖中心部分,常规消毒瓶塞,按医嘱加入药物,套上瓶套	• 核对药名、浓度、剂量和有效期,检查瓶口有无松动、瓶体有无裂痕,对光检查药液有无絮状物、沉淀、混浊以及颜色变化等
②核对、解释:携用物至患者处,核对并解释	
③插输液器:再次消毒瓶塞,检查一次性输液器并打开,把针头插入瓶塞至针头根部,通气管固定于网袋上,关闭调节阀	• 检查输液器的有效期及密闭性
④排气:挂输液瓶于输液架上,一手打开调节阀,一手倒置滴管,待液体流入滴管的1/3~1/2时折叠滴管下端输液管,迅速转正滴管并松手,同时上提输液管,再慢慢放下,排尽空气	• 输液前排尽输液管及针头空气,防止发生空气栓塞
⑤选择静脉、消毒:协助患者取合适卧位,戴手套,在穿刺部位下铺治疗巾(或垫枕),扎止血带,选择静脉,松开止血带,用2%碘酊消毒,备输液贴,在穿刺点上方6 cm处扎止血带,嘱患者握拳,用70%乙醇脱碘	• 避开关节和静脉瓣,有计划地选用静脉 • 也可用碘伏消毒2次
⑥再次核对及排气:再次核对及排气,关闭调节阀,对光检查确无气泡,取下针套	
⑦穿刺:嘱患者握拳,穿刺时以左手绷紧皮肤,固定静脉,行静脉穿刺,见回血后将针头再平行送入少许	• 穿刺时针尖斜面向上
⑧固定:松开止血带,嘱患者松拳,放开调节阀,待液体滴入畅通后,用胶布或透明敷贴固定针头	
⑨调节滴速、核对:调节输液速度,再次核对,在输液卡上签名,记录输液时间、滴速,将输液卡挂于输液架上,撤去治疗巾,脱手套	• 再次核对床号、姓名、药物 • 根据患者年龄、病情、药物性质调节输液速度。一般成人40~60滴/分,儿童20~40滴/分
⑩告知注意事项:不可随便调节滴速,有事请按呼叫器等	
⑪观察:在输液过程中应定时巡视患者,随时观察有无输液反应,查看滴速,遵医嘱及时更换液体	• 耐心听取患者主诉
⑫拔针:输液完毕,除去胶布,关闭调节阀,用干棉签按压穿刺点,迅速拔针,嘱患者按压片刻	• 拔针时按压部位应压在静脉穿刺点,以防皮下出血
⑬整理:协助患者取舒适卧位,整理床单位,分类处理用物,洗手,脱口罩	

续表

操作步骤	要点说明
◆ 静脉留置针输液技术	
①备药液、核对解释、排气：同密闭式静脉输液技术准备、检查、核对药液并插好输液器，排尽空气	• 适用于长期输液、静脉穿刺困难及危重患者
②备留置针：检查透明敷贴的外包装并注明留置时间，检查留置针的型号、有效期及包装是否完好后取出留置针，旋转松动外套管	
③连接：将输液器上的针头全部插入留置针的肝素帽内，打开输液器调节阀，排尽空气后放妥备用	• 肝素帽见图 2-11-3
④选择静脉、消毒：协助患者取合适卧位，选择静脉，戴手套，在穿刺部位下铺治疗巾，在穿刺点上方 10 cm 处扎止血带，常规消毒穿刺部位皮肤	• 选择弹性好、走向直、便于穿刺的血管。皮肤消毒面积为 8 cm×10 cm
⑤再次核对、排气、穿刺：再次核对，排气后取下留置针的针套(转动针芯)，左手绷紧皮肤，固定静脉，右手取静脉留置针，使针尖斜面向上与皮肤成 15°～30°角进针，当见回血后，放平留置针继续推进 0.2 cm。左手持"Y"形接口，右手后撤针芯约 0.5 cm，持针座将针芯与外套管一起送入静脉内，左手固定针柄，右手随即退出针芯	
⑥固定、核对：松开止血带，嘱患者松拳，打开调节器，用透明敷贴作密闭式固定导管，脱手套，再次核对，调节滴速	• 输液过程中注意观察，有异常情况时及时拔管，对局部进行处理
⑦封管：输液完毕，用封管液封管，核对后，关闭调节器，将抽有封管液的注射器连接头皮针，先拔出部分针头，仅剩下针尖斜面留在肝素帽内，缓慢推注封管液，边推注边退针，确保正压封管，直至针头完全退出	• 常用封管液：①稀释的肝素溶液，每毫升生理盐水含肝素 10～100 U，每次用量 2～5 mL；②无菌生理盐水，每次用 5～10 mL，每隔 6～8 h 重复冲管一次
⑧再次输液：常规消毒肝素帽，将头皮针插入肝素帽内，开始输液，调节滴速	• 每次输液前后均检查局部静脉有无红、肿、热、痛及硬化，询问患者有无不适
⑨拔针：停止输液时需拔管，先揭敷贴，取无菌棉签按压穿刺点上方，快速拔针，按压片刻至无出血	
⑩整理：整理床单位，询问患者需要，处理用物，洗手，记录	

2）注意事项

（1）严格执行两人同时查对制度及无菌操作原则。

（2）对长期输液者，注意合理使用和保护静脉，一般从远端小静脉开始，交替使用。

（3）注意药物配伍禁忌。根据用药原则、患者病情及药物性质，遵医嘱有计划、合理地安排输液顺序。

（4）根据患者年龄、病情、药物性质调节输液速度，一般成人为 40～60 滴/分，儿童为 20～40 滴/分。对年老、体弱、年幼、心肺疾病患者输入速度宜慢，严重脱水、心肺功能良好

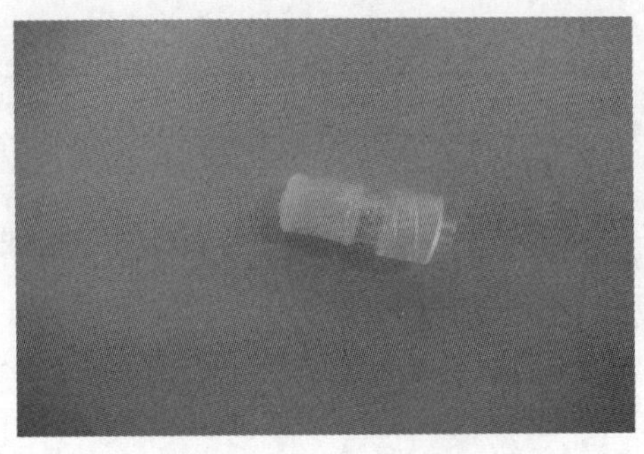

图 2-11-3 肝素帽

者可稍快，高渗盐水、含钾药物、升压药等输入速度宜慢。

(5) 加强输液的巡视，倾听患者主诉，随时观察患者反应及滴速，及时处理输液故障或输液反应。对 24 h 持续输液者，每日更换输液器。

(6) 严禁在输液的肢体侧进行抽血化验或测量血压。

(7) 留置针输液时注意保护肢体，不输液时避免肢体下垂。能够下床活动的患者，避免采用下肢静脉留置。静脉留置针一般可保留 3～5 天，最长的可保留 7 天。

3) 健康指导

(1) 告知患者输液速度与年龄、病情和药物性质有关，不可自行调节输液速度。

(2) 向患者讲解输液反应的症状及其防治办法，如果在输液过程中有异常情况，应及时使用呼叫器。

(3) 护士应做好输液患者的心理护理，使患者积极配合输液治疗。

【评价】

(1) 患者了解静脉输液目的及相关知识，主动配合。

(2) 护士操作规范，无局部、全身不适和不良反应。

知识链接

头皮静脉输液法

头皮静脉输液法常用于婴儿。小儿头皮静脉的特点是血管丰富，分支多，彼此沟通交错成网，表浅易见，易于固定等。进行头皮静脉输液的优点是既不影响保暖，也不影响肢体活动。常采用的静脉有颞浅静脉、额静脉、耳后静脉和枕静脉等。穿刺时注意头皮静脉和头皮动脉和鉴别。头皮静脉：呈微蓝色，管壁薄，易压瘪，无搏动，不易滑动，血流方向为向心方向，注药阻力小。头皮动脉：呈浅红色或与皮肤同色，管壁厚，不易压瘪，有搏动，易滑动，血流方向为离心方向，注药阻力大。

用物准备：4～5 号头皮针、5～10 mL 注射器、备皮用物，其余同密闭式静脉输液技术的。

操作步骤：①同密闭式静脉输液技术准备、检查、核对药液并插好输液器，排尽空气。②选择静脉、消毒，再次核对；患儿取仰卧位或侧卧位，助手或家属固定患儿头部与肢体。操作者位于患儿头端，选择粗、直的血管，剃除局部头发。用 70% 乙醇消毒皮肤，待干。再次核对患儿、药物等。③穿刺，用注射器抽吸输入液体，连接头皮针，左手拇指、示指分别固定穿刺静脉两端，右手持针柄，沿静脉向心方向穿刺，见回血后推注少量液体，如无异常，即用输液敷贴固定。④再次核对相关信息，在输液卡上签名，挂于输液架上，撤出治疗巾。⑤调节滴速，一般不超过 20 滴/分，做好记录。⑥其余同密闭式静脉输液技术。

2. 经外周中心静脉置管输液技术

经外周中心静脉置管输液技术（peripherally inserted cental catheters，PICC）是经外周中心静脉（如上肢的贵要静脉、头静脉、肘正中静脉，下肢的隐静脉等）穿刺置管，导管尖端位于上腔静脉下 1/3 处或上腔静脉和右心房连接处的中心静脉导管。目前，PICC 已经成为继中心静脉导管之后的又一种极其重要的输液方式，为医护人员提供了更多的选择。

PICC 导管采用生物相容性极好的聚氨酯或硅胶管制成，导管非常柔软，无论是穿刺过程还是长期留置，都不会损伤血管内膜，保留时间长达 1 年，患者活动不受限制（穿刺点在肘关节处时关节活动度不可小于 90 ℃，防止折导管）。一般 PICC 导管因其管径较细，不用于输血和从管中采血（如果导管前端带有瓣膜可以采血）。

实训 2-11-2　经外周中心静脉置管输液技术

【目的】

（1）外周静脉穿刺困难，需长期输液者。

（2）周围循环衰竭需测中心静脉压者。

（3）需长期输入浓度高、刺激性较强的药物或行静脉内高营养者。

（4）需大量输液而使用输液泵或压力输液者。

【评估】

（1）患者年龄、病情、用药情况（效果、不良反应、过敏史、注意事项）、手术史、心肺功能、有无心血管疾病、意识状态、自理能力等。

（2）患者对静脉输液的认识、心理状态及合作程度。

（3）穿刺部位皮肤、血管及肢体活动度的情况。

（4）血压、脉搏。

【计划】

1）操作者准备

洗手，戴口罩，着装整洁，仪表端庄；核对医嘱，熟悉药物的用法及药理作用，询问患者用药史并解释静脉输液的目的及注意事项；与患者或家属签署经外周中心静脉置管输液知情同意书。

2）用物准备

（1）PICC 导管（图 2-11-4）1 套、输液器 1 套、皮尺、20 mL 注射器 2 个。

（2）PICC 穿刺包、注射盘 1 套、无菌敷贴、止血带、胶布、小垫枕、无菌手套、肝素帽、手术衣 2 件、0.9%氯化钠溶液。

（3）按医嘱准备液体及药物、输液卡、输液架。

（4）必要时备 2%利多卡因 1 支、1 mL 注射器 1 副、弹力绷带。

3）患者准备

了解输液目的、方法、注意事项及配合要点，取舒适卧位，测量并记录上臂周长。插管前嘱患者排尿、排便。

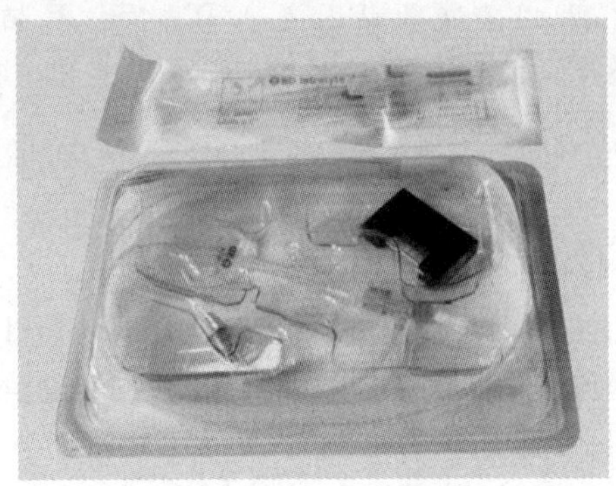

图 2-11-4 PICC 导管

4) 环境准备

保持环境安静、整洁、安全、光线充足。

【实施】

1) 操作步骤

经外周中心静脉置管输液技术操作步骤如表 2-11-2 所示。

表 2-11-2 经外周中心静脉置管输液技术

操作步骤	要点说明
(1)洗手,戴口罩,备齐用物	
(2)同密闭式输液技术检查,核对药液并备好输液器和药液	
(3)选择 PICC 导管:根据患者年龄、体重、治疗情况选择,尽可能选择型号最小、最细的导管	• 成人通常选择 4Fr、5Fr 导管,数字愈小导管愈细
(4)确定穿刺静脉,扎止血带,选择血管后松开。贵要静脉为首选静脉,其管径粗、行走方向直、位置较深,其次为肘正中静脉、头静脉	• 小儿:贵要静脉、肘正中静脉、头静脉或大隐静脉。要根据小儿的体型和发育程度选择穿刺静脉 • 再次核对床号、姓名
(5)测量置入导管长度:患者取平卧位,上臂伸直并外展与躯干成 90°,测量置管所需的长度;以肘窝(穿刺点)以上 10 cm 处测臂围,并记录测量数据	• 右上肢穿刺点至右胸锁关节处,然后再垂直向下至第 3 肋间隙 • 应准确测量置入导管深度,以免导管过深
(6)穿手术衣,打开无菌包,戴无菌手套,铺治疗巾于手臂下,以穿刺点为中心消毒(消毒方法同静脉输液技术),直径为 10 cm	
(7) 更换无菌手套,铺孔巾及治疗巾,建立无菌区	
(8)预冲导管:以 0.9%生理盐水冲洗导管、穿刺针、连接器及肝素帽,检查导管、穿刺针是否通畅,有无破损。撤出导丝至比预计长度短 0.5～1.0 cm	
(9)按测量好的长度剪切导管	• 注意剪切导管时不可切到导丝,以免损坏,伤害患者
(10)剥开导管护套 10 cm 左右以方便使用	

续表

操作步骤	要点说明
(11)局部浸润麻醉后，让助手在肘关节上方扎止血带，使静脉充盈	• 可用局麻药(常用2%利多卡因)注射在穿刺部位形成一个皮丘
(12)静脉穿刺：去掉穿刺针上保护套，以15°～30°进针，见回血后降低角度推入导入针3～6 mm，确保导引套管的尖端进入静脉内	
(13)从导引套管内取出穿刺针，术者左手示指固定导引套管，避免移位，中指按压在套管尖端处静脉，防止出血，松开止血带	
(14)自导管处置入PICC导管，当导管的顶端到达患者的肩部时(15～20 cm)嘱患者将头偏向穿刺侧，下颌尽量贴近肩部，使导管顺利进入上腔静脉，以防误入颈静脉	• 该动作增加颈外静脉压力，应避免误入颈外静脉 • 放入导管时有明显阻力时，应停止操作，不要强行插管
(15)撤出导引套管：插管至预定长度后，在插管鞘的末端处压迫止血并固定导管，然后撤出插管鞘	
(16)撤出支撑导丝：将导管与导丝的金属柄分离，轻压穿刺点以保持导管的位置，轻柔缓慢地撤出导丝	
(17)安装连接器：先将减压套筒套到导管上，再将导管连接到连接器翼形部分的金属柄上，注意一定要推行到底，导管不能起褶，将翼形部分的倒钩和减压套筒上的沟槽对齐，锁定两部分，安装肝素帽	• 导管最后的1 cm一定要用无菌剪刀剪掉，因为它安装于导丝的金属柄上，剪掉后可以确保导管弹性良好，否则导管与连接器固定不牢
(18)抽回血和冲管：用注射器抽回血，然后用生理盐水20 mL脉冲式冲管、正压封管，安装肝素帽	• 连接器一旦锁定，就不能再拆开重装使用 • 抽回血时，缓慢轻柔地将注射器活塞拉回1～2 mL，等待片刻即可见回血，切忌过分用力。如不能抽回血，可能是导管末端贴于血管壁，应先冲入少量生理盐水令导管漂浮在血液中，即可见到回血
(19)安装固定翼：清理干净穿刺点周围血迹，将导管出皮肤处逆血管方向盘绕成流畅的“S”形弯曲，取出白色固定翼，捏住白色固定翼的两个翼形部分使其自然张开将白色固定翼加在距穿刺点1 cm的导管上，并用无菌胶布加以固定	
(20)导管固定：先用无菌胶布固定PICC导管的连接器、穿刺点置纱布、透明敷料回压粘贴，透明敷料覆盖到连接器的翼形部分的一半，然后以抗过敏胶布交叉固定连接器和肝素帽，并注明置管日期	
(21)向患者交代注意事项	• 再次核对患者
(22)在护理记录单上记录导管名称，穿刺时间、部位，导管置入的长度	

续表

操作步骤	要点说明
(23)患者行X线检查以确定导管尖端的位置，最佳位置为导管尖端在上腔静脉接近右心房开口处，即胸骨右缘第2肋间	• 没得到X线片证实导管顶端位置以前，护士绝对不应使用该导管
(24)冲洗导管：每次输液前，用75%乙醇棉签消毒肝素帽3遍，再用20 mL注射器取肝素生理盐水，使用7号针头，正压冲洗，然后同密闭式静脉输液。每次静脉输液、输血、完全胃肠外营养治疗后，立即冲管。每24 h至少冲洗管腔并封管一次	• 在治疗间歇期，每7天冲管一次
(25)拔管：去掉敷料，于靠近入点处捏住导管，缓慢地撤出导管，检查导管末端的完整性并确认整根导管全部被撤出	• 预先备好一条止血带，一旦发生导管断裂，用止血带结扎患者上臂血管后通知医生做进一步处理

2）注意事项

(1) 严格无菌操作。

(2) 选静脉：首选贵要静脉，其次为肘正中静脉和头静脉。

(3) 穿刺时注意避免损伤神经，避免进入动脉。

(4) 送导管时动作要轻柔。

(5) 对有出血倾向的患者进行加压止血。

(6) 封管时使用10 mL以上的注射器，以减少推液压力，防止导管破裂。

(7) 穿刺后的第一个24 h内更换下敷料，以后每周按常规更换敷料2～3次。

(8) 尽量避免在置管侧肢体测量血压。

3）健康指导

(1) 向患者介绍经外周静脉置入中心静脉导管技术的目的及优点，同时告知该项操作可能会发生的并发症，征得患者及家属的同意，签署知情同意书。

(2) 置管前嘱患者沐浴、更衣。如病情不允许沐浴时，则必须用肥皂水彻底清洁穿刺处的皮肤。

(3) 穿刺前注意讲解置管过程中的注意事项和术中如何配合，以确保整个穿刺过程顺利。

(4) 置管24 h后可以淋浴，淋浴前用塑料薄膜保护穿刺部位，以免进水。嘱患者在日常生活中也要保持穿刺部位的清洁、干燥，避免污染。不可自行撕下贴膜。

(5) 在治疗间歇期，每隔7天寻求专业护士对PICC导管进行维护，包括冲管、更换透明敷料、换肝素帽等。

【评价】

(1) 置管中严格遵守无菌技术操作原则。

(2) 操作程序符合要求。

(3) 插管顺利，无并发症发生。

3. 颈外静脉插管输液法

颈外静脉是颈部最大的浅静脉，其位置较固定，且行径表浅，易于穿刺，可以输液，但不宜多次穿刺。

实训 2-11-3　颈外静脉插管输液技术

【目的】

(1) 长期输液而周围静脉不易穿刺者。

(2) 周围循环衰竭需测中心静脉压者。

(3) 长期输入高浓度、刺激性较强的药物或行静脉内高营养的患者。

【评估】

(1) 患者的年龄、病情、用药情况、心肺功能、意识状态、自理能力、营养情况等。

(2) 患者的心理状态及合作程度。

(3) 穿刺部位皮肤及血管状况等。

(4) 普鲁卡因过敏史。

【计划】

1) 操作者准备

洗手，戴口罩，着装整洁，仪表端庄；熟悉药物的用法及药理作用，询问患者用药史并解释颈外静脉插管输液法的目的及注意事项；与患者或家属签署颈外静脉插管输液知情同意书。

2) 用物准备

(1) 同密闭式静脉输液技术的。

(2) 无菌穿刺包：内置穿刺针(长 6.5 cm、内径 2 mm、外径 2.6 mm)2 根、硅胶管(长 25～30 cm、内径 1.2 mm、外径 1.6 mm)2 条、5 mL 与 10 mL 注射器各 1 个、6 号针头 2 个、尖刀片、镊子、纱布、洞巾、弯盘、注射盘 1 套。

(3) 1%普鲁卡因注射液、无菌生理盐水、无菌手套、无菌敷贴或宽胶布(2 cm×3 cm)、火柴、酒精灯、肝素帽。

3) 患者准备

让患者了解颈外静脉插管的目的，明确所采用的体位并能有效配合，做普鲁卡因过敏试验，输液前排尿或排便。

4) 环境准备

符合无菌操作要求，保持环境安静、整洁、安全、光线充足。

【实施】

1) 操作步骤

颈外静脉插管输液技术操作步骤如表 2-11-3 所示。

表 2-11-3　颈外静脉插管输液技术操作步骤

操作步骤	要点说明
(1)备药液、排气：同密闭式静脉输液技术准备、检查、核对药液并插好输液器，排尽空气	
(2)取体位、选择静脉：协助患者取去枕平卧位，将头部转向对侧，肩下垫小枕，以使颈部伸直，充分暴露穿刺点，选择穿刺点并定位(图 2-11-5)	• 使患者头低肩高，颈部伸直，暴露局部

续表

操作步骤	要点说明
(3)消毒、局部麻醉:常规消毒局部皮肤,直径大于10 cm。打开无菌穿刺包,戴无菌手套,铺洞巾。抽吸1%普鲁卡因进行局部麻醉,用10 mL注射器抽吸生理盐水,以平针头连接硅胶管,排尽空气备用	• 严格无菌操作
(4)穿刺:左手绷紧穿刺点上方皮肤,右手持穿刺针与皮肤成45°角进针,入皮肤后成25°角沿颈外静脉走行向心刺入	• 穿刺点:下颌角和锁骨上缘中点连线上1/3处,颈外静脉外缘
(5)插管:见回血后立即用一手拇指按住针栓孔,另一手经针栓孔迅速插入硅胶管10 cm左右。插管时助手边抽回血边缓慢注射生理盐水。确定硅胶管在血管后,退出穿刺针,再次抽回血,确认在血管内,移去洞巾	• 穿刺前可用尖刀在穿刺点上刺破皮肤作引导,以减少进针时的皮肤阻力
(6)连接输液器输液:连接输液器及肝素帽,输入液体	
(7)固定:用无菌敷贴覆盖穿刺点,并固定针栓与肝素帽,脱手套	
(8)核对、调速:再次核对,签名,挂输液卡于输液架上,调速	
(9)输液完毕:暂停输液时,同静脉留置针输液技术封管、固定	
(10)再次输液:先确认导管在静脉内,常规消毒肝素帽,接输液器即可	• 为防止发生意外,输液前应检查导管是否在静脉内
(11)拔管:硅胶管末端接注射器,边抽吸边拔出硅胶管,局部按压数分钟,用70%乙醇消毒局部,用无菌纱布覆盖	• 切忌将血凝块和空气推入血管,防止造成栓塞

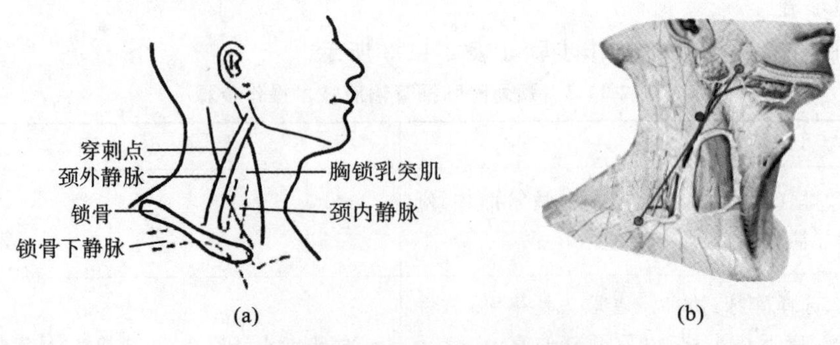

图 2-11-5 颈外静脉穿刺定位法

2）注意事项

(1) 严格执行无菌操作及查对制度，预防感染及事故的发生。

(2) 加强巡视，发现硅胶管内有回血时，立即用肝素液冲洗，以免堵塞管腔。

(3) 每天用碘伏消毒穿刺点及周围皮肤并更换敷料。

(4) 拔管时动作轻柔，以免硅胶管折断。

3）健康指导

(1) 向患者及家属介绍颈外静脉插管的优点：导管容易固定，颈部活动几乎不受限制活动，可以较长时间留管，消除患者的顾虑，使其能够主动配合。

(2) 颈外静脉血管粗、压力低，输液速度不易掌握，患者及家属绝对不能自行调节输液速度，以免输液过快不能及时更换液体，造成空气进入，导致空气栓塞。

【评价】

(1) 患者了解插管目的，能主动配合。

(2) 整个插管过程顺利，无并发症。

（四）输液速度的调节

1. 调节输液速度的原则

(1) 输液速度应根据患者的年龄、病情、药物性质进行调节，一般成人 40～60 滴/分，儿童 20～40 滴/分。

(2) 对年老、体弱、年幼、有心肺疾病的患者，输液速度宜慢；对严重脱水、心肺功能良好的患者，输液速度可适当加快。

(3) 一般溶液输入速度可稍快，而高渗盐水、含钾药物、升压药物等输入速度宜慢。

2. 输液速度与时间的计算

在输液过程中，每毫升溶液的滴数称为该输液器的滴系数，目前常用静脉输液器滴系数有 10、15、20 三种。静脉点滴的速度和时间可按下列公式计算。

(1) 已知输入液体总量和计划输液时间，计算每分钟滴数。

$$\text{每分钟滴数}=\frac{\text{输入液体总量(mL)}\times\text{滴系数}}{\text{输液时间(min)}}$$

例如：某患者需要输入 500 mL 液体，计划 5 h 输完，所用的输液器的滴系数为 15，请问每分钟滴数为多少？

$$\text{每分钟滴数}=\frac{500\times15}{5\times60}=25\text{(滴/分)}$$

(2) 已知每分钟滴数和输入液体总量，计算输液所用时间。

$$\text{输液时间(h)}=\frac{\text{输入液体总量(mL)}\times\text{滴系数}}{\text{每分钟滴数}\times60\text{(min)}}$$

例如：某患者需要输入 1 500 mL 液体，每分钟滴数为 50 滴，所用的输液器的滴系数为 15，请问需要多长时间输完？

$$\text{输液时间(h)}=\frac{1\ 500\times15}{50\times60}=7.5\text{(h)}$$

3. 输液泵的使用

输液泵是机械或电子的输液控制装置，它通过作用于输液导管达到控制输液速度的目的，能将药液长时间微量、均匀、精确地输入体内，常用于需要严格控制输液速度和药量的情况,如输入升压药物、抗心律失常药物以及婴幼儿的静脉输液或静脉麻醉时。输液泵的使用方法:①将输液泵固定在输液架上;②接通电源、打开电源开关;③按密闭式法准备药液、排气;④打开“泵门”,将输液器滴管下端输液管放于输液泵的管道槽中,关闭“泵门”,设定输液速度及输液量;⑤常规静脉穿刺成功后,确认设置无误后,按“开始/停止”键,启动输液;⑥输液结束时,再按“开始/停止”键,停止输液;⑦打开“泵门”,取出输液管。

(五) 常见输液故障的排除

1. 溶液不滴

(1) 针尖斜面滑出血管外:液体注入皮下组织,局部疼痛、肿胀。处理方法:将针头拔出,更换针头,另选血管重新穿刺。

(2) 针头斜面紧贴血管壁:液体滴入不畅,挤压输液管有回血。处理方法:应调整针头位置或适当变换肢体位置,直到点滴通畅为止。

(3) 针头阻塞:挤压下端输液管有阻力、无回血。处理方法:将针头拔出,更换针头后重新穿刺。切忌强行挤压输液管或用溶液冲注针头,以免血凝块进入静脉。

(4) 压力过低:因输液瓶位置过低或患者肢体位置过高所致。处理方法:适当抬高输液瓶高度或降低肢体位置。

(5) 静脉痉挛:因穿刺肢体在寒冷环境中暴露时间过长或输入液体温度过低所致。处理方法:局部热敷、按摩以缓解静脉痉挛。

2. 茂菲滴管内液面过高

(1) 滴管侧壁有调节孔者,可夹住滴管上端输液管,打开调节孔,待滴管内液面降至露出液面时,关闭调节孔,松开上端输液管即可。

(2) 滴管侧壁无调节孔者,可将输液瓶取下,瓶身倾斜,使瓶内针头露出液面,待溶液缓缓流下至滴管内露出液面时,再挂瓶回输液架上继续点滴。

3. 茂菲滴管内液面过低

(1) 滴管侧壁有调节孔者,可夹在滴管下端输液管,打开调节孔,当液面升高至适当高度(一般为1/2～2/3茂菲滴管高度)时关闭调节孔,松开下端输液管即可。

(2) 滴管侧壁无调节孔者,可夹住滴管下端输液管,用手挤压滴管,待滴管液面升至适当高度时,停止挤捏,松开下端输液管即可。

4. 茂菲滴管内液面自行下降

在输液过程中,如茂菲滴管内液面自行下降,应检查输液管有无漏气或衔接是否紧密,必要时更换输液器。

(六) 常见输液反应与护理

1. 发热反应

【护理评估】

(1) 原因:发热反应多由于药液质量有问题,输液器具灭菌不彻底或被污染,未严格遵守无菌技术操作等所致。发热是最常见的输液反应。

(2) 症状:多发生于输液后数分钟至1 h,主要表现为畏寒、寒战、发热(轻者发热常在38 ℃左右,重者高热达40～41 ℃),并伴有恶心、呕吐、头痛、脉速等症状。

【护理措施】

(1) 预防:严格遵守无菌操作原则及查对制度。操作前认真检查药液质量和输液器具的包装、灭菌日期、有效期等。

(2) 减慢滴速或停止输液:轻者减慢滴速,注意保暖;重者须立即停止输液并保留剩余的溶液和输液器,立即通知医生。

(3) 对症处理:寒战者注意保暖,高热者行物理降温;按医嘱给予抗过敏或激素类药物。

(4) 密切观察:观察病情及生命体征的变化。

(5) 保留余液及输液器进行检测,查找原因。

2. 循环负荷过重(急性肺水肿)

【护理评估】

(1) 原因:输液速度过快,短期内输入过多液体,使循环血容量急剧增加,导致心脏负荷过重,或由于患者心肺功能不良所致。

(2) 症状:在输液过程中,患者突然出现呼吸困难、胸闷、咳嗽、咳粉红色泡沫样痰;严重时痰液由口鼻涌出,听诊双肺部闻及湿啰音。

【护理措施】

(1) 预防:在输液过程中,根据患者病情情况严格控制输液速度和量,对心肺功能不良者、年老体弱者和婴幼儿应特别慎重。

(2) 停止输液:出现肺水肿症状时,立即停止输液,通知医生进行紧急处理。

(3) 减轻心脏负担:让患者取端坐位,两腿下垂,减少静脉回流,必要时进行四肢轮扎,以阻断静脉回流,减少回心血量,减轻心脏负担。

(4) 高流量吸氧:给予高流量氧气吸入并在湿化瓶内置20%～30%乙醇湿化氧气,减低肺泡内泡沫表面张力,使泡沫破裂消散,改善肺部气体交换,缓解缺氧症状。

(5) 遵医嘱给药:按医嘱给予镇静剂、利尿剂、强心剂和舒张血管等药物。

(6) 心理护理:给予患者心理支持,缓解其紧张情绪,使其积极配合治疗。

3. 静脉炎

【护理评估】

(1) 原因:长期输注浓度高、刺激性强的药物或静脉内长时间放置输液导管,引起局部静脉壁化学炎性反应;输液中未严格执行无菌操作引起局部静脉感染。

(2) 症状:沿静脉走向出现条索状红线,以及局部组织红、肿、灼热、疼痛,有时伴有畏寒、发热等全身症状。

【护理措施】

(1) 预防:对血管有刺激性的药液应充分稀释后输入,防止药液溢出血管外,输液速度宜慢;静脉内置管时间不宜过长;有计划地改变穿刺部位;严格执行无菌技术操作。

(2) 立即停止在炎症局部输液,抬高患肢并制动。

(3) 局部用95%乙醇或50%硫酸镁溶液进行热湿敷,每日2次,每次20 min。

(4) 用中药外敷或进行超短波理疗,每日2次。

(5) 合并感染者,按医嘱给予抗生素药物治疗。

4. 空气栓塞

【护理评估】

(1) 原因:与输液管内空气未排尽,导管连接不紧、有漏缝,加压输液、输血无人在旁看守,液体更换不及时等有关。

进入静脉的空气,随血液循环经右心房到右心室。如空气量少,则空气被右心室压入肺动脉,并分散到肺小动脉内,被毛细血管吸收,损害较小;如空气量大,则空气在右心室内阻塞肺动脉入口(图 2-11-6),使血液不能进入肺内,引起严重缺氧而危及生命。

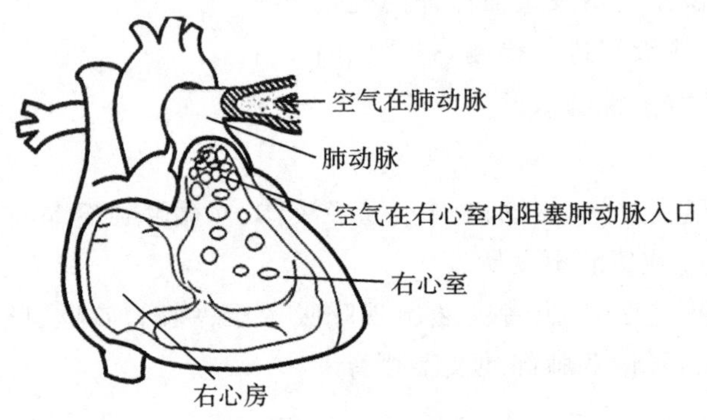

图 2-11-6 空气在右心室内阻塞肺动脉

(2) 症状:患者感觉胸部异常不适,突发胸骨后疼痛,有濒死感,随即出现呼吸困难,严重发绀,听诊心前区可闻及"水泡音"。

【护理措施】

(1) 预防:输液时必须排尽空气,输液前认真检查输液器质量及其各部件之间是否连接紧密;输液中加强巡视,及时添加药物,如需加压输液时,要有专人守护。

(2) 安置体位:立即安置患者取左侧卧位和头低足高位,使肺动脉的位置低于右心室,使气泡向上飘移至右心室尖部,避开肺动脉入口,气泡随心脏收缩变成泡沫,分次小量进入肺动脉内,逐渐被吸收(图 2-11-7)。

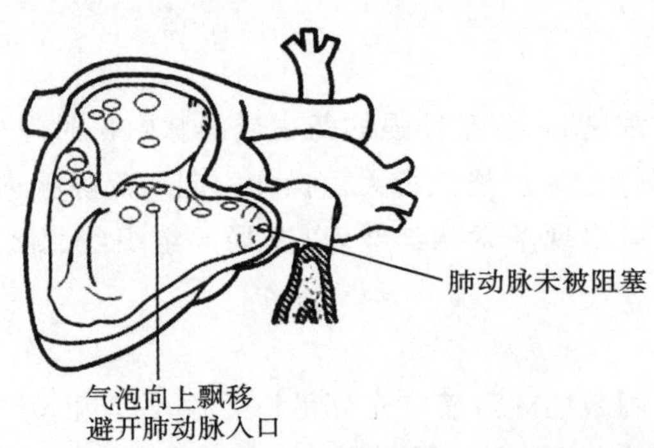

图 2-11-7 安置患者取左侧卧位和头低足高位,使气泡避开肺动脉入口

(3) 采用高流量氧气吸入,以提高患者血氧浓度,纠正缺氧状态。

(4) 中心静脉导管抽气:有条件者可通过中心静脉导管抽出空气。

(5) 密切观察病情变化,做好病情动态记录,并及时对症处理。

（七）输液微粒污染与预防

输液微粒（infusion particle）是指输入液体中的非代谢性颗粒杂质，其直径一般为1～15 μm，少数可达50～300 μm，50 μm以上的微粒肉眼可见。输液微粒的多少决定液体的透明度，由此可判断液体的质量。输液微粒污染是指在输液过程中，输液微粒随液体进入体内，对机体造成严重危害的过程。

1. 输液微粒污染的来源

（1）药物生产制作工艺不完善，水、空气、原材料受到污染等，使异物微粒混入。

（2）盛装制剂容器不洁净或容器内壁和橡胶塞受药液浸泡时间过长，腐蚀剥脱形成微粒。

（3）输液器与注射器不洁净、保存不良。

（4）输液环境和操作过程的污染：输液环境不洁净，加药过程污染，如切割安瓿、开瓶塞时未除尘除屑、反复穿刺溶液瓶使橡胶塞碎裂等。

2. 输液微粒污染的危害

输液微粒污染对机体的危害主要取决于输液微粒的大小、形状、化学性质及输液微粒堵塞血管的部位、血流阻断的程度及人体对输液微粒的反应。最易受损的是肺、脑、肝及肾等。

（1）堵塞血管：引起局部供血不足，组织缺血、缺氧，甚至坏死。

（2）形成血栓：红细胞聚集在输液微粒上，可以形成血栓，引起血管栓塞和静脉炎。

（3）形成肺内肉芽肿：输液微粒进入肺毛细血管，可引起巨噬细胞增生，包围输液微粒，形成肺内肉芽肿，影响肺功能。

（4）引起过敏反应和血小板减少症。

（5）输液微粒刺激组织，发生炎症或形成肿块。

3. 输液微粒污染的预防措施

（1）制剂生产环节：制药厂应加强各个环节的质量监控，保证出厂制剂合格。如：车间环境卫生条件达标，防止空气中悬浮尘粒与细菌污染；选用原材料合格；工作人员操作规范；改进生产工艺，提高质检技术等。

（2）输液操作环节：采用密闭式一次性医用输液（血）器，不断改进输液（血）器的通气装置；必要时使用过滤输液器，输液前认真检查药液质量，注意其透明度、有效日期以及溶液瓶有无裂痕，瓶盖有无松动；净化输液操作环境空气；严格无菌操作，药液现用现配，避免污染。

情境训练

根据案例引导中的案例模拟为患者进行静脉输液

护士：早上好！王奶奶。昨晚睡得还好吗？

患者：昨晚排便了一次，还是稀便，肚子一直不怎么舒服，所以没怎么睡好。

护士：哦。医生初步诊断，您有肠道感染。现在我要给您输消炎药和一些能量液体进行治疗，整个过程大概需要8～10 h，您看是不是先去上厕所？

患者:好的。

护士:我来帮助您。

(护士取便器,协助患者排便,然后洗手,准备好输液用物及药液,准备输液。)

护士:王奶奶,今天选择这根血管,好吗?

患者:好的,慢点,我怕疼!

护士:您放心,我会尽量小心。(准备进针)王奶奶请您握拳。(见回血)好,请松拳。

护士:(调好滴速)王奶奶,液体已给您输上了,谢谢您配合!有什么不舒服的吗?

患者:没有。

护士:王奶奶,您还在发烧,要多喝水,卧床休息。滴速已经调好了,您不能随便动这个调节器。我一个小时会过来看您一次,如果有紧急情况,您觉得有任何问题就按呼叫器,我立即过来看您。

患者:好,我知道了,谢谢您!

二、静脉输血技术

静脉输血(blood transfusion)是将全血或成分血通过静脉输入人体内的方法,是临床急救和治疗的重要措施之一。

(一)静脉输血的目的

(1)补充血容量:常用于急性大出血、休克患者,可增加体内有效循环血容量和心排血量,升高血压,促进血液循环。

(2)补充血红蛋白:常用于血液系统疾病引起的严重贫血患者,以及某些慢性消耗性疾病患者,可促进血液携氧功能,纠正贫血,改善全身状况。

(3)补充抗体、补体:常用于严重感染、烧伤等免疫力低下的患者,输入新鲜血可补充多种抗体及白细胞、血小板,增强机体免疫力。

(4)补充血浆蛋白:常用于低蛋白血症患者,可维持胶体渗透压,减轻组织渗出和水肿。

(5)补充血小板和凝血因子:常用于凝血功能障碍患者,输入新鲜血可改善凝血功能,有助于止血。

(二)血液制品的种类

血液由血细胞和血浆两大部分组成,随着血液制备技术的发展,从全血到成分血,血液制品的种类大大增加。

1. 全血

全血是指采集后未经任何改变,而保存备用的血液,可分为新鲜血和库存血两大类。

(1)新鲜血:在4℃冰箱内冷藏,保存时间不超过1周的血液。它基本上保留了血液中原有的各种有效成分,如血细胞、血小板和凝血因子,适用于血液病患者。

(2)库存血:在4℃冰箱内保存2~3周的血液,适用于各种原因所致的大出血患者。

随着保存时间的延长，库存血中的各种有效成分，如血细胞、血小板、凝血酶原破坏较多，由于红细胞、白细胞的逐渐破坏，细胞内钾离子外排，导致血浆中钾离子浓度升高，此外，随着保存时间延长，血液保养液的酸性也会逐渐上升。因此，大量输入库存血时，要警惕高钾血症和酸中毒的发生。

2. 成分血

成分血是将血液中各种有效成分分离提纯所制成的高浓度血液制品，根据患者病情需要输入相应的血液成分，成分血是临床常用的输血类型。其优点是：一血多用，节约血源，针对性强，疗效高，副作用少，且便于保存和运输。

1）血浆

血浆是指全血经分离后所得的液体部分，主要成分为血浆蛋白，不含血细胞和凝集原，输注时无需做血型鉴定和交叉配血试验。临床用于补充血容量、蛋白质和凝血因子。血浆分为以下几种。

(1) 新鲜血浆：全血采集后立即分离输入，含全部凝血因子。适用于凝血因子缺乏患者。

(2) 保存血浆：除血浆蛋白外，其余成分逐渐破坏。适用于低血容量患者及血浆蛋白较低的患者。

(3) 冰冻血浆：在－30 ℃的环境下保存，有效期为 1 年。使用前冰冻血浆需在37 ℃温水中融化，于 6 h 内输完。

(4) 干燥血浆：冰冻血浆在真空装置下经干燥制成，有效期为 5 年，使用时需用0.9％氯化钠溶液或0.1％枸橼酸钠溶液进行溶解。

2）红细胞

(1) 浓缩红细胞：全血经分离去除血浆后的剩余部分，因仍含有少量血浆，故可直接输入。适用于携氧能力缺陷和血容量正常的贫血患者，如一氧化碳中毒、长期慢性贫血患者的输血。

(2) 红细胞悬液：全血经分离去除血浆后的红细胞加入等量保养液制成。适用于战地急救和中小手术患者。

(3) 洗涤红细胞：红细胞经等渗盐水洗涤三次后，再加入适量等渗盐水制成，于4 ℃条件下可保存 24 h。因经反复洗涤，含抗体物质少，适用于免疫性溶血性贫血、脏器移植术后、肾功能不全等患者。

(4) 冰冻红细胞：可保存较长时间，适用于为稀有血型者保存部分红细胞，以及已被致敏需长期输血治疗的患者。使用时解冻后 24 h 内输注。

3）白细胞浓缩悬液

新鲜全血经离心后提取的白细胞，于 4 ℃环境下保存，48 h 内有效。适用于粒细胞缺乏伴严重感染患者。常温下输注应于 24 h 内输完。

4）血小板浓缩悬液

全血经离心后所得，于 22 ℃环境下保存，24 h 内有效。适用于血小板减少或功能障碍所致的出血患者。

3. 其他血液制品

(1) 白蛋白制剂：为高纯度的白蛋白低盐溶液，有 5％、20％、25％三种浓度。输入白蛋白制剂可提高机体血浆蛋白水平与胶体渗透压,适用于治疗营养性水肿、肝硬化或其他原因所致的低蛋白血症患者。

(2) 凝血制剂:包括凝血酶原复合物,抗血友病球蛋白,浓缩Ⅷ因子、Ⅺ因子等。适用于血友病和各种因凝血因子缺乏所引起的出血。输注时可在室温或37 ℃水中融化。

(3) 免疫球蛋白和转移因子:含多种抗体,可增强机体免疫力。

(三) 静脉输血技术

1. 血型鉴定和交叉配血试验

1) 血型

血型(blood types)是指红细胞表面的特异性抗原的类型,由于此类抗原能促成红细胞凝集,故又称为凝集原。根据红细胞所含的凝集原的不同,人的血型可分为若干类型,临床上主要有ABO血型系统和Rh血型系统。

(1) ABO血型鉴定:根据红细胞中是否含有A凝集原和B凝集原,将人类血液分成A、B、O、AB四型。血清中含有与凝集原相对抗的物质,称为凝集素,分别为抗A凝集素与抗B凝集素(表2-11-4)。因此,在输血前,供血者与受血者的血液必须进行交叉配血试验,以免发生抗原-抗体反应,造成红细胞破坏或溶解。

表2-11-4 ABO血型系统

血　　型	红细胞内抗原(凝集原)	血清中抗体(凝集素)
A	A凝集原	抗B凝集原
B	B凝集原	抗A凝集原
O	无	抗A凝集原、抗B凝集原
AB	A凝集原、B凝集原	无

ABO血型鉴定是采用已知的抗A血清、抗B血清来检测红细胞的抗原,从而确定人的血型。

(2) Rh血型鉴定:人类红细胞中除含有A、B两种抗原外,还有C、c、D、d、E、e六种抗原,其中D抗原的抗原性最强,凡红细胞中含有D抗原者,称Rh阳性。汉人中99%为Rh阳性,故Rh阴性因为稀有,常被人们俗称为"熊猫血"。Rh血型鉴定是采用已知的抗D血清来鉴定Rh血型。

2) 交叉配血试验

为了确保输血安全,输血前除了做血型鉴定之外,还必须做交叉配血试验(cross-matching test),以检验受血者与供血者之间有无不相容抗体。其分为直接交叉配血试验和间接交叉配血试验两种(表2-11-5),只有两试验均无凝集现象,方可进行输血。

表2-11-5 交叉配血试验

	直接交叉配血试验	间接交叉配血试验
供血者	红细胞	血清
受血者	血清	红细胞

2. 静脉输血技术

实训 2-11-4 静脉输血技术

【目的】

同前所述。

【评估】

(1) 患者的年龄、病情、治疗情况、心肺功能、血型、输血史、过敏史等。

(2) 患者穿刺部位的皮肤及血管状况。

(3) 患者的心理状况,对输血的认识及合作程度。

【计划】

1) 操作者准备

洗手,戴口罩,着装整洁,仪表大方,举止端庄,语言柔和恰当,态度和蔼可亲。

2) 用物准备

(1) 间接静脉输血:同密闭式静脉输液,另备一次性输血器 1 套、生理盐水、按医嘱备血液制品。

(2) 直接静脉输血:同静脉注射,另备 50 mL 注射器数个(9 号或以上针头)、3.8%枸橼酸钠溶液、血压计。

3) 患者准备

理解静脉输血的目的,了解相关知识及配合要点;输血前排尿、排便,取舒适卧位;签写知情同意书。

4) 环境准备

保持环境整洁、安静、安全、光线充足。

【实施】

1) 输血前准备

(1) 备血:根据医嘱抽取患者静脉血标本 2 mL,与填写完整的输血申请单和配血单一并送往血库,做血型鉴定和交叉配血试验。采血时禁忌同时采集两名患者的血标本,以免发生混淆。

(2) 取血:凭取血单到血库取血,并与血库工作人员共同认真做好“三查八对”。三查:检查血液的有效期、血液的质量、输血装置是否完好。八对:核对床号、姓名、住院号、血袋号、血型、血液种类、剂量、交叉配血试验结果。认真检查血液质量,正常库存血分为两层,上层血浆呈淡黄色、半透明,下层红细胞呈均匀暗红色,两者之间界限清楚,无血凝块。如血袋有破损,标签字迹不清,血液中有明显凝块,血浆呈乳糜状或暗灰色,其内有明显气泡、絮状物或粗大颗粒,红细胞呈暗紫色,两者之间界限不清,则不能使用。确认无误后护士在交叉配血单上签名后方可提血。

(3) 取血后:血液取出后勿剧烈振荡,以免红细胞大量破坏引起溶血;勿加温,以免血浆蛋白凝固变性而引起不良反应,于室温下放置 15~20 min 后再输入;勿久置,血液取出后于 4 h 内输完。

(4) 输血前:血制品取回病区后,输血前需与另一位护士再次核对,确认无误并检查血液质量后方可输入。

2) 操作步骤

静脉输血技术操作步骤如表 2-11-6 所示。

表 2-11-6　静脉输血技术操作步骤

操作步骤	要点说明
◆间接静脉输血术	
①备齐用物携至患者床旁，两名护士同时核对、解释	• 确认患者，取得合作，询问是否需要排尿、排便
②按密闭式静脉输液技术建立静脉通道，输入少量生理盐水	• 等渗盐水输入可冲净输血管道，避免溶血反应
③两名护士再次核对，"三查八对"确认无误后，轻轻旋转血袋，将血液摇匀	• 严格查对，防止输血事故发生 • 避免剧烈振荡
④戴手套，打开血袋封口，常规消毒血袋上的塑料管，将输血器针头从生理盐水瓶中拔出插入塑料管内，缓慢将血袋挂于输液架上	
⑤调节滴速，开始速度宜慢，小于20滴/分，观察15 min，若无不良反应，根据病情及年龄调节滴速 ⑥操作后核对，向患者交代输血的注意事项，协助患者取舒适卧位	• 一般成人40～60滴/分，年老体弱、心力衰竭患者和儿童酌减；大量失血患者速度可稍快。嘱患者不可自行调节滴速
⑦输血过程中严密巡视，仔细观察	• 密切观察患者有无输血反应，发现问题及时处理
⑧输血完毕，再滴入少量生理盐水，直到输血器内血液全部输入体内。如不需继续输液，拔针	• 输血针头较粗，拔针后按压时间可稍延长
⑨整理床单位，清理用物，医疗垃圾分类处理，洗手，做好输血记录	• 用物按规定处理，血袋保存24 h • 记录输血时间、种类、剂量、血型、血袋号、有无输血反应等
◆直接静脉输血术	• 直接静脉输血术是将供血者血液抽出后立即输给受血者的方法。适用于无血库而患者又急需输血时，及婴幼儿少量输血
①备齐用物携至床旁，两名护士共同查对，向供血者和受血者解释	• 仔细核对供血者和受血者姓名、血型、交叉配血试验结果，严防差错发生
②在备好的50 mL注射器内抽取3.8%枸橼酸钠5 mL备用	
③供血者与受血者分别卧于床上，暴露一侧手臂。将血压计袖带缠于供血者上臂并充气	• 压力维持在100 mmHg左右
④戴手套，选择粗大静脉，常规消毒皮肤，用含有抗凝剂的注射器抽取供血者的血液，立即静脉注射给受血者	• 抽取供血者血液时不可过快、过急，注意观察其面色，并询问有无不适 • 给受血者推注血液时速度不宜过快，随时注意观察患者病情变化
⑤三名护士协同操作，一人采血，一人传递，一人输注	• 连续抽血时，只需更换注射器，不需拔出针头，同时放松袖带，用手压迫静脉远端，减少出血

续表

操作步骤	要点说明
⑥输血结束，拔出针头，用无菌纱布按压穿刺点	
⑦整理床单位，清理用物，医疗垃圾分类处理，洗手，做好输血记录	• 记录输血时间、血量、血型、有无输血反应等

3）注意事项

(1) 严格执行查对制度和无菌操作技术。输血前、输血中、输血后必须由两名护士共同做好“三查八对”，确认无误后方可输血，避免差错事故和输血反应的发生。

(2) 输血前、输血后及输两袋血之间，应输入少量的生理盐水。

(3) 血液内不可随意添加任何药物，以防血液凝集或溶解。

(4) 输血过程中应加强巡视，密切观察有无输血反应的发生。一旦出现严重输血反应，须立即停止输血，同时报告医生，采取相应护理措施，并保留余血以备查找原因。

(5) 多次输血或输入多位供血者血液时，输血前遵医嘱给予抗过敏药。

(6) 加压输血时必须有专人看护，避免发生空气栓塞。

(7) 若同时输入全血与成分血，应首先输入成分血，其次为新鲜血，最后为库存血，以保证成分血在新鲜状态下输入。

4）健康指导

向患者及家属进行输血知识的健康教育，说明输血的注意事项。

【评价】

(1) 护患沟通有效，患者能理解输血的目的，并主动配合。

(2) 护士操作方法正确，准确无误地完成了输血操作，无事故发生。

(3) 操作过程中无不良反应发生，达到了治疗、抢救的目的。

知识链接

自体输血法

自体输血法是指采集患者自身血液，在需要时回输给本人的方法。其优点是安全、有效，可避免输血反应，避免因输血传播疾病，对一时无法获得同型血的患者也是唯一获得血源的方法。具体方法有以下三种。

(1) 术前血液预存法：适用于身体状况良好、择期手术患者。于术前 2～3 周内定期反复采血储存，两次采血时间要间隔 3 天以上，每次 200～400 mL，术前 3 天停止采集，以保证机体恢复正常的血浆蛋白水平。

(2) 术前血液稀释法：适用于预计术中有大量失血的手术患者。于手术开始前采集患者血液，并同时输注等量的晶体或胶体溶液，以维持患者的血容量并稀释血液，减少术中血液有形成分的丢失，采集的血液可于术中或术后回输给患者。

(3) 术中失血回输法：适用于胸腔、腹腔内大量出血，手术过程中失血，血液无污染、无凝集的患者。采用血液回收机于术中收集失血，经抗凝、滤过等处理后回输给患者。

有严重贫血、脓毒血症和菌血症，血液可能受肿瘤细胞污染，胸腔或腹腔开放性损伤 4 h 以上等患者禁用此法。

（四）常见输血反应与护理

1. 发热反应

发热反应是输血中最常见的反应。

【护理评估】

1）原因

(1) 致热源(如蛋白质、死菌、细胞产物)污染：血液、保养液、血袋、输血器被致热源污染。

(2) 细菌污染：输血时违反无菌操作原则，造成污染。

(3) 免疫反应：多次输血后，受血者血液中产生白细胞抗体和血小板抗体，当再次输血时与所输入的白细胞和血小板发生免疫反应。

2）症状

多发生在输血过程中或输血后 1～2 h 内。患者表现为畏寒、发热，体温升高至 38～41 ℃，伴有皮肤潮红、头痛、恶心、呕吐、肌肉酸痛等全身症状。轻者 1～2 h 后逐渐缓解，重者可出现呼吸困难、抽搐，甚至昏迷。

【护理措施】

(1) 预防：严格管理血液保养液和输血用具，有效预防致热源；输血过程中严格执行无菌操作，有效预防细菌污染。

(2) 减慢或暂停输血：轻者减慢输血速度；重者立即停止输血，更换生理盐水静脉滴注，以维持静脉通道。

(3) 通知医生并给予对症处理，密切观察患者生命体征。

(4) 遵医嘱给予退热药及抗过敏药。

(5) 将输血器、剩余血液连同储血袋一并送检。

2. 过敏反应

【护理评估】

1）原因

(1) 患者为过敏性体质，输入血中的异体蛋白质与患者机体内的蛋白质相结合形成完全抗原而致敏。

(2) 供血者在献血前服用过可致敏的食物或药物，使输入血中含致敏物质。

(3) 患者多次输血后，血浆内产生抗体，当再次输血时抗原、抗体相互作用而发生过敏反应。

(4) 供血者体内的变态反应性抗体随血液传给受血者，使受血者易致敏。

2）症状

症状多见于输血后期，表现轻重不一。轻者表现为皮肤瘙痒、荨麻疹、眼睑、口唇水肿，数小时后可消退；重者可因喉头水肿导致呼吸困难，肺部听诊可闻及哮鸣音；严重者可发生过敏性休克。

【护理措施】

(1) 预防：勿选用有过敏史的献血者；献血者在采血前 4 h 内不宜进食高蛋白、高脂肪食物，可食用少量清淡饮食或禁食；对有过敏史及需多次输血的受血者于输血前遵医嘱给予抗过敏药物。

(2) 轻者减慢输血速度，遵医嘱给予抗过敏药物；重者立即停止输血，按过敏性休克处理方法进行处理。

(3) 密切观察患者病情变化，及时通知医生给予对症处理。

(4) 保留全血及输血器等，以便查明原因。

3. 溶血反应

溶血反应是指受血者或供血者的红细胞发生异常破坏，大量血红蛋白散布到血浆中而引起一系列的临床症状，是最严重的输血反应。

【护理评估】

1) 原因

(1) 输入异型血：由于供血者与受血者 ABO 血型不符而造成溶血，反应发生迅速，后果严重，死亡率高。

(2) 输入变质血：输血前红细胞已破坏溶解，如血液储存不当，血液超过保质期，血液中加入其他药物，输血前血液剧烈振荡等。

(3) 输入 Rh 因子不合的血：Rh 阴性受血者首次接受 Rh 阳性血液后，体内将产生抗体，当再次输入 Rh 阳性血液时，抗原、抗体相结合，即可发生溶血反应。Rh 因子不合所致的溶血反应一般发生于输血后几小时至几天，体征较轻，有轻度发热，伴乏力、血胆红素升高。此类患者查明原因后，应尽量避免再次输血。

2) 症状

溶血反应发生迅速，后果严重，一般输入 10～15 mL 血液后即可出现症状。可分为三个阶段。

(1) 第一阶段：受血者血浆中的凝集素和输入血中红细胞的凝集原发生凝集反应，使红细胞凝集成团，堵塞部分小血管。患者表现为头部胀痛、面色潮红、胸闷、四肢麻木、恶心、呕吐、腰背部剧痛等。

(2) 第二阶段：凝集的红细胞开始溶解，大量血红蛋白释放入血浆中。患者表现为黄疸、血红蛋白尿，伴寒战、发热、呼吸困难、发绀、血压下降等。

(3) 第三阶段：大量血红蛋白从血浆进入肾小管，遇酸性物质则形成结晶体，致使肾小管堵塞；同时，由于抗原、抗体相互作用，致使肾小管内皮缺血、坏死，进一步加重肾小管堵塞。患者表现为少尿、无尿等急性肾功能衰竭症状，严重者可导致死亡。

【护理措施】

(1) 预防：溶血反应以预防为主，医护人员应加强责任心，严格执行查对制度和操作规程，认真做好血型鉴定和交叉配血试验，杜绝差错。严格执行血液采集、保存制度，防止血液变质。

(2) 出现溶血反应时应立即停止输血，并通知医生。保留余血并抽取患者血标本一同送检，查明溶血原因。

(3) 给予氧气吸入，用生理盐水维持静脉通道。

(4) 双侧腰部封闭，并用热水袋热敷肾区，解除肾血管痉挛，保护肾脏。

(5) 遵医嘱静脉注射 5%碳酸氢钠溶液，以碱化尿液，增加血红蛋白在尿液中的溶解度，避免堵塞肾小管。

(6) 密切观察患者生命体征和尿量，并做好记录。对少尿、无尿者按急性肾功能衰竭处理,休克者配合医生进行抗休克治疗。

(7) 做好心理护理,关心、安慰患者,以缓解其焦虑、恐惧情绪。

4. 大量输血后反应

大量输血是指在24 h内输血量大于或相当于患者血液总量。常见的大量输血后反应有循环负荷过重、出血倾向、枸橼酸钠中毒等。

1) 循环负荷过重

循环负荷过重的原因、临床表现、预防、护理措施和静脉输液反应的相同。

2) 出血倾向

(1) 原因:输入大量库存血时,因库存血中血小板、凝血因子破坏较多,输入大量库存血易引起出血倾向。

(2) 症状:患者表现为皮肤、黏膜淤点或淤斑,牙龈出血,静脉穿刺点出血或手术伤口渗血。

(3) 护理措施:大量输入库存血时,遵医嘱间隔补充新鲜血或血小板浓缩悬液;密切观察患者有无出血倾向。

3) 枸橼酸钠中毒

(1) 原因:枸橼酸钠是常用的抗凝剂,大量输血导致体内枸橼酸钠积聚,与血中游离钙结合,致使血钙下降。

(2) 症状:患者表现为手足抽搐、血压下降、心率缓慢,甚至心跳骤停。

(3) 护理措施:遵医嘱每输入1 000 mL库存血时,静脉注射10%葡萄糖酸钙溶液或氯化钙溶液10 mL,预防发生低血钙。

5. 其他输血反应

其他输血反应有空气栓塞、细菌污染、体温过低,以及经输血传染疾病(如病毒性肝炎、艾滋病、梅毒、疟疾等)。医护人员加强责任心,严格把握采血、储血和输血操作的各个环节是预防的关键。

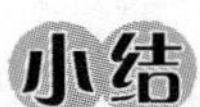

本任务阐述了静脉输液和输血的基本理论知识和操作技能,包括周围静脉输液技术、经外周中心静脉置管输液技术、颈外静脉插管输液技术、静脉输血技术以及常见静脉输液和输血反应的处理,这些都是护理人员必须掌握的护理技术。

能力检测

选择题

A_1/A_2 型题

(1) 用于补充电解质的溶液有(　　)。

A. 0.9%氯化钠溶液　　B. 5%葡萄糖溶液

C. 10%葡萄糖溶液　　D. 20%甘露醇溶液

E. 5%碳酸氢钠溶液

(2) 低分子右旋糖酐的主要作用为(　　)。

A. 提高血浆胶体渗透压　　B. 增加血容量,改善微循环　　C. 补充蛋白质

D. 补充营养和水分　　E. 保持酸碱平衡

(3) 空气栓塞导致死亡的原因是气栓阻塞(　　)。

A. 肺静脉入口　　B. 肺动脉入口　　C. 上腔静脉入口

D. 下腔静脉入口　　E. 主动脉入口

(4) 发生溶血反应,初期的典型症状是(　　)。

A. 四肢麻木,腰背剧痛　　B. 黄疸　　C. 血红蛋白尿

D. 高热　　E. 呼吸急促

(5) 为肺水肿患者采取加压吸氧的主要目的是(　　)。

A. 减少动脉血氧分压　　B. 降低肺泡内泡沫的表面张力

C. 使肺泡内压力增高　　D. 降低肺泡表面张力

E. 增加肺泡毛细血管渗出液的产生

(6) 张某,14 岁,中毒性肺炎,休克,经抢救病情稳定,为维持血压,医嘱 10%葡萄糖 400 mL 加多巴胺 20 mg,20 滴/分,请计算液体可维持多长时间(每毫升按 15 滴计算)(　　)。

A. 2 h　　B. 3 h　　C. 4 h　　D. 5 h　　E. 6 h

(7) 邱女士,26 岁,因宫外孕大出血急诊入院,面色苍白、四肢厥冷、血压 54/32 mmHg、脉搏 160 次/ 分,急需大量输血。输血过程中错误的护理措施是(　　)。

A. 认真听取家属的主诉

B. 输血开始 15 min 内,速度宜慢

C. 输入血液内不得随意加入药液

D. 输入 2 袋以上血液时,2 袋血之间需输入少量生理盐水

E. 输血完毕不需再输入生理盐水

A_3/A_4 型题

(8～9 题共用题干)

护士巡视病房时,发现张先生输液不滴,注射部位肿胀,主诉疼痛,无回血。

(8) 这种情况可考虑为(　　)。

A. 针头阻塞　　B. 输液压力过低　　C. 静脉痉挛

D. 针头脱出血管外　　E. 针头斜面紧贴血管壁

(9) 此患者应采取的措施为(　　)。

A. 用力挤压输液管,直至液体通畅　　B. 拔出针头,另选血管重行穿刺

C. 抬高输液瓶位置　　D. 变换肢体位置

E. 热敷注射部位上端血管

(10～12 题共用题干)

患者,女,30 岁。因外伤大出血急需输血治疗,在输入库存血 10 min 后,患者感到头部胀痛,并出现恶心呕吐,腰背部疼痛。

(10) 患者最可能出现的反应是(　　)。

A. 高血钾症　B. 低血钙症　C. 酸中毒　D. 溶血反应　E. 过敏反应

(11) 患者出现上述情况时,护士首先应采取的措施是(　　)。

A. 停止输血,保留余血　　B. 通知医生和家属,安慰患者

C. 碱化尿液　　D. 密切观察生命体征和尿量

E. 热敷双侧腰部

(12) 在给患者输血前的准备工作中,错误的是(　　)。

A. 抽血做血型鉴定和交叉配血试验
B. 取血时与血库人员进行“三查八对”
C. 勿剧烈振荡血液
D. 为了尽早将血液输给患者,给血液加温
E. 输血前,先静脉滴注0.9%氯化钠溶液

(13～15题共用题干)

患者,男,72岁,因慢性阻塞性肺气肿住院治疗,今晨9时开始静脉输入5%葡萄糖溶液500 mL及0.9%氯化钠溶液500 mL,滴速为70滴/分,10时护士巡视病房,发现患者咳嗽、呼吸急促、大汗淋漓、咳粉红色泡沫样痰。

(13) 根据患者的症状表现,可能发生了(　　)。
A. 发热反应　B. 过敏反应　C. 空气栓塞
D. 细菌污染反应　E. 心脏负荷过重反应

(14) 护士首先应采取的措施是(　　)。
A. 安慰患者　B. 给患者吸氧　C. 立即通知医生
D. 立即停止输液　E. 协助患者坐起,两腿下垂

(15) 为减轻患者呼吸困难的症状,护士可采用乙醇湿化加压给氧,乙醇浓度为(　　)。
A. 10%～20%　B. 20%～30%　C. 30%～40%
D. 40%～50%　E. 50%～60%

(16) 为缓解症状,可协助患者采取的体位是(　　)。
A. 仰卧,头偏向一侧　B. 左侧卧位,头高足低
C. 端坐位,两腿下垂　D. 抬高床头15～30 cm
E. 抬高床头20°～30°

(郑州铁路职业技术学院　柳璐)

任务十二　清洁卫生护理技术

学习目标

(1) 正确说出各项清洁护理方法的目的、操作要点和注意事项。
(2) 正确实施口腔护理、头发护理、皮肤护理技术。
(3) 能正确陈述压疮的发生原因。
(4) 能正确陈述压疮的易发部位。
(5) 能正确实施压疮的预防及护理技术。
(6) 能说出晨晚间护理的内容。
(7) 学会晨晚间护理。
(8) 关心体贴患者,具有良好的服务态度。

案例引导

患者，李某，女，74岁，以“脑血管意外”收入院，体格查体：患者处于昏迷状态，左侧肢体瘫痪，大小便失禁，T38.5 ℃，P108次/分，R26次/分，BP160/88 mmHg，头发有异味，面色潮红，口唇干裂，有口臭，骶尾部有红色压痕，潮湿。如果你是李某的主管护士，请完成以下任务：①请你判断急需向李某提供哪些生活护理？为什么？②你将采取哪些护理措施去护理该患者？针对该患者的具体情况，如何设计操作顺序？③给李某实施各项生活护理时，需准备哪些用物？实施时如何保证患者的安全？

清洁是人的基本生理需要之一，对维持和促进健康具有重要的意义。健康人具有保持身体清洁的能力和习惯，而在患病状态下，其自理能力会出现不同程度的下降，但对清洁的需求与健康人的是一样的。因此，护士应根据患者的病情，对其清洁状况及清洁能力进行评估，与患者或家属共同探讨、制订和实施合理、有效、安全的清洁计划，应用相应的清洁护理技术，消除因清洁需要未能满足所引发的对患者生理、心理和社会等方面的负面影响，使其舒适、安全，促进患者的身心健康。

一、口腔护理

（一）口腔健康维护

口腔由颊、硬腭、软腭及舌等组成，口腔内覆盖着鳞状上皮组织构成的黏膜，并有牙齿及唾液腺等组织，因此，口腔具有辅助发音、咀嚼食物、水解淀粉及分泌唾液等重要功能。

口腔的温度、湿度以及食物残渣适宜微生物的生长繁殖，故口腔内常存有大量细菌。当人身体健康时，由于机体抵抗力强，通过饮水、进食、刷牙、牙线剔牙、漱口等活动，可对细菌起到一定的清除作用，而不致引起口腔感染。当人患病时，由于机体抵抗力降低，唾液分泌减少，饮水、进食减少或因为自我清洁口腔的能力下降，为细菌在口腔内迅速繁殖创造了条件，常引起口臭、口腔局部炎症、口腔溃疡，这些可影响人与人之间的正常交往，影响食欲及消化功能，并易导致其他并发症的发生。因此，护士应该注意评估患者口腔状况，协助患者做口腔护理及卫生指导，为无法自行完成口腔清洁的患者做好口腔护理。

1. 口腔清洁

口腔清洁(oral hygiene)适用于健康人或病情较轻、有一定自理能力的患者。护士可协助患者自行完成口腔清洁并指导其做好口腔的健康维护。

根据患者的一般情况(年龄、病情、口唇有无干燥、牙齿状况、口腔有无异常气味，口腔黏膜有无炎症、溃疡、出血，进食情况，自我进行口腔清洁的能力；患者的认知反应，如情绪状态、口腔卫生习惯、对口腔卫生重要性的了解及合作程度等)，有针对性地指导患者准备和使用口腔清洁所需的牙刷、牙膏、牙线、漱口杯、毛巾或纸巾等用物，指导患者正确刷牙、使用牙线剔牙进行口腔清洁。

(1) 牙刷刷牙法：每日晨起后、晚上临睡前进行。

①选择清洁用具：根据患者年龄和口腔大小选择清洁用具。应尽量选用外形较小、刷毛软硬适中、表面光滑的牙刷。牙刷应每隔3个月更换一次。牙膏应无腐蚀性，药物牙膏

一般能抑制细菌生长,起到预防龋齿和治疗牙齿过敏的作用,可根据需要选用。牙膏不宜常用一种品牌,应轮换使用。

②掌握刷牙方法:正确刷牙方法(图 2-12-1)是上、下颤动刷牙法,具体如下。将牙刷毛面轻放于牙齿及牙龈沟上,刷毛与牙齿的长轴成 45°角,沿环形快速来回颤动刷洗,每次只刷 2～3 颗牙,刷完一处再刷临近部位;前排牙齿的内面,可用牙刷毛面的顶端旋转颤动刷洗;刷牙齿咬合面时,刷毛与牙齿平行来回旋转颤动刷洗;刷完后再轻刷舌面。另一种简单的方法是上、下竖刷法:沿牙齿纵面刷,牙齿的内面、外面、咬合面都应刷洗干净。每次刷牙全过程为 3～5 min,刷完后用漱口水彻底漱净口腔。

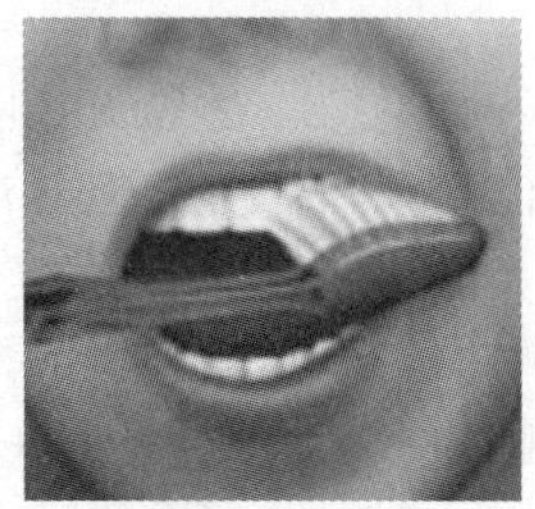
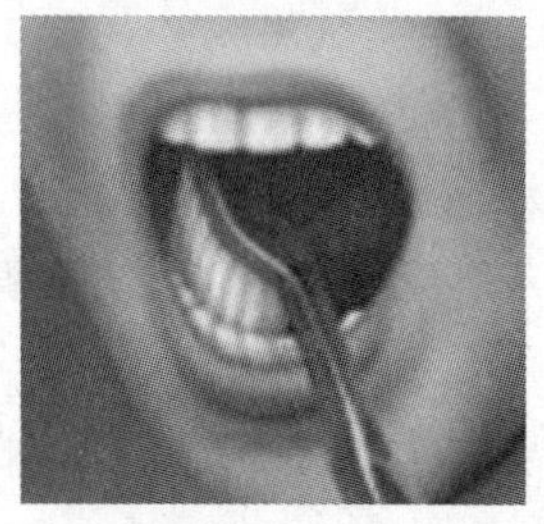
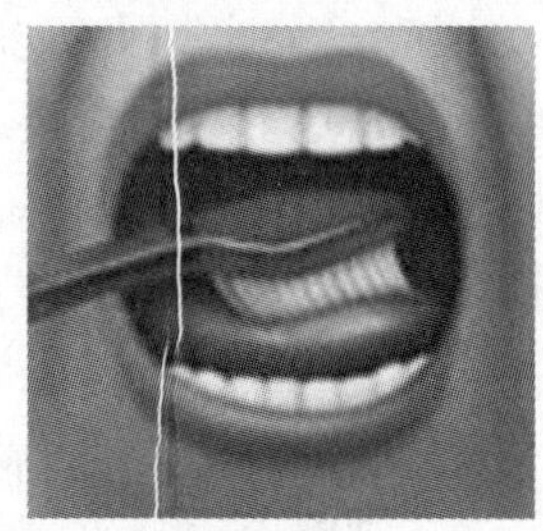

图 2-12-1　正确刷牙方法

(2) 牙线剔牙法:牙线多用尼龙线、丝线、涤纶线等。每次进餐后宜用牙线剔牙,不宜用牙签剔牙,以免牙签损伤牙龈。取牙线 40 cm,两端绕于两手中指,指间留 14～17 cm 牙线,两手拇指、示指配合动作控制牙线,用拉锯式轻轻将牙线越过相邻牙接触点,压入牙缝,再从牙缝中用力弹出,每个牙缝反复数次即可(图 2-12-2)。

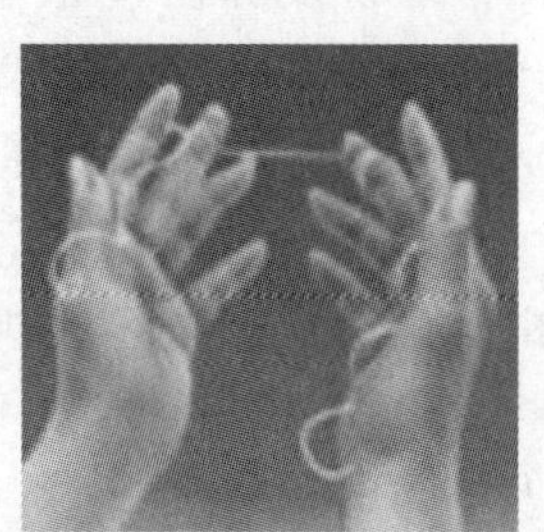
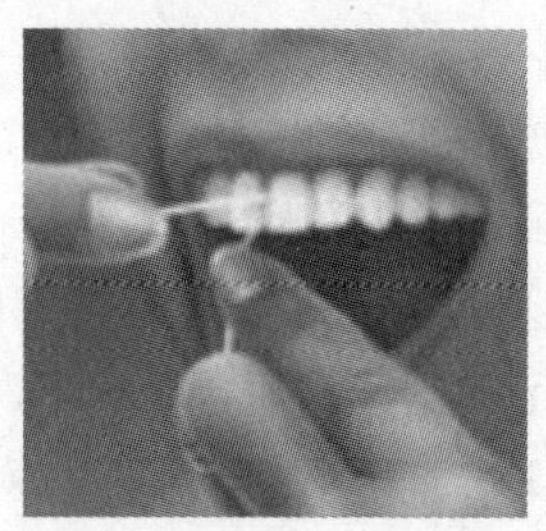
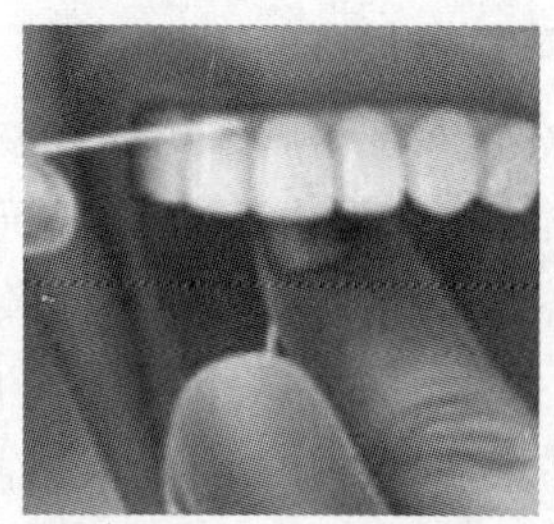

图 2-12-2　牙线剔牙法

2. 义齿护理

有些人因各种原因失去自己的真牙而佩戴义齿。义齿与真牙一样,也会积聚一些食物、碎屑等,故餐后须及时清洗义齿,其刷牙方法同真牙的清洁法。使用义齿者,白天须佩戴义齿,以增进咀嚼功能,并保证良好的口腔外观,晚上则须将义齿取下,使牙床得到保养。义齿护理(dentures care)应注意:义齿取下后放于冷开水杯中保存,以防损伤,每日换水一次;义齿不可浸入热水或乙醇等消毒液中,以免变色、变形和老化。每次取下义齿后,可用温水漱口,使用质软的尼龙小牙刷或纱布,刷(擦)洗口腔各处,包括舌面。

(二) 口腔护理技术

口腔护理技术是指护士准备特殊的漱口溶液(表 2-12-1)与用物,为禁食、高热、昏迷、危重、鼻饲、口腔疾病、大手术后及生活不能自理的患者进行口腔护理的技术。一般每日 2～3 次,如病情需要,还可增加次数。

表 2-12-1　常用漱口溶液及作用

名　称	作　用
生理盐水	清洁口腔，预防感染，口腔 pH 为中性时适用
朵贝尔溶液（复方硼酸溶液）	轻微抑菌，消除口臭，口腔 pH 为中性时适用
0.02％呋喃西林溶液	清洁口腔，广谱抗菌，口腔 pH 为中性时适用
1％～3％过氧化氢溶液	遇有机物时放出新生氧，抗菌除臭，口腔 pH 偏酸性时适用
1％～4％碳酸氢钠溶液	碱性药剂，用于真菌感染，口腔 pH 偏酸性时适用
2％～3％硼酸溶液	酸性防腐剂，起抑菌作用，口腔 pH 偏碱性时适用
0.1％醋酸溶液	用于铜绿假单胞菌感染，口腔 pH 偏碱性时适用

实训 2-12-1　口腔护理技术

【目的】

(1) 保持口腔清洁、湿润，预防口腔感染等并发症的发生，使患者感到舒适。

(2) 去除口臭、口垢，促进食欲。

(3) 观察口腔黏膜、舌苔、牙龈等处的变化及特殊的口腔气味，提供病情的动态信息。如肝功能不全的患者，口腔有肝臭味，可提示肝性脑病等。

【评估】

(1) 患者的一般情况：年龄、病情、意识状态、口腔状况（有无口臭、溃疡、出血、活动义齿等）、自理能力等。

(2) 患者的认知反应：情绪状态、对口腔护理的认识、心理反应及合作程度等。

【计划】

1. 操作者准备

衣帽整洁，洗手，戴口罩，核对医嘱。

2. 用物准备

(1) 治疗盘内置：治疗碗（内盛漱口溶液、棉球至少 16 只）、弯止血钳、镊子、压舌板、弯盘、吸水管、漱口杯、治疗巾、棉签、手电筒、一次性手套和眼罩，需要时可备张口器等。

(2) 口腔外用药：按需准备，常用的有液体石蜡、冰硼散、锡类散、西瓜霜、金霉素甘油、制霉菌素甘油、润唇膏等。

(3) 漱口溶液：按需准备。

3. 患者准备

了解口腔护理的目的，愿意合作。

4. 环境准备

保持病室安静、整洁。

【实施】

1. 操作步骤

口腔护理技术操作步骤如表 2-12-2 所示。

表 2-12-2　口腔护理技术操作步骤

操作步骤	要点说明
(1)备齐用物携至患者床旁,核对、解释	• 确认患者,取得合作
(2)安置合适体位 ①协助患者侧卧,头偏向一侧,面向护士 ②铺治疗巾于患者颌下及胸前,置弯盘于口角旁	 • 便于漱口液吐出 • 保护床单位
(3)护士戴上手套和口罩	• 进行有效的职业防护
(4)观察口腔 ①湿润口唇、口角,嘱患者张口 ②左手持压舌板,右手持手电筒,用压舌板由患者口腔侧面轻轻置入,撑开口腔颊部,观察口腔黏膜有无出血、溃疡等现象。对长期应用糖皮质激素、抗生素者,应注意观察有无真菌感染	 • 湿润后再张口,避免口唇干裂出血 • 昏迷、牙关紧闭者可用张口器协助张口,张口器应从臼齿处放入,牙关禁闭者不可用暴力助其张口
(5)取义齿:有活动义齿者,协助取下义齿并进行妥善清洁与保存	
(6)漱口:协助患者用温开水漱口,漱口水吐入弯盘内	• 昏迷患者禁忌漱口,以防发生窒息
(7)擦洗口腔 ①嘱患者咬合上、下齿,用压舌板轻轻撑开左侧颊部,以弯止血钳夹紧含有漱口液的棉球由内向门齿纵向擦洗左侧外面;同法擦洗右侧外面 ②嘱患者张口,依次擦洗左侧牙齿上内侧面、上咬合面、下内侧面、下咬合面,再沿弧形擦洗左侧颊部;同法擦洗另一侧 ③擦洗硬腭部、舌面、舌下	• 棉球应干湿适中,拧至不滴水为止 • 弯止血钳夹紧棉球后,钳端应包裹在棉球内,以免钳端损伤口腔黏膜
(8)漱口涂药 ①意识清醒者,再次漱口后用治疗巾拭去患者口角处水渍 ②再次检查口腔,根据不同的情况进行处理(口腔黏膜如有溃疡、真菌感染,酌情涂药于患处;口唇干裂者涂液体石蜡)	• 检查棉球无遗漏在口腔中、口腔各部分是否已清洁,确定需要局部涂药的部位 • 吸氧者禁用液体石蜡
(9)操作后处理 ①整理:撤去弯盘及治疗巾,协助患者取舒适体位,整理床单位,清理用物 ②洗手后,记录执行时间及护理效果	

2. 注意事项

(1) 擦洗动作应轻柔,特别是对凝血功能差的患者,要防止碰伤黏膜及牙龈。

(2) 擦洗时,须用弯止血钳夹紧棉球,每次一个,每个部位用一个棉球,防止棉球遗留在口腔内。一般患者作口腔护理时,至少用16只棉球,如遇全口牙脱落或齿垢多、口腔有溃疡的患者应根据具体情况增减棉球。

(3) 棉球蘸漱口水不可过湿,棉球拧至不滴水为度,以防患者将漱口溶液吸入呼吸道。

(4) 有活动义齿者,应先取下义齿用冷开水冲洗刷净,待口腔护理后再戴上或浸入冷开水中备用;昏迷患者的义齿应浸于冷开水中保存。

(5) 传染病患者的用物按隔离消毒原则处理。

(6) 长期应用抗生素者,应注意观察口腔黏膜有无真菌感染。

【评价】

(1) 患者口腔无异味,感到舒适、清新。

(2) 护士操作轻稳、规范,双方合作愉快。

(3) 患者及家属学会有关口腔清洁和保健的方法。

二、头发护理技术

头面部是人体皮脂腺分布最多的部位。皮脂、汗液伴灰尘常黏附于头发、头皮中,形成污垢,除散发难闻气味外,还会引起脱发和其他皮肤疾病。一般情况下,人们能自我进行头发的梳理和保养,但当患者的病情较重,日常生活受限、自理能力下降时,需护士给予或协助患者床上梳发、床上洗发,及时清除头皮屑、污垢及脱落的头发,使患者感到清洁、舒适,同时使患者保持良好的头发外观,维护其形象及增强其自信。

实训 2-12-2　床上梳发

【目的】

(1) 使头发整洁、舒适、美观。

(2) 去除头皮屑,按摩头皮,促进血液循环。

【评估】

(1) 患者的一般情况:年龄、病情、头发状况(长度、清洁程度、有无头皮损伤等)、自理能力等。

(2) 患者的认知情况:情绪状态、梳发习惯、对头发护理的认识、心理反应及合作程度等。

【计划】

1. 操作者准备

衣帽整洁,洗手。

2. 用物准备

梳子、治疗巾、纸袋,必要时备发夹、橡皮圈、30%乙醇。

3. 患者准备

了解梳发的目的,愿意合作。

4. 环境准备

保持病室安静、整洁、明亮。

【实施】

1. 操作步骤

床上梳发操作步骤如表 2-12-3 所示。

表 2-12-3　床上梳发操作步骤

操作步骤	要点说明
(1)备齐用物携至患者床旁,核对并解释	• 确认患者,取得合作
(2)安置体位:协助患者取坐位或半坐卧位,在肩上铺一个治疗巾。如患者只能平卧,可协助患者抬起头,铺治疗巾于枕上,再将患者头转向一侧	• 便于操作,保护床单位清洁

续表

操作步骤	要点说明
(3)梳发 ①短发者可直接从发根梳至发梢 ②长发者从中间分为两股,一手握住一股头发,另一手持梳子由发根梳至发梢。如遇打结不易梳理时,可将头发绕在示指上,由发梢开始向上逐渐梳到发根。用同样的方法梳理另一侧。根据患者需要将长发酌情编辫或扎成束	• 如头发已纠集成团,可用30%乙醇湿润后,再小心地逐段梳理
(4)整理:将脱落的头发置于纸袋中,撤下治疗巾,了解患者的感觉,征求患者的意见,清理用物,整理床单位	
(5)洗手,记录	

2. 注意事项

(1) 避免强行牵拉头发,使患者感觉疼痛。

(2) 尽量使用圆钝齿的梳子,以防损伤头皮。

(3) 每日梳发2~3次,注意观察患者的反应并作好心理护理。

【评价】

(1) 患者头发外观整洁,感觉舒适。

(2) 护士梳发方法得当,护患沟通有效,患者能配合并了解头发护理的知识。

实训2-12-3 床上洗发

【目的】

(1) 去除头发污秽,按摩头皮,促进血液循环。

(2) 促进患者舒适,增进身心健康,建立良好的护患关系。

【评估】

(1) 患者的一般情况:年龄,病情,头发状况(长度、清洁程度、分布、有无头虱等),皮脂分泌情况,头皮有无瘙痒、破损、病变及自理能力等。

(2) 患者的认知情况:情绪状态,洗发的需要、习惯,对头发护理的认识、心理反应及合作程度等。

【计划】

1. 操作者准备

衣帽整洁,洗手。

2. 用物准备

(1) 治疗车上置:橡胶单2条、毛巾、40~45 ℃热水、污水桶,必要时备电吹风、屏风、便盆及便盆巾。

(2) 治疗盘内置:眼罩或纱布、别针、干棉球2个、纸袋、洗发剂或肥皂、梳子、小镜子、护肤品。

(3) 根据不同的洗发方式另备如下设施。

① 洗头槽法或马蹄形垫法:洗头槽(图2-12-3)或自制橡胶马蹄形垫(图2-12-4)。

② 叩杯法(图2-12-5):面盆、搪瓷杯、橡胶管。

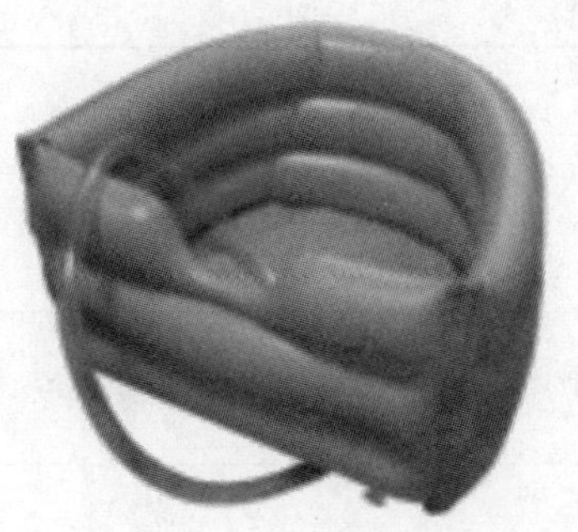

图 2-12-3　洗头槽

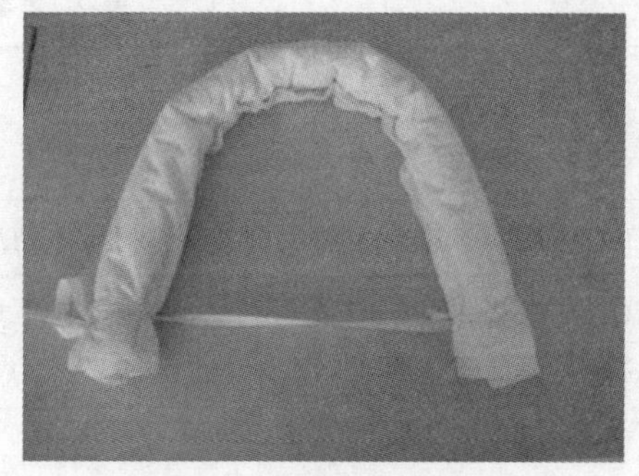

图 2-12-4　自制橡胶马蹄形垫

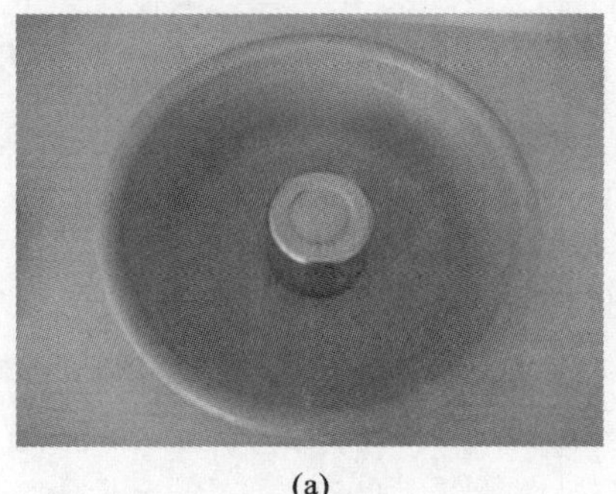

(a)　(b)

图 2-12-5　叩杯法

③ 洗头车法:洗头车(图 2-12-6)。

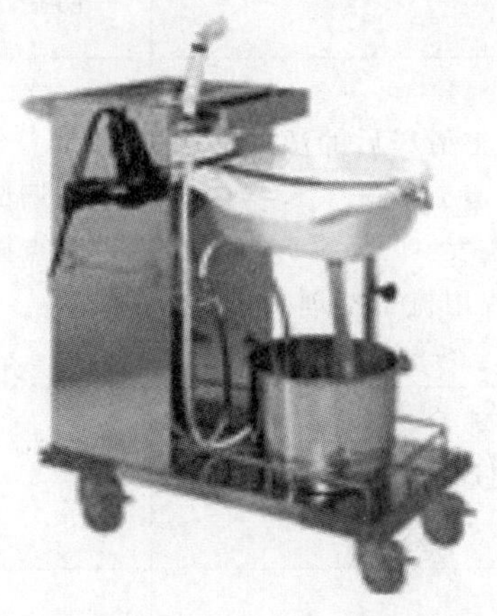

图 2-12-6　洗头车

3. 患者准备

了解洗发的目的、注意事项,愿意合作。

4. 环境准备

根据季节关窗,调节室温至 22～26 ℃,必要时用屏风遮挡。

【实施】

1. 操作步骤

床上洗发操作步骤如表 2-12-4 所示。

表 2-12-4　床上洗发操作步骤

操作步骤	要点说明
(1)备齐用物携至患者床旁,核对、解释	• 确认患者,取得合作
(2)移开床旁桌椅。按需要给予便器,协助患者排便	
(3)垫小橡胶单及大毛巾于枕上,松开患者衣领向内反折,将毛巾围于颈部,用别针固定	• 保护床单位和防止洗发时弄湿衣领
(4)根据洗发方式取适当卧位 ◆ 洗头槽法或马蹄形垫法 ①将马蹄形垫置于床头侧边,马蹄形垫开口下方接污水桶 ②协助患者斜角屈膝仰卧,移枕于肩下,头置于洗头槽或马蹄形垫槽中 ◆ 叩杯法 ①铺橡胶单和治疗巾于患者头部床单上,放面盆一只,盆底放一块毛巾,其上倒扣一只搪瓷杯,杯上垫一块四折的毛巾,面盆内置一橡胶管下接污水涌 ②移枕于肩下,将患者头部枕在杯底的毛巾上 ◆ 洗头车法 将洗头车推至患者床旁,协助患者斜角屈膝仰卧,头部枕于洗头车的头托上或将接水盘置于患者头下	• 便于洗发和洗发污水的引流 • 这种方法可适用于缺少专用洗发器具家庭的卧床患者 • 橡胶管内注满水,将有利于洗发污水的引流
(5)保护眼、耳:用不吸水的棉球塞双耳,用眼罩或纱布遮盖双眼	• 防止洗发水进入耳道或眼睛
(6)洗净头发 ①先调试水温,然后湿润头发,将稀释后的洗发剂倒在手心上,两手合起揉搓均匀后涂遍头发 ②轻轻用手指指腹揉搓头皮和头发 ③由发际向头顶部反复揉搓,或用梳子梳理头发,再用温水冲净头发	• 先调试水温,确保水温适宜,防止烫伤 • 重点按摩发根部
(7)移去用物:洗发完毕,解下颈部毛巾包住头发,撤去用物,除去遮眼的纱布和耳内的棉球,用毛巾擦洗脸部,酌情使用护肤霜	
(8)擦干头发 ①将枕头、橡胶单、大毛巾一起移至头部,协助患者卧于床正中,取舒适卧位 ②用包头的毛巾擦干头发,再用大毛巾或电吹风吹干头发,梳理成患者习惯的发式,并了解患者的感觉,征求患者的意见,感谢患者的配合	
(9)整理用物:将梳理脱落的头发放于纸袋中,还原床旁桌椅,清理用物,整理床单位	
(10)洗手,记录	

2. 注意事项

(1) 注意调节室温和水温，洗发完毕要及时擦干头发，防止患者受凉。

(2) 洗发过程中注意与患者沟通，随时观察患者病情变化，如面色、脉搏、呼吸等异常时，应立即停止操作。

(3) 揉搓力量适中，防止指甲抓伤患者的头皮。

(4) 防止水流入患者的眼及耳内，保护衣领、床单、枕头不被水打湿。

(5) 洗发时间不宜过长，以免引起头部充血、疲劳，造成患者不适。

(6) 病情危重、极度虚弱的患者不宜床上洗头。

【评价】

(1) 患者头发清洁，感觉舒适。

(2) 护士操作轻稳、省力，保证患者安全。

(3) 护患沟通有效，保护患者自尊，满足其身心需要。

实训 2-12-4 灭头虱

虱子是一种吸血昆虫，寄居于人体的主要有体虱、头虱和阴虱三种。这与卫生不良，环境污秽有关，由接触传染。头虱生长于头发和头皮上，体积小，呈卵圆形，浅灰色。其卵（虮）很像头屑，以一种黏性物质紧紧附着在头发上，不易去掉。头虱可吸附在发根使局部皮肤瘙痒，抓伤容易引起感染。虱子寄生于人体，除了吸血、影响休息外，还是斑疹伤寒和回归热等疾病的重要传播媒介。

杀灭虱子不但可以解除患者痛苦，预防虱子传播疾病，还可防止虱子在病区内传播。对有头虱的男性患者可动员其剃去头发，女性患者可将头发剪短（在患者同意情况下）后再行灭头虱（剪下的头发用纸包好烧掉）。

【评估】

(1) 患者的一般情况：年龄、病情、头虱情况等。

(2) 患者的认知情况：情绪状态，洗发的需要、习惯，对灭头虱的认识、心理反应及合作程度等。

【计划】

1. 操作者准备

穿隔离衣，洗手，戴口罩、手套。

2. 用物准备

(1) 常用灭虱药液：灭虱药块或 30%含酸百部酊（百部 30 g 加 50%乙醇 100 mL，再加纯乙酸 1 mL，放入瓶内并盖严，48 h 后即制成）。

(2) 治疗盘内盛：洗头用物、篦子（图 2-12-7）（齿间嵌少许棉花）、治疗巾、治疗碗、纱布、手套、塑料帽子、纸袋、布口袋、清洁被套、枕套、大单、清洁衣裤等。

3. 患者准备

了解灭头虱的目的，愿意合作。

4. 环境准备

同床上洗头的。

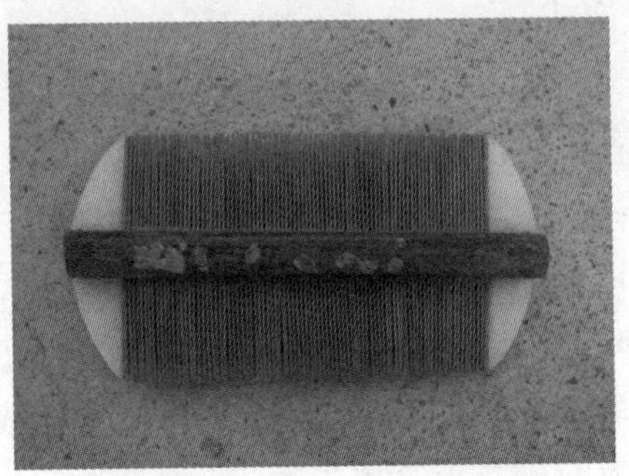

图 2-12-7　篦子

【实施】

灭头虱操作步骤如表 2-12-5 所示。

表 2-12-5　灭头虱操作步骤

操作步骤	要点说明
(1)备齐用物携至患者床旁,核对并解释。病情允许时可带患者至治疗室	• 确认患者,取得合作 • 维护患者的自尊心
(2)按洗头法做好准备,将头发分为若干小股,用纱布蘸灭虱药液,按顺序擦遍头发,同时用手揉搓,使之浸透全部头发,反复揉搓 10 min	• 注意防止药液玷污患者的面部及眼部。用药后注意观察患者的局部反应及全身反应
(3)戴帽子,包住头发	
(4)24 h 后,取下帽子,用篦子篦去死虱(虮),并洗发	• 如仍有活虱,应重复用灭虱药液灭头虱
(5)灭头虱完毕,为患者更换衣裤、被套,将污衣裤和被套放入布口袋内	
(6)整理床单位,清理用物。患者用过的布类和接触过的隔离衣等均装入袋内,扎好袋口送高压蒸汽灭菌。除下篦子上的棉花用纸包好焚烧;梳子和篦子消毒后刷洗干净	• 防止头虱(虮)传播
(7)洗手,记录	

三、皮肤护理技术

皮肤是人体面积最大的器官。皮肤具有保护机体、调节体温、吸收、分泌、排泄及感觉等功能。完整的皮肤具有天然的屏障作用,可避免微生物入侵。皮肤的新陈代谢迅速,其代谢产物如皮脂、汗液及表皮碎屑等,能与外界细菌及尘埃结合成污垢,黏附于皮肤表面,如不及时清除,可刺激皮肤,使其抵抗力降低,以致破坏其屏障作用,成为病原微生物入侵的门户,造成各种感染。皮肤护理是人的自理能力之一,在患病时需要护士提供专业上的协助与帮助。通过清洁皮肤,可预防皮肤感染,促进皮肤的血液循环,增强排泄功能,预防压疮等并发症。在皮肤护理时患者肢体得到活动,可预防其肌肉挛缩和关节僵硬等并发症，且在皮肤护理时，护士可观察和了解患者的一般情况，满足患者对舒适和清洁的需要。

实训 2-12-5 淋浴与盆浴

淋浴(shower)与盆浴(tub bath)适用于病情较轻、生活能够自理、允许离床自行沐浴的患者。

【目的】

(1) 去除皮肤污垢，保持皮肤清洁，使患者舒适。

(2) 促进皮肤的血液循环，增强皮肤的排泄功能，预防皮肤感染和压疮等并发症。

(3) 观察和了解患者的一般情况，满足其身心需要。

【评估】

(1) 患者的一般情况：年龄，病情，皮肤的完整性、颜色、温度、湿度、柔软度、清洁度、弹性和感觉功能，皮肤有无水肿、斑点、丘疹、水疱、硬结以及自理能力等。

(2) 患者的认知反应：情绪状态，个人清洁卫生习惯，对皮肤清洁卫生知识的了解、心理反应及合作程度等。

【计划】

1. 操作者准备

衣帽整洁，洗手。

2. 用物准备

毛巾 2 条、浴巾、浴皂或沐浴液、清洁衣裤、拖鞋，必要时备椅子等。

3. 患者准备

了解沐浴的目的和注意事项，愿意合作。

4. 环境准备

调节室温至 22～26 ℃，水温至 40～45 ℃，浴室有信号铃、扶手，地面有防滑设施等。

【实施】

1. 操作步骤

淋浴与盆浴操作步骤如表 2-12-6 所示。

表 2-12-6 淋浴与盆浴操作步骤

操作步骤	要点说明
(1)备齐用物携至患者床旁，核对、解释	• 确认患者，取得合作
(2)确定沐浴方式和时间，向患者介绍有关事项	• 告知信号铃的使用方法，不可用湿手接触电源开关，贵重物品应妥善存放等
(3)洗浴方式 ◆ 淋浴：携带用物，送患者入浴室，根据患者自理能力，给予适当协助。体虚或年老者可让其采用坐式淋浴 ◆ 盆浴：应做好遮挡，保护患者的自尊和隐私，盆内放防滑垫，必要时协助患者进出浴盆，叮嘱相关事项	• 浴室不应闩门，可在门外挂牌示意；注意患者入浴室时间，时间过久应予询问，如发生意外，应迅速救治护理 • 如告知浴盆中的水位不可超过心脏水平，以免引起胸闷；浸泡时间不可超过 20 min，浸泡过久，容易导致疲倦

续表

操作步骤	要点说明
(4)整理:协助患者上床休息,询问患者感觉,整理用物	
(5)洗手,记录	

2. 注意事项

(1) 沐浴须在进食1 h后进行,以免影响消化。

(2) 防止患者受凉、晕厥、烫伤、滑倒、摔伤等意外情况发生。

(3) 女性月经期间、妊娠7个月以上的孕妇禁用盆浴;衰弱、创伤和患心脏病需要卧床休息的患者,不宜盆浴和淋浴。

(4) 传染病患者进行沐浴,应根据病种、病情按隔离原则进行。

【评价】

(1) 患者沐浴过程安全,无意外发生。

(2) 患者皮肤清洁,感到温暖、舒适。

(3) 护士对操作的效果能够作出客观评价,并能指出存在的问题和改进措施。

实训2-12-6　床上擦浴

床上擦浴(bed bath)适用于使用石膏、骨牵引和必须卧床、病情较重等无法自行沐浴的患者。

【目的】

(1) 满足卧床和无法自行沐浴患者对皮肤清洁的需求,去除皮肤污垢,保持皮肤清洁,使患者舒适。

(2) 促进皮肤的血液循环,增强皮肤的排泄功能,预防皮肤感染和压疮等并发症。

(3) 协助患者活动肢体,使肌肉放松,防止肌肉挛缩和关节僵硬等并发症。

(4) 观察和了解患者的一般情况,满足其身心需要。

【评估】

(1) 同淋浴与盆浴。

(2) 患者生命体征无异常,病情允许。

【计划】

1. 操作者准备

衣帽整洁,洗手。

2. 用物准备

治疗车上放置脸盆、足盆、水桶2只(一只桶盛50～52 ℃热水,另一只桶供盛污水用)、小方巾2条、大毛巾、治疗盘(内置浴皂、梳子、小剪刀、50%乙醇、爽身粉、清洁衣裤、被套及大单),必要时备便器及盖布、屏风等。

3. 患者准备

了解床上擦浴的目的,愿意合作。

4. 环境准备

关好门窗,调节室温至22～26 ℃,以屏风或挂帘遮挡。

【实施】

1. 操作步骤

床上擦浴操作步骤如表 2-12-7 所示。

表 2-12-7　床上擦浴操作步骤

操 作 步 骤	要 点 说 明
(1)备齐用物携至患者床旁,核对、解释,按需要给予便器	• 确认患者,取得合作
(2)安置卧位:根据病情放平床头及床尾支架,松开床尾盖被,协助患者取舒适体位	
(3)调试水温:将脸盆放于床旁椅上,倒入热水至脸盆的 2/3,调试水温	• 调试水温至 50～52 ℃
(4)擦洗面颈部 ①擦洗眼及一侧面颈部:将微湿小方巾包在右手掌上形成手套式(图 2-12-8),左手扶托患者头顶部,先擦眼,由内眦向外眦擦拭,然后擦洗一侧额部、颊部、鼻翼、嘴部、耳后、下颌,直至颈部 ②用同样的方法擦洗另一侧面颈部 ③再次擦洗:用稍拧干小方巾再依次擦洗一遍	
(5)擦洗上肢 ①脱上衣:先脱近侧后脱对侧 ②擦洗近侧上肢:暴露近侧上肢,在擦浴部位下铺大毛巾,先用涂有浴皂的毛巾以离心方向依次由上臂、腋下至前臂擦洗,再用湿毛巾擦去皂液,清洁毛巾后再次擦洗,最后用大毛巾边按摩边拭干 ③用同样的方法擦洗另一侧上肢 ④泡洗双手:将患者双手放在盆内的热水中浸泡、洗净,然后擦干	• 如肢体有外伤,先脱健侧,后脱患侧
(6)擦洗胸腹部、背部 ①擦洗胸腹部:将大毛巾铺于胸腹部,一手略掀起大毛巾,一手同上法依次擦洗胸部、腹部 ②擦洗背部:协助患者侧卧,背朝向护士,将大毛巾铺于卧位下,同法依次擦洗颈部、背部、臀部 ③按摩背部:用 50%乙醇按摩背部及受压部位 ④穿清洁上衣	• 注意擦洗脐部,女性患者应清洁乳房下皮肤皱褶处 • 如肢体有外伤,应先穿患侧,后穿健侧
(7)擦洗下肢 ①擦洗近侧下肢:将大毛巾铺于近侧腿下,依次擦洗髋部、大腿、小腿并拭干 ②同法擦洗另一侧下肢 ③泡洗双足:将患者双足轻移入盆内的热水中浸泡、洗净、擦干	
(8)擦洗会阴:更换盆、水及毛巾后,擦洗会阴部	• 擦洗会阴也可在患者排便后进行
(9)协助穿裤:协助患者穿好清洁裤子	

续表

操作步骤	要点说明
(10)整理用物:根据患者需要,修剪指甲、趾甲,更换床单及被套等。了解患者的感觉,并征求患者的意见,感谢患者的配合,清理用物,整理床单位	
(11)洗手,记录	

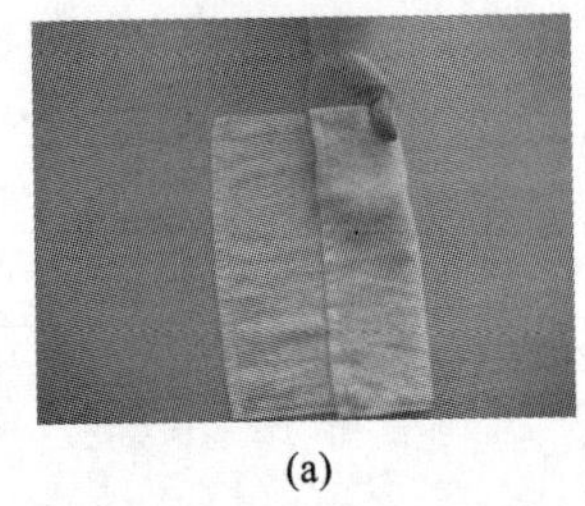
(a)

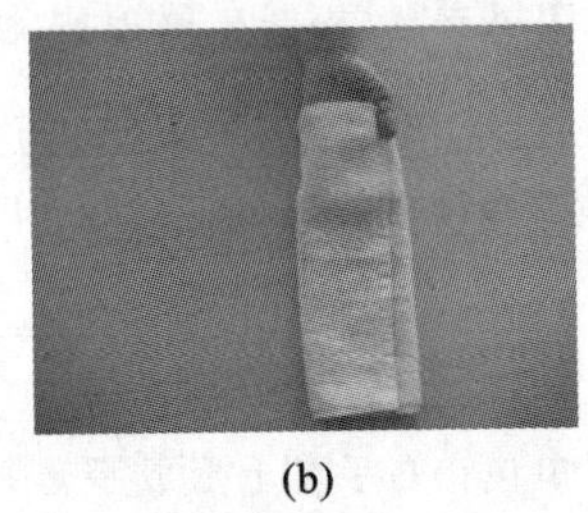
(b)

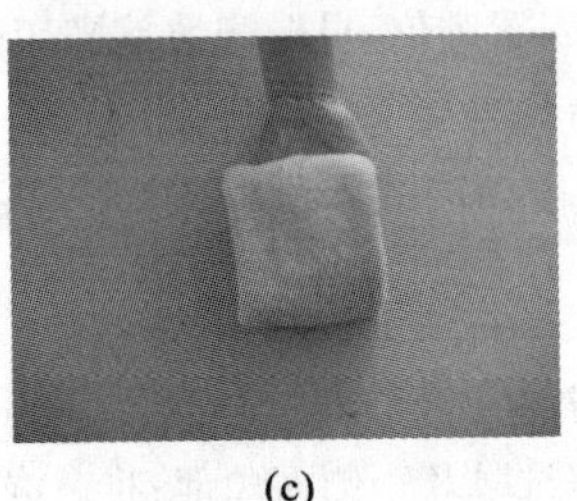
(c)

图 2-12-8　擦浴小方巾包裹法

2. 注意事项

(1) 护士操作时,应运用人体力学原理,注意节力、省力,避免肌肉损伤。

(2) 酌情更换热水、面盆及毛巾。脸盆和足盆不可混用。

(3) 动作要敏捷、轻柔,尽量减少翻动次数和暴露,防止患者受凉,保护患者的自尊和隐私。

(4) 在擦洗过程中注意观察病情变化,如患者出现寒战、面色苍白等情况时,应立即停止擦洗,并给予适当处理,同时还应观察皮肤有无异常。

(5) 休克、心力衰竭、心肌梗死、脑出血、脑外伤、大出血等患者禁忌擦浴。

【评价】

(1) 患者皮肤清洁,感觉舒适。

(2) 护士操作方法得当,保证患者安全。

(3) 护患沟通有效,保护患者自尊,配合良好。

(4) 护士对操作的效果能够作出客观评价,并能指出存在的问题和改进措施。

四、压疮的预防和护理

压疮(pressure ulcers)也被称为压力性溃疡、褥疮,是指由于局部组织长期受压,引起血液循环障碍,发生持续缺血、缺氧、营养不良而致局部软组织溃烂和坏死。

压疮本身不是原发性疾病,多数是由于其他的原发性疾病如脊髓损伤、休克、昏迷、营养不良、衰老、发热等未经很好地护理而造成的皮肤损伤。一旦发生压疮,不仅会给患者带来痛苦,加重病情,延长康复时间,严重时可因继发感染引起败血症而危及生命。因此,护理人员应明确压疮发生的原因和好发部位,正确认识压疮的分期及各期的临床表现,为患者提供有针对性的预防和护理措施。

(一) 压疮发生的原因

1. 力学因素

压疮不仅可由垂直压力引起,也可由摩擦力和剪切力引起,通常是2～3种力联合作用所致。单位面积承受的压力越大，组织发生坏死的时间就越短。

（1）垂直压力：引起压疮最主要的原因是局部组织遭受持续性垂直压力。如长期卧床或长期坐轮椅，使用石膏、绷带、夹板固定时衬垫放置不当、松紧不适宜、石膏内不平整或有渣屑等，局部长时间承受超过正常毛细血管压的压迫，均可引起压疮。

（2）摩擦力：作用于皮肤，易损害皮肤的角质层。当患者长期卧床时，皮肤可受到床单表面逆行阻力的摩擦，皮肤擦伤后，因潮湿、污染而易发生压疮。

（3）剪切力：由两层组织相邻表面间的滑行，产生进行性的相对移位所引起。剪切力是由摩擦力和压力相加而成，与体位关系密切，如当患者平卧抬高床头时身体下滑，皮肤与床铺出现平行的摩擦力，加上皮肤垂直方向的重力，从而导致剪切力发生，引起局部皮肤血液循环障碍而发生压疮。

2. 潮湿刺激

患者皮肤经常受到汗液、尿液、各种渗出液及引流液等物质的刺激而变得潮湿，出现酸碱度改变，致使表皮角质层的保护能力降低，皮肤组织破溃，容易继发感染而发生压疮。

3. 营养不良

由于疾病引起全身营养障碍或营养摄入不足，患者出现蛋白质合成减少，皮下脂肪减少，肌肉萎缩。一旦受压，受压处缺乏肌肉和脂肪组织的保护，引起血液循环障碍而发生压疮。常见于年老体弱、长期发热及恶病质等患者。

（二）压疮的好发部位

压疮好发于受压和缺乏脂肪组织保护、无肌肉包裹或肌层较薄的骨隆突处，与卧位有密切的关系，卧位不同，好发部位也不同（图 2-12-9）。

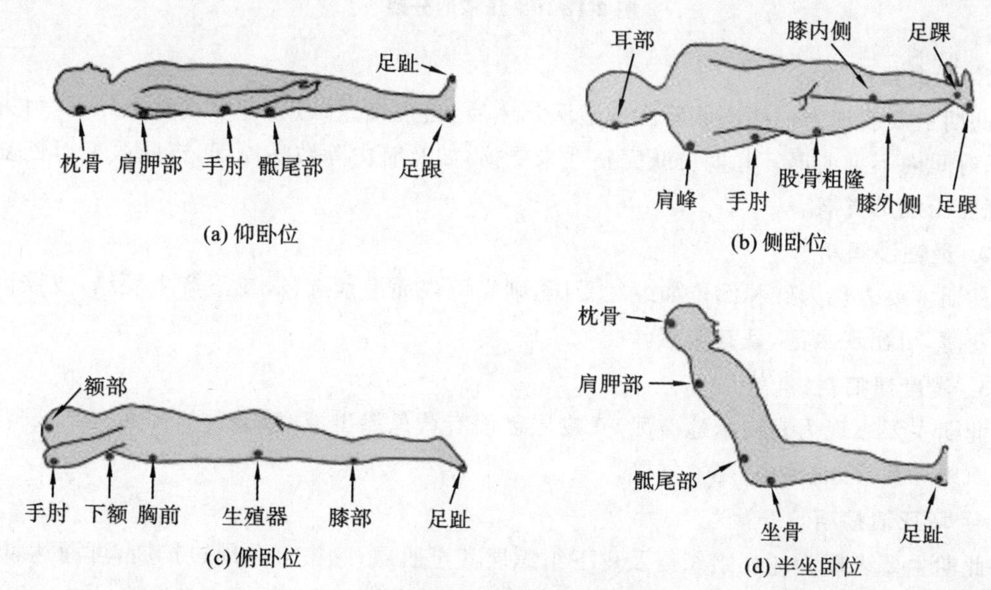

图 2-12-9　压疮的好发部位

仰卧位时好发于：枕骨、肩胛部、手肘、脊椎体隆突处、骶尾部、足跟等，最常发生于骶尾部。

侧卧位时好发于：耳部、肩峰、手肘、髋部、膝关节的内侧或外侧、足踝等。

俯卧位时好发于：耳部、额部、肩部、女性乳房、男性生殖器、髂嵴、膝部、足趾等。

半坐卧位时好发于:枕骨、肩胛部、骶尾部、坐骨、足趾等。

(三)压疮的分期和临床表现

压疮的发展具有阶段性,按病情由轻到重,可分为四期(图2-12-10)。

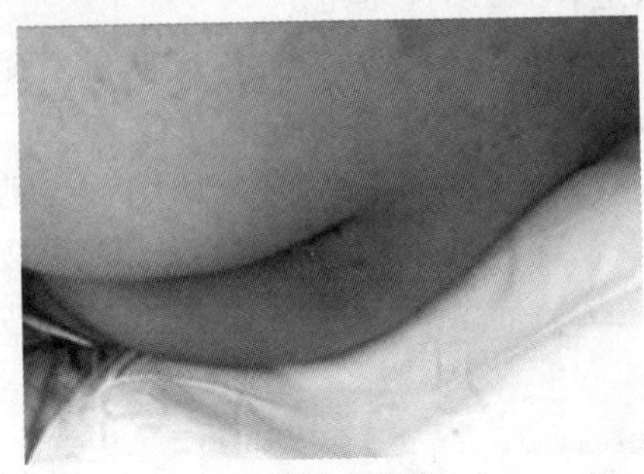

(a) 淤血红润期

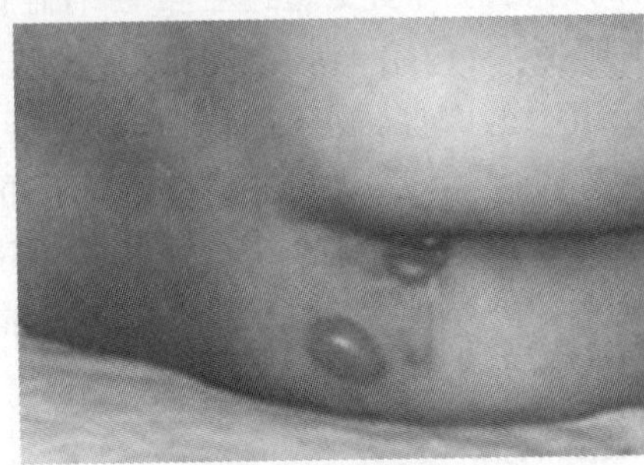

(b) 炎性浸润期

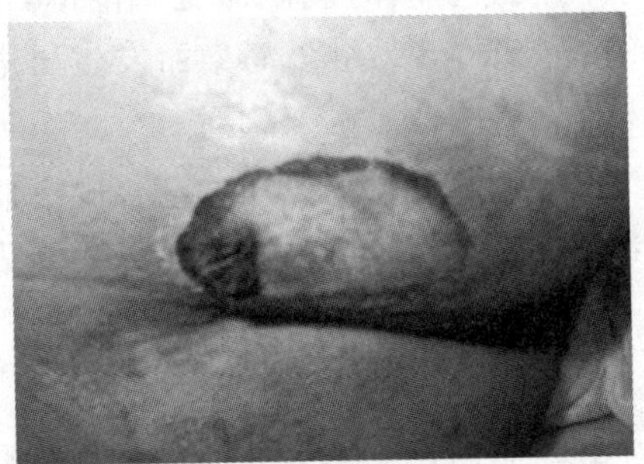

(c) 浅度溃疡期

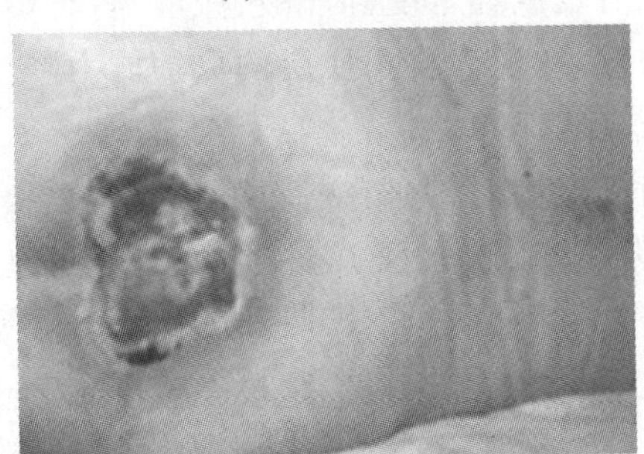

(d) 坏死溃疡期

图2-12-10 压疮的分期

1. 淤血红润期

此期主要表现为局部皮肤受压或潮湿刺激后,出现红、肿、热、麻木或有触痛,压力去除后,短时间内不见消退。此期皮肤完整性未受损,如及时去除致病原因,皮肤改变可恢复正常,阻止压疮的发展。

2. 炎性浸润期

此期主要表现为红肿部位如继续受压,则受压表面呈紫红色,皮下产生硬结,皮肤因水肿而变薄,可出现水疱,且有痛感。

3. 浅度溃疡期

此期主要表现为表皮水疱破溃,真皮层创面有黄色渗出液;感染后的创面有脓液覆盖,浅层组织坏死,形成溃疡,疼痛加剧。

4. 坏死溃疡期

此期主要表现为坏死组织侵及皮下组织层甚至肌层,感染可向周边扩展,可深达骨面,坏死组织发黑,脓性分泌物增多,有臭味,严重时可引起败血症,造成全身感染。

(四)压疮的预防

绝大多数压疮是能够预防的。科学的护理可以将压疮的发生降到最低程度,这就要求护士在工作中要做到"七勤",即勤观察、勤翻身、勤擦洗、勤按摩、勤整理、勤更换、勤交班。同时加强患者的营养,并实施以下护理措施。

1. 避免局部组织长期受压

(1) 定时翻身,减轻局部组织压力:间歇性解除压力是有效预防压疮的关键。鼓励和协助卧床患者经常更换卧位,使骨隆突部位交替地减轻压迫。翻身的间隔时间视病情及受压处皮肤情况而定,一般每 2 h 翻身一次,必要时每 1 h 翻身一次。建立床头翻身记录卡(表 2-12-8),认真做好交班工作。协助患者翻身时,避免拖、拉、推等动作,以防擦伤皮肤。取半坐卧位时,应防止身体下滑。有条件时可使用帮助患者翻身的电动转床。

表 2-12-8　翻身记录卡

姓名________　床号________

日期/时间	卧　位	皮肤情况	备　注	执行者

(2) 保护骨隆突处和支持身体空隙处:对易发生压疮者,可采用海绵垫褥、气垫褥、水褥等,或用软枕、海绵垫等支持身体空隙处及保护骨隆突处,使受力面积扩大,减轻骨隆突部位皮肤的压力。此外,还可用帮助患者翻身的电动转床、电动压力轮替床垫、蛋形床垫、漂浮垫、集成电路控制的压疮防治装置等均匀分布患者的体重,避免局部组织持续受压。

(3) 正确使用石膏、绷带及夹板固定:对使用石膏、绷带、夹板等固定的患者,衬垫应平整、松软适度,尤其要注意骨骼突起部位的衬垫;应仔细观察局部皮肤和指(趾)甲颜色、温度的变化,认真听取患者反映,适当给予调节,如发现石膏、绷带凹凸不平,应立即报告医生,及时处理。

2. 避免潮湿及摩擦的刺激

(1) 保持皮肤清洁干燥:大小便失禁、出汗及分泌物多的患者应及时擦洗干净,以免皮肤受刺激,局部皮肤可涂凡士林软膏;床铺要经常保持清洁干燥,平整无渣屑;被服污染要及时更换,不可让患者直接卧于橡胶单或塑料布上;小儿要勤换尿布。

(2) 不可使用破损的便器,以防擦伤皮肤。

3. 促进局部组织血液循环

对易发生压疮的患者,每日应进行全范围关节运动,维持关节的活动性和肌肉张力,促进肢体的血液循环,减少压疮发生。患者更换卧位后,要经常检查受压处皮肤情况,对受压部位进行按摩,或用湿热毛巾擦背,以改善该部位血液循环,促进静脉血回流,起到预防压疮的作用,一旦局部已发生压疮,则慎用或禁用按摩。促进血循环的方法有手法按摩、电动按摩器按摩及红外线灯照射。

(1) 手法按摩:包括全背按摩和受压处局部按摩。

① 全背按摩:协助患者俯卧或侧卧,露出背部,先用热水进行擦洗,再以两手蘸上少许50%乙醇或润滑剂进行按摩。按摩者斜站在患者右侧,从患者骶尾部开始,沿脊柱两侧边缘向上按摩(力量要足以刺激肌肉组织),至肩部时手法稍轻,再向下至腰部止。如此有节奏地按摩数次,再用拇指指腹由骶尾部开始沿脊柱按摩至第 7 颈椎处(图 2-12-11)。

② 受压处局部按摩：蘸少许50%乙醇或润滑剂，以手掌大、小鱼际部分紧贴皮肤，作压力均匀的环形按摩，力度由轻至重，再由重至轻，每次3～5 min。但局部因受压而出现皮肤反应性充血时，不主张按摩。

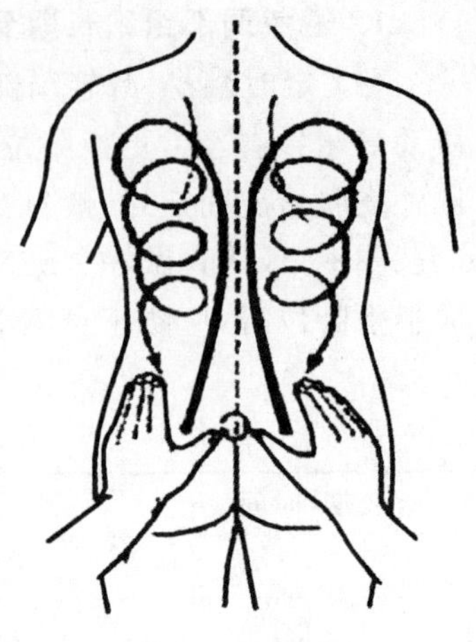

图 2-12-11　全背按摩

(2) 电动按摩器按摩：电动按摩器是依靠电磁作用引导按摩头振动以代替各种手法按摩。操作者持电动按摩器可根据不同部位选择合适的按摩头，紧贴皮肤不断来回按摩。

(3) 红外线灯照射：可达到消炎、干燥作用，有利于组织的再生和修复。如婴幼儿易发生红臀，可采用臀部烤灯法。

4. 增进营养的摄入

营养不良既是导致压疮的内因之一，也是直接影响压疮愈合的因素。良好的膳食是改善患者的营养状况、促进疮面愈合的重要条件。因此，在病情许可下，应给予高蛋白、高热量、高维生素饮食，可增强机体抵抗力和组织修复能力。此外，适当补充矿物质(如口服硫酸锌)，可促进慢性溃疡的愈合。必要时还可采取支持疗法，如补液、输血、胃肠外营养等。

5. 健康教育

向患者及家属介绍压疮发生的原因、预防和护理知识，如要经常变换体位、定时翻身、经常自行检查皮肤及保持身体及床铺的清洁卫生等。使患者及家属掌握预防压疮的知识和技能，积极配合并参与护理活动。

实训 2-12-7　背部按摩

【目的】

通过对背部的擦拭和按摩，缓解局部皮肤的受压，促进背部皮肤的血液循环，使骨隆突处获得按摩，预防压疮的发生。

【评估】

(1) 同淋浴与盆浴。

(2) 患者生命体征无异常，病情允许。

【计划】

1. 操作者准备

衣帽整洁，洗手。

2. 用物准备

治疗车上置脸盆(内盛50～52 ℃的温水)、小毛巾、大毛巾；50%乙醇、润滑剂适量；清洁衣裤、被套及大单，必要时备便器、盖布及屏风等。

3. 患者准备

了解背部护理的目的，愿意合作。

4. 环境准备

关好门窗，调节室温至24～25 ℃，以屏风或挂帘遮挡。

【实施】

1. 操作步骤

背部按摩操作步骤如表2-12-9所示。

表 2-12-9　背部按摩操作步骤

操作步骤	要点说明
(1)备齐用物携至患者床旁，核对、解释，按需要给予便器	• 确认患者，取得合作
(2)安置卧位：根据病情放平床头及床尾支架，松开床尾盖被，协助患者取舒适侧卧体位，使背部靠近并朝向护士；大毛巾一半铺于患者身下，另一半盖于患者上半身	• 保护患者隐私、防止着凉 • 有利于护士操作时节力、省力 • 避免床单位污染和患者受凉
(3)调试水温：将脸盆放于床旁椅上，倒入热水至脸盆的 2/3，调试水温	
(4)清洁背部：将小毛巾包裹于手上形成手套状，掀开毛巾，露出背部及臀部，擦拭患者的颈部、肩部、背部及臀部	• 便于揉搓
(5)按摩背部 ①全背按摩：两手蘸少许 50%乙醇或润滑剂，用手掌按摩。护士斜站在患者右侧，左腿弯曲在前，右腿伸直在后，从患者的骶尾部开始，以环状动作沿脊柱旁向上按摩到肩部时手法稍轻，转向下至腰部，按摩后手再轻轻滑向臀部及尾骨处，此时左腿伸直，右腿弯曲，如此有节奏地按摩数次，再用拇指指腹由骶尾部开始沿脊柱按摩至第 7 颈椎	• 扩大支撑面，便于操作
②受压处局部按摩：蘸少许 50%乙醇或润滑剂，用手掌大、小鱼际部分紧贴皮肤，作压力均匀的环形按摩，力度由轻到重，再由重到轻，每次 3～5 min	• 局部出现压疮的早期症状时，不可在受压处加压按摩，应用拇指指腹在近压疮处周围向外按摩
(6)按摩完毕，用大毛巾将皮肤上过多的乙醇或润滑剂拭去，撤去大毛巾，协助患者穿衣并采取舒适卧位	
(7)必要时协助患者更换好衣裤，整理床单位及用物	
(8)洗手后记录执行时间及护理效果	

2. 注意事项

(1) 护士操作时，应运用人体力学原理，注意节力、省力，避免肌肉损伤。

(2) 操作过程中，注意监测患者的心率、血压及呼吸等情况，如有异常立即停止。

【评价】

(1) 护士操作方法得当，保证患者安全。

(2) 护患沟通有效，保护患者自尊，配合良好。

(五) 压疮的治疗和护理

压疮发生后，应在积极治疗原发病的同时，增加全身营养，加强局部治疗和护理。

1. 淤血红润期

此期护理的主要目的是保持皮肤的完整性。措施着重于去除致病原因，避免压疮继续发展。应增加翻身次数，防止局部组织继续受压，并避免摩擦、潮湿的刺激。

2. 炎性浸润期

此期护理的主要目的是保护皮肤，避免感染。除继续加强上述措施外，对未破溃的小水疱可加盖厚滑石粉包扎，以减少摩擦，防止破裂感染，使其自行吸收；对大水疱应在无菌操作下用注射器抽出水疱内液体，不需要剪去表皮，可直接涂消毒液，用无菌敷料包扎，也可遵医嘱用紫外线灯、红外线灯照射治疗。

3. 浅度溃疡期

此期护理的主要目的是保持局部皮肤清洁、干燥,控制感染。可采用物理方法,如用红外线灯在距疮面25 cm处照射,每日1～2次,每次10～15 min,照射后按外科无菌换药方法处理疮面。也可用0.02%呋喃西林溶液清洗疮面,再用所选药物外敷,分泌物增多时,增加换药次数。为控制感染和增加局部营养供给,在疮面处涂以抗生素液或白蛋白溶液,再以红外线灯照射后覆盖无菌敷料包扎,可起到较好的效果。还可用鸡蛋内膜、纤维蛋白膜、骨胶原膜等贴于疮面治疗。因内膜含有一种溶菌酶,能杀死细菌,同时内膜含有蛋白质,能在疮面表层形成无色薄膜覆盖创面,防止污染和刺激,减轻疼痛,促进炎症局限化,具有明显的收敛作用。以新鲜鸡蛋内膜为例,将其剪成与疮面相适宜的大小,平整地紧贴于疮面,如内膜下有气泡,应以无菌棉球轻轻挤压使气泡排出,再以无菌敷料覆盖,1～2天更换一次,直到疮面愈合为止。

4. 坏死溃疡期

此期护理的主要目的是清洁疮面、除腐生新。可用生理盐水或0.02%呋喃西林溶液或1∶5 000高锰酸钾溶液清洗疮面,清除坏死组织,保持引流通畅。也可用甲硝唑湿敷或用生理盐水清洗疮面后,涂磺胺嘧啶银、呋喃西林治疗。对于溃疡较深、引流不畅者,应用3%过氧化氢溶液冲洗,以抑制厌氧菌生长。另外还可辅助紫外线灯照射、局部持续吹氧等,以增加抵抗力,促进愈合。

感染的疮面应定期采集分泌物作细菌培养及药物敏感试验,每周一次,按检查结果选用药物。长期愈合不良者可用中药生肌散、生皮粉、生肌玉红膏等外敷,必要时行植皮和转移皮瓣术。

知识链接

便盆使用法

当患者由于病情限制需在床上排尿、排便时,护士应将便盆携至患者床旁,给予协助。便器应按需配置,患者之间不可混用,以防交叉感染。便盆使用前必须擦干,以免弄湿衣服及被服。

使用方法:使用便盆时患者取仰卧位,屈膝;护士一手托起患者的腰骶部,同时嘱其抬高臀部,另一手将便盆置于患者臀下,便盆宽边处朝向患者头部;对于不能抬高臀部的患者,应帮助其侧卧,放置便盆后,一手扶住便盆,另一手帮助患者恢复平卧位。不可硬塞或硬拉便盆,禁用破损掉瓷的搪瓷便盆,以免损伤皮肤。排便完毕,取出便盆,盖上便盆巾;协助患者取舒适体位,并及时处理和清洗便盆。

五、晨晚间护理技术

晨晚间护理技术是基础护理技术的一项重要内容,是护士根据病情需要于晨间和晚间给予或指导、协助患者所进行的生活护理技术。

(一) 晨间护理

1. 目的

(1) 帮助观察和了解患者的病情和心态,为诊断、治疗和护理提供依据。

(2) 保持病室整洁，使患者舒适。

(3) 预防压疮等并发症的发生。

2. 内容

一般于清晨诊疗工作前完成，其内容如下。

(1) 协助漱洗：根据病情鼓励或协助患者排便、漱口、刷牙(口腔护理)、洗脸、洗手、梳发等。

(2) 预防压疮：帮助患者翻身，更换卧位；检查局部皮肤受压情况，酌情用湿热毛巾擦洗背部，或用50%乙醇按摩骨隆突处的皮肤。

(3) 观察病情：了解患者夜间睡眠情况和患者的感觉，观察病情变化，根据需要进行心理护理和健康教育。

(4) 整理床单位：扫净床上各层单并重新铺好，需要时更换被服；整理床旁桌和病房内环境，征求患者的意见；酌情开窗通风，保持病房内空气新鲜。

(二) 晚间护理

1. 目的

(1) 为患者创造良好的睡眠环境，保持病室安静，使患者舒适，易于入睡。

(2) 预防压疮等并发症的发生。

(3) 有利于观察病情，促进护患沟通。

2. 内容

(1) 协助漱洗：根据病情鼓励或协助患者漱口、刷牙(口腔护理)、洗脸、洗手、洗脚，女性患者协助其清洗会阴，就寝前协助患者排便。

(2) 预防压疮：帮助患者翻身，检查皮肤受压情况，进行压疮的预防护理。

(3) 创造睡眠环境：协助患者取舒适卧位，关大灯，开壁灯或地灯，使光线柔和，酌情关门窗，保持病室安静。

(4) 帮助入睡：指导患者临睡前不能吃得过饱，饮水不宜过多，不喝浓茶与咖啡等，避免过度兴奋影响入睡，养成按时就寝的良好睡眠习惯。

(5) 观察病情：经常巡视病房，了解患者的睡眠情况，观察病情变化，并酌情处理。

小结

本任务阐述了为长期卧床而不能自理的患者进行口腔护理、头发护理、皮肤护理的技术，以及压疮发生的原因、好发部位、临床分期、预防和护理的具体措施，护士掌握这些知识对于预防患者各种并发症的发生可起到非常重要的作用。

能力检测

选择题

A_1/A_2 型题

(1) 患者，女，30岁。诊断为再生障碍性贫血，检查发现口唇及口腔黏膜有散在淤点，轻触出血，护士为其进行口腔护理，应特别注意(　　)。

A. 先取下义齿　　B. 夹紧棉球　　C. 禁忌漱口
D. 患处涂冰硼散　　E. 擦洗动作轻柔

(2) 患者,男,60岁,有活动义齿,护士为其做口腔护理时,应将义齿取下放在(　　)。
A. 乙醇中　　B. 热水中　　C. 冷开水中
D. 清洗消毒液中　　E. 朵贝尔漱口液中

(3) 近日发现患者骶尾部皮肤呈紫红色,皮下可触及硬结,有小水疱,判断为(　　)。
A. 压疮前期　　B. 压疮淤血红润期　　C. 压疮炎性浸润期
D. 压疮溃疡期　　E. 局部皮肤感染

(4) 不宜进行盆浴的患者是(　　)。
A. 急性肾炎患者　　B. 糖尿病患者　　C. 传染病患者
D. 高血压患者　　E. 妊娠7个月的孕妇

(5) 张某,女,67岁,3周前因脑血管意外导致左侧肢体瘫痪。患者神志清楚,说话口齿不清,本质瘦弱,大小便失禁。护士帮助其更换上衣的步骤是(　　)。
A. 脱右侧,后穿左侧　　B. 先脱右侧,后穿右侧
C. 先脱左侧,后穿右侧　　D. 先脱左侧,后穿左侧
E. 先脱左侧,不穿左侧

(6) 患者,男,59岁,急性心肌梗死入院,已治疗2周,病情稳定,护士为其床上洗发过程中,发现患者面色苍白,出冷汗,患者自诉心慌,护士应立即(　　)。
A. 通知医生　　B. 尽快把头发冲洗干净,完成操作
C. 给予患者镇静剂　　D. 停止洗头,让患者平卧
E. 让患者做深呼吸,减轻症状

A_3/A_4 型题

(7～9题共用题干)

患者王某,男,65岁,因高血压性脑出血后肢本偏瘫。患者长期卧床,近期发现其骶尾部皮肤呈紫色,皮下有硬结,表皮出现水疱。

(7) 患者的压疮处于(　　)。
A. 淤血红润期　　B. 淤血坏死期　　C. 炎性浸润期
D. 溃疡形成期　　E. 溃疡坏死期

(8) 患者最主要的护理问题是(　　)。
A. 皮肤完整性受损　　B. 生活自理缺陷　　C. 个人应对无效
D. 知识缺乏　　E. 躯体移动障碍

(9) 护理措施中正确的是(　　)。
A. 无菌纱布包裹,减少摩擦,促进其自行吸收
B. 生理盐水冲洗受损皮肤　　C. 剪破表皮,引流
D. 清除坏死组织　　E. 外敷抗生素

(10～12题共用题干)

患者,女,32岁,患白血病,长期用抗生素,护士在评估口腔的过程中,发现患者口腔黏膜有乳白色分泌物。

(10) 患者口腔病变的原因是(　　)。
A. 真菌感染　　B. 免疫力低下　　C. 口腔不洁

D. 抵抗力低下　　　　　　　　E. 长期使用抗生素

(11) 该患者最适宜的漱口液是(　　)。

A. 生理盐水　　　　　　　　　　　　　　B. 复方硼酸溶液

C. 1%～4%碳酸氢钠溶液　　　　　　　　D. 0.1%醋酸溶液

E. 1%～3%过氧化氢溶液

(12) 为该患者做口腔护理时,护士的操作手法错误的是(　　)。

A. 观察口腔情况,取下义齿　　　　　　　B. 擦洗颊部时由外向内

C. 擦洗舌头时勿触及咽部　　　　　　　　D. 口唇干裂可涂液状石蜡

E. 每擦洗一个部位,更换一个棉球

(广州医科大学卫生职业技术学院　马锦萍)

任务十三　休息与活动

学习目标

(1) 能说出休息的意义及满足休息需要的条件。

(2) 能够领会睡眠发生的原理、睡眠的分期及周期。

(3) 能叙述影响睡眠的因素及各种睡眠障碍的临床表现。

(4) 能说出促进休息和睡眠的护理措施。

(5) 能叙述活动受限的主要原因及对机体的影响。

(6) 能正确评估患者的活动状况,满足患者活动需要。

案例引导

陈女士,76 岁,入院前健康状况良好,某日离家买东西途中不幸被自行车撞倒,紧急送往医院。患者主诉右侧股关节处剧痛,移动患肢时疼痛更为明显,体格检查见右侧股骨大转子突出,诊断为右腿股骨颈部内侧骨折,建议入院手术治疗。入院时体格检查:体温 37.7 ℃,脉搏 90 次/分,呼吸 14 次/分,血压 192/95 mmHg。本人听到要手术后,情绪低落、烦躁,食欲不振,住院期间心神不定、焦虑不安,常常哭泣,难以入睡。你作为一名责任护士,请完成以下任务:① 请评估该患者目前存在哪些影响睡眠的因素?② 对该患者应采用哪些护理措施以促进其睡眠?

休息与活动是人最基本的生理需求,是维护人类身体健康的必要条件,不仅影响人的生理状况,而且还影响着人的情绪、记忆、注意力等。人在患病期间,适当的休息和活动,有利于精力和体力的恢复,预防和减少并发症的发生。在医院内,不同的患者需要不同方式的休息与活动。因此,护理人员必须掌握有关休息与活动的基本护理知识与技能,并根据患者的病情,结合患者的年龄、爱好、认知能力、文化程度等特点,指导患者合理、恰当地进

行休息与活动,促进其早日恢复健康。

一、休息

休息(rest)是指通过改变当前的活动方式,使人从生理上和心理上得到放松,消除或减轻疲劳,恢复精力和体力的过程。它代表一种安详、宁静、无拘无束、轻松自在、没有任何情绪压力的身心松弛状态。通过休息可以解除人体的疲劳,降低精神上的压力。

休息并不是不活动,并不是只有坐着或躺着才是休息,而是从一种紧张的工作状态转为轻松、愉快的状态,身心的放松才能获得良好的休息。任何活动方式的改变都可看作是休息。广义的休息,既有体力上的恢复,也有精神上的放松,不同年龄、不同体质、不同工作性质与不同生活方式的人所采取的休息方式也是不完全相同的。休息的方式很多,包括运动后的静止,或工作中的短暂片刻休息等。获得休息的方式因人而异,例如:对脑力劳动者来说,散步、游泳、锻炼等是有益的休息;对体力劳动者来说,可以从听音乐、阅读、看电视中得到休息。在医院内,对需要绝对卧床休息的患者,除了呼吸、进食与排泄以外,任何活动都要停止;对需要相对卧床休息的患者,应限制其下床活动的时间和方式。睡眠是最根本也是最重要的一种休息。

(一)休息的意义

1. 休息与健康的关系

休息是维护人体健康的必要条件,充足的休息可以使机体处于最佳的生理和心理状态。缺少休息可产生一系列疲倦和劳累的身体症状,如困乏、精神懒散、注意力不集中、情绪不稳、神经质或容易激动、工作效率下降等,如果持续下去,再受到外界因素的影响,很容易导致免疫力下降而引发疾病。若此时能够得到休息,可以维持和调节机体生理机能的规律性,恢复精力和体力,保持生理和心理健康,促进机体正常生长发育。

2. 休息与康复的关系

休息是康复的必要手段,良好的休息有助于患者:①减轻或消除疲劳,促进体力和精力的恢复;②减少机体能量的消耗,促进蛋白质的合成及组织修复;③减慢新陈代谢,减少主要脏器的负荷,增进重要脏器的营养,预防并发症;④提高治疗效果,促进机体康复;⑤维持机体生理调节的规律性,促进机体正常的生长发育。

(二)休息的条件

休息时个体的智力、身体和精神处于一种更新、恢复的状态。要得到充分的休息,必须满足以下三个条件。

1. 生理上的舒适

生理上的舒适是良好休息的前提。在休息前必须把身体上的不舒适降至最低程度。因此,护理人员要满足患者的生理需要,应提供各种舒适服务,如:解除和控制疼痛;协助患者满足清洁的需求,注意个人卫生;安置舒适的体位,调节好病室内的温度、湿度、光线,减少噪音等。

2. 充足的睡眠

获得休息的最基本的先决条件是充足的睡眠。虽然每个人每天的睡眠时数有较大的个体差异,但都有最低限度的睡眠时数,满足一定的睡眠时数才能得到真正的休息,否则就会出现烦躁易怒、疲乏、注意力不集中、精神紧张等,很难得到真正的休息。护理人员应了解睡眠的生理机制，创造良好的睡眠条件，如：理想的床铺以木板床上铺垫约 10 cm 厚的棉垫的软硬度为最佳，床铺的高度一般以 40～50 cm 为好，长度比就寝者长 20～30 cm，宽度比就寝者宽 30～40 cm；睡眠时间午睡最好从午后 1 时左右开始，晚上 10 时上床最佳；睡前宜散步等。解决了患者的睡眠问题，有利于促进患者早日康复。

3. 心理上的放松

要获得良好的休息就要减少紧张和焦虑，保持情绪稳定。患者由于患病无法承担他原来角色的责任和义务，加上对医护人员及医院环境的陌生感，以及对自身疾病的担忧等，常常会出现紧张和焦虑的情绪。因此，护士要善于观察患者，耐心地与患者进行沟通，了解患者的心理问题，运用适当的知识和技能，满足患者的各种需要，使其相信在住院期间能够得到及时准确的护理服务。同时根据个体差异提供个性化服务，使其处于平静、安宁的状态，达到身心放松。

（三）睡眠

睡眠(sleep)是各种休息形态中最重要、最自然的休息方式，睡眠是一种周期现象，睡眠的周期是循环式发生的，一般一天一次。睡眠和觉醒是人类和高等动物维护生命活动所必需的普遍生理现象，两者随着昼夜变化而交替出现，形成规律性的生理节奏。通过睡眠，可以使人的精力和体力得到恢复，在睡眠后可以保持良好的觉醒状态。睡眠对于患者的康复来说尤为重要。

现代观点认为，睡眠是一种周期发生的特殊的知觉状态，虽然人对周围环境的反应能力降低，但并非绝对失去意识，只是身体的活动、对周围环境的知觉及反应明显地减少而已。人们在睡眠中，对特殊刺激会产生选择性的知觉，甚至被惊醒，如婴儿的啼哭可以唤醒熟睡的母亲，但电话铃声却不能。

人一生中有 1/3 的时间是在睡眠中度过的，5 天不睡眠人就会死去，可见睡眠是人的生理需要。睡眠作为生命所必需的过程，是机体复原、整合和巩固记忆的重要环节，是健康不可缺少的组成部分。据世界卫生组织对 14 个国家 25916 名在基层医疗就诊的患者进行调查，发现有 27%的人有睡眠问题。2001 年，国际精神卫生和神经科学基金会共同发起了全球睡眠和健康计划，举办了一项全球性的活动——将每年的 3 月 21 日，即春季的第 1 天定为“世界睡眠日”。

1. 睡眠的原理

睡眠是由睡眠中枢控制的。目前认为脑干尾端有睡眠中枢，这一中枢发出的冲动向上传导可作用于大脑皮层，与控制觉醒的脑干网状结构上行激动系统的作用相对，从而调节睡眠与觉醒的相互转化。

2. 睡眠的分期

根据对睡眠过程中脑电图(EEG)、眼电图(EOC)、肌电图(EMG)的描记研究发现，睡眠具有两种不同的时相(睡眠各期变化的比较见表 2-13-1)。

(1) 脑电波呈现同步化慢波的时相，称为慢波睡眠(slow wave sleep，SWS)，又称为非快速动眼(nonrapid eve movement，NREM)睡眠或正相睡眠。其特点是睡眠时伴有慢眼球运动，全身肌肉松弛，但仍有一定的紧张度。肌电图显示其肌张力高于快波睡眠期，但比清醒时低。慢波睡眠期(NREM 期)分为四期(第Ⅰ期、第Ⅱ期、第Ⅲ期和第Ⅳ期)。

(2) 脑电波呈现去同步化快波的时相，称为快波睡眠(fast wave sleep，FWS)，又称为快速动眼(rapid eve movement,REM)睡眠或异相睡眠。其特点是眼球转动很快,脑电图活跃,与清醒时极为相似。肌电图反映此期肌张力极低,是睡眠各期中最低的,并伴有像瘫痪时大肌肉所具有的那种不活动的状态。躯干基本上是松弛状态,但体温、血流量及脑的耗氧量均有增加,心率、血压和心输出量也有增加,常接近于清醒时的水平。

表 2-13-1　睡眠各期变化的比较

睡眠分期	特　点	生理表现	脑电图特点
NREM期第Ⅰ期	入睡的过渡阶段,持续0.5～7 min,可被外界的声响或说话声惊醒	全身肌肉松弛,呼吸均匀,脉搏减慢	低电压,α节律,频率为8～12次/秒,同清醒时
NREM期第Ⅱ期	进入睡眠状态,但仍易被惊醒,持续10～20 min	全身肌肉松弛,呼吸均匀,脉搏减慢,血压、体温下降	出现快速、宽大的梭状波,频率为14～16次/秒
NREM期第Ⅲ期	熟睡期,持续15～30 min,需要巨大的声响才能使之觉醒	肌肉十分松弛,呼吸均匀,心跳缓慢,血压、体温继续下降	梭状波与δ波交替出现
NREM期第Ⅳ期	沉睡期,大约持续10 min,很难唤醒,可出现梦游和遗尿	全身松弛,无任何活动,脉搏、体温继续下降,呼吸缓慢均匀,体内分泌大量生长激素	缓慢而高的δ波,频率为1～2次/秒
REM期	眼肌活跃,眼球迅速转动,梦境往往在此时期出现	心率、血压、呼吸大幅度波动,肾上腺素大量分泌。除眼肌外,全身肌肉松弛,很难唤醒	呈不规则的低电压波形,与第Ⅰ期相似

3. 睡眠的特殊意义

睡眠中一些时相对人体具有特殊的意义。如在NREM期第Ⅳ期(有时也包括第Ⅲ期)的睡眠中,体内可分泌大量的生长激素,其功能是促进合成作用,减少蛋白质的分解,加速受损组织的愈合,特别是对于软骨组织和肌肉组织的生长是非常重要的。REM睡眠与幼儿神经系统的成熟有关,且有利于精力的恢复,同时对保持精神和情绪上的平衡十分重要,因为这一时期的梦境都是生动的、充满感情色彩的。此梦境可减轻、缓解精神压力,使人将忧虑的事情从记忆中消除。如果快速动眼阶段的睡眠减少或被剥夺,人体就会受到干扰,可出现烦躁、冷漠、判断力差,对疼痛的敏感性增加。如连续几夜快速动眼阶段的睡眠被剥夺,人就会变得糊涂或迷惑,并可能出现幻觉。

4. 睡眠的周期

人的睡眠是周期性发生的,按照一定的睡眠时相顺序重复出现(图2-13-1)。正常睡眠时,NREM和REM两个阶段交替出现,每一周期都含有60～120 min(平均为90 min)不等的有顺序的睡眠时相,成人平均每晚出现4～6个睡眠时相。

在睡眠过程中,睡眠时相周期的任何一阶段醒而复睡时,都需要从头开始依次经过各期。在睡眠周期中由于进出REM期睡眠都需要经过NREM期第Ⅱ期,故称此期为“入门时相”。在睡眠周期中,每一时相所占的时间比例,随睡眠的进行而有所改变。刚入睡时NREM期第Ⅲ、Ⅳ期约占90 min,REM期持续不超过30 min。进入深夜,REM期会延长到60 min,而NREM期第Ⅲ、Ⅳ期则会相应的缩短。越接近睡眠后期,REM期持续时间越长。因此,大部分NREM睡眠发生在上半夜,REM睡眠则多发生在下半夜。

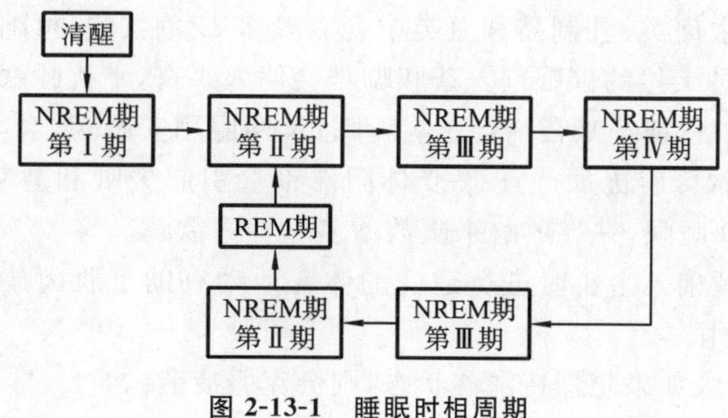

图 2-13-1　睡眠时相周期

（四）促进休息与睡眠的护理措施

1. 睡眠的评估

1）影响睡眠的因素

（1）年龄因素：年龄是影响个人休息和睡眠的重要因素之一。年龄越小所需的睡眠时间越多，如：婴儿需要 14～15 h，幼儿需要 12～14 h，学龄儿童需要 10～12 h，青少年需要 8～9 h，成年人需要 7～8 h，到老年期通常每天只需 6～7 h 即可。随着年龄的增长，人的睡眠时间逐渐减少，睡眠过程中醒来的次数增多，睡眠的深度也逐渐降低，而且睡眠习惯发生变化，如老年人习惯早睡早起。

（2）生理因素。①昼夜节律性的改变：人们在长期的社会生活中已形成了昼夜睡眠的节律性，当该节律被破坏，会使人正常的生物钟节律失调，造成睡眠紊乱，通常需要 3～5 天才能恢复正常。②内分泌变化：妇女在月经前期和月经期普遍感到疲乏、嗜睡；更年期的妇女由于内分泌的紊乱、情绪变化、精神紧张而影响睡眠。另外，疲劳、患病或不愿活动的人，睡眠时间较长；体力劳动者比脑力劳动者需要的睡眠时间长；肥胖者对睡眠的需要多于瘦者。

（3）心理因素：这是目前失眠症状中难以治疗、也是最关键的原因。任何原因导致的焦虑、情绪低落、沮丧、喜悦、悲哀等都会干扰原有的睡眠状况。如住院患者对疾病的诊断、治疗、预后感到焦虑不安和恐惧，担心家人生活，担心经济负担等均会影响其睡眠。

（4）病理因素：许多疾病都会影响原有的睡眠型态。如各种原因引起的疼痛未能及时缓解时，会引起睡眠活动的改变；老年人、糖尿病患者、泌尿道感染患者由于夜尿增多也会影响睡眠质量；患有精神分裂症、强迫症等精神疾病的患者，常常处于过度的觉醒状态；甲状腺功能亢进症的患者入睡困难，入睡时间延长，相反，甲状腺功能减退症的患者各时相缩短。

（5）环境因素：环境因素是决定个体能否顺利入睡并保持睡眠的一个很重要的因素。环境的变化可以促进也可以阻碍睡眠的质量，如：患者住院后睡眠环境的改变以及医疗护理操作频繁的干扰等都会影响睡眠的质量；环境中的噪音及对新环境的陌生而产生紧张、焦虑等，也会加重睡眠障碍；环境中的通风、温度变化也可能影响睡眠；光线是另一个因素，习惯关灯睡眠的人在有灯的情况下会入睡困难。

（6）个人睡眠习惯：每个人都有自己的睡眠时间和睡前的一些习惯，如果改变或去除这些习惯则可能使睡眠发生障碍。一般而言，成年人喜欢饭后散步、听音乐、看电视、洗热水澡等，儿童喜欢睡前听故事及搂着一个喜欢的玩具。个人睡眠习惯也包括一些睡前必要的卫生习惯，如洗脸、刷牙等。

(7) 食物:食物中肉类、乳制品和豆类中含有较多L-色氨酸,可缩短入睡时间,能促进入睡,其被认为是一种天然的催眠剂。茶和咖啡会使人兴奋,干扰睡眠。

(8) 药物:服用中枢神经兴奋剂会影响睡眠;长期服用安眠药,会导致患者对药物的依赖,停药后则会使睡眠障碍更加严重;β-受体阻滞剂会引起失眠和噩梦;镇痛药(如哌替啶和吗啡)可抑制REM睡眠,并导致醒来次数增多和昏昏欲睡。

(9) 体育锻炼:睡前几个小时进行适度的体育活动有助于肌肉放松和增加睡眠,但剧烈的运动反而影响睡眠。

(10) 动机:一个人如果想保持清醒状态,则会克服疲劳。

2) 睡眠形态的评估

护理人员应从患者及家属处收集有关睡眠的资料,重点了解下列情况。

(1) 是否有午睡的习惯,午睡需要多长时间。

(2) 每晚就寝时间、起床时间及所需的睡眠时间。

(3) 睡前有无特殊习惯,如洗热水澡、喝牛奶、阅读书报、听音乐、运动等,是否有服用安眠药的需求。

(4) 睡眠过程中有无异常情况,如说梦话、失眠、梦游等。

(5) 睡眠的质量,入睡的快慢,睡后是否易惊醒,是否打鼾等。

(6) 夜间醒来的次数及原因。

(7) 晨起时体力恢复的情况。

2. 常见护理问题

1) 失眠

失眠(insomnia)是睡眠型态紊乱中最常见的一种,是指患者对睡眠时间和(或)质量不满足并影响白天社会功能的一种主观体验,主要表现为难以入睡,睡眠中易醒、多醒或早醒、多梦、睡不深。患者常主诉没有睡好,清醒时或白天感到疲乏、昏昏欲睡、情绪不安,有黑眼圈,经常打呵欠,有轻度一过性眼球震颤,轻微手颤。失眠不仅是睡眠时相减少,而且有质的变化。

2) 睡眠过量

睡眠过量(hypersomnia)是指睡眠时间过长或长期处于想睡的状态,可持续几小时或几天,且对睡眠的要求控制不住。表现为过多的睡眠、食欲亢进、贪食、肥胖。患者白天无力、嗜睡并伴有头痛,但夜间睡眠不稳。

3) 发作性睡眠

发作性睡眠(narcolepsy)是一种特殊的睡眠障碍,是指不可抗拒的突然发生的睡眠,并伴有猝倒症、睡眠瘫痪和入睡幻觉。特点是控制不住的短时间的嗜睡,表现为白天发作性入睡,而夜间睡眠障碍。发作时,局部肌张力突然丧失,患者就地躺下入睡。在发作性睡眠中约有70%的人会出现猝倒的现象,表现为肌张力部分或全部丧失,导致严重的跌伤;约有25%的人在发作性睡眠时有生动的、充满色彩的幻觉和幻听。发作后,患者感到精力恢复。目前认为发作性睡眠是REM睡眠失调。

4) 睡眠型呼吸暂停

睡眠型呼吸暂停(sleep apneas)是以睡眠中呼吸反复停顿为特征的一组综合征,每次停顿不少于10 s,通常每小时停顿次数大于20次,临床表现为时醒时睡,并伴有动脉血氧饱和度降低、低氧血症、高血压及肺动脉高压。可分为中枢性呼吸暂停和阻塞性呼吸暂停两种类型。中枢性呼吸暂停是由于中枢神经系统功能不良造成的,见于颅脑损伤、药物中毒等。阻塞性呼吸暂停是由上呼吸道病变引起,或因肥胖者脂肪堆积在咽部、舌根部阻塞气道引起,往往出现在严重的、频繁的、用力的打鼾或喘息之后。

5）睡眠剥夺

睡眠剥夺(sleep deprivation)是指睡眠时间和睡眠时相减少或损失。

6）其他

(1) 梦游:梦游是一种睡眠失调,主要见儿童,常发生于NREM期的第Ⅲ、Ⅳ期。梦游发生时,患者可下床活动,甚至完成一些复杂的动作,然后继续上床睡觉。醒后对梦游过程不能回忆。

(2) 遗尿:5岁以上的儿童仍不能控制排尿,在夜间熟睡时反复出现不自主的排尿,与大脑未完全发育成熟有关。睡前饮水过多或过度兴奋也可诱发。常在睡眠最深的NREM期第Ⅳ期发生。

3. 护理措施

1）创造良好的休息环境

患者休息的环境应以清洁、安静、舒适、安全为原则。睡前根据个人习惯调整好病室的温度、湿度、光线、音响及通风,减少外界环境对患者视、听、嗅、触等感觉器官的不良刺激。床单位的寝具应接近原来的生活习惯,保持卧具清洁、干燥,枕头高度合适,棉被厚薄适宜,垫褥的硬度和弹性适当。进行各项操作和夜间巡视病房时要做到“四轻”,减少噪音,保持病室安静。及时清除患者的排泄物,避免异味的刺激。多人同住一间病室时应用布帘或屏风等分隔,以保证各人相对独立的空间。每位患者床头最好设有床头灯,以备急用,避免对其他患者的干扰。

2）解除患者身体的不适

患者入睡前必须减轻或去除身体的不适,如疼痛、饥饿、腹胀、呼吸不畅等,同时,满足患者的睡眠习惯,做好就寝前的准备工作。护士应尊重患者的个人睡眠习惯,尽可能满足患者就寝前的一些习惯。如睡前喝热饮料、沐浴或用热水泡脚、阅读报刊、听音乐等要尽量满足,以促进睡眠。就寝前做好晚间护理,如协助患者刷牙、漱口、排便、更衣、整理床单位等。注意检查及妥善处理各种引流管、牵引装置、敷料等情况。对于机体有疼痛或不适的患者,护士应根据医嘱酌情给予药物镇痛,以减少患者的不适。安置舒适的体位,适当给予背部按摩,促进肌肉放松,促进睡眠。

3）合理安排护理措施

执行护理操作时应尽量减少干扰患者的睡眠,常规的护理治疗措施应安排在白天进行。特殊情况必须在睡眠期间操作时,活动安排尽量间隔90 min,避免频繁干扰患者的睡眠,因为90 min是一个人正常睡眠周期所需的时间。

4）加强心理护理

患者住院时心情十分复杂,对所患疾病产生紧张、焦虑,对疾病检查、治疗产生顾虑等,都严重影响睡眠。护理人员要细心观察,多与患者沟通,耐心倾听患者的主诉,理解其心理需要,建立良好的信任感;做好入院介绍,使患者熟悉医院环境;对患者的痛苦和烦恼给予充分的理解,并设法帮助解决,使其摆脱失眠的困扰,提高睡眠质量。

5）合理使用药物

护士应注意观察患者每日所服药物是否有引起睡眠障碍的副作用。如果有影响睡眠的药物要与医生联系，根据患者的情况予以更换。对于一些失眠的患者，可以适当使用安眠药，但护士必须掌握使用安眠药的原则，即所有的促进睡眠的方法都无效时才可使用。使用时护士对安眠药的性能及其对睡眠的影响应有一个全面的了解，以便安全、有效地使用药物。

6）睡眠失调的护理

(1) 失眠的患者：应通过评估找出原因，采取有效措施促进睡眠。如睡前喝热饮料，进行松弛疗法、背部按摩或自我催眠等。必要时给予镇静、催眠药物，但避免长时间连续用药。

(2) 睡眠过量的患者：除药物治疗外，应指导患者控制饮食，减轻体重，增加有趣的活动并限制睡眠时间。

(3) 发作性睡眠的患者：应选用药物治疗并指导患者学会自我保护，注意发作前兆，减少意外发生。

(4) 睡眠型呼吸暂停的患者：指导患者采取正确的睡眠姿势，保持呼吸道通畅。

(5) 梦游的患者：应将卧室中的危险物品移开，必要时关窗、锁门，防止意外或损伤的发生。如梦游经常发作或持续几年，则可使用抑制 NREM 期第Ⅳ期的药物如地西泮等。

(6) 遗尿的患者：晚间应限制饮水，并在入睡前督促患者排尿。

7）健康指导

与患者共同分析讨论有关休息和睡眠的知识和问题，使其了解身心放松是保持睡眠的首要条件。明确休息与睡眠对人体健康与康复的重要性。帮助建立有规律的日常生活方式，养成良好的睡眠习惯。睡前不宜饱餐，不要用脑过度，不过多饮水，不做剧烈的运动。此外，要合理控制白天睡眠的时间，遵循人体生物钟的变化规律。

二、活动

(一) 活动的意义

凡是有生命的生物体都有活动的需求。适当的活动可以保持良好的肌张力，增强运动系统的强度和耐力，保持关节的弹性和灵活性，增强全身活动的协调性，控制体重，避免肥胖；适当的运动可以加速血液循环，提高机体氧和能力，增强心肺功能，同时还可以促进消化、预防便秘；适当的活动还有助于缓解心理压力，促进身心放松，有助于睡眠，并能减慢老化过程和慢性疾病的发生。

人的活动能力是与生俱来的，它是在环境中能够轻松自在、有节奏、有目的运动的能力，是生活的重要部分。人们需要通过活动来保护自己免于受伤害，并能较好地适应内、外环境的变化，满足自己的基本需要，维持身体的健康。活动能力对于有自理能力的人是至关重要的，完全制动的人就如同婴儿一样易受伤害和依赖他人。一个人的活动能力丧失时，会导致自我形象紊乱、自卑、敏感、社交障碍、生理功能丧失等。因此，护理人员除了要帮助患者很好地休息之外，还要从患者的身心需要出发，协助其进行适当的活动，以预防并发症的发生，促进康复。

(二) 活动受限的原因

活动受限即制动，是指身体的活动能力或任何一部分的活动能力由于某些原因而受到限制。制动的原因常见的如下。

1. 生理因素

(1) 疼痛:许多疾病都会引起疼痛。剧烈的疼痛往往限制了患者相应部位的活动能力或限制了相应关节的活动范围。如胸腹部手术后的患者,由于伤口疼痛导致患者不愿咳嗽和进行深呼吸等活动。

(2) 躯体损伤:肌肉、关节、韧带、骨骼的损伤。如扭伤、挫裂伤、肢体骨折等,往往导致受伤肢体的活动受限。

(3) 严重疾病和残障:如严重心肺疾病引起的供氧不足,为减轻心肺负担而减少活动。晚期癌症、慢性消耗性疾病所致的严重营养不良或极度肥胖所致的个体肌肉力量与张力明显减弱,会使活动受限。先天性心脏病、先天性失明等先天性畸形或其他残障均可造成机体活动受限。

(4) 神经功能受损:神经功能受损会严重地、甚至是永久性地改变人体的活动能力。如脑血栓所致的偏瘫患者、脊髓受损导致的中枢神经系统受损患者、重症肌无力的患者、腰椎间盘脱出较严重的患者等,常因运动神经元无法支配相应的肌肉而造成明显的活动受限。

(5) 某些医护措施的限制:某些疾病需要采取一些护理措施,会限制患者的活动。如骨折后的石膏固定或牵引部位要限制活动,以促进骨折的愈合。意识不清的患者需要使用保护用具和约束带对患者进行保护,以防患者躁动坠床等,这些护理措施都会限制患者的活动。

2. 精神心理因素

某些精神疾病患者思维活动异常,从而影响正常的机体活动。压力过大、极度忧郁等都可影响其活动,如患者悲伤、沮丧、烦闷时不愿接触人,活动减少。

3. 社会因素

个人局限在一个狭小的空间内,使其正常的社会活动受到限制。如传染病患者被隔离在小房间内,限制其活动。

(三) 活动受限对机体的影响

1. 对皮肤的影响

长期卧床、坐轮椅等长时间不活动的患者身体局部受压过久,血液循环障碍导致皮肤的抵抗力下降,皮肤易受损或形成压疮。

2. 对骨骼和肌肉组织的影响

人体长期不活动,会导致腰背痛、肌肉无力或萎缩、骨质疏松、关节僵硬或挛缩变形、手足废用等。严重的活动受限会导致运动系统功能的丧失。

3. 对心血管系统的影响

长期卧床的患者可造成直立性低血压和深静脉血栓。长期卧床使患者全身肌肉张力和神经反射降低,当人体突然直立时,血管无法适应神经血管的反射,仍处于扩张状态,血液滞留在下肢,造成血压突然下降超过 20 mmHg,引起脑部供血不足,患者突然出现头昏、眩晕、视力模糊、乏力、恶心甚至昏厥等低血压症状。长期卧床的患者,心血管系统的另一个并发症是深静脉血栓的形成,特别是肥胖、脱水、贫血及休克的卧床患者发生的几率更高。主要原因是患者长期活动受限,导致血管内膜受损、血液黏滞度增加和血流速度减慢,当三个因素同时存在时就形成血栓。血栓形成的主要危险在于发生肺栓塞。若血栓脱落栓塞于肺内较小的血管处,则肺部的损伤较小;若血栓脱落栓塞于较大的血管处,则可导致严重的肺部损伤甚至死亡。

4. 对呼吸系统的影响

长期卧床,呼吸系统易出现的两大并发症的是坠积性肺炎和二氧化碳潴留。患者长期卧床限制了胸部扩张,使有效通气减少,卧床患者大多处于衰竭状态,没有力量做有效的深呼吸,使呼吸道内分泌物排出困难,造成呼吸道内分泌物堆积,容易发生肺炎;肺部的有效通气减少再加上分泌物的蓄积,将会干扰气体的正常交换,导致二氧化碳潴留。若缺氧状况不能及时纠正,会出现呼吸性酸中毒,最后导致心、肺功能衰竭。

5. 对消化系统的影响

活动受限主要影响患者的食欲和排便。由于活动量的减少和疾病的影响,患者往往出现厌食、负氮平衡,所摄入的纤维素和水分减少,无法产生足够的粪便容积刺激肠道产生排便反射,同时卧床活动受限,导致胃肠道的蠕动减慢,水分的再吸收增加,粪便变硬,患者常出现便秘。有的患者不习惯床上排便,有的患者全身肌肉虚弱无力,辅助排便的腹肌和肛提肌张力下降,使得便秘和食欲不振更加严重。

6. 对泌尿系统的影响

长期卧床的患者可能出现排尿困难、尿潴留、尿道结石、泌尿系统感染等。正常情况下,处于站姿或坐姿时,能使会阴部肌肉放松,有助于尿液的排出。由于卧床时排尿姿势的改变,会影响正常的排尿活动,出现排尿困难。若长期排尿困难,膀胱便会过度膨胀,逼尿肌过度伸展,机体对膀胱胀满的感受性减弱,易导致尿潴留。由于机体活动量减少,尿液中的钙、磷浓度增加,因同时伴有尿潴留,易形成尿道结石。另外,由于尿潴留,尿液对尿道的冲洗作用减少,细菌易在尿道口聚集,引起泌尿系统逆行感染。若长期导尿或外阴部卫生状况差,更易增加感染的几率。

7. 对心理、社会方面的影响

长期卧床,患者脱离了正常的工作环境和原有的生活状况,导致焦虑、恐惧、失眠、自尊的改变、愤怒、挫折感等,此外有些制动患者容易在情绪上出现波动,甚至在行为上处于敌对好斗的状态;有的人则变得胆怯畏缩;还有的人会出现定向力障碍,不能辨别时间和地点。有些人由于疾病的影响,还会造成永久性的活动障碍,无法自理或就业,最终导致退缩、压抑等而丧失生活能力和生存欲望。

(四) 满足患者活动的需要

1. 护理评估

对患者活动能力进行全面、系统的评估是为科学地指导患者活动提供依据,也是制订护理计划的需要。通过采集病史和对患者运动功能状况的检查,评估患者是否有活动能力,是否存在活动受限的因素,活动的程度是否合适,以及识别是否有任何废用的结果存在。护士的责任在于协助患者选择适合于个体的运动,并鼓励其按计划进行活动,避免过度疲劳。

(1) 患者一般资料的评估:评估内容包括年龄、性别、文化程度、宗教信仰、职业、联系电话、婚姻状况、医疗费用支付状况、入院方式、既往病史、长期用药情况、过敏史、家族史、遗传病史、传染病史等。

(2) 影响因素的评估:年龄是决定机体所需要及所能耐受活动程度的重要因素之一。

不同年龄段活动能力的发展有不同的特点，幼儿身体发育不完全无法完成某些活动。老年人身体逐渐老化，不适合有些剧烈的活动项目。由于生长发育及体力的差异，运动方式大多男女有别，通常女性所做的运动不如男性所做的剧烈。同一疾病的不同阶段活动量也不一样，如心肌梗死的患者在急性期要绝对卧床休息，以后随着病情的好转逐渐加大活动量和活动强度。个性外向的人善于社交和喜欢户外活动。情绪良好时，一般乐于进行运动，如心情压抑、焦虑，则对活动缺乏热情甚至会产生恐惧心理，因而影响活动。温度过高或过低时，易使人产生疲劳，不愿活动。狭小有限的空间则影响个体活动的范围。

(3) 心、肺功能状态：活动会增加机体对氧的需求量，给呼吸系统带来压力，如肺部有感染或其他疾病时，应相应的减少活动量。同时，活动还会加重心脏负担，不恰当的运动会增加原有的心脏疾病，甚至可导致心跳骤停。活动还会使血压升高，因此，活动前应测量血压，如有异常，应对活动的方式及活动量予以调整。

(4) 骨骼肌肉的状态：骨骼肌肉的状态可以通过肌力和肌张力的评估获得。肌张力正常，触摸肌肉有坚实感。当肌张力减弱时，触诊肌肉松软。通过机体收缩特定肌肉群的能力来评估和判断肌力。检查时让被检查者做肢体关节部分的伸展动作，并从相反方向测试被检查者对抗阻力的力量。

肌力程度一般分为6级。

① 0级：完全瘫痪，肌力完全丧失。

② 1级：可见肌肉轻微收缩，但无肢体运动。

③ 2级：肢体可移动位置，但不能抬起。

④ 3级：肢体能抬离床面，但不能对抗阻力。

⑤ 4级：能做对抗阻力的运动，但肌力减弱。

⑥ 5级：肌力正常。

(5) 关节功能状况：关节功能状况主要通过患者的主动运动或被动运动，观察关节的活动范围有无受限，是否有关节僵硬、变形，活动关节时有无声响或疼痛不适。主动运动是让患者自己活动每个关节，做关节的屈、伸、收、展等活动。被动运动是由护理人员协助移动患者的每个关节。

(6) 机体活动能力的评估：通过对患者日常活动情况的观察来判断其活动能力。如观察其行走、梳头、穿衣、洗漱等，对其完成情况进行综合评价。

一般机体活动能力可分为5度。

① 0度：完全能独立，可自由活动。

② 1度：需要使用设备或器械（如拐杖、轮椅）。

③ 2度：需要他人的帮助、监护和教育。

④ 3度：既需要有人帮助，也需要设备和器械。

⑤ 4度：完全不能独立，不能参加活动。

(7) 患者目前的患病情况：了解患者目前的患病情况，如截瘫、昏迷、骨折、大手术后的患者只能卧床，其活动几乎完全受限，如为慢性疾病或其他较轻的疾病，则对患者活动的影响较小。疾病的性质和严重程度可影响机体的活动，评估疾病的程度有助于合理安排患者的活动量。此外，在评估活动情况时，还应考虑患者的治疗需要。如骨折患者，要求患肢制动，这就要求医护人员在制订活动计划时应考虑患者的治疗需要，恰当地制订护理措施。

(8) 活动型态的评估：了解患者活动的类型、活动量及活动后机体的反应，以判断活动程度与整个机体的状况是否相适应。

2. 常见护理问题

(1) 躯体移动障碍:个体独立移动躯体的能力受限制的状态。与神经系统疾病、骨骼肌肉病变、疼痛、关节强直、石膏或夹板固定等有关。

(2) 活动无耐力:个体进行日常活动或其他活动时,生理耐受能力降低的状态。与引起供氧不足的疾病、严重营养不良、慢性消耗性疾病、过度肥胖、长期卧床等有关。

(3) 有活动无耐力的危险:个体进行日常活动或其他活动时,处于生理耐受力下降的危险状态。与健康状况不佳、有引起氧气供需失衡的疾病或消耗性疾病的可能、逐渐衰老、既往有耐力不足的经历等危险因素的存在有关。

(4) 有废用综合征的危险:个体因治疗或其他原因,肌肉、关节不能活动而引起身体各系统功能退化的危险状态。与瘫痪、意识障碍等活动受限的因素存在有关。

3. 对患者活动的指导

(1) 健康教育:与患者讨论与活动有关的问题,使其清楚活动的重要性,了解制动对机体的影响,掌握合适的活动方法,合理安排活动强度。

(2) 协助患者选择合适的卧位:患者卧床时,体位应舒适、稳定,全身尽可能放松,以减少肌肉和关节的紧张。对无能力自行翻身取被动卧位的患者,要加强护理,选择合适的卧位,并定时翻身、活动和按摩受压部位,防止压疮形成。

(3) 保持脊柱的正常生理弯曲和各关节的功能位置:脊柱对人行走、跑、跳时产生的震动具有缓冲作用,并对脊髓和脑组织起着重要的保护作用。长期卧床患者应注意在颈部和腰部以软枕支托,防止脊柱因长期受压而损伤变形,失去弹性和正常的缓冲功能。如病情许可,还应经常变换体位,练习脊柱活动,保持肌肉和关节的功能。尽量保持各关节处于最佳功能位置,防止关节畸形和功能丧失。

(4) 维持关节活动范围:

① 关节活动范围(range of motion,ROM):关节活动时可达到的最大弧度,常以度数表示。用以维持和恢复关节活动范围的练习称为关节活动范围练习,简称 ROM 练习。ROM 练习是指根据每一特定关节可活动的范围,通过应用主动或被动的练习方法,维持关节正常的活动度,恢复和改善关节功能的锻炼方法。ROM 练习可分为主动性 ROM 练习和被动性 ROM 练习。主动性 ROM 练习是指个体可以独立开始并完成的全范围关节运动。被动性 ROM 练习是指个体依靠护理人员才能开始并完成的全范围关节运动。

② 被动性 ROM 练习操作要点:让患者采取自然放松的姿势,面向操作者方向,尽量靠近操作者。依次对每个关节做屈、伸、内收、外展、内旋、外旋等运动(图2-13-2),比较两侧关节的活动情况,了解原来关节活动程度。操作时关节应予以支托。活动关节时,手应作支架以支撑关节远端的肢体。当出现疼痛、疲劳、痉挛或抵抗反应时,应停止操作。操作者在完成每个关节的活动时,应观察患者的反应,注意节力,当抬起患者的手脚时,移动自己的重心,尽量使用腿部的力量,以减少疲劳。每个关节每次可有节律地做 5～10 次完整的 ROM 练习。急性关节炎、骨折、肌腱断裂、关节脱位等患者进行 ROM 练习时,应与医生商量,以免造成进一步损伤;对有心脏病的患者,在进行 ROM 练习时应特别注意观察患者胸痛、心律、心率、血压等方面的变化,因剧烈的活动可诱发心脏病的发作。指导患者利用健侧肢体帮助患侧肢体运动。运动后,应及时、准确地记录运动的时间、内容、次数、关节的活

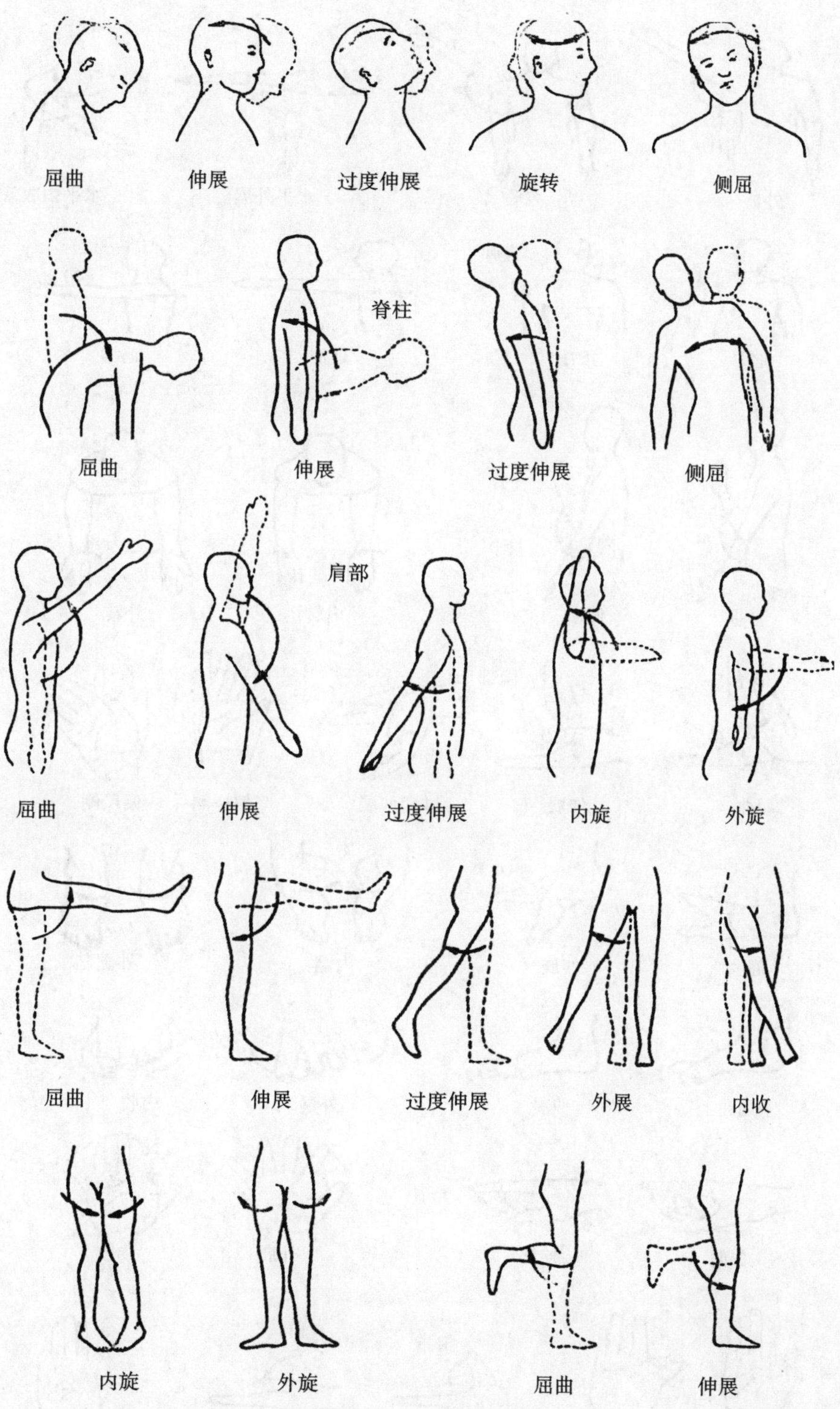

图 2-13-2　关节活动

注：虚线表示动作开始的位置；箭头表示活动的方向。

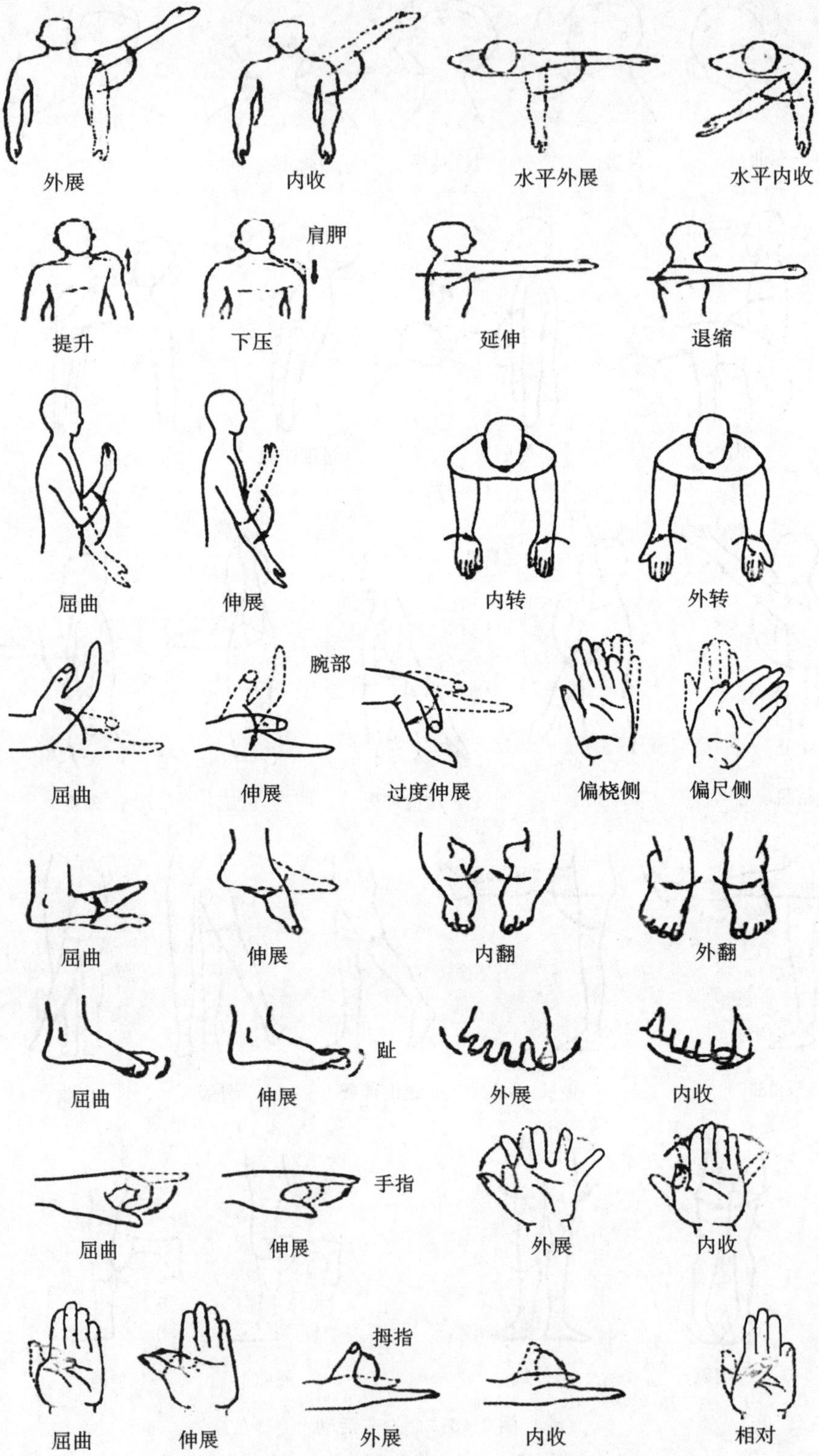

外展 内收 水平外展 水平内收

肩胛

提升 下压 延伸 退缩

屈曲 伸展 内转 外转

腕部

屈曲 伸展 过度伸展 偏桡侧 偏尺侧

屈曲 伸展 内翻 外翻

趾

屈曲 伸展 外展 内收

手指

屈曲 伸展 外展 内收

拇指

屈曲 伸展 外展 内收 相对

续图 2-13-2

动变化及患者的反应，为制订下一步护理计划提供依据。

(5) 进行肌肉的等长运动和等张运动：

① 等长运动：可增加肌肉张力而不改变肌肉长度的运动，因不伴明显的关节运动，又称为静力练习。等长运动不引起明显的关节运动，可在肢体被固定的早期应用，或在关节内损伤、积液、炎症存在的情况下应用，以预防肌肉萎缩，并可利用较大负荷增强练习效果。

② 等张运动：对抗一定的负荷而做的关节活动，同时也锻炼肌肉收缩。因等张运动伴有大幅度关节运动，又称为动力练习。等张运动可增加肌肉力量，并促进关节功能。等张运动符合大多数日常活动的肌肉运动方式，同时有利于改善肌肉的神经控制，常用于增强肌肉强度和肌肉耐力的练习，如肢体的屈曲和伸展运动。

③ 进行肌肉锻炼时应注意以下几点：一是根据患者的病情及运动需要，制订合理及适合患者的运动计划，由于运动效果与运动者的主观努力密切相关，故须使患者充分理解、合作并使其掌握运动要领。二是严格掌握运动的量与频度，达到肌肉的适度疲劳，每次运动后有适当间歇让肌肉充分复原。三是运动以达到肌肉适度疲劳而不出现明显疼痛为原则。疼痛常为损伤信号，且会反射性地引起前角细胞损伤，妨碍肌肉收缩，妨碍运动效果。如锻炼中出现严重疼痛、不适，或伴有血压、脉搏、心律、呼吸、意识、情绪等方面的变化，应及时停止锻炼，并报告医生给予必要的处理。四是肌肉锻炼前后应做充分的准备及放松运动，避免出现肌肉损伤。五是注意肌肉等长收缩引起的升压反应及心血管负荷的增加，有轻度高血压、冠心病或其他心血管病变时慎用肌肉锻炼，有严重心脏疾病者忌做肌肉锻炼。

(6) 协助患者进行室外活动：室外活动有助于患者心胸开阔，改善患者情绪。护理人员应协助活动不便的患者借助拐杖、轮椅等进行适当的室外活动。

小结

本任务阐述了睡眠周期的构成及各阶段的主要特征，影响休息与睡眠的因素，导致活动受限的原因，活动受限对机体的影响。在临床护理中，护理人员应能够用自己的语言正确解释休息、睡眠，能比较睡眠的两种时相及其区别，能举例说明休息与活动在维持健康中所起的作用，能为模拟患者正确实施关节活动范围练习。

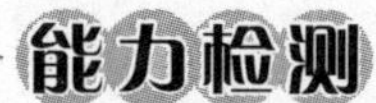

选择题

A_1/A_2 型题

(1) 遗尿和梦游一般发生在睡眠周期的哪个阶段？(　　)

A. 慢波睡眠的第一阶段　　B. 慢波睡眠的第二阶段

C. 慢波睡眠的第三阶段　　D. 慢波睡眠的第四阶段

E. 快波睡眠阶段

(2) 关于睡眠时相周期，错误的一项是(　　)。

A. 成人每晚出现 4～6 个睡眠时相周期

B. 每一个睡眠周期含有平均 90 min 的睡眠时相

C. 越接近睡眠后期,异相睡眠持续时间越长

D. 当睡眠者被唤醒,如继续睡眠时,他将回到他被唤醒的那个睡眠时相

E. 睡眠时相周期在白天小睡时也会出现

(3) 下列哪项因素不影响睡眠的需要量?( )

A. 健康状况　　B. 生活习惯　　C. 室内音响为 40 dB

D. 心理因素　　E. 内分泌的变化

(4) 下列促进休息与睡眠的护理措施,哪项是错误的?( )

A. 为患者创造清洁、安静、舒适的睡眠环境

B. 就寝前应做好晚间护理

C. 执行护理措施时应尽量减少对患者睡眠的干扰

D. 如患者失眠就给他安眠药

E. 护士应多与患者交谈,减轻患者的心理压力

(5) 护士在为患者执行全范围关节运动时,下列注意事项哪项除外?( )

A. 支托住做运动的肢体　　B. 缓慢、平稳、轻柔地挪动关节

C. 用力做关节的全范围运动　　D. 依护士的指示运动关节部位

E. 每个关节可做 5～10 次完整的 ROM 练习

(6) 肢体能抬离床面但不能对抗阻力,为肌力 6 级中的哪一级?( )

A. 1 级　　B. 2 级　　C. 3 级　　D. 4 级　　E. 5 级

(7) 一个睡眠周期为( )。

A. 30 min　　B. 60 min　　C. 90 min　　D. 120 min　　E. 150 min

(8) ROM 练习最好每天进行( )。

A. 1～2 次　　B. 2～3 次　　C. 3～4 次　　D. 4～5 次　　E. 5～6 次

(9) 患者张某,因外伤截去左下肢,行走时需使用拐杖,他的机体活动能力属于几度?( )

A. 0 度　　B. 1 度　　C. 2 度　　D. 3 度　　E. 4 度

(10) 患者王某,女,55 岁,因获悉儿子车祸消息而昏倒,急诊送入就近医院,清醒后四肢无法活动。患者入院前无器质性疾病。其制动原因为( )。

A. 疼痛　　B. 情绪　　C. 损伤

D. 神经功能受损　　E. 心肌供氧不足

A_3/A_4 型题

(11～13 题共用题干)

某体育学院二年级学生小王,现因急性肾炎入院,医生嘱其卧床休息。

(11) 对小王来说,该措施的首要意义在于( )。

A. 缩短病程　　B. 减轻肾脏负担　　C. 恢复精力

D. 消除疲劳　　E. 减少肾血流量

(12) 小王有晨练的习惯,次日晨护士在走廊看见他穿着运动装满头大汗地闯进来,对此护士做法不妥的是( )。

A. 当即大声训斥他不遵医嘱

B. 先让他把汗擦干,换上医院服装

C. 向小王问明不遵守医嘱的原因

D. 向他解释说明卧床休息对急性肾炎的重要作用

E. 向小王介绍其他病友相互认识

(13) 最近，小王的化验结果显示肾功能趋于稳定，为预防长期卧床引起肌力低下，护士最妥当的做法是（　　）。

A. 建议他在床边进行举重活动　　B. 协助他在床上做主动性 ROM 练习

C. 建议他采用被动性 ROM 练习　　D. 建议他在床上做下肢等长运动

E. 告诉他明天起可以恢复晨练

（江西卫生职业学院　黄韶兰）

任务十四　冷热疗法

学习目标

(1) 能叙述冷热疗法的作用。
(2) 能叙述影响冷热疗法的因素。
(3) 能阐述冷热疗法的禁忌证。
(4) 掌握冷热疗技术。
(5) 能关心爱护患者，进行有效沟通，动作轻稳，确保患者安全、舒适。

案例引导

患者王某，男，45 岁，因咳嗽、咳痰、持续高热等症状入院，体格检查：体温 39.5 ℃，脉搏 108 次/分，呼吸 24 次/分，血压 120/90 mmHg，意识清楚，面色潮红，口唇干裂。急诊以急性肺炎收入院，如果你是责任护士，请完成以下任务：①采取哪些护理措施为患者降温？②操作中的注意事项有哪些？

冷热疗法是临床上常用的物理治疗方法，主要是利用低于或高于人体温度的物质作用于人体的局部或全身，通过神经传导引起皮肤或内脏器官血管的收缩或舒张，从而改变机体各系统血液循环和新陈代谢，达到止血、止痛、消炎、消肿、退热、促进舒适等目的。在操作中，护士应及时、有效地评估患者局部或全身状况，正确使用冷热疗法，防止发生不良反应，确保患者安全，达到治疗目的。

一、冷疗技术

（一）冷疗的作用

1. 控制炎症扩散

冷可使皮肤血管收缩，局部血液流量减少、流速减慢，降低细胞的新陈代谢和细菌的活力，限制炎症的扩散。因此，在炎症早期用冷，可抑制化脓，控制炎症扩散。常用于炎症早期的患者。

2. 减轻疼痛

冷可抑制细胞的活动,降低神经末梢的敏感性而减轻疼痛;冷也可使血管收缩,使血管壁的通透性降低,渗出减少,减轻由于组织充血、肿胀而压迫神经末梢导致的疼痛。常用于牙痛及烫伤等患者。

3. 减轻局部组织充血或出血

冷可使毛细血管收缩,血流量减少,流速减慢,血液的黏稠度增加,有利于血液凝固而控制出血。常用于软组织扭挫伤早期(48 h内)、鼻出血、扁桃体摘除术后的患者。

4. 降低体温

局部或全身用冷,通过传导、蒸发的物理作用,可使体温降低。常用于高热、中暑等患者。

5. 保护脑细胞

对头部用冷可降低脑细胞的代谢,减少其耗氧量,提高脑组织对缺氧的耐受性,从而减少脑细胞的损害。常用于脑损伤、脑缺氧等患者。

(二) 影响冷疗的因素

1. 方法

冷疗方法有干冷法和湿冷法两种。一般说来,湿冷法比干冷法效果好,这是因为水的传导能力比空气强,所以实际应用时干冷法的温度应比湿冷法的低一些,才能达到治疗目的。

2. 面积

冷疗的效应与冷疗的面积大小成正比,如:冷疗面积大则反应强;反之,冷疗面积小,则反应弱。但需注意,冷疗的面积越大,患者的耐受性也越差。因此,为患者使用大面积冷疗时,应密切观察患者局部反应及全身反应,以保证治疗安全、有效。

3. 时间

冷疗的效果需要一定的时间才能产生,并随着时间的延长而增强,一般用冷时间为15～30 min。若应用时间过长,则会发生继发效应,反而抵消治疗效应,甚至会引起不良反应,如冻伤。

4. 温度差

用冷的温度与体表的温度相差越大,机体对冷刺激的反应越强,反之则越弱。另外,环境温度也能影响冷疗效果,如在冷的环境用冷,冷疗效果会增强。

5. 部位

一般皮肤较薄的部位,对冷的刺激较为敏感。另外,冷疗效果还受血液循环影响,如在颈部、腋下、腹股沟等体表较大的血管流经处,因血液循环良好,冷疗效果更佳。

6. 个体差异

不同机体的状态、年龄、性别、精神状态、局部皮肤对冷的耐受力等均不同,所以用同一强度的温度刺激,会产生不同的效应。如老年患者因感觉功能减退,对冷疗刺激反应比较迟钝,婴幼儿因体温调节中枢发育尚未完善,对冷疗刺激的适应能力有限,女性患者对冷疗刺激较男性敏感。

（三）冷疗的禁忌证

1. 局部血液循环障碍

冷疗可使局部血管收缩，加重血液循环障碍，导致组织缺血、缺氧而发生变性、坏死，故对大面积受损、休克、微循环明显障碍的患者，不宜应用冷疗。

2. 慢性炎症或深部有化脓病灶

冷疗可使局部血管收缩，血流量减少，妨碍炎症吸收。

3. 对冷过敏者

对冷过敏者应用冷疗后可出现皮疹、关节疼痛、肌肉痉挛等现象。

4. 禁忌用冷疗的部位

枕后、耳廓、阴囊用冷疗易引起冻伤；心前区用冷疗易引起反射性心率减慢或心律失常；腹部用冷疗易引起腹痛、腹泻；足底用冷疗可反射性引起末梢血管收缩，影响散热，还可引起一过性的冠状动脉收缩。

（四）冷疗技术

冷疗技术是指利用低于人体温度的物质，作用于机体的局部或全身，以达到止血、止痛、消炎和退热的治疗技术。

根据冷疗面积及方式，冷疗技术可分为局部冷疗技术和全身冷疗技术。局部冷疗技术有冰袋、冰囊的使用，冰帽、冰槽的使用，冷湿敷法等；全身冷疗技术有温水拭浴和乙醇拭浴等。

1. 局部冷疗技术

实训 2-14-1　冰袋、冰囊的使用

【目的】

降低体温，减少出血，局部消肿，减轻疼痛。

【评估】

（1）患者的年龄、病情、治疗情况、意识状况、活动能力及合作程度。

（2）患者局部皮肤情况及血液循环状况，如颜色、温度，有无硬结、淤血、感觉障碍及对冷过敏等。

【计划】

1）操作者准备

洗手，戴口罩，着装整洁，仪表大方，举止端庄，语言柔和恰当。

2）用物准备

冰袋或冰囊（图 2-14-1）、布套、帆布袋、冰块、打冰用具（如木槌、勺等）（图2-14-2）、盆及冷水、毛巾。

3）患者准备

了解用冷的目的，接受使用冰袋或冰囊进行局部冷疗，并了解其正确的使用方法。

4）环境准备

保持环境安静、整洁、安全，无对流风直吹患者。

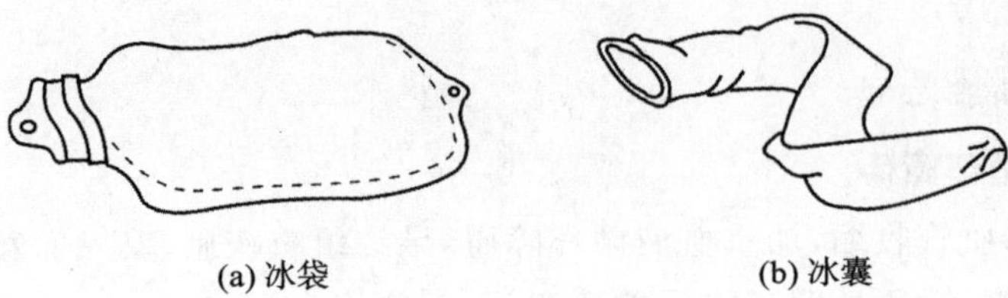

(a) 冰袋　　　　(b) 冰囊

图 2-14-1　冰袋和冰囊

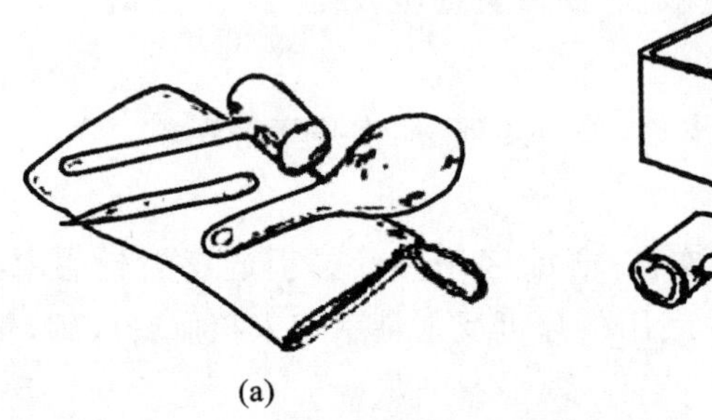

(a)　　　　(b)

图 2-14-2　打冰用具

【实施】

1) 操作步骤(以冰袋为例)

冰袋的使用操作步骤如表 2-14-1 所示。

表 2-14-1　冰袋的使用操作步骤

操作步骤	要点说明
(1)备物、装冰袋 ①洗手,备齐用物,检查冰袋有无破损、漏气 ②将冰块装入帆布袋内,用木槌将其敲成核桃大小,放入盆内用冷水冲去棱角 ③用勺将小冰块装入冰袋至1/2满,除去袋内空气,夹紧袋口,擦干冰袋外壁 ④倒提冰袋,检查无漏水后装入布套内备用	• 确保冰袋可正常使用 • 避免冰块棱角损坏冰袋 • 过满的冰袋呈弧形,有效接触面积减小,影响治疗效果 • 排气后可使冰袋外壁紧贴患者皮肤 • 防止冰袋漏水冻伤患者或引起不适 • 布套可避免冰袋与患者皮肤直接接触
(2)携冰袋至患者床旁,再次核对患者,向患者及家属解释冷疗的目的及方法	• 确认患者,取得患者的配合
(3)将冰袋置于所需部位(图 2-14-3)	• 冰袋可置于头部或将冰袋吊起,使其底与治疗皮肤接触 • 冰袋可放于身体皮肤薄而有大血管分布处,如颈部、腋下、腹股沟等处 • 高热患者降温时,冰袋可置于患者前额、头顶部、颈部、腋下、腹股沟等部位 • 对于扁桃体摘除术后患者,可将冰袋置于颈前颌下 • 对于鼻出血患者,将冰袋置于鼻部
(4)观察皮肤及患者反应,冰袋有无异常	

续表

操作步骤	要点说明
(5)用冷 30 min 后撤除冰袋,协助患者躺卧舒适,整理床单位	• 防止产生继发效应 • 长时间用冷者,需间隔 60 min 后再重复使用
(6)整理用物,倒空冰袋,倒挂、晾干,吹入少量空气后夹紧袋口,置通风阴凉处备用;布套清洁后晾干备用	• 防止冰袋内面相互粘连
(7)洗手,记录	• 记录用冷部位、时间、效果及患者反应

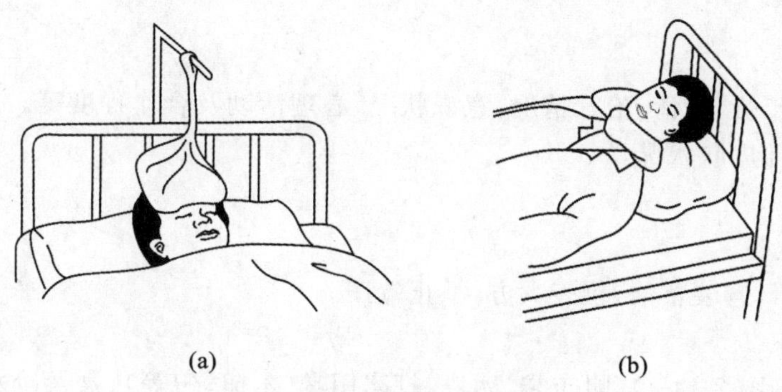

图 2-14-3　冷敷头部或颈部

2) 注意事项

(1) 注意观察局部皮肤颜色及血液循环情况,如皮肤出现苍白、青紫、麻木等症状应立即停止用冷。

(2) 使用过程中,应注意检查冰袋有无漏水及冰块融化情况,便于及时更换与添加冰块。

(3) 用冷的时间应适当,最长不超过 30 min,如需再用应间隔 60 min,给予组织复原时间。

(4) 高热患者降温时,用冷 30 min 后应测量体温并记录,当体温降至 39 ℃以下时可停止用冷。

3) 健康指导

(1) 使用冰袋或冰囊前,向患者介绍使用方法及注意事项。

(2) 说明局部冷疗的影响因素和禁用冷疗的部位。

(3) 向患者讲解局部冷疗所产生的生理效应和继发效应。

【评价】

(1) 患者舒适,无冻伤及不良反应发生,达到冷疗预期效果。

(2) 护理人员能与患者及家属有效沟通,得到理解与配合。

知识链接

化学冰袋

化学冰袋是将无毒、无味的凝胶或其他化学冰冻介质密封于聚乙烯塑料袋内,使用前将化学冰袋放入冰箱中吸冷4 h,使其内容物由凝胶状变为固体状。使用时从冰箱中取出化学冰袋,用布套或毛巾包裹后置于冷敷部位,可维持2 h。由于化学冰袋吸收了大量的热,其内容物又重新由固体状变为凝胶状,因此化学冰袋可反复使用,但每次使用后,应用消毒液擦拭、消毒外壁,放回冰箱内,4 h后可再次使用。

实训 2-14-2　冰帽、冰槽的使用

【目的】

头部降温,防治脑水肿,降低脑细胞代谢,提高脑细胞对缺氧的耐受性,减轻脑细胞损害。

【评估】

(1) 患者的年龄、病情、治疗情况、意识状况、心理活动及合作程度等。

(2) 患者头部皮肤状况。

【计划】

1) 操作者准备

洗手,戴口罩,着装整洁,仪表大方,举止端庄。

2) 用物准备

冰帽或冰槽(图 2-14-4)、帆布袋、冰块、打冰用具(木槌、勺等)、盆及冷水、海绵垫3块、不脱脂棉球、凡士林纱布2块、水桶、肛表。

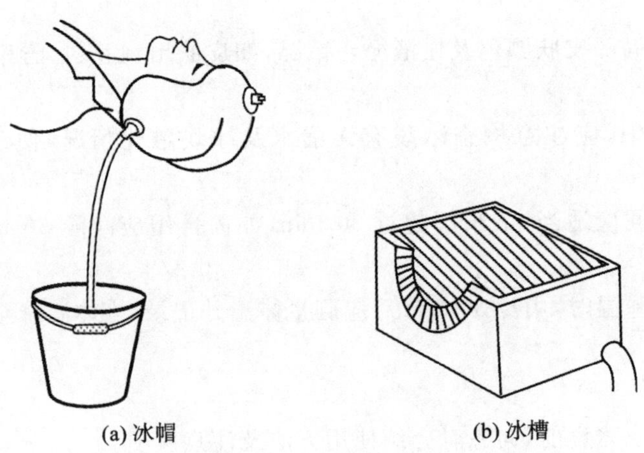

图 2-14-4　冰帽和冰槽

3) 患者准备

了解冷疗的目的,接受局部冷疗;了解冰帽或冰槽的正确使用方法。

4) 环境准备

保持环境安静、整洁、安全,无对流风直吹患者。

【实施】

1) 操作步骤(以冰帽为例)

冰帽的使用操作步骤如表 2-14-2 所示。

表 2-14-2　冰帽的使用操作步骤

操 作 步 骤	要 点 说 明
(1)备物、装冰帽,检查冰帽有无破损、漏气 ①洗手,备齐用物 ②将冰块放入帆布袋内,用木槌敲成小冰块,放入盆中用冷水冲去棱角 ③用勺将冰块装入冰帽约 2/3 满,驱去冰帽内空气,旋紧冰帽口,用毛巾擦干冰帽外壁,检查有无漏水	• 避免冰块棱角损坏冰袋发生漏水 • 防止冰帽漏水冻伤患者或引起不适
(2)携冰帽至患者床旁,再次核对患者,向患者和家属解释冷疗的目的及方法	• 取得患者的合作
(3)保护患者:将患者头部置于冰帽内,后颈部和双耳廓用海绵垫保护,双耳塞不脱脂棉球,双眼盖凡士林纱布	• 防止水流入患者耳内 • 保护角膜
(4)将冰帽的引水管置入水桶中,注意观察水流情况	
(5)观察患者体温、局部皮肤反应、病情变化,并做好记录	• 每隔 30 min 测量体温一次,肛温应维持在 33 ℃左右,不宜低于 30 ℃,以防发生心室纤颤等并发症
(6)用冷 30 min 后撤除冰帽,协助患者躺卧舒适,整理床单位	
(7)整理用物,冰帽处理方法同冰袋的。使用冰槽者将冰槽内冰水倒空,消毒备用	
(8)洗手,记录	• 记录用冷的时间、效果和患者的反应

2）注意事项

（1）随时观察患者头部皮肤变化,尤其是耳廓部位,防止发生青紫、麻木及冻伤。

（2）密切观察体温,为患者测量肛温,每 30 min 测量一次,肛温不宜低于 30 ℃。

（3）观察患者的心率,防止心室纤颤或房室传导阻滞等并发症的发生。

（4）用冷的时间最长不得超过 30 min,休息 60 min 后可再次使用,给予局部组织复原时间。

3）健康教育

（1）使用冰帽或冰槽前,向患者介绍使用方法及注意事项。

（2）向患者及家属解释头部冷疗的治疗作用。

【评价】

（1）操作方法正确,患者舒适,无出现不良反应及冻伤。

（2）护理人员能与患者及家属有效沟通,得到理解与配合。

实训 2-14-3　冷湿敷法

【目的】

降温,止血、止痛,早期扭伤、挫伤的消肿。

【评估】

同冰袋使用法,并注意有无伤口。

【计划】

1) 操作者准备

洗手,戴口罩,着装整洁,仪表大方,举止端庄,向患者解释用冷湿敷的目的及注意事项。

2) 用物准备

盆内盛冰水,治疗盘内盛弯盘、纱布、敷布2块、钳子2把、凡士林、棉签、一次性治疗巾、干毛巾,酌情备屏风,如有伤口应准备换药用物。

3) 患者准备

了解冷疗的意义,并接受局部冷湿敷,懂得使用冷湿敷的正确方法。

4) 环境准备

保持环境安静、整洁、安全、光线充足,必要时用床帘或屏风遮挡患者。

【实施】

1) 操作步骤

冷湿敷法操作步骤如表2-14-3所示。

表2-14-3 冷湿敷法操作步骤

操作步骤	要点说明
(1)根据患者的局部情况备齐所需用物	• 伤口处冷敷时应备无菌用物及换药用物
(2)将用物携至患者床旁,认真核对患者,解释冷湿敷的目的	• 确认患者,取得合作
(3)协助患者取舒适卧位,暴露治疗部位	
(4)在冷湿敷部位下垫治疗巾,冷湿敷部位涂凡士林(范围略大于患处),上面盖一层纱布	• 保护皮肤及床单位
(5)将敷布浸入冰水盆中,双手各持一把钳子将浸在冰水中的敷布拧至不滴水,抖开敷布,折叠后敷于患处	• 敷布需浸透,拧至不滴水为宜
(6)每2～3 min更换一次敷布,冷湿敷时间为15～20 min	• 保证冷敷效果,防止产生继发效应
(7)冷湿敷过程中,应注意观察患者局部皮肤变化及反应	
(8)冷湿敷完毕,撤去敷布和纱布,擦去凡士林,协助患者取舒适体位,整理床单位	• 有伤口者,冷湿敷后需按无菌技术操作原则更换伤口敷料
(9)整理用物,按规定清洁、消毒处理后放于原处备用	
(10)洗手,记录	• 记录冷湿敷部位、时间、反应及效果

2) 注意事项

(1) 注意观察患者的局部皮肤变化及全身反应。

(2) 敷布拧至不滴水为宜,并及时更换敷布。

(3) 冷湿敷部位若为开放性伤口,应按无菌技术操作原则处理伤口。

3）健康教育

（1）冷湿敷前，向患者解释冷湿敷的方法和过程。

（2）讲明冷湿敷的影响因素，并向患者解释冷湿敷所产生的治疗作用。

【评价】

用冷的时间正确，达到冷疗目的，患者无不适。

2. 全身冷疗技术

实训 2-14-4　温水拭浴和乙醇拭浴

温水拭浴和乙醇拭浴是通过蒸发和传导作用来增加机体的散热，达到全身降温目的的。

【目的】

为高热患者降温。

【评估】

（1）患者的年龄、病情、治疗情况、意识状态、活动能力、合作程度等。

（2）拭浴前的体温及皮肤状况。

（3）有无影响冷疗的因素及乙醇过敏史。

【计划】

1）操作者准备

洗手，戴口罩，着装整洁，仪表大方，举止端庄，熟悉温水拭浴或乙醇拭浴的目的及方法。

2）用物准备

治疗盆内盛25%～35%的乙醇200～300 mL或温水2/3容积，温度为32～34 ℃，以及大纱布垫或小毛巾2块、大浴巾、热水袋（内装60～70 ℃热水，装入布套中）、冰袋（内装冰块，冰袋装入布套中），酌情备衣服、大单、便器及屏风。

3）患者准备

明白温水拭浴或乙醇拭浴的目的及方法，并乐于接受操作。

4）环境准备

保持环境安静、整洁、安全、光线充足，关闭门窗，必要时用屏风遮挡。

【实施】

1）操作步骤（以温水拭浴为例）

温水拭浴操作步骤如表2-14-4所示。

表 2-14-4　温水拭浴操作步骤

操作步骤	要点说明
（1）备齐用物，携至患者床旁，核对患者，向患者和家属解释温水拭浴的目的及操作方法	• 确认患者，取得合作 • 温水无刺激、不过敏，患者感觉舒服，尤其对新生儿、婴幼儿的降温更适宜
（2）用床帘或屏风遮挡，松开床尾盖被，协助患者脱去上衣，松解裤带	• 注意保暖，保护患者自尊

续表

操作步骤	要点说明
(3)置冰袋于患者头部,置热水袋于患者足底	• 冰袋置于头部,有助于降温,并可防止拭浴时全身表皮血管收缩,引起头部充血 • 热水袋置于足底,可使患者感觉舒适,并促进足底血管扩张,有利于散热
(4)拭浴方法:暴露拭浴部位,将大浴巾垫于拍拭部位下,浸湿并用拧至半干的小毛巾缠于手上呈手套状,以离心方向拍拭,每侧肢体 3 min,用大毛巾擦干皮肤	• 尽量减少暴露部位
(5)拭浴顺序 ①双上肢:颈部外侧→上臂外侧→手背;侧胸→腋窝→上臂内侧→手心。用同样的方法拍拭对侧上肢 ②背部:协助患者侧卧,拍拭颈下肩部→背部→臀部。穿好上衣,脱去裤子 ③双下肢:髋部→大腿外侧→足背;腹股沟→大腿内侧→内踝;股下→腘窝→足跟。用同样的方法擦拭对侧下肢	• 腋窝、肘窝、手心、腹股沟、腘窝处稍用力拍拭,并延长拍拭时间,以促进散热 • 拭浴全过程不宜超过 20 min
(6)注意观察局部皮肤及患者反应,倾听患者主诉	
(7)撤掉热水袋,协助患者穿裤子,并躺卧舒适,整理床单位	
(8)整理用物,按规定清洁、消毒后放回原处	
(9)洗手,记录	• 记录温水拭浴时间、效果及反应
(10)30 min 后测量患者体温并记录	• 若体温降至 39 ℃以下,应取下头部冰袋

2) 注意事项

(1) 因全身用冷面积大,拭浴过程中注意观察患者的反应,如出现寒战、面色苍白、脉搏及呼吸异常等应立即停止操作,并报告医生给予处理。

(2) 腋窝、肘窝、手心、腹股沟、腘窝等血管丰富处,可稍用力拍拭,并适当延长拍拭时间,以促进散热。

(3) 拭浴时间以 15～20 min 为宜,以免患者着凉。

(4) 禁忌拍拭后颈部、胸前区、腹部和足底,以免引起不良反应。

(5) 注意患者的耐受性,拭浴后应注意观察患者的皮肤表面有无发红、苍白、出血点及患者是否感觉异常。30 min 后测量患者体温,如有下降则视为有效。

(6) 血液疾病患者和新生儿患者禁忌使用拭浴降温。

3) 健康教育

温水拭浴前,向患者介绍拭浴的目的及方法,说明影响温水拭浴的因素。

【评价】

(1) 护理人员操作正确,患者无畏冷、寒战、不适等不良反应,自觉身体舒适,心情舒畅。

(2) 护理人员能与患者及家属有效沟通，得到理解与配合。

(3) 30 min 后患者体温有所下降，达到预期效果。

二、热疗技术

(一) 热疗的作用

1. 促进炎症消散或局限

热可扩张局部血管，改善血液循环，增强细胞代谢和白细胞的吞噬功能。在炎症早期用热疗法，可促进炎性渗出物的吸收，促进炎症消散；在炎症后期用热疗法，可促使白细胞释放蛋白溶解酶，溶解坏死组织，有利于组织细胞的修复而使炎症局限。

2. 减轻深部组织充血

热可扩张局部血管，增加局部血流量，由于全身循环血量重新分布，从而减轻了深部组织充血。

3. 缓解疼痛

一方面，热可降低痛觉神经的兴奋性，提高疼痛阈值；另一方面，热可扩张血管，改善血液循环，加速致痛物质及炎性渗出物的排出，以减轻致痛物质对周围神经的刺激及炎性渗出物对周围神经的压迫，从而缓解疼痛。此外，热还可使肌肉、肌腱和韧带等组织松弛，减轻因痉挛引起的疼痛。

4. 保暖

热可促进全身血液循环，使患者感到温暖、舒适。常用于危重、早产、年老体弱、末梢循环不良等患者的保暖。

(二) 影响热疗的因素

1. 方法

热疗法分为干热疗法和湿热疗法两种。干热疗法的热量通过空气传导，湿热疗法通过水传导。由于水的传导性能比空气的好，所以湿热疗法的效果优于干热疗法。在临床应用中，护士应根据病情和治疗需要选择合适的热疗方法。

2. 面积

热疗法的效果与应用面积成正比，应用面积越大，疗效越强；反之，疗效则越弱。但需注意，热疗的面积越大，患者的耐受性也越差，因此为患者使用大面积热疗时，应密切观察患者局部反应及全身反应，以保证治疗安全、有效。

3. 时间

热疗的效应需要一定的时间才能产生，并随着时间的延长而增强，一般用热时间为15～30 min。若应用时间过长，则会发生继发效应，反而抵消治疗效应，甚至会引起不良反应，如烫伤。

4. 温度差

热疗时的温度与体表温度的温度差越大，机体反应越强；反之，则越弱。环境温度也会影响热疗的效果，如在热的环境用热，热疗效果会增强，在寒冷的环境中，热疗效果减弱。

此外,对于不同的热疗法,所需温度也不相同,干热疗法所需温度较高,为50～70 ℃,湿热疗法所需温度较低,为40～60 ℃。

5. 部位

热疗的部位不同,所产生的反应也不相同。一般皮肤较薄或不经常暴露的部位对热刺激的反应较明显,效果较好;局部治疗反应较弱,全身治疗反应较强;血管较粗大、血流较丰富的体表部位,热疗效果较好。

6. 个体差异

不同机体的状态、年龄、性别、精神状态、局部皮肤对热的耐受力不同,所以用同一强度的温度刺激,会产生不同的效应。老年人因体温调节能力较差,对热刺激反应比较迟钝;婴儿体温调节中枢尚未完全发育成熟,对热刺激的适应能力有限;昏迷、瘫痪、血液循环不良、血管硬化、感觉迟钝等患者,对热刺激的敏感性降低。因此,在为这些患者进行热疗时,应特别注意温度的控制,防止发生烫伤。

(三) 热疗的禁忌证

1. 未明确诊断的急性腹痛

对原因不明的急性腹痛患者使用热疗时,可因疼痛被缓解而掩盖病情真相,贻误诊断和治疗。

2. 面部危险三角区感染

因面部危险三角区血管丰富,面部静脉无静脉瓣,并与颅内海绵窦相通,热疗可扩张血管,使血流增快,细菌及其毒素易扩散至颅内,造成严重的颅内感染和败血症。

3. 各种脏器出血

热疗可扩张血管,增加脏器的血流量,增加血管的通透性,从而加重脏器出血。

4. 软组织扭伤或挫伤早期

在软组织扭伤或挫伤早期(48 h内)使用热疗,可因局部血管扩张,血液循环加快而加重软组织出血、肿胀及疼痛。

5. 恶性肿瘤部位

热疗可促进血液循环,加速细胞的生长及新陈代谢。在恶性肿瘤部位用热疗可加速肿瘤细胞的生长、转移和扩散,使病情加重。

6. 金属移植部位

金属是热的良导体,在身体的金属移植部位用热疗,容易导致组织烫伤。

7. 急性炎症反应

在牙龈炎、中耳炎、结膜炎、面部肿胀等急性炎症反应期使用热疗,可因局部温度升高、循环血量增多,有利于细菌的生长、繁殖而使病情加重。

(四) 热疗技术

热疗技术是指用高于人体的温度作用于局部或全身,以达到促进血液循环、解痉、镇痛、消炎、保暖等目的的治疗技术。热疗技术分为干热疗技术和湿热疗技术两种。常用的干热疗技术有热水袋的使用、烤灯的使用等;常用的湿热疗技术有热湿敷、热水坐浴、温水浸泡等。

1. 干热疗技术

实训 2-14-5　热水袋的使用

【目的】

(1) 为低体温患者保暖,促进舒适。

(2) 用于解痉、镇痛,缓解症状。

【评估】

(1) 患者的一般情况,如患者的年龄、病情、治疗情况、意识状态、活动能力及合作程度等。

(2) 患者的局部皮肤状况、血液循环状况,对热的耐受情况,有无感觉障碍等。

(3) 有无影响热疗的因素存在。

【计划】

1) 操作者准备

洗手,戴口罩,着装整洁,仪表大方,举止端庄,语言柔和恰当,态度和蔼可亲。

2) 用物准备

热水袋、布套、水温计、毛巾、量杯(内盛热水)。

3) 患者准备

患者理解热疗的目的,愿意合作,体位舒适。

4) 环境准备

保持病室整洁,温度适宜,无对流风直吹患者或酌情关门窗。

【实施】

1) 操作步骤

热水袋的使用操作步骤如表 2-14-5 所示。

表 2-14-5　热水袋的使用操作步骤

操作步骤	要点说明
(1)准备热水袋 ①准备 1 000～1 500 mL 的热水,水温为 60～70 ℃ ②除去塞子,放平热水袋,一手持热水袋口的边缘,另一手持量杯向热水袋内灌入热水(图 2-14-5),至 1/2～2/3 满 ③将热水袋口逐渐放平,见热水到达袋口即为排出袋内空气,旋紧塞子 ④用毛巾擦干热水袋,倒提热水袋,检查无漏水后装入布套内	• 一般成人的水温采用 60～70 ℃,婴幼儿、老年人、麻醉未清醒患者、昏迷患者、末梢循环不良患者、感觉迟钝患者等的水温应低于 50 ℃ • 边灌水边提高热水袋口边缘,防止水溢出 • 热水袋膨胀会影响患者的舒适感,所以热水不可太满,空气应排空 • 检查有无漏水 • 避免热水袋与患者皮肤直接接触,防止烫伤患者
(2)携热水袋至患者床旁,认真核对患者,并做好解释,根据需要将热水袋置于所需部位	• 确认患者,取得合作,观察用热部位的皮肤情况
(3)30 min 后撤去热水袋,协助患者取舒适体位,整理床单位	• 如目的是保暖,应注意及时更换热水

续表

操作步骤	要点说明
(4)倒空热水袋,倒挂晾干,吹入少量空气后旋紧塞子,置于阴凉处备用;布套清洗后晾干备用	• 防止热水袋内面相互粘连
(5)洗手,记录	• 记录用热部位、时间、效果及患者反应

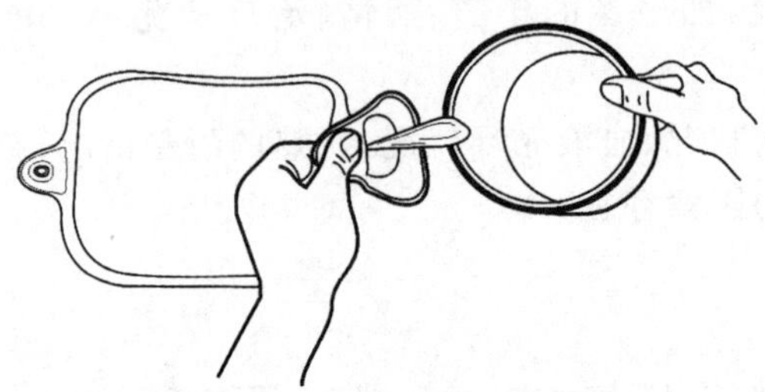

图 2-14-5　热水袋灌水法

2）注意事项

(1) 热敷炎症部位时,热水袋内水不宜过满(约 1/3 满),以免压迫局部引起疼痛。

(2) 婴幼儿、老年人、末梢循环不良患者、感觉迟钝患者、麻醉未清醒患者、昏迷患者等的水温应低于 50 ℃,且应加毛巾包裹热水袋以防烫伤。

(3) 经常观察局部皮肤情况,若出现潮红、疼痛,应立即停止使用热水袋,并在发红部位涂凡士林保护皮肤。

(4) 严格执行床边交班制度。

3）健康指导

指导患者和家属学会使用热水袋的方法及出现异常时的护理,增强其自护能力。

【评价】

(1) 护患沟通有效,患者能理解热疗的目的,并主动配合。

(2) 护士操作方法正确,无烫伤等不良反应。

(3) 患者感觉舒适、安全,达到热疗的效果。

实训 2-14-6　烤灯的使用

【目的】

(1) 消炎、消肿、解痉、镇痛。

(2) 促进创面干燥结痂,促进伤口愈合。

(3) 有利于缓解压疮、神经炎、关节炎等症状。

【评估】

(1) 患者的一般情况,如年龄、病情、治疗情况、意识状态、活动能力及合作程度等。

(2) 注意观察患者的伤口、局部皮肤状况。

(3) 了解患者对热的耐受程度,有无感觉障碍等。

【计划】

1）操作者准备

洗手,戴口罩,着装整洁,仪表大方,举止端庄,语言温柔恰当,态度和蔼可亲。

2）用物准备

烤灯，必要时备屏风。

3）患者准备

患者理解热疗的目的，愿意合作，体位舒适。

4）环境准备

保持病室整洁，温度适宜，无对流风直吹患者，酌情关门窗，必要时用床帘或屏风遮挡。

【实施】

1）操作步骤

烤灯的使用操作步骤如表 2-14-6 所示。

表 2-14-6　烤灯的使用操作步骤

操 作 步 骤	要 点 说 明
(1)检查烤灯的性能	• 确认烤灯的功能正常
(2)携烤灯至患者床旁，认真核对患者，并做好解释	• 取得患者的配合
(3)协助患者取舒适体位，暴露治疗部位，必要时用床帘或屏风遮挡	• 照射胸部以上部位时用纱布遮挡眼睛，以防红外线伤害，冬天注意保暖，保护患者的隐私
(4)调节烤灯与治疗部位的距离(图 2-14-6)	• 烤灯与治疗部位的距离一般为 30～50 cm
(5)连接电源，打开开关	• 照射时间一般为 20～30 min，注意观察局部皮肤及患者全身反应
(6)关闭开关，撤去烤灯	• 告知患者在室内休息片刻再外出，以防感冒
(7)整理床位，协助患者取舒适体位	
(8)洗手，记录	• 记录照射部位、时间、效果及患者反应

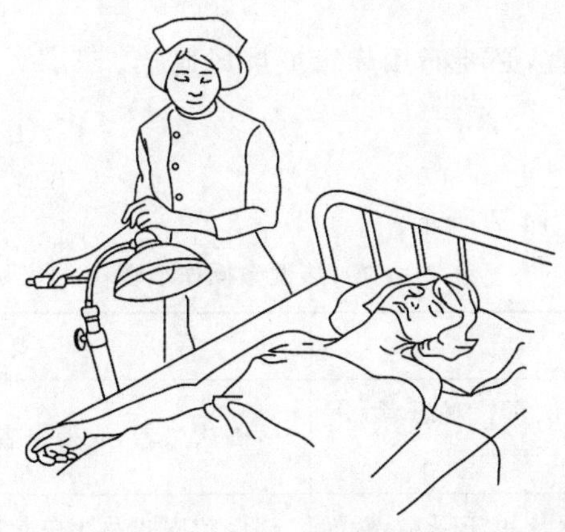

图 2-14-6　烤灯的使用

2）注意事项

(1) 烤灯与治疗部位距离一般为 30～50 cm，每次照射时间一般为 20～30 min。

(2) 密切观察患者照射部位皮肤情况及全身反应。

3）健康指导

向患者和家属介绍使用烤灯的方法和注意事项，解释烤灯热疗对人体的治疗作用。

【评价】

(1) 护患沟通有效,患者能理解烤灯热疗的目的,并主动配合。

(2) 患者感觉舒适,无烫伤等不良反应。

2. 湿热疗技术

实训 2-14-7 热湿敷

【目的】

解痉、消炎、消肿、止痛。

【评估】

(1) 了解患者的一般情况,如年龄、病情、治疗情况、意识状态、活动能力及合作程度等。

(2) 注意观察患者的伤口、局部皮肤状况。

(3) 了解患者对热的耐受程度,有无感觉障碍等。

【计划】

1) 操作者准备

洗手,戴口罩,着装整洁,仪表大方,举止端庄,语言温柔恰当,态度和蔼可亲。

2) 用物准备

(1) 治疗盘内备:长钳2把、敷布2块、凡士林、纱布、棉垫、棉签、橡胶单、一次性治疗巾、水温计、塑料薄膜。

(2) 治疗盘外备:热水瓶或电炉,脸盆内盛放热水,必要时备大毛巾、热水袋、屏风及换药用物。

3) 患者准备

了解热湿敷的目的、方法、注意事项,保持体位舒适,愿意合作。

4) 环境准备

保持病室整洁,温度适宜,必要时用床帘或屏风遮挡。

【实施】

1) 操作步骤

热湿敷操作步骤如表 2-14-7 所示。

表 2-14-7 热湿敷操作步骤

操作步骤	要点说明
(1)备齐用物携至患者床旁,认真核对患者,并做好解释	• 确认患者,取得患者的配合
(2)暴露患处,垫橡胶单和治疗单于受敷部位下,受敷部位涂凡士林,上盖一层纱布	• 保护皮肤及床单位,必要时屏风遮挡,保护患者隐私
(3)热湿敷 ①将敷布浸入热水中,用长钳夹起拧至半干(图 2-14-7) ②抖开、折叠敷布敷于患处,上盖棉垫 ③每 3~5 min 更换一次敷布,持续 15~20 min	• 水温为 50~60 ℃,拧至不滴水为宜,放在手腕内侧试温,以不烫手为宜,及时更换盆内热水维持水温,若患者感觉过热,可掀起敷布的一侧散热

续表

操作步骤	要点说明
(4)观察效果及反应	• 防止产生继发效应
(5)热湿敷完毕，揭开纱布，轻轻擦去凡士林，整理用物和床单位，协助患者取舒适体位	• 观察皮肤颜色、患者全身反应，以防烫伤 • 若热敷部位有伤口，必须按无菌技术处理伤口
(6)洗手，记录	• 记录热湿敷部位、时间、效果及患者反应

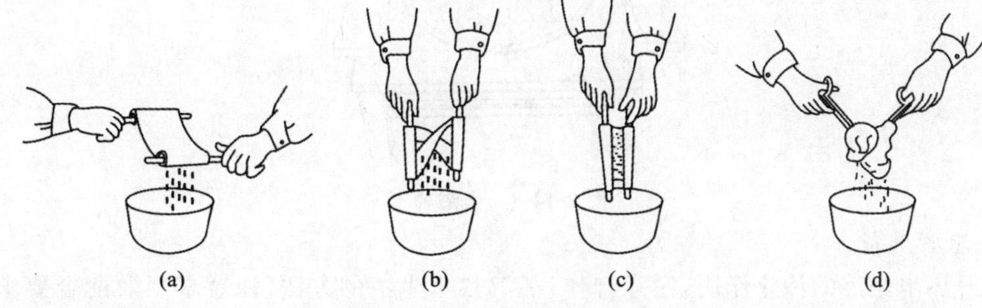

图 2-14-7　拧干敷布的方法

2）注意事项

(1) 若患者热湿敷部位不禁忌压力，可用热水袋放置在敷布上再盖上大毛巾，以维持温度。浸泡部位有伤口时，浸泡盆、药液及用物必须无菌；浸泡后应按无菌技术处理伤口。

(2) 面部热湿敷者，应在室内休息 30 min 方可外出，以防感冒。

3）健康指导

(1) 向患者及家属解释热湿敷的目的、作用和方法。

(2) 说明使用热湿敷的注意事项及治疗效果。

【评价】

(1) 护患沟通有效，患者能理解热湿敷的目的，并主动配合。

(2) 患者感觉舒适，无烫伤等不良反应。

实训 2-14-8　热水坐浴

【目的】

(1) 消炎、消肿、镇痛。

(2) 用于治疗会阴部、肛门疾病及手术后患者。

【评估】

(1) 了解患者的一般情况，如年龄、病情、治疗情况、意识状态、活动能力及合作程度等。

(2) 注意观察患者的伤口、局部皮肤状况。

(3) 了解患者对热的耐受程度，有无感觉障碍等。

【计划】

1）操作者准备

洗手，戴口罩，着装整洁，仪表大方，举止端庄，语言温柔恰当，态度和蔼可亲。

2）用物准备

坐浴椅(图2-14-8)、坐浴盆、热水、水温计、药液(遵医嘱使用)、毛巾、无菌纱布,必要时备屏风和换药用物。

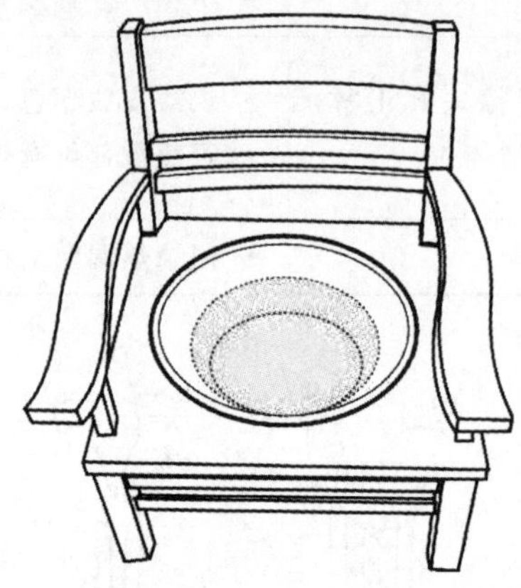

图2-14-8 坐浴椅

3）患者准备

了解热水坐浴的治疗作用,愿意合作;了解热水坐浴的方法、注意事项及配合要求;嘱患者热水坐浴前排尿、排便。

4）环境准备

保持病室整洁,温度适宜,关闭门窗,必要时用床帘或屏风遮挡。

【实施】

1）操作步骤

热水坐浴操作步骤如表2-14-8所示。

表2-14-8 热水坐浴操作步骤

操作步骤	要点说明
(1)备齐用物携至患者床旁,认真核对患者,并做好解释	• 确认患者,取得患者的配合
(2)配制药液,将药液倒入坐浴盆内至1/2满,调节水温,坐浴盆置于坐浴椅上	• 水温为40～45 ℃
(3)用屏风遮挡患者,协助患者暴露治疗部位	• 保护患者隐私
(4)坐浴 ①协助患者取坐位,将裤子脱至膝盖部 ②嘱患者用纱布蘸药液清洗外阴部皮肤 ③患者适应水温后,坐入坐浴盆中	• 便于操作,使患者舒适 • 患者需试水温,防止烫伤,坐浴时间为15～20 min,根据实际情况随时调节水温,防止患者着凉
(5)观察效果及反应	• 患者出现晕眩、面色苍白、脉搏加快等不良反应时,应停止坐浴,并报告医生
(6)坐浴完毕,用纱布擦干臀部,协助患者穿裤子,取舒适卧位	• 用物消毒后备用
(7)洗手,记录	• 记录坐浴的时间、药液、效果及患者反应

2）注意事项

(1) 热水坐浴前患者排尿、排便，因热水刺激肛门、会阴部易引起排尿、排便反射。

(2) 坐浴部位若有伤口，坐浴盆、溶液及用物必须无菌，坐浴后应按无菌技术处理伤口。

(3) 患者在月经期、阴道出血、盆腔急性炎症、妊娠后期及产后 2 周等情况下均不宜坐浴。

(4) 坐浴过程中，注意观察患者的生命体征，倾听患者主诉，有异常时应停止坐浴，告知医生，及时处理。

3）健康指导

(1) 向患者及家属解释热水坐浴的目的、作用和方法。

(2) 说明热水坐浴的注意事项及治疗效果。

【评价】

(1) 护患沟通有效，患者能理解热水坐浴的目的，并主动配合。

(2) 患者感觉舒适，无烫伤等不良反应。

实训 2-14-9 温水浸泡

【目的】

(1) 消炎、消肿、镇痛、清洁、消毒伤口。

(2) 用于四肢部位感染的早期，使炎症局限；感染晚期促进炎症吸收，促进伤口愈合。

【评估】

(1) 了解患者的一般情况，如年龄、病情、治疗情况、意识状态、活动能力及合作程度等。

(2) 注意观察患者的伤口、局部皮肤状况。

(3) 了解患者对热的耐受程度，有无感觉障碍等。

【计划】

1）操作者准备

洗手，戴口罩，着装整洁，仪表大方，举止端庄，语言温柔恰当，态度和蔼可亲。

2）用物准备

浸泡盆内盛 43～46 ℃热水至 1/2 满（遵医嘱添加药物），准备水温计、毛巾，必要时备屏风和换药用物。

3）患者准备

了解温水浸泡的治疗作用，愿意合作；了解温水浸泡的方法；清洗浸泡部位；排空膀胱。

4）环境准备

保持病室整洁，温度适宜，必要时用床帘或屏风遮挡。

【实施】

1）操作步骤

温水浸泡操作步骤如表 2-14-9 所示。

表 2-14-9 温水浸泡操作步骤

操作步骤	要点说明
(1)备齐用物携至患者床旁，认真核对患者，并做好解释	• 确认患者，取得患者的配合

续表

操作步骤	要点说明
(2)将热水倒入浸泡盆内至1/2满,调节水温,加入所需药物配制成浸泡药液	• 水温为43～46 ℃,防止烫伤
(3)协助患者暴露治疗部位,将患处置入浸泡盆,必要时用镊子夹持纱布清洗创面(图2-14-9)	• 动作轻柔以防刮伤创面,浸泡时间为30 min,根据实际情况随时调节水温
(4)观察效果及反应	• 观察浸泡部位皮肤状况及患者全身反应
(5)浸泡完毕,用纱布擦干浸泡部位,酌情进行换药	
(6)整理用物及床单位,协助患者取舒适体位	
(7)洗手,记录	• 记录浸泡部位、时间、药液、效果及患者反应

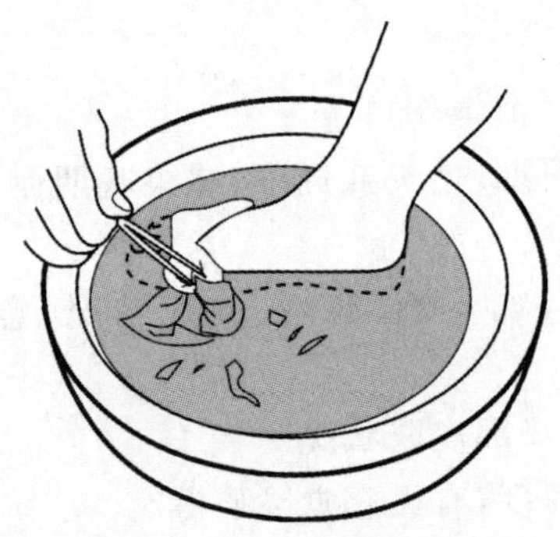

图2-14-9　夹持纱布清洗创面的方法

2）注意事项

(1) 浸泡部位若有伤口,浸泡盆、药液及用物必须无菌;浸泡后应按无菌技术处理伤口。

(2) 浸泡过程中,注意观察浸泡部位的皮肤状况,倾听患者主诉,随时调节水温。

3）健康指导

(1) 向患者及家属解释温水浸泡的目的、作用和方法。

(2) 说明温水浸泡的注意事项及治疗效果。

【评价】

(1) 护患沟通有效,患者能理解温水浸泡的目的,并主动配合。

(2) 患者感觉舒适,无烫伤等不良反应。

小结

本任务阐述了冷热疗法的作用,影响冷热疗法的因素,冷热疗法的禁忌证,冷疗技术和热疗技术的应用方法。这些都是护理人员必须掌握的理论知识和护理技术。

能力检测

选择题

A_1/A_2 型题

(1) 患者,男,14 岁。因篮球比赛时不慎扭伤踝关节,1 h 后到校医务室就诊,正确的处理方法是(　　)。

A. 冷敷　　B. 热敷　　C. 冷热疗法交替使用

D. 热水足浴　　E. 局部按摩

(2) 足底忌用冷疗是为了防止(　　)。

A. 末梢循环障碍　　B. 一过性冠状动脉收缩　　C. 局部组织坏死

D. 体温骤降　　E. 心律异常

(3) 为高热患者使用乙醇拭浴降温时,正确的方法是(　　)。

A. 乙醇浓度为 50%～70%

B. 冰袋置于头部,热水袋置于足部

C. 拍拭四肢、胸背部及腹股沟处

D. 拭浴后 1 h 测体温并记录在体温单上

E. 乙醇的温度为 40～45 ℃

A_3/A_4 型题

(4～6 题共用题干)

胡某,男,60 岁,患老年性慢性支气管炎急性发作收治入院,主诉怕冷,欲为该患者使用热水袋取暖。

(4) 热水袋适宜的水温是(　　)。

A. 40 ℃　　B. 50 ℃　　C. 60 ℃　　D. 70 ℃　　E. 75 ℃

(5) 使用热水袋时下列哪项不妥?(　　)

A. 灌水约 2/3 满　　B. 排尽空气,旋紧塞子

C. 擦干后倒提热水袋检查有无漏水　　D. 水温以 50 ℃以内为宜

E. 套上布套放于头部

(6) 使用热水袋时水温不能过高的原因是(　　)。

A. 皮肤对热反应敏感　　B. 血管对热反应敏感　　C. 皮肤抵抗力差

D. 可加重病情　　E. 老年人感觉较迟钝

(7～10 题共用题干)

患者,女,28 岁,因分娩时对会阴部进行侧切,现切口局部出现红、肿、热、痛,给予红外灯局部照射。

(7) 采用红外灯进行局部照射时,照射时间宜控制在(　　)。

A. 10 min 以内　　B. 10～20 min　　C. 20～30 min

D. 30～40 min　　E. 40～50 min

(8) 在照射过程中,发现局部皮肤出现紫红色,应采取的措施是(　　)。

A. 换用低功率灯头
B. 抬高照射距离
C. 改用热湿敷
D. 立即停用,局部涂凡士林
E. 局部用纱布覆盖

(9) 照射完毕,需嘱患者休息 15 min 后再离开治疗室,目的是(　　)。

A. 观察疗效
B. 预防感冒
C. 防止晕倒
D. 减轻疼痛
E. 促进炎症局限

(10) 进一步体格检查发现:体温 39.1 ℃,脉搏 108 次/分,呼吸 23 次/分。可采用的最佳物理降温的方式是(　　)。

A. 冰袋冷敷
B. 冰帽在头部冷敷
C. 乙醇拭浴
D. 温水拭浴
E. 局部冷湿敷

(广州医科大学卫生职业技术学院　徐美贤　谢丽燕)

任务十五　营养与饮食护理技术

学习目标

(1) 能准确说出医院饮食的类别和每类饮食的主要种类。

(2) 准确说出基本饮食、治疗饮食的饮食原则和用法。

(3) 正确解释下列概念:基本饮食、治疗饮食、试验饮食、管饲法和鼻饲法。

(4) 正确解释常用试验饮食的临床意义及使用方法。

(5) 为模拟患者正确实施鼻饲法的操作过程。

(6) 能够关心患者,操作中动作轻稳,确保患者安全、舒适,满足患者的营养需求。

案例引导

患者,女,52 岁,在全麻下行"颞叶血肿清除术",术后患者一直处于昏迷状态,医生医嘱给予鼻饲营养液。作为责任护士,请完成以下任务:①如何为患者实施鼻饲法?②操作中应注意哪些问题?

饮食是营养的来源,营养是人类赖以生存的基础。饮食与营养和健康与疾病的关系密切。均衡合理的饮食与营养可保证机体的生理功能,促进生长发育、组织修复,提高免疫力,预防、治疗疾病和维持健康。而不合理的饮食与营养可导致机体营养物质失衡,影响疾病的康复,甚至诱发疾病,如缺铁性贫血、佝偻病等,因此,护理人员应掌握饮食与营养方面的知识,正确评估患者的营养状态,制订合理的饮食护理措施,满足患者的营养需求,促进患者早日康复。

一、人体对营养的需求

（一）热能

热能是维持生命和一切活动所必需的能量，主要来源于食物中的蛋白质、脂肪和糖类，因此，蛋白质、脂肪和糖类三大营养素合称为“热能营养素”。它们释放的热能分别为：蛋白质 16.7 kJ/g(4 kcal/g)，脂肪 37.6 kJ/g(9 kcal/g)，糖类 16.7 kJ/g(4 kcal/g)。

人体对热能的需求量因年龄、性别、生理特点及劳动强度等不同而各异。根据中国营养学会推荐的标准，我国成年男子的热能供给量为 10.0～17.5 MJ/d，成年女子的为 9.2～14.2 MJ/d。热能摄入过多会导致肥胖。

（二）营养素

营养素是能够在生物体内被利用，具有供给能量、维持生理功能的物质。人体所需的营养素有六大类：蛋白质、脂肪、糖类、矿物质、维生素和水。

蛋白质是一切生命的物质基础，由多种氨基酸组成，正常成人体内蛋白质占体重的16%～19%。

脂肪也称为脂类或脂质，在体内分解可产生大量热能，包括中性脂肪和类脂质。中性脂肪是由甘油和脂肪酸组成的，又称为甘油三酯。类脂质是溶于脂肪或脂肪溶剂的物质。根据化学结构的不同，脂肪中的脂肪酸又可分为饱和脂肪酸和不饱和脂肪酸。不饱和脂肪酸一般在体内不能合成，必须通过食物供给，故称为必需脂肪酸。

糖类由碳、氢、氧三种元素组成。根据分子结构的不同，糖类可分为单糖（如葡萄糖、果糖）、双糖（如蔗糖、麦芽糖、乳糖）及多糖（如淀粉、糖原、纤维、果胶等）。

矿物质是一组无机元素，也称为无机盐，它包括除碳、氢、氧、氮以外体内的各种元素。人体矿物质一般分为常量元素和微量元素两大类。常量元素包括钙、镁、钾、钠、磷、氯、硫；微量元素包括铁、铜、锌、锰、钴、钼、硒、铬、镍、锡、硅、氟、钒等。

维生素是维护人体健康、促进生长发育、调节生理功能必不可少的有机化合物。维生素大多数不能在体内合成或大量储存于组织中，主要由食物供给。若长期摄入不足，会影响机体代谢和生理功能，甚至产生缺乏症，但摄入过多也可发生中毒。维生素分为水溶性和脂溶性两大类。

水是人类生存的必需物质，是重要的营养素，它具有帮助血液流动、促进营养物质消化、吸收等功能。

各种营养素的生理功能、主要来源及每日供给量见表 2-15-1。

表 2-15-1　各种营养素的生理功能、主要来源及每日供给量

营养素	生理功能	主要来源	每日供给量
蛋白质	构成和修复人体组织；构成人体内的酶、激素、抗体、血红蛋白、尿纤维蛋白等，以调节生理功能；供给热能；维持血浆渗透压	肉类、蛋类、奶类及豆类	男性 90 g，女性 80 g，占总热能的 10%～14%
脂肪	提供和储存热能；构成身体组织的成分；促进脂溶性维生素的吸收；供给必需脂肪酸；维持体温、保护脏器；增加饱腹感	食用油、动物性食品、坚果类等，如大豆油、蛋黄、核桃等	50 g，占总热能的 20%～25%

续表

营养素			生理功能	主要来源	每日供给量
糖类			提供热能;构成神经与细胞;保肝解毒;节省蛋白质;抗生酮作用	谷类食物、根茎类食物、薯类食物、食糖(如蔗糖、麦芽糖)等	80～120 g,占总热能的60%～70%
矿物质		钙	构成骨骼与牙齿的重要成分;调节心脏和神经的正常活动;维持肌肉紧张度;参与凝血过程;激活多种酶;降低毛细血管和细胞膜的通透性	奶及奶制品、海带、虾皮、芝麻酱、豆类、绿叶蔬菜、骨粉、蛋壳粉等	800 mg
矿物质		铁	合成血红蛋白与肌红蛋白;参与氧的运输;构成某些呼吸酶的重要成分;促进生物氧化还原反应;参与组织呼吸	动物肝脏、动物全血、黑木耳、紫菜、肉类、鱼类、禽类、蛋类、豆类、绿叶蔬菜等	男性:12 mg 女性:18 mg
矿物质		磷	构成骨骼、牙齿及软组织的重要成分;参与多种酶、辅酶的合成;促进物质活化;调节能量释放;调节酸碱平衡	存在于动物性、植物性食品中	520～1200 mg
矿物质		锌	促进机体发育和组织再生;参与构成多种酶;促进维生素A的正常代谢和生理功能;促进食欲;促进性器官与性功能的正常发育;参与免疫过程	肉类、海产品、黄豆、茄子、坚果类等	15 mg
矿物质		碘	构成甲状腺素的主要成分;促进生长发育	海盐、海产品等	150 μg
维生素	脂溶性维生素	维生素A	维持正常的夜视功能;维持视紫红质合成速度;维持上皮细胞完整性;增强机体免疫力;促进生长发育	动物肝脏、鱼肝油、奶制品、蛋黄、胡萝卜、绿叶蔬菜及水果等	800 μgRE(维生素A当量)
维生素	脂溶性维生素	维生素D	调节钙磷代谢,促进钙磷吸收	海鱼、鱼肝油、动物肝脏、蛋黄、奶类等	5 μg
维生素	脂溶性维生素	维生素E	具有抗氧化作用,保持红细胞完整性;参与DNA、辅酶Q的合成	植物油、谷类、坚果类、绿叶蔬菜等	10 mg
维生素	脂溶性维生素	维生素K	合成凝血因子;促进血液凝固	肠道细菌合成;绿叶蔬菜、动物肝脏等	20～100 μg

续表

营养素			生理功能	主要来源	每日供给量
维生素	水溶性维生素	维生素 B_1	构成辅酶 TPP;参与糖代谢过程;调节神经系统功能	动物内脏、豆类、肉类、花生、未过分精细加工的谷类	男性:1.5 mg 女性:1.4 mg
		维生素 B_2	组成体内多种辅酶;参与人体内多种生物氧化过程;保持皮肤和黏膜的完整性	动物内脏、绿色蔬菜、禽类、蛋类、豆类、奶类、花生	男性:1.5 mg 女性:1.4 mg
		维生素 B_6	构成多种辅酶,参与氨基酸的合成与分解代谢;参与合成某些神经递质	瘦肉、动物肝脏、蛋黄、鱼类等	代谢 1 g 蛋白质需维生素 B_6 0.02 mg
		维生素 B_{12} 及叶酸	为细胞的核酸和核蛋白合成代谢过程中所必需的物质;促进红细胞发育与成熟	动物肝脏、发酵豆制品、绿叶蔬菜等	维生素 B_{12}:1 μg 叶酸:3.1 μg/kg
		维生素 C	促进胶原、神经递质、抗体合成;参与胆固醇代谢;防治坏血病,保护细胞膜;促进铁吸收和利用	绿叶蔬菜和水果等	60 mg
水			构成人体组织;调节体温;运送营养物质和代谢产物;维持消化、吸收功能;溶解营养素和代谢产物;直接参加体内氧化还原反应	饮料、水果等	2～3 L

注:本表中营养素每日供给量采用中国营养学会 1988 年 10 月修订的《推荐的每日饮食中营养素供给量》成人中等劳动强度的标准。

二、医院饮食

医院饮食的种类通常分为三大类,即基本饮食、治疗饮食和试验饮食。三者分别适应于不同病情的患者。

(一) 基本饮食

基本饮食是对营养素的种类、摄入量不做限定性调整的一类饮食,包括普通饮食、软质饮食、半流质饮食和流质饮食(表 2-15-2)。

表 2-15-2 基本饮食

类别	适用范围	饮食原则	用法
普通饮食	消化功能正常、无发热、病情较轻、疾病恢复期、不需限制饮食的患者	营养均衡,美味可口,易消化,无刺激性	每日 3 餐,总热量为 9.5～11 MJ/d,蛋白质为 70～90 g/d

续表

类　别	适用范围	饮食原则	用　法
软质饮食	消化功能差、低热、咀嚼不便、术后恢复期、老年或幼年患者	营养均衡,食物以软、烂、碎为原则,易咀嚼消化、无刺激性、少油炸、少油腻、少粗纤维,如软饭、面条、切碎或煮烂的肉菜等	每日3～4餐,总热量在8.5～9.5 MJ/d,蛋白质为60～80 g/d
半流质饮食	体弱、发热、口腔疾病、吞咽困难、咀嚼不便、消化功能不良及术后患者	少食多餐,食物无刺激性,易吞咽、咀嚼和消化,纤维素少,营养丰富,食物呈半流质状,如粥、鸡蛋羹、肉末、豆腐、菜末等	每日5～6餐,总热量在6.5～8.5 MJ/d,蛋白质为50～70 g/d
流质饮食	病情危重、吞咽困难、口腔疾病、各种大手术后、急性消化道疾病、高热患者	食物呈液体状,易吞咽、易消化,无刺激性,如乳类、豆浆、米汤、稀藕粉、菜汁、肉汁、果汁等。流质饮食由于所含热能与营养素不足,故只能短期使用	每日6～7餐,每次200～300 mL,总热量在3.5～5.0 MJ/d,蛋白质为40～50 g/d

(二)治疗饮食

治疗饮食是在基本饮食的基础上,根据病情的需要,适当调整总热能和某些营养素,以达到辅助治疗目的的一类饮食,包括高热量饮食、高蛋白质饮食、低蛋白质饮食、低脂肪饮食、低胆固醇饮食、低盐饮食、无盐低钠饮食、高膳食纤维饮食、少渣饮食及要素饮食等(表2-15-3)。

表2-15-3　治疗饮食

饮食种类	适应范围	饮食原则及用法
高热量饮食	用于热量消耗较多的患者,如甲状腺功能亢进症、大面积烧伤、产妇、体重不足、高热等患者	在基本饮食的基础上加餐2次,可进食豆浆、牛奶、鸡蛋、巧克力及甜食等,总热量约在12.5 MJ/d(3 000 kcal/d)
高蛋白质饮食	用于长期消耗性疾病的患者,如结核病、严重贫血、营养不良、大面积烧伤、大手术后、恶性肿瘤、肾病综合征、低蛋白血症等患者	增加含蛋白质丰富的食物,如鱼类、肉类、蛋类、乳类等。蛋白质供应量按体重计算1.5～2 g/(kg・d),但每日总量不超过120 g,总热量在10.5～12.5 MJ/d(2 500～3 000 kcal/d)
低蛋白质饮食	用于限制蛋白质摄入的患者,如急性肾炎、尿毒症、肝性脑病患者	应补充蔬菜和含糖高的食物,维持正常热能。成人饮食中蛋白质应低于40 g/d,根据病情需要,也可为20～30 g/d,肾功能不全者应摄入动物性蛋白质,忌用豆制品,而肝性脑病患者应以植物性蛋白质为主
低脂肪饮食	用于肝胆胰疾病、高脂血症、动脉硬化、冠心病、肥胖症、腹泻等患者	食物应清淡、少油,禁食肥肉、蛋黄等。高脂血症及动脉硬化者不必限制植物油(椰子油除外)。脂肪量应小于50 g/d,肝胆胰疾病患者小于40 g/d,尤其要限制动物脂肪的摄入

续表

饮食种类	适应范围	饮食原则及用法
低胆固醇饮食	用于高胆固醇血症、高脂血症、动脉硬化、高血压、冠心病等患者	胆固醇摄入量小于 300 mg/d，少吃含胆固醇高的食物，如动物内脏、肥肉、动物油、蛋黄等
低盐饮食	用于心脏病、急慢性肾炎、肝硬化腹腔积液、先兆子痫、重度高血压且水肿较轻者	成人摄入食盐量小于 2 g/d(含钠 0.8 g)，不包括食物内自然含钠量。禁食腌制食物(如咸菜、香肠、咸肉)及火腿、皮蛋等
无盐低钠饮食	同低盐饮食但水肿较重者	无盐饮食，除食物内自然含钠量外，不放食盐烹调，食物中含钠量小于 0.7 g/d；低钠饮食，除无盐外还应控制食物中自然存在的含钠量(小于 0.5 g/d)，禁用腌制食物；对无盐低钠者还应禁用含钠的食物和药物，如含碱食物(挂面、油条)、汽水、碳酸氢钠等药物
高膳食纤维饮食	用于便秘、肥胖、高脂血症、糖尿病等患者	选择含膳食纤维多的食物，如韭菜、芹菜、卷心菜、豆类、粗粮等
少渣饮食	用于伤寒、肠炎、腹泻、痢疾、食管静脉曲张的患者	膳食纤维含量少且少油，如嫩豆腐、蛋类等。不食用刺激性强的调味品、坚果、带碎骨的食物
要素饮食	由人工配制，含有全部人体生理所需要的各种营养成分，不需消化或需很少消化即可吸收的无渣饮食。适用于低蛋白血症、严重烧伤、胃肠道瘘、大手术后胃肠功能紊乱、营养不良、消化吸收不良、急性胰腺炎、晚期癌症等患者	可口服、鼻饲或造瘘管滴注，温度调节为 38～40 ℃，滴速为 40～60 滴/分，最快不宜超过 150 mL/h

（三）试验饮食

试验饮食也称为诊断饮食，是指在特定时间内，通过调整饮食的内容，协助疾病的诊断和提高实验室检查的正确性的一类饮食，包括潜血试验饮食、胆囊造影饮食、肌酐试验饮食、尿浓缩功能试验饮食及甲状腺^{131}I 试验饮食等(表 2-15-4)。

表 2-15-4 试验饮食

饮食种类	适应范围	饮食原则及用法
潜血试验饮食	用于大便潜血试验的准备，以协助诊断有无消化道出血	试验前 3 天禁食易造成潜血试验假阳性反应的食物，如肉类、肝类、血类、含铁药物或食物及绿色蔬菜。可进食牛奶、豆制品、大白菜、冬瓜、土豆等，第 4 天开始留取粪便标本做潜血试验

续表

饮食种类	适应范围	饮食原则及用法
胆囊造影饮食	用于需要行胆囊造影检查有无胆囊、胆管、肝胆管疾病的患者	检查前1天中午进食高脂肪餐,以刺激胆囊收缩和排空,有助于显影剂进入胆囊;晚餐进食无脂肪、低蛋白质、高糖类、清淡的饮食;晚餐后服造影剂,服后禁食、禁水、禁烟至次日上午。检查当日早餐禁食;第一次摄X线片后,如胆囊显影良好,可进食高脂肪餐,临床常用油煎荷包蛋2只,脂肪量为25～50 g。待30 min后第二次摄X线片,观察胆囊收缩情况
肌酐试验饮食	用于协助检查、测定肾小球的滤过功能	试验期为3天。试验期间禁食肉类、禽类、鱼类,忌饮茶和咖啡。全日主食在300 g以内,限制蛋白质的摄入,蛋白质供给量小于40 g/d,以排除外源性肌酐的影响。蔬菜、水果、植物油不加限制,热量不足可补充藕粉或含糖高的食物。第3天测尿肌酐清除率及血浆肌酐含量
尿浓缩功能试验饮食	用于检查肾小管的浓缩功能	试验期为1天,控制全天饮食中水分摄入总量在500～600 mL,可选择进食含水量少的食物,如米饭、面包、馒头、炒鸡蛋、土豆、豆腐干等,烹调时尽量不加水或少加水;避免食用过甜、过咸的食物;蛋白质供给量为1 g/(kg・d)
甲状腺^{131}I试验饮食	用于协助检查甲状腺功能,明确诊断	试验期为2周,试验期间禁食含碘食物,如海带、海参、海蜇、紫菜、虾、鱼、加碘食盐等;禁用碘酊做皮肤消毒。2周后做^{131}I功能测定

三、饮食护理

对患者进行合理的饮食护理,是整体化护理的重要组成部分,护理人员通过对患者饮食与营养的评估,确认患者在营养方面存在的健康问题,采取相应的护理措施,满足患者营养的需求,促进康复。

(一) 营养评估

营养评估是健康评估的重要组成部分。通过营养评估,护理人员可判断患者的营养状况,给予有针对性的饮食治疗与护理措施,这对改善患者的营养状况、促进患者的康复具有重要的指导意义。

1. 影响饮食与营养因素的评估

影响饮食与营养的因素包括生理因素、病理因素、心理因素及社会文化因素,护理人员了解这些影响因素,有助于为患者制订合理、切实可行的饮食护理计划。

1) 生理因素

(1) 年龄:处于不同年龄时期的人对营养的需求不同。如幼儿期、青春期、怀孕期、哺乳期对营养的需求增加,老年人由于新陈代谢减慢,对营养的需求相对减少。此外,年龄也可影响人们对食物的喜爱,如婴幼儿咀嚼、消化功能尚未完善,而老年人咀嚼、消化功能减退,味觉改变,应给予其软、易消化的食物。婴幼儿、老年人在饮食自理能力方面也稍差。

(2) 活动量:不同活动量的人对营养的需求也不同,活动量大的人对营养的需求高于活动量小的人。

(3) 身高与体重：一般体型高大、身体强壮的人对营养的需求多。

2) 病理因素

(1) 疾病：有口腔和牙齿疾病的患者因咀嚼困难，可影响食物的摄入；胃肠道疾病患者因疾病会影响食物的消化、吸收；慢性消耗性疾病、发热、创伤的患者需要较多的营养素；危重患者常因饮食不能自理导致营养摄入不足。

(2) 药物治疗：患者在服用药物时，有的药可促进食欲，有的药可抑制食欲，出现恶心、呕吐反应，影响食物的摄入和营养的吸收，如服用非肠溶性红霉素可降低食欲。

(3) 食物过敏：有的患者对某些食物如牛奶、虾、蟹等过敏，出现腹泻、哮喘、荨麻疹等过敏反应，影响食物的摄入和营养的吸收。

3) 心理因素

轻松、愉快的心理状态，能促进食欲，有利于消化吸收；反之，紧张、焦虑、恐惧、抑郁等不良情绪，会引起交感神经兴奋，抑制胃肠道蠕动及消化液的分泌，使患者食欲降低，导致食物摄入减少。

4) 社会文化因素

(1) 经济状况：经济状况直接影响人们的购买力，从而影响人们对食物的选择与营养状况。如经济状况差的人易出现营养不良。

(2) 饮食习惯：不同种族、宗教信仰、文化习俗、地理位置的人群有不同的饮食习惯，如佛教徒很少摄入动物性食物，易引起营养素的缺乏；我国有“东酸西辣，南甜北咸”的饮食特色，东北人喜食腌制酸菜，因其含有较多的亚硝酸胺类物质，易发生消化系统肿瘤；现代高效率、快节奏的生活方式使人们经常食用快餐、速冻食品，易导致营养不良。

(3) 营养知识：营养知识可影响人的饮食习惯和对食物的选择与摄入。若人们营养知识缺乏，不注意食物的有效搭配，易出现营养缺乏。

2. 饮食评估

(1) 一般饮食形态：如用餐时间的长短，进食的方式，摄入食物的种类、量、规律性，药物、补品的服用情况，食物有无过敏，有无特殊喜好或厌恶等。

(2) 食欲：有无增加或降低，以及其出现的时间与原因。

(3) 其他影响因素：如有无咀嚼不便、吞咽困难、口腔疾病等。

3. 身体评估

(1) 身高、体重、皮褶厚度的评估：测量患者身高、体重、皮褶厚度等数值，并与标准值作比较，评估患者的营养状况。

① 身高和体重：身高和体重可以反映机体的营养状况。常用的方法是：计算实测体重与标准体重的差值占标准体重的百分数。

$$\frac{\text{实测体重}-\text{标准体重}}{\text{标准体重}}\times 100\%$$

百分数在±10％之内为正常，10％～20％为过重，超过20％为肥胖，－20％～－10％为消瘦，低于－20％为明显消瘦。

我国常用标准体重的计算公式：

男性：标准体重(kg)＝身高(cm)－105

女性：标准体重(kg)＝身高(cm)－105－2.5

② 皮褶厚度:又称为皮下脂肪厚度,可通过测量皮褶厚度来了解人体皮下脂肪的含量,常用的测量部位是上臂肱三头肌,其正常参考值为:男性 12.5 mm,女性16.5 mm。

(2) 身体征象的评估:通过皮肤、毛发、指甲、肌肉、骨骼及面部等方面的评估,了解患者的营养状况(表 2-15-5)。

表 2-15-5 营养状况的身体征象

评估项目	营养良好	营养不良
皮肤	肤色健康、有光泽、弹性好	无光泽、干燥、弹性差、肤色过淡或过深
毛发	浓密、有光泽、不易掉落	缺乏光泽、干燥、稀疏、易掉落
指甲	粉色、坚实	粗糙、无光泽、易断裂
肌肉和骨骼	肌肉结实,皮下脂肪丰满、有弹性,骨骼无畸形	肌肉松弛无力、皮下脂肪菲薄、肋间隙和锁骨上窝凹陷、肩胛骨和髂骨嶙峋突出
面部	肤色一致、平滑、无肿胀	肤色无光泽、面色暗淡、弹性差、肿胀

4. 辅助检查的评估

生化检验可反映人体内各种营养素水平,其结果是评价人体营养状况的客观指标。常用的生化检查包括血常规、尿常规、粪常规检验,血清蛋白、血清转铁蛋白、血脂、血清钙的测定,电解质测定等。

(二) 患者一般饮食护理

护理人员应根据患者的营养状态、病情制订有针对性的饮食护理计划,实施饮食护理措施,满足患者营养,促进康复。

1. 病区的饮食管理

患者入院后,由病区医生根据患者病情开出饮食医嘱,确定患者的饮食种类。护士根据医嘱填写入院饮食通知单,送交营养室,并填写在病区的饮食单上,同时在患者的床尾或床头卡上注上相应标记,作为分发食物的依据。

因病情需要更换饮食种类时,如流质饮食改为半流质饮食,手术前需要禁食或出院需要停止饮食等,由医生开出医嘱,护理人员按医嘱填写饮食更改通知单或饮食停止通知单,送交营养室作相应处理。

2. 患者进食前的护理

(1) 食物的准备:根据患者的病情、饮食习惯和喜好,制订饮食计划。在烹调制备食物时要考虑食物的色、香、味、形和多样化,通过多种感官的刺激,促进食欲。

(2) 提供舒适的进食环境:为患者提供整齐清洁、安静舒适、空气新鲜、轻松愉快的进食环境。

① 进食前整理床单位,去除一切不良气味及视觉刺激,如饭前 30 min 开窗通风、移去便器等,防止影响食欲。

② 暂停非紧急的检查、治疗及护理。

③ 病室内如有病危、痛苦呻吟的患者,应用屏风遮挡,以免影响他人。

④ 有条件的应鼓励患者到病区餐厅集体进餐,分享进餐时的乐趣,在轻松愉快的氛围中进餐。

(3) 确保患者感觉舒适:进食前患者感觉舒适有利于患者的进食。

① 进食前 30 min 按需要给予便器，用后及时撤去，打开门窗通风。

② 协助患者洗手、漱口或作口腔护理，以促进食欲。

③ 协助患者取舒适的进餐体位，病情允许时可协助患者下床进餐；不能下床者可协助患者坐起或摆放跨床小桌进餐；卧床患者取侧卧位或仰卧位（头偏向一侧），并给予适当支托。

④ 去除不舒适的因素，如疼痛患者餐前 30 min 给予其止痛药，对高热患者及时降温，焦虑、抑郁者给予其心理护理等。

⑤ 若患者同意可将治疗巾或餐巾围于胸前，以保持衣服和被单的清洁。

3. 患者进食中的护理

(1) 及时分发食物：护理人员着装整洁，洗手，戴口罩，根据饮食单协助配餐员及时将饭菜准确无误地分发给每位患者。对需要禁食或限量饮食者，应告知原因，以取得合作，在床头（尾）挂标记，并做好交接班。

(2) 鼓励并协助患者自行进餐：将食物、餐具等放在患者方便取用处，必要时给予帮助。对不能自行进食者，应耐心喂食，每次匙量不可过多，以 1/3 满即可；温度适宜，进食速度适中，便于患者咀嚼和吞咽；固体食物和液体食物应交替喂食，液体食物可用吸管吸吮。

(3) 对双目失明或双眼被遮盖的患者的饮食护理：应告知患者食物名称；若患者要求自行进餐，可设计时钟平面图放置食物（图 2-15-1），并告知患者食物的方位、食物名称，方便患者按顺序取食。

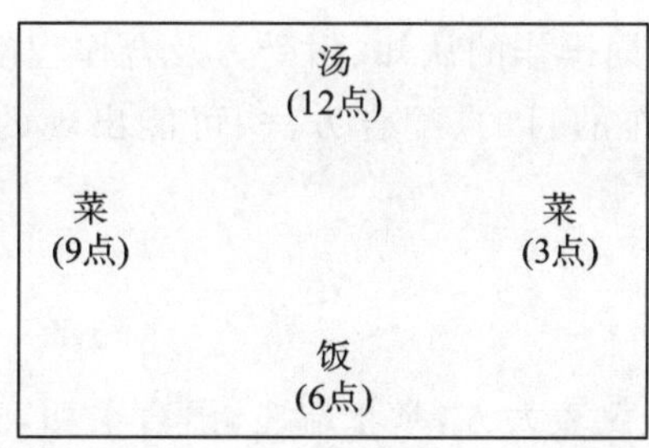

图 2-15-1　设计时钟平面图放置食物

(4) 加强巡视病室：观察患者进餐情况，鼓励患者进食，检查、督促治疗饮食和试验饮食的实施情况，征求患者意见及时向营养室反映，以提高饭菜质量。护理人员还要检查家属或访客送来的食物，符合患者病情时方可食用。

(5) 进餐过程中特殊问题处理：如患者在进餐过程中出现恶心，应鼓励患者做深呼吸，并暂停进食；如发生呕吐，协助患者头偏向一侧，防止呕吐物进入气管，并尽快清除呕吐物，及时更换被污染的被服等；认真观察呕吐物的性质、颜色、量和气味并记录；开窗通风，去除室内不良气味；帮助患者漱口或给予口腔护理，去除口腔异味；征求患者是否愿意继续进餐，对不愿意继续进餐者，帮助保存好剩余的食物，待其愿意进餐时给予。

(6) 健康教育：进餐期间护理人员应有目的、有针对性地解答患者在饮食方面的问题，帮助患者纠正不良的饮食习惯及行为。

4. 患者进食后的护理

(1) 及时撤去餐具，清理食物残渣，协助患者洗手、漱口或进行口腔护理，整理床单位。

(2) 根据需要做好记录,如进食的种类、量、时间及进食反应,以评价患者的饮食是否达到营养需求。

(3) 对暂时禁食或限食等特殊患者应做好交接班。

(三) 管饲饮食

对于昏迷、消化道疾病(如食管癌、食管狭窄等)、颅脑外伤等不能经口进食者,为确保患者营养和治疗的需要,通过导管将营养丰富的流质饮食、营养液、水和药物注入胃内,此种方法称为管饲法。根据导管插入途径的不同,管饲法可分为:口胃管法、鼻胃管法、鼻肠管法、胃造瘘管法、空肠造瘘管法等。临床上以鼻胃管法最为常用,下面以经鼻腔插入胃管为例,讲解鼻饲法的操作方法。

实训 2-15-1　鼻饲法

鼻饲法是指将导管经鼻腔插入胃内,从管内灌注流质食物、水和药物等的方法。

【目的】

保证患者摄入足够的热量和蛋白质等多种营养素,以满足营养和治疗的需求,促进早日康复。鼻饲法常用于:不能够经口进食者,如昏迷、口腔疾病、口腔手术后的患者;不能张口的患者,如破伤风患者;拒绝进食者;早产儿及病情危重的患者。

【评估】

(1) 患者的年龄、病情、意识状态和治疗情况。

(2) 患者鼻腔状况,有无鼻中隔偏曲、鼻腔炎症和鼻黏膜肿胀。

(3) 患者心理状态,对鼻饲操作的认知、耐受力及合作程度。

(4) 向患者告知鼻饲操作的目的、配合方法、可能出现的不适及缓解方法,征求患者同意。

【计划】

1. 操作者准备

着装整洁,洗手,戴口罩,仪表大方,举止端庄,语言柔和,态度和蔼。

2. 用物准备

(1) 无菌鼻饲包内备:治疗碗、镊子、压舌板、止血钳、纱布、胃管或硅胶管、50 mL 注射器、治疗巾。

(2) 治疗盘内备:治疗碗 2 个,分别盛流质饮食(200 mL,温度 38～40 ℃)和温开水,以及水温计、听诊器、液体石蜡、棉签、胶布、别针、手电筒、弯盘、夹子或橡皮圈、纸巾、松节油、手套等。

3. 患者准备

了解操作目的,愿意合作,体位舒适,情绪稳定。

4. 环境准备

保持环境安静、整洁、安全、空气清新、光线明亮。

【实施】

1. 操作步骤

鼻饲法操作步骤如表 2-15-6 所示。

表 2-15-6　鼻饲法操作步骤

操 作 步 骤	要 点 说 明
◆ 插管	
①洗手,戴口罩,备齐用物,携至患者床旁,核对床号、姓名,向患者及家属解释操作的目的、过程及配合方法	• 确认患者,解除其紧张、恐惧的情绪,取得合作
②有义齿者取下活动义齿,妥善放置	• 防止义齿脱落、误咽
③根据病情协助患者采取半坐卧位或坐位,无法坐起者采取右侧卧位	• 半坐卧位或坐位可减少胃管通过咽喉部引起的呕吐,有利于胃管插入
④治疗巾铺于患者颌下,置弯盘于口角旁	• 右侧卧位可借助解剖位置,使胃管容易插入
⑤检查鼻腔,选择通畅一侧,用棉签清洁鼻腔	• 鼻腔通畅,便于插管
⑥打开鼻饲包,检查胃管,测量胃管插入长度,并作标记	• 成人胃管插入长度为 45～55 cm,插入长度应为前额发际至胸骨剑突处或由鼻尖经耳垂至胸骨剑突处的距离
⑦用液体石蜡润滑胃管前端	
⑧戴手套	• 润滑胃管可减少插入时的摩擦阻力
⑨插胃管,操作者左手持纱布托住胃管,右手持镊子夹住胃管前端,沿选定侧鼻孔轻轻插入,插入至 10～15 cm(咽喉部)时,嘱患者做吞咽动作,顺势将胃管向前推进,插至预定长度,用胶布初步固定	• 吞咽动作可助胃管迅速进入食管,减轻不适。必要时可让患者饮少量温开水,以助于胃管顺利插入
⑩昏迷患者插管前应先协助患者去枕,头向后仰(图 2-15-2(a)),当胃管插入 15 cm(会厌部)时,左手将患者头部托起(图 2-15-2(b)),使下颌靠近胸骨柄,缓缓插至预定的长度	• 头向后仰,可避免胃管误入气管 • 下颌靠近胸骨柄,可增大咽喉部通道的弧度,便于胃管顺利通过会厌部,提高插管成功率
⑪确认胃管在胃内	• 确认胃管在胃内的方法有:①在胃管末端连接注射器抽吸,能抽出胃液;②置听诊器于患者胃部,快速经胃管向胃内注入 10 mL 空气,听到气过水声;③将胃管末端置于盛水的治疗碗中,无气泡逸出
⑫用胶布将胃管固定于鼻翼及同侧面颊部	• 防止胃管移动或滑出
⑬连接注射器于胃管末端,缓慢注入少量温开水湿润胃管	• 温开水可润滑管腔,防止鼻饲液黏附于管壁
⑭缓慢灌注流质饮食或药物	• 每次鼻饲量不超过 200 mL,间隔时间不少于 2 h • 每次灌注食物前应抽吸胃液以确定胃管在胃内及胃管是否通畅 • 每次抽吸鼻饲液后应反折胃管末端,避免灌入空气,引起腹胀
⑮鼻饲完毕,再注入少量温开水冲管,并抬高胃管末端	• 冲净胃管,防止鼻饲液积存于管腔中变质造成胃肠炎或堵塞管腔

续表

操作步骤	要点说明
⑯将胃管末端反折,用纱布包好,再用橡皮圈系紧,用别针固定于枕旁	• 防止胃管脱落
⑰协助患者清洁面部,嘱患者维持原卧位 20～30 min	• 维持原卧位,可防止呕吐发生
⑱脱手套,整理床单位,清理用物	
⑲洗净注射器,放于治疗盘内,盖上纱布备用	• 鼻饲用物应每天更换、消毒
⑳洗手,记录	• 记录鼻饲饮食的种类、量和患者的反应
◆ 拔管	• 用于停止鼻饲或长期鼻饲需更换胃管时
①携用物至患者床旁,核对、解释	
②置弯盘于患者颌下,夹紧或反折胃管末端,揭去固定胶布,戴手套	• 夹紧胃管,以防拔管时管内液体反流
③用纱布包裹近鼻孔处胃管,嘱患者深呼吸,在患者呼气时拔管,边拔边擦胃管,至咽喉处快速拔出	• 防止胃管内残留液体滴入气管
④置胃管于弯盘内,撤去弯盘	• 减少患者视觉刺激
⑤清洁口鼻孔、面部,擦去胶布痕迹,必要时协助漱口,脱手套,安置舒适体位,整理床单位,清理用物	• 可用松节油擦净胶布痕迹,再用乙醇擦除松节油
⑥洗手,记录	• 记录拔管时间、患者反应

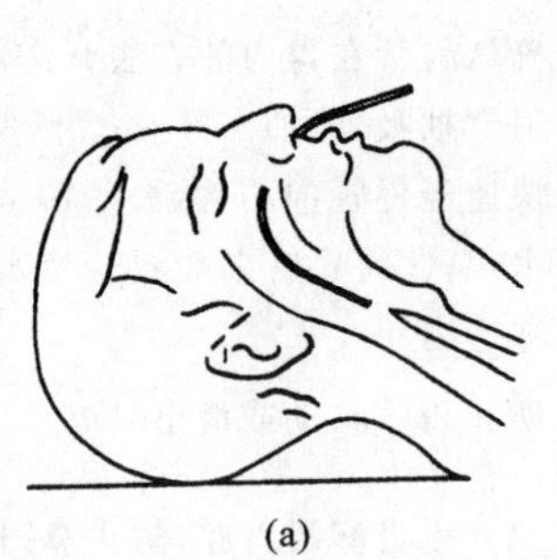
(a)

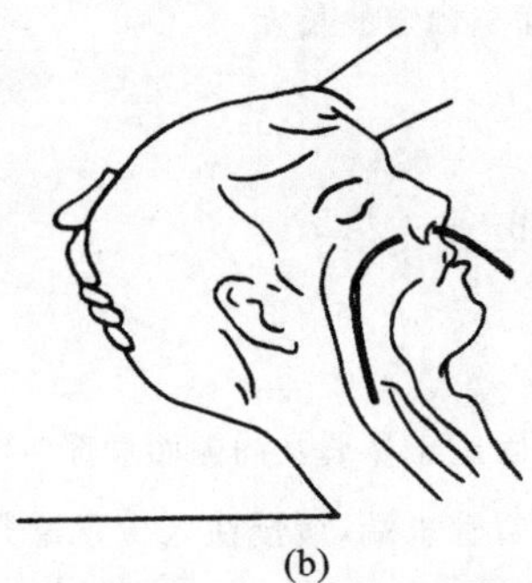
(b)

图 2-15-2 昏迷患者插胃管示意图

2. 注意事项

(1) 插胃管前,护患之间进行有效的沟通,让患者及家属理解操作的目的和配合方法。

(2) 插管时动作应轻柔,防止损伤鼻腔及食管黏膜,特别是通过食管 3 个狭窄部位(环状软骨水平处、平气管分叉处、食管通过膈肌处)时。

(3) 插入胃管过程中如患者出现剧烈恶心、呕吐,可暂停插入,嘱患者深呼吸,如患者出现呛咳、呼吸困难、发绀等现象,表明胃管误入气管,应立即拔出,休息后再重新插入。

(4) 每次鼻饲量不超过 200 mL,间隔时间不少于 2 h,鼻饲液温度以 38～40 ℃为宜;药片应研碎溶解后灌入。

(5) 果汁与奶液应分别注入,防止产生凝块。

(6) 鼻饲用物每日更换消毒,长期鼻饲者每天进行口腔护理,并定期更换胃管,普通胃管每周更换 1 次,硅胶胃管每月更换 1 次。更换胃管时应于当晚最后一次灌食后拔出,次晨从另一侧鼻孔插入。

(7) 凡上消化道出血、食管静脉曲张、食管梗阻,以及鼻腔、食管手术后的患者禁忌使用鼻饲法。

3. 健康指导

(1) 向患者讲解鼻饲饮食的目的、配合方法,减轻患者焦虑。

(2) 向患者讲解鼻饲液的温度、量,喂食时间,胃管清洁方法,患者应采取的体位,更换胃管的知识等。

(3) 告知患者鼻饲后若出现不适,应及时告知护理人员。

【评价】

(1) 护患沟通有效,关爱患者,患者能理解操作的目的,并主动配合操作。

(2) 患者未发生不良反应,操作安全。

(3) 胃管插入顺利、动作轻柔、操作规范,保证营养的需要。

四、出入液量记录

正常人每天液体的摄入量和排出量应保持动态平衡。记录患者 24 h 出入液量,可为了解病情、协助诊断、决定治疗方案、制订护理计划提供重要依据,适用于休克、大面积烧伤、大手术后或有心脏病、肾病、肝硬化腹腔积液等患者。

(一) 记录内容与要求

1. 每日摄入量

(1) 内容:包括每日饮水量、输液量、输血量、食物中的含水量等。

(2) 要求:患者饮水容器应固定,以便准确记录。凡固体食物应记录其单位数目及所含水量。如馒头一个(50 g),含水量 25 mL 等。

2. 每日排出量

(1) 内容:包括粪便量、尿量及其他排出液的量,如胃肠减压吸出液、胸腹腔吸出液、痰液、呕吐液、伤口渗出液、胆汁引流液、不显性失水的量。

(2) 要求:测量应准确,记录应及时。能自行排尿的患者,可记录每次尿量,24 h 尿量合计,也可将尿液集中倒入盛装的容器内,定时测量记录;对尿失禁的患者应采取接尿措施,或采取留置导尿管,以保证尿量计量的准确性。

(二) 记录方法

(1) 用蓝黑钢笔填写出入液量记录单的眉栏项目,如床号、姓名、日期等。

(2) 出入液量的记录:晨 7 时至晚 7 时用蓝黑钢笔记录,晚 7 时至次日晨 7 时用红钢笔记录。

(3) 出入液量总结:一般每日于晚 7 时作 12 h 的小结,次日晨 7 时作 24 h 总结,并用蓝黑钢笔记录在体温单的相应栏内。

(4) 记录应及时、准确、真实、完整。

情境训练

根据案例引导的案例模拟为患者进行鼻饲法

护士:您好!我是李姑娘,请问您叫什么名字?

患者:我叫王清。

护士:王阿姨,由于您不能经口进食,为了满足您营养的需求,我帮您从鼻腔插条管子,从管子末端注入流质食物,好吗?

患者:好的。

护士:插管时会有点不适,请不用紧张,我会轻轻地为您插管的,请您配合一下就好。

患者:好。

护士:我先帮您把床头摇高30°~50°,这样可减少胃管通过咽喉部引起的呕吐。

患者:原来这样。

护士:我帮您清洁鼻孔,测量胃管插入长度、作标志、润滑胃管前端。王阿姨,开始插管时,会有点恶心、不舒服,请您按照我的指导做吞咽动作。

患者:我会按您的指导做的。

护士:您配合得很好,有没有什么不舒服?可以忍受吗?

患者:没有,可以忍受。

护士:胃管已经插好了,现在开始给您注入流质食物,如果您有什么不舒服请随时告诉我。

患者:好。

护士:鼻饲完毕,我已经为您处理好管子。

患者:谢谢您。

护士:您好!王阿姨,您可以经口进食了,现在我为您拔胃管,拔管时请屏一下气,很快就好。

患者:好啊。

护士:胃管已经拔出了,我帮您漱漱口,请把漱口水吐到弯盘上。现在您感觉舒服些吗?

患者:好多了。

护士:我帮您把鼻子和脸上的胶布痕迹擦干净,会有股刺激的气味,请不用担心。

患者:不担心。

护士:请躺回舒适的体位。您配合得很好,谢谢您的配合。

小结

本任务阐述了营养与饮食护理技术,包括人体对营养的需求、医院饮食、饮食护理、鼻饲法及出入液量记录等知识。要求护理人员认识到饮食和营养与健康的关系密切,护理人员要正确评估患者的营养，采取有效的途径，满足患者的营养需要，促进患者的早日康复。鼻饲法是护理人员必须掌握的护理技术。

能力检测

选择题

A_1/A_2 型题

(1) 患者，女，45 岁。因胃溃疡出血入院，经治疗病情缓解，现需做潜血试验，适宜的食谱是(　　)。

A. 洋葱炒猪肝、青菜、榨菜肉丝汤　　B. 鱼、菠菜、豆腐汤

C. 芹菜炒肉丝、青椒豆腐干、蛋汤　　D. 鲶鱼烧豆腐、土豆丝、豆腐汤

E. 红烧肉、西红柿鸡蛋、蛋汤

(2) 患者，男性，65 岁，患冠心病 2 年，护士应指导患者摄入(　　)。

A. 低脂饮食　　B. 高蛋白饮食　　C. 少渣饮食

D. 低蛋白饮食　　E. 低胆固醇饮食

(3) 患者，男，36 岁，T39 ℃，口腔糜烂、疼痛难忍。根据其病情，应指导患者采用的饮食是(　　)。

A. 流质饮食　　B. 半流质饮食　　C. 富含营养的软食

D. 低盐饮食　　E. 高蛋白饮食

(4) 患者，女，46 岁，因“胆管结石”待排而拟进行胆囊造影检查，下列哪项操作是错误的？(　　)

A. 造影前 1 日午餐进高脂肪饮食

B. 造影前 1 日晚餐进无脂肪、低蛋白、高糖、清淡饮食

C. 造影前 1 日晚餐后口服造影剂，禁食、禁水、禁烟至次日上午

D. 造影检查当日，禁食早餐

E. 造影检查当日，第 1 次摄 X 线片，如果胆囊显影良好，再让患者进食低脂肪餐

(5) 患者，女，28 岁，3 天前在全麻术下行胃大部分切除术，护士按医嘱记录每日排出量，下列哪项不属于记录内容？(　　)

A. 尿量　　B. 胃肠减压吸出液　　C. 食物中的含水量

D. 呕吐液　　E. 伤口渗出液

A_3/A_4 型题

(6～9 题共用题干)

张某，女，57 岁，患贲门癌需手术治疗。患者术前行胃肠减压，术后需鼻饲供给营养。

(6) 插胃管过程中，操作不妥的是(　　)。

A. 协助患者取半坐卧位

B. 测量插入长度为前发际至剑突的距离

C. 插至 14～16 cm 处嘱患者做吞咽动作

D. 插入过程中出现恶心、呕吐，应立即将胃管拔出

E. 用注射器抽出胃液,证明胃管在胃内

(7) 插入胃管时,患者出现呛咳、发绀,护士应(　　)。

A. 立即拔出胃管
B. 指导患者做吞咽动作
C. 嘱患者做深呼吸
D. 安慰患者,这属于正常反应,稍忍耐
E. 稍停片刻后重新插管

(8) 鼻饲饮食操作,不正确的是(　　)。

A. 鼻饲液的温度为38～40 ℃
B. 间隔时间不少于2 h
C. 每次鼻饲量为200 mL
D. 鼻饲完后,注入少量温开水冲净胃管
E. 鼻饲前,先注入生理盐水20 mL后再听有无气过水声

(9) 拔除胃管操作,不正确的是(　　)。

A. 待患者吸气时拔管
B. 向患者解释
C. 胃管末端夹紧并置于弯盘内
D. 胃管至咽喉部时快速拔出
E. 及时记录拔管时间和患者的反应

(10～11题共用题干)

患者,女,56岁,风湿性心脏病伴心功能不全,双下肢及身体下垂部位严重水肿。

(10) 护士应指导该患者采用(　　)。

A. 低脂肪饮食
B. 低蛋白饮食
C. 低胆固醇饮食
D. 低盐饮食
E. 无盐低钠饮食

(11) 采用上述饮食后,该患者每日饮食中应控制(　　)。

A. 摄入盐量不超过2 g
B. 摄入盐量不超过5 g
C. 摄入盐量不超过0.5 g
D. 摄入钠量不超过2 g
E. 摄入钠量不超过0.5 g

(广州医科大学卫生职业技术学院　李艳玲)

任务十六　排泄护理技术

学习目标

(1) 能够正确说出异常的排尿活动及其护理方法。

(2) 能正确实施男、女性患者导尿术,导尿管留置术,膀胱冲洗术。

(3) 能够正确说出异常的排便活动及其护理方法。

(4) 能够正确实施大量不保留灌肠术、保留灌肠术、肛管排气法。

(5) 能够关心患者,操作中动作轻、稳、准,确保患者安全、舒适及其隐私。

案例引导

(1) 产妇梁某，28 岁，早上 5 点自然分娩一个女婴，体重 3.9 kg，产程时间长，并进行了会阴侧切术，产妇产后回病房观察，情绪紧张，她下床数次都未排出小便，下午 6 点产妇诉：下腹部胀痛，排尿困难。体格检查：耻骨联合上膨隆，扪及囊状包块，叩诊呈实音，有压痛。后经值班护士热敷、按摩、诱导等方法均未排出尿液。如果你是梁某的责任护士，请完成以下任务：①判断该产妇出现了什么情况？②你应采取什么措施去护理该患者？③给该产妇实施导尿术时，首次放尿不能超过多少？为什么？

(2) 患者，李某，男，51 岁，因腹痛、腹肌紧张、发热、麦氏点压痛反跳痛等症状收入院，确诊为急性阑尾炎，行阑尾炎切除术，术后 3 天未排大便，伴腹痛、腹胀、食欲不佳。触诊腹部较硬且紧张，可触及包块。作为他的主管护士，如何针对该症状进行护理？

排泄活动是机体的基本生理需要，是维持生命的必要条件，是将机体新陈代谢所产生的废物排出体外的过程。机体排泄废物的途径有消化道、泌尿道、呼吸道和皮肤，其中消化道和泌尿道是主要的排泄途径。当疾病或外伤致使机体的排泄功能出现异常时，护理人员在工作中应加强对患者排泄活动的观察，给予帮助和指导，满足患者排泄的生理需要。

一、排尿护理

泌尿系统由肾、输尿管、膀胱和尿道四部分组成。肾是成对的实质性脏器，血液经肾小球的滤过作用生成原尿，再通过肾小管和集合管的重吸收作用生成终尿，经肾盂排向输尿管；输尿管是连接肾脏和膀胱的肌性管道，其主要生理功能是将尿液经肾输送到膀胱；膀胱的主要生理功能是储存和排泄尿液；尿道是将尿液从膀胱排出的通道，男、女性尿道的解剖特点有很大的不同，男性尿道长 18～20 cm，有三个狭窄，即尿道内口、膜部和尿道外口，有两个弯曲，即耻骨下弯和耻骨前弯，其中耻骨下弯固定无变化，耻骨前弯可随阴茎位置不同而变化。女性尿道较男性尿道短、直、粗，富于扩张性，长 4～5 cm，尿道的外口位于阴蒂的下方，且开口于阴道前庭，与阴道口、肛门相邻，易发生尿路逆行感染。

排尿活动是一种脊髓反射，但大脑的高级中枢可抑制或加强其反射过程。当膀胱内尿量充盈至 400～500 mL 时，膀胱壁的牵张感受器受牵张刺激而兴奋，冲动沿盆神经传入脊髓的排尿中枢，同时，冲动也上传到达脑干和大脑皮层的排尿反射高级中枢，产生尿意，如果条件允许，排尿反射进行，冲动沿盆神经传出，引起逼尿肌收缩，内括约肌松弛，尿液进入后尿道。进入后尿道的尿液刺激尿道的感受器，神经冲动沿阴部神经再次传至骶段的脊髓排尿中枢，进一步加强其活动使逼尿肌收缩更强，尿道外括约肌开放，尿液被强大的膀胱内压驱出。如果环境不适合，排尿反射将会受到抑制。小儿因大脑发育尚不完善，对初级排尿中枢的控制能力较弱，排尿次数较成人的多，易发生夜间遗尿现象。

(一) 排尿活动的评估

1. 正常尿液的观察

排尿在正常情况下受意识支配，无痛苦，无障碍，可自主随意地进行。

(1) 次数和尿量：成人日间排尿 3～5 次，夜间排尿 0～1 次，每次尿量为 200～400 mL，每 24 h 排出尿量为 1 000～2 000 mL，平均为 1 500 mL，尿量多少与饮水量、饮食中的含水量、气温高低、运动量、精神因素等相关。

(2) 颜色和透明度:正常尿液呈淡黄色、澄清、透明,放置后可出现微量絮状沉淀物。

(3) 比重:成人在正常情况下,尿比重为1.015~1.025。

(4) 酸碱度:正常人的尿液呈弱酸性,pH值为4.5~7.5,平均值为6。

(5) 气味:新鲜尿液有特殊的气味,来源于尿内的挥发酸;当尿液静置一段时间后,会因尿素分解产生氨,而有氨臭味。

2. 异常尿液的观察

(1) 量和次数的异常:

① 多尿:24 h尿量超过2 500 mL,常见于糖尿病、尿崩症等患者。

② 少尿:24 h尿量少于400 mL或每小时少于17 mL,常见于心脏、肾脏疾病和发热、休克等患者。

③ 无尿或尿闭:24 h尿量少于100 mL或12 h内完全无尿,多见于严重的心脏、肾脏疾病或休克等患者。

④ 尿频:单位时间内排尿次数增多。膀胱刺激征主要表现为每次尿量少,且伴有尿频、尿急、尿痛症状,主要由膀胱炎症或机械性刺激引起,常见于膀胱、尿道炎症或有肿瘤、结石的患者。

(2) 颜色异常:尿液颜色出现异常时,护理人员应密切观察,尿液颜色异常对疾病的发生、发展有重要提示意义。血红蛋白尿:尿液呈浓茶色或酱油色,与大量红细胞在血管内破坏有关,多见于溶血、阵发性睡眠性血红蛋白尿和恶性疟疾。血尿:尿液呈洗肉水色或血色,常见于急性肾小球肾炎、输尿管结石、泌尿系统肿瘤、结核及感染。乳糜尿:尿液呈乳白色,常见于丝虫病、淋巴管炎。胆红素尿:尿液呈深黄色或黄褐色,常见于阻塞性黄疸和肝细胞性黄疸。

(3) 透明度异常:新鲜的尿液中含有大量的尿酸盐时,尿液冷却后可出现微量絮状物使尿液混浊,但加热、加酸或加碱后可澄清;尿中如有脓细胞、红细胞、上皮细胞、黏液、管型或炎性渗出物等,排出的新鲜尿液即有白色絮状混浊物,加热或加酸、加碱后不消失。

(4) 酸碱度的改变:机体进食的食物种类可影响排出尿液的酸碱性,如进食大量蔬菜时,尿液呈碱性,进食大量的肉类时,尿液可呈酸性。酸中毒患者尿液可呈强酸性,严重呕吐患者尿液呈强碱性。

(5) 气味异常:新鲜尿液有氨臭味,提示有尿道感染;有机磷农药中毒者,尿液有大蒜臭味;糖尿病伴酸中毒时,因尿中含有丙酮,尿液有烂苹果味;膀胱直肠瘘患者的尿液可有粪臭味。

(6) 比重异常:通过尿比重的测量,可以了解肾脏的浓缩功能。比重增高多见于急性肾小球肾炎、心功能不全等;比重降低常见于尿崩症、肾功能不全,若尿比重经常在1.010左右,提示肾功能严重障碍。

3. 影响排尿的因素

(1) 液体和饮食的摄入:如果其他影响体液的因素不变,液体摄入的总量及种类将直接影响尿量和排尿的频率,摄入多,尿量增多。摄入液体的种类也影响排尿,如摄入糖水、咖啡、浓茶等有利于排尿。某些食物的摄入也会影响排尿,如摄入含盐较多的饮料或食物会造成水、钠潴留,尿量减少,摄入含水较多的蔬菜、水果等也可使排尿增多。

(2) 个人排尿习惯:排尿活动受个体排尿习惯的影响,多数人习惯临睡前和起床后排空膀胱,儿童时期已形成的排尿习惯对成年后的排尿形态也有影响。当个体的排尿习惯由于某种原因发生改变时,有时会影响排尿活动。此外,排尿的姿势和环境也影响排尿,如个体已经习惯蹲位排尿突然改变为平卧排尿等。

(3) 心理因素:个体在过于紧张、焦虑的情况下,有时会出现尿急、尿频,有时会抑制排尿出现尿潴留。此外,心理暗示也会影响个体的排尿活动,如有尿意而无排尿的环境时,排尿活动受大脑皮质的抑制而无法正常排尿,当听到流水声时可诱导排尿等。

(4) 气候变化:夏季炎热,机体出汗较多,体内水分相对减少,血浆晶体渗透压增高,可引起抗利尿激素分泌增多,使尿液浓缩、尿量减少。冬季寒冷,机体外周血管收缩,循环血量增加,体内水分相对增加,反射性抑制抗利尿激素的分泌,使尿量增加。

(5) 性别和年龄:妇女在妊娠时,可因子宫增大压迫膀胱致使排尿次数增多;老年男性患者因前列腺增生压迫尿道也可出现排尿困难;婴幼儿因神经中枢尚未发育完全,排尿控制力比较弱;老年人因膀胱肌肉张力减弱,常出现尿频。

(6) 某些治疗或检查:如使用麻醉剂可干扰排尿反射,导致尿潴留;手术、外伤均可导致失血、失液,使机体处于脱水状态,尿量减少;某些诊断性检查前应禁饮、禁食,使体液减少,影响尿量;某些药物会直接影响排尿,如应用速尿、甘露醇等利尿剂可使尿量增加。

(7) 疾病:肾脏出现病理性变化使尿液的生成障碍,出现少尿或无尿;泌尿系统的肿瘤、结石、狭窄可使排尿功能发生异常,出现尿潴留;神经系统出现病变或损伤导致排尿反射的传导和排尿的意识控制障碍,出现尿失禁。

(二) 常见的排尿异常及护理

1. 尿潴留

尿潴留是指膀胱内存留大量的尿液而不能自主排出。当发生尿潴留时,患者感觉下腹部胀痛,排尿困难;膀胱容积可增至 3 000～4 000 mL,膀胱高度膨胀可至脐部;体检可见耻骨联合上部膨隆,扪及囊性包块,叩诊呈实音,有压痛。

1) 尿潴留的原因

(1) 心理因素和排尿姿势改变:某些心理因素如紧张、焦虑等情绪或突然改变排尿的姿势可使排尿不能及时进行。

(2) 功能性梗阻:膀胱、尿道并无器质性病变,而是排尿神经反射障碍,常见于外伤、手术或使用麻醉剂等,使排尿反射出现异常。

(3) 机械性梗阻:常见于尿道或膀胱颈部有梗阻,如前列腺肥大,尿道狭窄,膀胱或尿道结石、肿瘤等疾病。

2) 尿潴留患者的护理

(1) 心理护理:针对患者的心态,给予解释安慰,消除焦虑和紧张情绪。

(2) 合适的环境和体位:提供隐蔽的排尿环境,可关闭门窗,或用屏风或床帘遮挡;病情许可时,应尽量满足患者以习惯的姿势排尿,如扶患者坐起或抬高上身。对需要绝对卧床休息或行某些手术的患者,事先应有计划地训练其在床上排尿,以免不适应排尿姿势的改变而造成尿潴留,增加患者的痛苦。

(3) 诱导排尿:利用条件反射诱导排尿,如听流水声、用温水冲洗会阴,以诱导排尿。

(4) 按摩和热敷:通过按摩、热敷可解除下腹部肌肉紧张,促进患者排尿。

(5) 药物或针灸:可根据医嘱肌内注射卡巴胆碱;用针刺中极、曲骨、三阴交穴。

(6) 导尿术:经上述处理无效时,可采用导尿术。

(7) 健康教育:指导患者养成及时排尿的习惯,对于绝对卧床休息或某些手术后需卧床的患者,应有计划地训练其在床上排尿,以免突然改变排尿姿势而出现尿潴留。

2. 尿失禁

尿失禁是指膀胱内尿液不能受意识控制而随时流出。

1) 分类、原因和临床特点

尿失禁的分类、原因和临床特点见表2-16-1。

表2-16-1 尿失禁的分类、原因和临床特点

分类	原因	临床特点
真性尿失禁	尿道括约肌损伤或神经功能失常,可见于昏迷、截瘫、手术或分娩等患者	膀胱处于空虚状态,膀胱内稍有一些存尿便会不自主地流出
假性尿失禁(充盈性尿失禁)	神经性排尿功能障碍,多由创伤、感染、肿瘤等原因引起;膀胱以下尿路梗阻,如前列腺增生、尿道狭窄等	膀胱内储存部分尿液,当膀胱充盈达一定压力时,不自主地溢出少量尿液
压力性尿失禁	膀胱括约肌张力减低、骨盆底部肌肉及韧带松弛,多见于中老年女性	咳嗽、打喷嚏、运动时腹肌收缩,腹内压升高,导致不自主地有少量尿液排出

2) 尿失禁患者的护理

(1) 心理护理:尿失禁给患者造成较大的精神压力,护士应根据患者的具体情况做好心理护理,消除患者紧张、羞涩、焦虑、自卑等情绪。

(2) 皮肤护理:保持患者会阴部清洁和干燥,床上加铺橡单和中单或使用尿垫;及时更换潮湿的衣服、床单、尿垫等,保持床铺和局部皮肤的清洁、干燥,定时按摩受压部位,预防压疮的发生。女性患者可用女式尿壶紧贴外阴接取尿液,男性患者可用阴茎套连接集尿袋或男式尿壶接取尿液,减少尿液对皮肤的刺激。

(3) 重建正常的排尿功能:如果病情允许,鼓励和指导患者每日摄入2 000~3 000 mL的液体,因饮水可增加对膀胱的刺激,促进排尿反射的恢复,还可预防泌尿系统的感染。根据患者的排尿反应,定时给予便器,建立规律的排尿习惯。初始时白天每隔1~2 h给予便器一次,夜间每隔4 h送一次便器,以后时间逐渐延长,通过持续的膀胱功能训练,促进排尿功能的恢复。骨盆底肌训练:指导患者进行收缩和放松盆底肌肉的锻炼,以增强控制排尿的能力。方法:取卧位、立位或坐位,试做排尿(排便)动作,先慢慢收紧盆底肌肉,再缓缓放松,每次10 s左右,连续10遍,每日5~10次,以患者不感到疲乏为宜。

(4) 留置导尿管:对长期尿失禁患者,必要时留置导尿管引流,可持续或定时放尿。

(三) 与排尿有关的护理技术

实训2-16-1 导尿术

导尿术是指在严格无菌操作下将导尿管插入膀胱引流出尿液的方法。导尿可引起医源性感染,在操作中应严格执行无菌技术操作,熟悉男性、女性尿道解剖特点,减轻患者的痛苦。

【目的】

(1) 为尿潴留患者引流出尿液，减轻痛苦；使尿失禁患者保持会阴清洁、干燥。

(2) 协助临床诊断，如留取无菌尿标本，作细菌培养；检查膀胱功能，测量膀胱容量、压力及残余尿量；进行膀胱或尿道造影等。

(3) 治疗膀胱和尿道的疾病，对膀胱肿瘤患者进行化疗等。

【评估】

(1) 患者的病情、意识状态、心理反应，对导尿术的认识及合作程度。

(2) 患者的排尿情况、膀胱充盈度、会阴皮肤和黏膜的情况。

【计划】

1. 操作者准备

护士衣帽整洁，洗手，戴口罩。

2. 用物准备

(1) 无菌导尿包：内有治疗碗和弯盘各 1 个，10 号、12 号导尿管各 1 根，小药杯 1 个(内盛 4 个棉球)，血管钳 2 把，润滑油棉球瓶 1 个，标本瓶 1 个，洞巾 1 块，治疗巾 1 块，纱布 2 块。

(2) 外阴初步消毒用物：治疗碗(内盛消毒液棉球 10 余个，血管钳或镊子 1 把)，弯盘 1 个，左手手套 1 只或指套 2 只。

(3) 其他：无菌持物钳及容器 1 套，消毒溶液 1 瓶，无菌手套，小橡胶单和治疗巾各 1 个，无菌液体石蜡，浴巾 1 条，便盆及便盆巾，治疗车、治疗盘及屏风；男性患者另备无菌纱布缸；需留置导尿管的患者另备胶布。

3. 患者准备

让患者及家属了解此次导尿的目的、操作过程、注意事项和配合的方法。操作前嘱患者清洗会阴(不能自理的可协助其完成)。

4. 环境准备

酌情关闭门窗，用屏风遮挡，保持病室安静、整洁、温度适宜、光线充足。

【实施】

1. 操作步骤

导尿术操作步骤如表 2-16-2 所示。

表 2-16-2　导尿术操作步骤

操 作 步 骤	要 点 说 明
(1)导尿前	
①备齐用物携至患者床旁，核对、解释	• 确认患者，取得合作
②移开床旁椅于同侧床尾，将便盆置于床旁椅上，打开便盆巾，洗手	• 便于操作
③酌情关闭门窗，用屏风遮挡松开床尾的盖被，脱近侧裤腿，盖于对侧腿上，近侧下肢用大毛巾遮盖(必要时)，协助患者两腿屈膝自然分开，暴露外阴	• 尊重患者，保护隐私 • 保暖，便于操作
④将小橡胶单和治疗巾垫于患者臀下，将盛消毒液棉球及血管钳的治疗碗放于患者两腿之间	• 保护床单不被污染 • 便于操作，节省时间

续表

操 作 步 骤	要 点 说 明
(2)导尿 根据女性、男性患者尿道的解剖特点进行导尿 ◆ 女性患者导尿术(图 2-16-1)	
①初次消毒:一手戴手套,一手持血管钳取消毒液棉球依次消毒阴阜、大阴唇,再用戴手套的手分开大阴唇,消毒小阴唇和尿道口。污染棉球放在弯盘内,消毒完毕脱下手套置于弯盘内,将治疗碗和弯盘移至床尾	• 保护床单不被污染 • 每个棉球限用一次,消毒顺序由外向内,自上而下
②在患者两腿之间打开无菌导尿包外层包布,再按无菌技术操作打开内层治疗巾,用无菌持物钳夹取小药杯,将消毒液倒于小药杯内,浸湿棉球	• 嘱患者勿移动肢体,保持原有的体位,以免污染无菌区
③戴无菌手套,铺洞巾,使洞巾和治疗巾内层形成一个无菌区	• 扩大无菌区域,便于操作
④按操作顺序排列好用物,选择合适的导尿管,用润滑油棉球润滑导尿管前段	• 使导尿管易于插入尿道 • 选择合适的导尿管:成人 10～12 号,小儿 8～10号;过粗易损伤尿道黏膜,过细尿液易自尿道口漏出,达不到导尿的目的
⑤再次消毒:一手拇指、示指分开并固定小阴唇,一手持血管钳夹取消毒液棉球,依次消毒尿道口、两侧小阴唇,再次消毒尿道口。消毒后,一手仍固定原位不动,一手将污染棉球、小药杯及消毒用的血管钳置于床尾的弯盘内	• 每个棉球限用一次,避免已消毒的部位污染;消毒顺序为由内向外,自上而下,消毒尿道口时停留片刻,使消毒液充分与尿道口黏膜接触,达到消毒的目的
⑥一手继续固定小阴唇,一手将无菌治疗碗或弯盘移至洞巾口旁嘱患者张口呼吸,另一手持已经润滑的导尿管对准尿道口轻轻插入尿道 4～6 cm,见尿液流出后,再插入 1～2 cm,松开固定小阴唇的手,固定导尿管,将尿液引入治疗碗或弯盘内	• 继续固定小阴唇,既避免尿道口污染,又可充分暴露尿道口,便于插管 • 张口呼吸可减轻腹肌和尿道括约肌的张力,便于操作 • 如导尿管误入阴道,应更换无菌导尿管重新插入
⑦如需留取尿培养,用无菌标本瓶接取中段尿液 5 mL,盖好瓶盖,放于合适处	• 防止丢失、遗忘和污染
◆ 男性患者导尿术(图 2-16-2)	
①初次消毒:一手戴手套,一手持血管钳夹取消毒液棉球依次消毒阴阜、阴茎、阴囊,用无菌纱布裹住阴茎将包皮向后推,暴露尿道外口,自尿道口向外、向后旋转擦拭尿道口、龟头及冠状沟数次。污染棉球、纱布及手套置于弯盘内移至床尾	• 每个棉球限用一次 • 自阴茎根部向尿道口擦拭 • 包皮和冠状沟易藏污垢,注意彻底消毒,预防感染
②在患者两腿之间打开无菌导尿包外层包布,再按无菌技术操作打开内层治疗巾,用无菌持物钳夹取小药杯,倒消毒液于小药杯内,浸湿棉球	• 嘱患者勿移动肢体,保持原有的体位,以免污染无菌区

续表

操作步骤	要点说明
③戴无菌手套,铺洞巾,使洞巾和治疗巾内层形成一个无菌区	• 扩大无菌区域,便于操作
④按操作顺序排列好用物,选择合适的导尿管,用润滑油棉球润滑导尿管前段	• 使导尿管易于插入尿道
⑤再次消毒:一手用无菌纱布裹住阴茎,使其与腹壁约呈60°角,将包皮向后推,暴露尿道口;另一手持血管钳夹取消毒液棉球依次消毒尿道口、龟头及冠状沟。污染棉球、小药杯置于弯盘内移至床尾	• 阴茎上提,使耻骨前弯消失,以利于插管 • 每个棉球限用一次,确保消毒部位不被再污染
⑥一手用无菌纱布固定阴茎,一手将无菌治疗碗或弯盘置于洞巾口旁,嘱患者张口呼吸,用另一血管钳夹持导尿管前端,对准尿道口轻轻插入20～22 cm,见尿液流出后,再插入1～2 cm,将尿液引入治疗碗或弯盘内	• 男性尿道长而弯曲并有三个狭窄,插管时略有阻力,在插管过程中受阻时,应稍停片刻,请患者深呼吸,减轻尿道括约肌的紧张,再缓缓插入 • 切忌用力过猛、过快损伤尿道黏膜
⑦如需留取尿培养,用无菌标本瓶接取中段尿液5 mL,盖好瓶盖,放于合适处	• 防止丢失、遗忘和污染
(3)导尿后 ①导尿毕,用血管钳夹住导尿管末端,轻轻拔出导尿管置于弯盘内,撤下洞巾,擦净外阴,脱去手套置于弯盘内,撤下橡胶单、治疗巾,置于治疗车的下层	• 物品应分类放置,按有关要求处理
②协助患者穿好裤子,取舒适体位,整理床单位,清理用物	• 询问患者的需要
③洗手,记录并送检尿标本	• 及时送检标本,确保检验结果的准确性

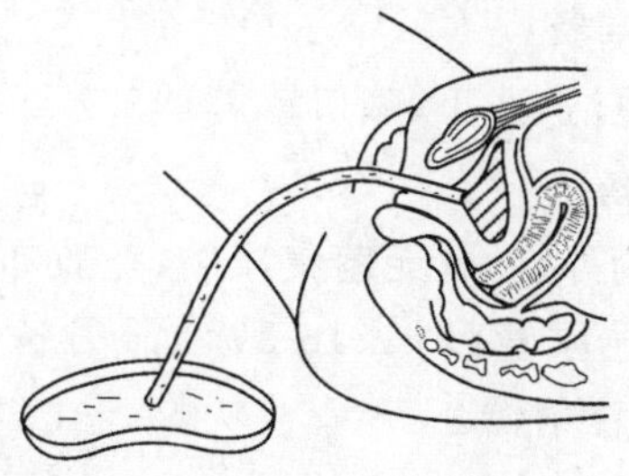

图 2-16-1　女性患者导尿术

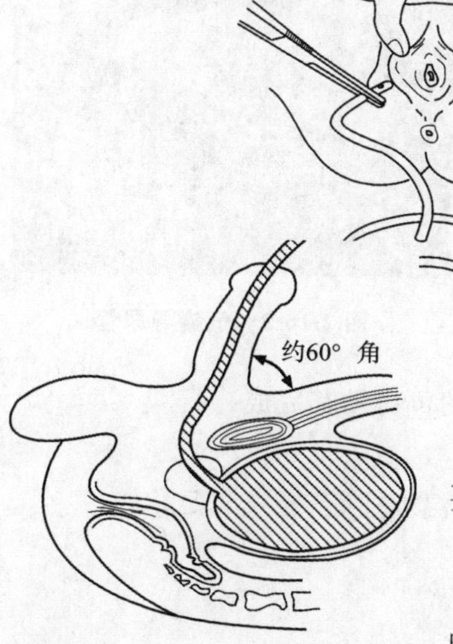

图 2-16-2　男性患者导尿术

2. 注意事项

(1) 操作前要做好解释和沟通,保护患者自尊;操作时要遮挡操作环境,维护患者的隐私。

(2) 严格执行无菌技术及消毒制度,防止医源性感染。

(3) 选择光滑、型号合适的导尿管,插入、拔出导尿管时,动作要轻、慢、稳,切勿用力过重,以免损伤尿道黏膜。

(4) 对膀胱高度膨胀且又极度虚弱的患者,第一次放尿量不应超过1 000 mL,以防大量放尿导致腹腔内压突然降低,大量血液滞留于腹腔血管内,使血压下降,出现虚脱;也可因膀胱突然减压,导致膀胱黏膜急剧充血,引起血尿。

(5) 为女性患者导尿时,若导尿管误入阴道,应更换无菌导尿管重新插入。

3. 健康指导

指导患者养成及时排尿的习惯,介绍诱导排尿的方法及与疾病相关的知识;向患者和家属介绍导尿的目的、意义及配合的方法。

【评价】

(1) 操作方法正确、熟练,无菌观念强,操作过程无污染。

(2) 护士在操作过程中注意关心和保护患者。

实训2-16-2 导尿管留置术

导尿管留置术是指导尿后将导尿管留在膀胱内以引流尿液的方法。

【目的】

(1) 用于抢救危重、休克患者时能准确记录尿量、测量尿比重,以观察病情变化。

(2) 盆腔内器官手术前留置导尿管,引流出尿液,保持膀胱空虚,以防术中误伤膀胱。

(3) 对于截瘫、昏迷、会阴部有伤口的患者,留置导尿管可引流尿液,以保持会阴部的清洁、干燥,预防压疮,对尿失禁患者还可进行膀胱功能训练。

(4) 某些患泌尿系统疾病的患者,手术后留置导尿管,可便于引流及冲洗,还可减轻手术切口内张力,促进伤口的愈合。

【评估】

(1) 患者的病情、临床诊断、留置导尿管的目的。

(2) 患者的意识状态、生命体征、心理状况及合作程度。

(3) 患者的膀胱充盈度及局部皮肤情况。

【计划】

1. 操作者准备

护士衣帽整洁,洗手,戴口罩。

2. 用物准备

除导尿用物外,另备无菌集尿袋、宽胶布、别针、橡皮圈。使用气囊导尿管(图2-16-3)者需另备无菌生理盐水、10 mL无菌注射器。

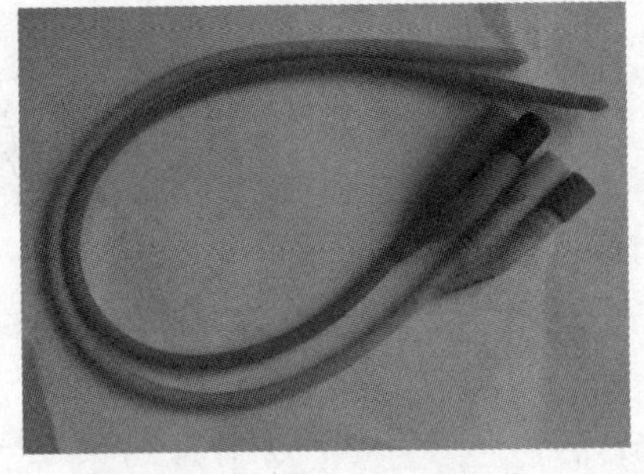

图2-16-3 气囊导尿管

3. 患者准备

让患者及家属了解留置导尿管的目的、操作过程、注意事项和配合的方法。操作前嘱患者清洗会阴(不能自理的可协助其完成)。

4. 环境准备

酌情关闭门窗,用屏风遮挡患者,保持病室安静、整洁、温度适宜、光线充足。

【实施】

1. 操作步骤

导尿管留置术操作步骤如表2-16-3所示。

表 2-16-3 导尿管留置术操作步骤

操作步骤	要点说明
(1)备齐用物携至患者床旁,核对、解释	• 确认患者,取得合作
(2)根据情况剃去阴毛,同导尿术方法消毒会阴部及尿道外口,插入导尿管	• 便于用胶布固定,若为气囊导尿管,可不剃阴毛 • 使患者舒适、整洁
(3)排尿后,夹住导尿管尾端,固定导尿管 ◆ 双腔气囊导尿管固定法 插入导尿管后,见尿液流出再插入 5～7 cm。根据导尿管上注明的气囊容积向气囊内注入等量的生理盐水,夹紧气囊的末端,轻拉导尿管有阻力感,即证实导尿管已固定于膀胱内(图 2-16-4)	• 导尿管的前端有一个气囊,当注入一定量的气体或液体后可使导尿管固定于膀胱内,不易滑出 • 应注意膨胀的气囊不宜卡在尿道内,以免气囊压迫膀胱内壁,造成黏膜损伤
(4)将集尿管的接头与导尿管的尾端相连,打开导尿管。用橡皮圈、安全别针将集尿袋的引流管固定在床单上(图 2-16-5),使集尿袋妥善固定在低于膀胱的高度	• 引流管要留出足够的长度,防止因翻身牵拉,使导尿管滑出 • 防止尿液逆流引起泌尿系统感染
(5)协助患者穿好裤子,取舒适卧位,整理床单位,清理用物,洗手,记录	

2. 注意事项

(1) 向患者及家属解释导尿管留置术的目的、重要性及护理方法,使其能主动配合护理,预防泌尿系统感染。

(2) 引流管应妥善放置,保持引流通畅。避免导管受压、扭曲、堵塞等导致引流不畅。

(3) 防止逆行感染。

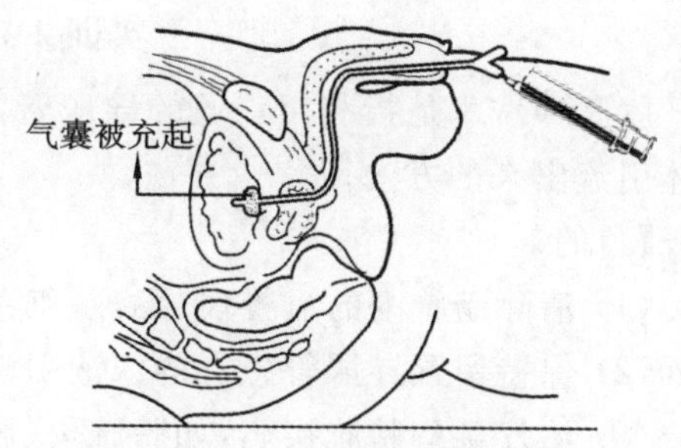

图 2-16-4 双腔气囊导尿管固定法

① 保持尿道口清洁,女性患者用消毒液棉球擦拭外阴及尿道口,男性患者用消毒液棉球擦拭尿道口、阴茎及包皮,每日 1～2 次。

② 每日定时更换集尿袋,及时排空,并记录尿量。一般导尿管每周更换 1 次,硅胶导尿管可酌情适当延长更换时间。

③ 如果病情允许,鼓励患者多饮水,常更换卧位,若发现尿液混浊、沉淀或出现结晶,应及时进行膀胱冲洗。每周查尿常规 1 次。

④ 患者离床活动或做检查时,引流管和集尿袋应安置妥当,不可高于耻骨联合高度,以防尿液逆流。

(4) 训练膀胱功能:常采用间歇性夹管方式来阻断引流,使膀胱定时充盈、排空,以促进膀胱功能的恢复。

(5) 注意倾听患者的诉说,并经常观察尿液,每周查尿常规一次,若发现尿液混浊、沉淀或出现结晶,应及时进行膀胱冲洗。

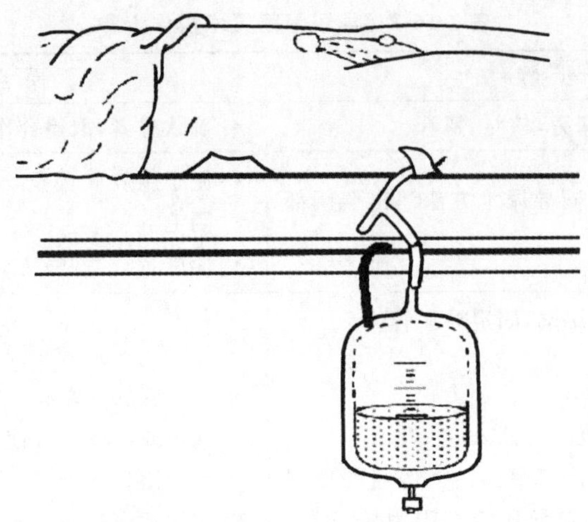

图 2-16-5　集尿袋的固定

3. 健康指导

向患者和家属介绍留置导尿管的目的、意义及配合的方法。

【评价】

(1) 操作方法正确、熟练,无菌观念强,操作过程无污染。

(2) 护士在操作过程中注意关心和保护患者。

(3) 留置导尿管期间,尿液引流通畅,无并发症发生。

实训 2-16-3　膀胱冲洗术

膀胱冲洗术是指利用三通的导尿管,将溶液灌入膀胱内,再利用虹吸的原理将灌入的液体引流出来的方法。

【目的】

(1) 清除膀胱内的血凝块、黏液、细菌等异物,预防感染。

(2) 保持留置导尿管患者的尿液引流通畅。

(3) 治疗某些膀胱疾病,如膀胱炎、膀胱肿瘤。

(4) 进行泌尿外科术前准备和术后护理。

【评估】

(1) 患者的病情、临床诊断、生命体征、膀胱冲洗的目的。

(2) 患者的意识、心理状态、对膀胱冲洗的理解及合作程度。

(3) 患者排出尿液的量及性状。

【计划】

1. 操作者准备

护士衣帽整洁,洗手,戴口罩。

2. 用物准备

(1) 开放式膀胱冲洗:无菌治疗盘内放置无菌膀胱冲洗器、治疗碗2个、镊子1把、70%乙醇棉球数个、纱布2块、弯盘、便盆和便盆巾。

(2) 密闭式膀胱冲洗:无菌治疗盘内放置治疗碗2个、镊子1把、70%乙醇棉球数个、纱布2块、血管钳1把、无菌膀胱冲洗装置1套、输液架、开瓶器、输液调节器、输液瓶套、弯盘、便盆和便盆巾。

常用冲洗溶液：生理盐水、0.02%呋喃西林溶液、3%硼酸溶液、0.1%新霉素溶液等。

冲洗溶液温度为 38～40 ℃。若为前列腺肥大摘除术后患者，可用冰生理盐水冲洗，以减少出血。

3. 患者准备

让患者及家属了解膀胱冲洗的目的、操作过程、注意事项和配合的方法。

4. 环境准备

酌情关闭门窗，用屏风遮挡患者，保持病室内安静、整洁、温度适宜、光线充足。

【实施】

1. 操作步骤

膀胱冲洗术操作步骤如表 2-16-4 所示。

表 2-16-4　膀胱冲洗术操作步骤

操作步骤	要点说明
(1)备齐用物携至患者床旁，核对、解释	• 核对患者，取得合作
(2)插好导尿管，留置、固定导尿管，并排空膀胱。根据患者的病情选择合适的冲洗方式	• 排空膀胱可降低膀胱内压，使冲洗溶液顺利进入膀胱，有利于药液与膀胱内壁充分接触，并保持有效浓度
◆ 开放式膀胱冲洗 ①分开导尿管与集尿袋引流管接头连接处，用70%乙醇棉球消毒导尿管口及引流管接头，并用无菌纱布包裹	• 防止导尿管和引流管的接头被污染
②取无菌膀胱冲洗器吸取冲洗溶液，接上导尿管，缓缓注入膀胱，注入 200～300 mL 溶液后取下注洗器，让注洗液自行流出或轻轻抽吸。如此反复冲洗，直至注洗液澄清为止	• 避免压力过大使患者不适 • 已抽出的液体不得再注入膀胱
◆ 密闭式膀胱冲洗 ①用开瓶器启开冲洗溶液瓶铝盖中心部分，常规消毒瓶塞，检查并打开膀胱冲洗装置，把冲洗器导管针头插入瓶塞，将冲洗溶液瓶倒挂于输液架上，排气后用血管钳夹闭导管	• 膀胱冲洗装置和静脉输液导管类似，其末端与“Y”形的主管相连，“Y”形管的一个分管连接导尿管，另一个分管连接引流管。若应用三腔导管时，可免用“Y”形管
②打开引流管夹子，排空膀胱	• 有利于引流液顺利滴入膀胱，并保持滴入药物的浓度
③分开导尿管与集尿袋引流管接头连接处，消毒导尿管口和引流管接头，并分别与“Y”形管的两个分管相连接(图 2-16-6)	• 严格按照无菌技术操作，防止污染接口
④夹闭引流管开放冲洗管，使冲洗溶液滴入膀胱，调节滴速，滴入溶液 200～300 mL 或患者有尿意时，夹闭冲洗管，开放引流管，待冲洗溶液全部引流出来后，再夹闭引流管，按需要如此反复冲洗至冲洗液澄清为止	• 保持瓶内液面距床面约 60 cm，使液体能够顺利滴入膀胱。滴速一般为 60～80 滴/分，不宜过快，以防患者尿意强烈，膀胱收缩，使冲洗溶液从尿道口溢出 • 每日冲洗 3～4 次，每次冲洗量为 500～1 000 mL

续表

操作步骤	要点说明
(3)冲洗完毕,取下冲洗管,消毒导尿管口和引流管口并连接	• 如仅注入药物,可根据治疗需要,注药后拔除导尿管
(4)协助患者取舒适卧位,整理床单位,清理用物,洗手,记录	• 记录冲洗液名称、冲洗量,引流液的性质、引流量及冲洗的过程中患者的反应等

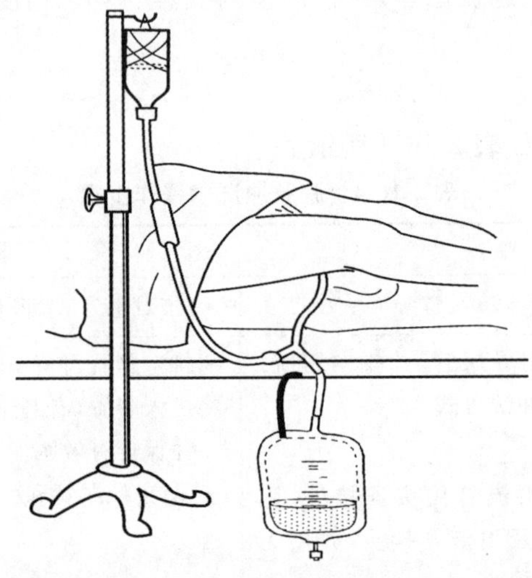

图 2-16-6 密闭式膀胱冲洗

2. 注意事项

(1) 严格按无菌技术操作,防止医源性感染。“Y”形管应低于耻骨联合的高度,以便彻底引流。如需持续冲洗,冲洗管和引流管应 24 h 更换一次。

(2) 若滴入的是治疗用药,须在膀胱内保留 30 min。

(3) 冲洗过程中,应注意观察灌入液和引流液是否平衡及引流液的性状,如出现鲜血、导管堵塞或患者感到剧痛、不适等情况,应停止冲洗,并通知医生给予处理。

3. 健康教育

讲解膀胱冲洗的目的、意义与配合方法。

【评价】

(1) 操作正确、熟练,无菌观念强。

(2) 护患沟通有效,操作中能关心、保护患者。

情境训练

根据案例引导的案例模拟为产妇实施导尿术

场景:在某医院产科病房内。

产妇:(通过床头呼叫器)护士快来吧,我难受死了!

护士:梁姐您好,您哪儿不舒服?

产妇：我感觉有尿，就是排不出来，难受死了，快给我想想办法吧！

护士：（体检看到耻骨联合上膨隆，用手扪及囊状包块，叩诊呈实音，用手轻压下腹部）您这儿疼吗？

产妇：哎哟，很疼。

护士：梁姐请您不要紧张，您的膀胱内现在有大量的尿液不能自主地排出来，可能与您产后情绪紧张和害怕排尿时会阴部疼痛有关。

产妇：是的，我刚开始有尿意的时候，就是害怕会阴部疼痛不敢排尿，现在却怎么也排不出来了。

护士：您稍等，我去治疗室取热水袋给您热敷，看能不能排出尿液。

产妇：好的，谢谢你。

护士衣帽整洁，备齐用物（热水袋），走到患者的床旁。

护士通过诱导排尿（热敷、按摩和听流水声），产妇仍未排出尿液。

医生下医嘱：在严格无菌的操作下实施导尿术。

护士：（备齐导尿用物，走到患者床旁）梁姐，根据您的情况，现在需给您插一根导尿管，把尿液引流出来，很快就会解除您的痛苦。

产妇：疼吗？

护士：不疼，但有些不舒服，我会轻柔地操作，请您配合我。

产妇：我一定好好配合你。

护士：（按导尿术的要求实施了导尿术，放出尿液 800 mL）我已用导尿管为您放出尿液，您现在感觉好些了吗？

产妇：是的，好多了。（用手指着下腹部）我感觉里面还有尿，为何不一次放完？

护士：由于您现在身体比较虚弱膀胱内又积存了大量的尿液，如果把尿液放完会给您带来不适（可能会出现虚脱或血尿）。

产妇：我明白了。

护士：您心理上一定要放松，要养成定时排尿的习惯，就会避免这种现象的发生。您多注意休息，谢谢您的配合。

二、排便护理

食物进入消化道后经过胃和小肠的消化吸收，剩余残渣储存于大肠内，除一部分水分被大肠吸收外，其余经腐败菌作用后形成粪便排出体外。正常人的直肠腔内一般无粪便，当肠蠕动将粪便推入直肠时，刺激直肠壁上的感受器，冲动经盆神经和腹下神经传导至脊髓腰骶段的初级排便中枢，并向上传导到大脑皮质，从而引起便意和排便反射，通过盆神经传出冲动，使降结肠、乙状结肠和直肠收缩，肛门内括约肌舒张，同时，阴部神经冲动减少，肛门外括约肌舒张，使粪便排出体外。同时通过支配腹肌和膈肌的神经使腹肌和膈肌也发生收缩，腹压增加，可促进粪便的排出。

排便活动受大脑皮质的控制，通过意识可促进或抑制排便。大脑皮质对粪便的压力刺激具有一定的阈值，当达到这个阈值时，即可引起便意。如果个体经常有意识地遏制便意，便会使直肠逐渐失去对粪便压力刺激的敏感性，加之粪便在大肠内停留的时间过长使水分过度被吸收,导致粪便干结,最终造成排便困难。因此,护士应通过对患者排便活动及粪便的观察,发现排便异常,及时给予帮助和指导,以满足患者的基本生理需要。

(一) 排便的评估

1. 正常粪便的观察

排便是人体的反射动作,在正常情况下受意识支配,自然、无痛苦、无障碍。

(1) 次数:排便次数因人而异,一般成人每天排便1～3次,或每周1～3次。婴幼儿每天排便3～5次。

(2) 量:正常成人每天排便量为100～300 g,每日排便量与膳食种类、数量、摄入液体量、大便次数及消化器官的功能有关。进食低纤维、高蛋白质等精细食物者粪便量少而细腻,进食大量蔬菜、水果等粗粮者粪便量较多。当消化器官功能紊乱时,也会出现排便量的改变。

(3) 颜色:正常成人的粪便颜色呈黄褐色或棕黄色,婴儿的粪便呈黄色或金黄色。粪便的颜色与摄入食物或药物的种类有关,如:食用大量绿叶蔬菜时,粪便可能呈绿色;如摄入动物血或铁制剂,粪便可呈无光样黑色。

(4) 形状:正常成人的粪便为成形、软便。

(5) 气味:粪便的气味是由蛋白质经细菌分解发酵而产生的,与食物的种类有关。摄入蛋白质、肉类较多者,粪便的臭味重;反之,素食者臭味轻。

(6) 内容物:粪便的内容物主要为食物残渣、脱落的大量肠上皮细胞、细菌及机体代谢后产生的废物,如胆色素衍生物和钙、镁、汞等盐类。

2. 异常粪便的观察

(1) 排便次数和量的异常:成人排便每天超过3次或每周少于3次,应视为排便异常。急性腹泻的患者大便量多而稀薄;慢性痢疾患者的大便量少而稀薄,并带有脓血。

(2) 形状的异常:便秘时粪便坚硬呈栗子样;肛门直肠狭窄或部分肠梗阻时粪便呈扁条状或带状;消化不良或急性肠炎时常为稀便或水样便。

(3) 颜色的异常:柏油样便见于上消化道出血;暗红色便见于下消化道出血;白陶土色便见于胆道梗阻;果酱样便见于阿米巴痢疾或肠套叠;粪便表面鲜红或排便后滴血见于肛裂或痔疮出血;白色"米泔水"样便见于霍乱。

(4) 气味的异常:严重腹泻患者粪便呈恶臭味;消化不良患者粪便呈酸臭味;下消化道出血或恶性肿瘤患者粪便呈腐臭味;上消化道出血患者粪便呈腥臭味。

(5) 内容物的异常:消化道有感染或出血,肠癌患者的粪便混入或表面附有血液、脓液或肉眼可见的黏液,有肠道寄生虫的患者粪便中可检出寄生虫。

3. 影响排便的因素

1) 生理因素

(1) 年龄:年龄可以影响人对排便的控制。2～3岁以下的婴幼儿,由于神经肌肉系统发育不全,因此不能控制排便。老年人随着年龄的增加,腹部肌肉张力下降、胃肠蠕动减弱、肛门括约肌松弛等易发生排便功能的异常。

(2) 个人排便习惯:个人的排便习惯非常重要,它是人们在日常生活中逐渐形成的,如许多人都有自己固定的排便时间、使用某种固定的便具、排便时从事某些活动(如阅读)等,当这些习惯由于环境的改变无法维持时,就可能影响正常排便。

2）心理因素

心理因素是影响排便的重要因素。精神抑郁时，身体活动减少，肠蠕动减少可导致便秘。情绪紧张、焦虑可引起迷走神经兴奋，肠蠕动增加而导致吸收不良、腹泻。

3）饮食与活动

（1）饮食：饮食对排便的影响很大。摄取富含膳食纤维的食物能促进肠蠕动，增加对排便反射的刺激，有利于排便。如果摄食量过少，食物中缺乏纤维则会引起排便困难。

（2）液体摄入：粪便中的含水量会影响粪便的软硬度，含水量越少，粪便越硬。如果水分摄入不足，肠道则会吸收较多的水分，以保证机体的正常代谢，从而引起粪便含水量的下降，造成便秘。

（3）活动：适当的活动可维持肌肉的张力，刺激肠道蠕动，有助于维持正常的排便功能。长期卧床或缺乏活动的患者，会导致肌力下降，使腹肌及盆腔肌肉收缩无力，无法有效增加腹压和协助肛门控制排便。同时，肠道肌张力的下降也可使粪便在肠道内运行减慢，造成水分吸收过多，引起排便困难。

4）社会文化因素

社会文化因素影响人的排便习惯和观念。在现代社会文化下，排便是一件隐私的事，当个体因疾病需要依赖他人才能完成排便时，隐私权的丧失会使患者心理上无法接受，就可能压抑排便的需要而造成便秘等问题。

5）与疾病有关的因素

（1）疾病：肠道本身的疾病或身体其他系统的病变均可影响正常排便。如：大肠癌、结肠炎可使排便次数增加；脊髓损伤、脑卒中等可致排便失禁。

（2）药物：某些药物的作用、副作用能够影响正常排便。如：缓泻剂可刺激肠蠕动，减少肠道水分吸收，促使排便，但长期使用缓泻剂可降低肠道感受器的敏感性，导致慢性便秘；长时间服用抗生素可干扰肠道正常菌群而导致腹泻。

（3）治疗和检查：某些治疗和检查会影响个体的排便活动，例如腹部、肛门部位手术后，会因为肠壁肌肉的暂时麻醉或伤口疼痛而造成排便困难；胃肠 X 线检查常需灌肠或服用钡剂，也可影响排便。

（4）肠道及肛周病变：肠道本身的病理改变，会直接影响正常的排便。肠粘连、肠梗阻或肠道肿瘤等占位性病变会阻碍粪便活动，而炎症反应如结肠炎通常会加速粪便在大肠内的运行。肛周疾病（如痔疮）患者可因惧怕疼痛而抑制便意，引起便秘。

（5）手术：在腹部、盆腔或肠道进行手术，会暂时中止肠蠕动，引起暂时性肠麻痹；会阴部位的手术，可能会因疼痛或局部水肿等影响正常排便。

（6）其他因素：肠道内的刺激物，如辛辣食物及细菌毒素等，通常会造成局部刺激，增加反射而促进肠蠕动。

（二）常见排便异常的护理

1. 便秘

便秘（constipation）是指正常的排便形态改变，排便次数减少，排出过干、过硬的粪便，且排便不畅、困难。

1）原因

常见的原因包括：某些器质性病变，如肠梗阻、全身性疾病及肛周疾病等；排便习惯不良;中枢神经系统功能障碍;排便时间或活动受限制;各类直肠、肛门手术;某些药物使用不合理;饮食结构不合理、饮水量不足;滥用缓泻药、栓剂或灌肠导致正常排便反射消失;长期卧床或活动减少;情绪消沉。

2) 症状和体征

粪便干硬不易排出伴腹痛、腹胀、消化不良、食欲不佳、乏力、舌苔厚,触诊时腹部较硬实且紧张,有时能触及包块,直肠指诊时能触及粪块。

3) 便秘患者的护理

(1) 重建正常的排便习惯:指导患者选择一个适合自身的排便时间,较理想的排便时间是早餐后,因为此时胃结肠的反射最强。不要随意使用缓泻剂或灌肠等方法。

(2) 提供排便的环境:当患者有便意时,护士可为患者拉上窗帘或用屏风予以遮挡,请探视者暂时离开,为其提供隐蔽的环境和充足的时间,以消除其紧张情绪,保持心情舒畅,以利于排便。对于虚弱的患者,护士应守护在患者的身边,提供必要的帮助和保护,如心脏病患者在用力排便时可能诱发心绞痛和心肌梗死。

(3) 选取合适的体位和姿势:排便时选取合适的体位和姿势有利于发挥重力作用,蹲姿可有利于腹肌收缩,增加腹内压力,促进排便。如在床上使用便器时,可根据患者的病情,取坐位或将床头抬高,以借助重力作用,促进排便。对于需要绝对卧床或某些手术的患者,应有计划地训练其在床上使用便器。

(4) 腹部环行按摩:排便时用手自右向左沿结肠的解剖位置进行环形按摩,可促进降结肠内的食物向下移动,并可以增加腹内压,以促进排便。用手指轻压肛门后端也可以促进排便。

(5) 鼓励患者适当运动:可根据患者的需要和病情制订合理的活动计划,指导患者进行适量运动,以增加肠蠕动,如散步、做体操、打太极拳等。卧床患者可进行床上活动。若病情许可,可指导患者进行加强腹肌和盆底肌肉的运动,以增加肠蠕动和肌张力,促进排便。

(6) 合理安排饮食:调整饮食习惯,在饮食中增加纤维素含量,适当摄取豆类和谷制品,多吃新鲜水果和蔬菜。指导患者在餐前喝开水、热饮料和果汁,促进肠蠕动,刺激排便反射。酌情增加饮水量,每日不少于2 000 mL。

(7) 遵医嘱给予口服缓泻剂:缓泻剂可刺激肠壁增加蠕动,增加粪便中的水分,常用于活动或饮食受限的便秘患者,也可用于某些疾病的诊断或进行肠道手术前清洁肠腔的准备,如肠镜、胆道造影的检查等。缓泻剂包括:口服后使肠腔内水分增加,容积扩大,刺激肠黏膜,引起肠管蠕动增强而排便的药物,如硫酸镁、硫酸钠等;通过化学刺激引起肠蠕动的药物,如酚酞、蓖麻油、果导、大黄等;润滑肠壁,软化大便,使粪便易于排出的药物,如植物油、液体石蜡等。但长期使用缓泻剂可形成习惯性依赖,导致慢性便秘。

(8) 使用简易通便剂:常用的有开塞露、甘油栓等,其作用机制是软化粪便,润滑肠壁,刺激肠蠕动,促进排便。

(9) 健康教育:帮助患者及家属正确认识维持正常排便习惯的意义和获得有关排便的知识。

(10) 以上办法均无效时,遵医嘱给予灌肠。

2. 粪便嵌塞

粪便嵌塞(fecal impaction)是指硬的粪便持久滞留堆积在直肠内,粪便的水分进一步被乙状结肠吸收，造成粪便坚硬不能排出。粪便嵌塞常发生于慢性便秘的患者。

1）原因

便秘未得到及时解除，滞留在直肠内粪便的水分被持续吸收，乙状结肠排下的粪便又不断增加，最终使粪便块变得又大又硬不能排出，导致粪便嵌塞。

2）症状和体征

患者有排便冲动，腹部胀痛，直肠、肛门疼痛，肛门处有少量液化粪便渗出，但不能排出粪便，常伴有食欲不佳。

3）粪便嵌塞患者的护理

（1）早期可使用栓剂、口服缓泻药剂来润肠通便。

（2）必要时先行油类保留灌肠，2～3 h后再做清洁灌肠。

（3）人工取便：通常在清洁灌肠无效后按医嘱执行。具体方法为：术者戴上手套，将涂润滑剂的示指慢慢插入患者直肠内，触到硬物时注意大小、硬度，然后机械地破碎粪块，一块一块地取出。操作时应注意动作轻柔，避免损伤直肠黏膜。人工取便易刺激迷走神经，故对于心脏病、脊椎受损者须慎重使用。操作中如患者出现心悸、头昏时须立刻停止。

（4）健康教育：向患者及家属讲解有关排便的知识，形成合理的膳食结构。协助患者建立并维持正常的排便习惯，防止便秘的发生。

3. 腹泻

腹泻(diarrhea)是指正常排便形态改变，频繁排出松散稀薄、不成形的粪便甚至水样便。

1）原因

常见的原因包括：饮食不当，如食入被细菌污染过的食物；使用泻剂不当；消化系统发育不完全；情绪焦虑、紧张；胃肠道疾病；某些内分泌疾病，如甲亢等；长期使用抗生素，引起肠道内正常菌群的改变。

2）症状和体征

粪便松散稀薄或呈水样便，排便次数增加，常伴有腹痛、肠痉挛或恶心、呕吐、肠鸣、疲乏无力，有急于排便的需要和难以控制的感觉。

3）腹泻患者的护理

（1）去除病因：如患者为肠道感染者，应遵医嘱给予抗生素治疗。

（2）卧床休息：卧床休息可减少肠蠕动和患者的体力消耗，注意腹部保暖。对不能自理的患者应及时给予便器，消除其焦虑不安的情绪，使之达到身心充分休息的目的。

（3）饮食护理：鼓励腹泻患者多喝水，给予清淡的流质或半流质饮食，避免辛辣、油腻、高纤维食物。严重腹泻时可暂禁食。

（4）皮肤护理：做好肛周的皮肤护理，每次便后用软纸轻轻擦净肛门，用温水清洗，并在肛门周围涂上油膏，以保护局部皮肤。

（5）防止水和电解质紊乱：口服补液盐或静脉输液，必要时遵医嘱给予止泻剂。

（6）心理护理：安慰患者，消除焦虑和紧张情绪。

（7）密切观察病情：观察并记录排便的性质、次数等，必要时留取标本送检。病情危重者，注意观察生命体征变化。疑为传染病时，按肠道隔离原则护理。

（8）健康教育：向患者讲解关于腹泻的知识，指导患者注意饮食卫生，养成良好的卫生习惯。

4. 排便失禁

排便失禁(fecal incontinence)是指肛门括约肌不受意识控制而不自主地排便。

1) 原因

神经肌肉系统的病变或损伤,如瘫痪、消化道疾病、精神障碍、情绪失调等。

2) 症状和体征

患者不自主地排出粪便。

3) 排便失禁患者的护理

(1) 保护皮肤:保持皮肤的清洁干燥,床上铺一次性中单或尿布。每次排便后及时用温水清洗肛门周围及臀部的皮肤,保持皮肤清洁干燥。必要时在肛门周围涂抹软膏以保护皮肤,避免破损感染。注意观察患者骶尾部的皮肤变化,定时按摩受压部位,促进局部血液循环,防止压疮。

(2) 帮助患者重建正常的排便控制能力:观察患者的排便时间及排便前的表现,定时给予便器。如果患者排便无规律,可定时提供便器让其按时自己排便,或遵医嘱定时给予导泻剂或灌肠,以刺激定时排便。

(3) 保持良好的室内环境:保持床褥、衣服清洁,及时更换被污染的床单、衣裤,定时开窗通风,保持室内空气清新。

(4) 心理护理:大便失禁患者心理压力较大,常感到自卑和精神紧张,期望得到理解和帮助。护士应尊重理解患者,给予心理疏导和情感支持,帮助患者树立战胜疾病的信心,积极配合治疗和护理。

(5) 健康教育:教会患者进行盆底肌肉收缩运动锻炼,以逐渐恢复肛门括约肌的控制能力。让患者取立位、坐位或卧位,练习排便动作,先慢慢收缩肌肉,然后再放松,每次10 s,连续10次,每日5～10次,以患者不感疲乏为宜。

5. 肠胀气

肠胀气(flatulence)是指肠道内有过量气体积聚,不能排出。

1) 原因

食入过多产气性食物;吞入大量气体;肠蠕动减少;肠道梗阻及肠道手术后。

2) 症状和体征

腹部胀满、膨隆、痉挛性疼痛或嗝逆;叩诊闻及鼓音;当肠胀气压迫膈肌和胸腔时,可出现呼吸困难。

3) 肠胀气患者的护理

(1) 去除引起肠胀气的原因:肠胀气的患者应少食豆类、糖类等产气性的食物,少饮碳酸饮料,并积极治疗肠道疾病。

(2) 促进肠道排气:鼓励患者进行适当的活动,可协助患者下床散步。卧床患者可经常更换卧位或做床上活动,以促进肠蠕动,排出积气。轻微胀气时,可行腹部热敷或按摩、针刺疗法。当患者出现严重胀气时,可遵医嘱给予药物治疗或行肛管排气。

(三) 与排便有关的护理技术

1. 灌肠术

灌肠术是指将一定量的溶液通过肛管,由肛门经直肠灌入结肠的技术,以帮助患者清洁肠道、排便、排气或由肠道供给药物,以达到确定诊断和治疗的目的。

根据灌肠的目的将灌肠术分为保留灌肠术和不保留灌肠术。不保留灌肠术又分为大量不保留灌肠术、小量不保留灌肠术和清洁灌肠术。

实训 2-16-4　大量不保留灌肠术

【目的】

(1) 刺激肠蠕动，软化和清除粪便，解除便秘和肠胀气。

(2) 为肠道手术、检查或分娩作清洁肠道的准备。

(3) 稀释并清除肠道内的有害物质，预防中毒。

(4) 灌入低温液体，为高热患者降温。

【评估】

(1) 患者的年龄、病情、生命体征、意识状态、治疗情况及耐受程度。

(2) 患者的排便情况、肛周的皮肤及黏膜情况。

(3) 环境是否安静、隐蔽，室内温度是否适宜。

(4) 患者的心理状态、合作程度。

【计划】

1) 操作者准备

洗手，戴口罩，着装整洁，仪表大方，举止端庄，语言柔和恰当，态度和蔼可亲。

2) 用物准备

(1) 治疗盘内备：灌肠筒 1 套(橡胶管和玻璃接管全长 120 cm、筒内盛灌肠溶液)或一次性灌肠袋(图 2-16-7)、一次性肛管(图 2-16-8)(24～26 号)、血管钳(或调节器开关)、棉签、弯盘、水温计、橡胶单和治疗巾(或一次性中单)、润滑剂(凡士林或液体石蜡)、卫生纸、一次性手套。另备便器和便盆巾、输液架、屏风。

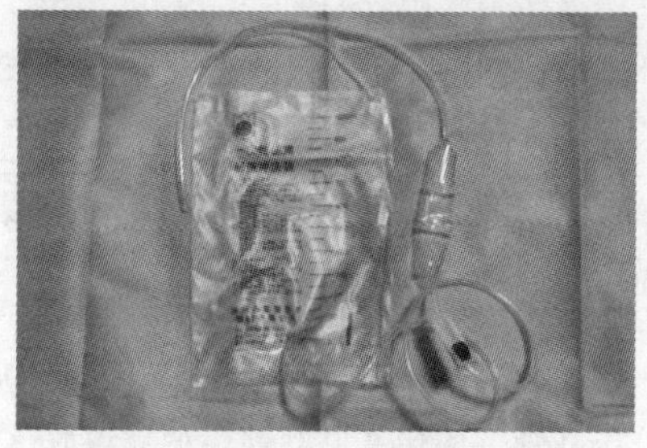

图 2-16-7　一次性灌肠袋

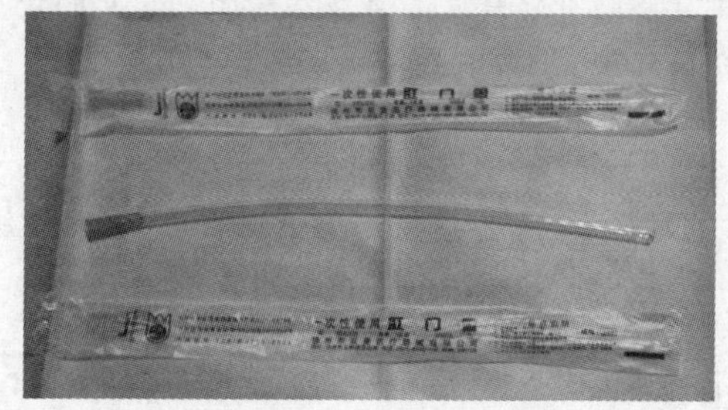

图 2-16-8　一次性肛管

(2) 常用灌肠液：0.1%～0.2%的肥皂液(可降低水的表面张力，使水迅速渗入粪便，从而软化粪便，刺激肠蠕动，使粪便易于排出)、生理盐水。成人每次用量为 500～1 000 mL，小儿为 200～500 mL。溶液温度一般为 39～41 ℃，降温时用 28～32 ℃，中暑时用 4 ℃的生理盐水。

3) 患者准备

理解灌肠的目的、操作方法和注意事项，愿意合作。

4) 环境准备

酌情关闭门窗，用屏风遮挡患者，调节室温。

【实施】

1) 操作步骤

大量不保留灌肠术操作步骤如表 2-16-5 所示。

表 2-16-5　大量不保留灌肠术操作步骤

操作步骤	要点说明
(1)洗手,戴口罩,备齐用物携至患者床旁,核对,解释	• 确认患者,取得合作
(2)关闭门窗,用屏风遮挡患者	• 保护患者隐私
(3)协助患者取左侧卧位,双腿屈曲,脱裤至膝部,臀部移至床沿	• 该姿势使乙状结肠、降结肠处于下方,利用重力作用使灌肠液顺利地流入乙状结肠和降结肠 • 不能自我控制排便的患者可取仰卧位,臀下放便器
(4)臀下垫橡胶单和治疗巾,弯盘放于臀边,盖好盖被,只暴露臀部	• 保暖,保护患者隐私
(5)调节输液架的高度,将灌肠筒挂于输液架上,筒内液面高于肛门 40～60 cm	• 保持一定的灌注压力和速度。灌肠筒越高,压力越大,液体流入肠道的速度也越快,液体不易保留,且易造成肠道损伤
(6)戴手套,连接肛管,用棉签蘸润滑剂,润滑肛管前端,排尽管内的气体,见液体流出后,夹闭橡胶管	• 减少插管时的阻力,以免引起患者的疼痛和损伤 • 排气后插管可防止气体进入直肠,以免引起腹胀
(7)左手垫卫生纸分开臀部,暴露肛门,嘱患者深呼吸,右手将肛管轻轻插入直肠 7～10 cm,并固定肛管(图 2-16-9)	• 深呼吸可使患者放松,便于插入肛管 • 插管时动作要轻柔,要顺应直肠的结构,以防损伤肠黏膜,如插入不畅,可退出少许,旋转后再缓缓插入。小儿插入的深度为 4～7 cm
(8)打开调节器开关(或放开血管钳),使液体缓缓流入	• 灌入灌肠液时,速度不可过快,否则不易保留
(9)密切观察灌肠筒内液面下降情况和患者的反应,若液体流入不畅,可挤压肛管或左右旋转肛管;若患者感到腹胀或便意,可嘱患者张口做深呼吸,放松腹肌,也可降低灌肠筒的高度,以减慢流速或暂停片刻;若患者出现面色苍白、出冷汗、脉速、剧烈腹痛、心慌气促等应立即停止灌肠,通知医生,及时给予处理	• 挤压肛管可使堵塞肛管前端的粪块脱落 • 患者可能发生了肠道剧烈痉挛或出血,应立即停止灌肠
(10)灌肠液即将流尽时,关闭调节器开关(或用血管钳夹管),左手用卫生纸包裹肛管轻轻拔出,分离肛管并放入弯盘内,擦净肛门	• 避免空气进入肠道,防止灌肠液和粪便随管流出
(11)取下手套,协助患者取舒适卧位,嘱患者尽可能保留 5～10 min 后再排便,不能下床的患者应给予便器,将卫生纸、呼叫器放于易取处	• 降温灌肠,液体应保留 30 min,排便 30 min后测量体温并记录
(12)排便后及时取出便器,擦净肛门,协助患者穿裤,整理床单位,移开屏风,开窗通风	• 保持病室的整洁,去除异味

续表

操作步骤	要点说明
(13)患者排便后，观察大便的性质、颜色、气味和量	• 必要时留取标本送检
(14)清理用物	
(15)洗手，记录灌肠的情况、溶液种类，并在体温单大便栏处记录灌肠结果	• 如灌肠后排便一次记为1/E，如灌肠后无排便为0/E

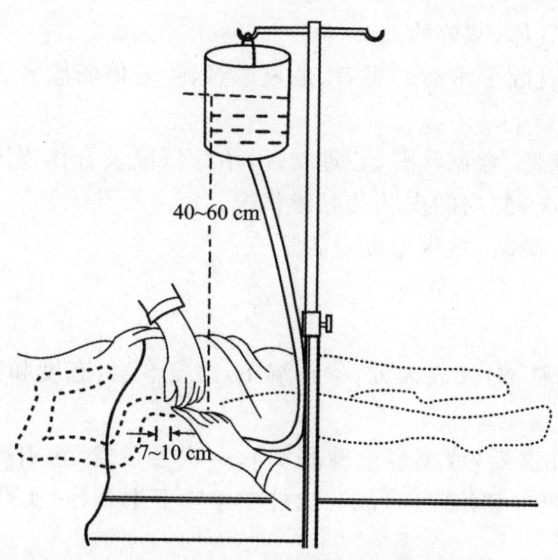

图 2-16-9　大量不保留灌肠术

2）注意事项

(1) 急腹症、妊娠、消化道出血和严重心血管疾病等患者禁忌灌肠。

(2) 正确掌握灌肠液的温度、浓度、流速、压力和使用量。为伤寒患者灌肠时，溶液不得超过 500 mL，压力要低(液面距肛门不得超过 30 cm)。降温灌肠时，可用 28～32 ℃等渗盐水，保留 30 min 后再排出，排便后隔半小时再测量体温并记录。中暑患者用 4 ℃生理盐水灌肠。

(3) 肝性脑病患者禁用肥皂液灌肠，以减少氨的产生和吸收。充血性心力衰竭和水、钠潴留患者禁用生理盐水灌肠。

(4) 插管前需排尽肛管内的空气，防止出现腹胀。插管时动作应轻柔，以免损伤肠黏膜。

(5) 灌肠过程中应注意观察患者的反应，若出现面色苍白、出冷汗、剧烈腹痛、脉速、心慌气急、剧烈腹痛时应立即停止灌肠，通知医生进行处理。

(6) 灌肠时患者如出现腹胀或便意，可嘱患者做深呼吸，放松腹肌，也可降低灌肠筒的高度，以减慢流速或暂停片刻。

(7) 嘱患者在灌肠后不要立即排便，要尽量让患者保留 5～10 min。

3）健康指导

指导患者维持正常的排便习惯，选择适合自身排便的时间，理想的时间是饭后，每天固定在此时间排便。多食粗纤维的食物，少食肉类及产气类的食物，增加运动量，多喝水，以维持正常排便,不随意使用缓泻剂及灌肠等方法。

【评价】

(1) 护患沟通有效,让患者理解大量不保留灌肠的目的,能够很好地配合操作。

(2) 操作过程中注意关心和保护患者。

实训 2-16-5　小量不保留灌肠术

【目的】

(1) 软化粪便,解除便秘。

(2) 排出肠道内的气体,减轻腹胀。

(3) 适用于腹部或盆腔手术后的患者、危重患者、年老体弱患者、小儿及孕妇等。

【评估】

(1) 患者的年龄、病情、意识状态、心理状况、治疗情况及合作程度。

(2) 患者的排便情况、肛周的皮肤及黏膜情况。

(3) 环境是否安静、隐蔽,室内温度是否适宜。

【计划】

1) 操作者准备

洗手,戴口罩,着装整洁,仪表大方,举止端庄,语言恰当,态度和蔼可亲。

2) 用物准备

(1) 治疗盘内备:注洗器(或小容量灌肠筒)、一次性肛管、温开水 5～10 mL、棉签、血管钳、弯盘、润滑剂、橡胶单和治疗巾(或一次性中单)、卫生纸、一次性手套。另备便器及便盆巾、屏风。

(2) 常用灌肠液:“1、2、3”溶液(50%硫酸镁 30 mL、甘油 60 mL、温开水 90 mL);甘油 50 mL 加等量温开水;各种植物油 120～180 mL。温度为 38 ℃。

3) 患者准备

同大量不保留灌肠术。

4) 环境准备

同大量不保留灌肠术。

【实施】

1) 操作步骤

小量不保留灌肠术操作步骤如表 2-16-6 所示。

表 2-16-6　小量不保留灌肠术操作步骤

操作步骤	要点说明
(1)洗手,戴口罩,备齐用物携至患者床旁,核对,解释	• 确认患者,取得合作
(2)关闭门窗,用屏风遮挡患者	• 保护患者隐私
(3)协助患者取左侧卧位,双腿屈曲,脱裤至膝部,臀部移至床沿	
(4)臀下垫橡胶单和治疗巾,弯盘放于臀边,盖好盖被,只暴露臀部	• 冬季注意保暖 • 保护患者隐私

续表

操 作 步 骤	要 点 说 明
(5)戴手套,用注洗器抽吸灌肠液,连接肛管,用棉签蘸润滑剂,润滑肛管前端,排尽管内的气体,夹闭橡胶管	
(6)左手垫卫生纸分开臀部,暴露肛门,嘱患者深呼吸,右手将肛管轻轻插入直肠 7～10 cm,并固定肛管(图 2-16-10)	• 深呼吸可使患者放松,便于插入肛管
(7)放开血管钳,缓缓注入灌肠液,注毕夹管,取下注洗器再抽吸溶液,松夹后再行灌注,如此反复直至溶液注完	• 注入溶液时不能过快、过猛,以免刺激肠黏膜,引起排便反射,使溶液难以保留 • 更换注洗器时,防止空气进入肠道,引起腹胀
(8)注入温开水 5～10 mL,抬高肛管末端,使管内液全部流入肠道	• 如用小容量灌肠筒,筒内液面距肛门的高度应不高于 30 cm
(9)反折肛管,用卫生纸包裹肛管轻轻拔出,分离肛管放入弯盘中,为患者擦净肛门	• 反折肛管避免直肠内液体反流
(10)取下手套,协助患者穿裤并取舒适卧位,嘱患者尽可能保留 10～20 min 再排便。不能下床者应给予便盆、手纸	• 充分软化粪便,以利于排出
(11)排便完毕,取走便器,整理床单位,清理用物,移开屏风,开窗通风	• 保持病室的整洁,除去异味
(12)洗手,记录	• 记录灌肠时间,灌肠液的种类、量,患者的反应

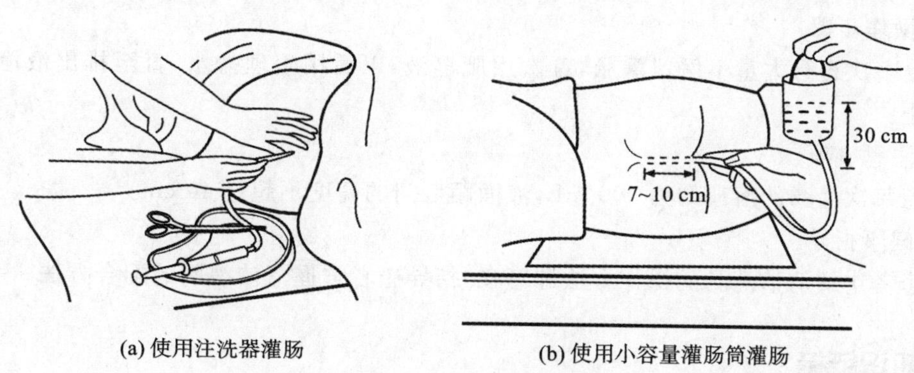

(a) 使用注洗器灌肠　　(b) 使用小容量灌肠筒灌肠

图 2-16-10　小量不保留灌肠术

2）注意事项

(1) 插管时动作应轻柔,注入溶液速度不宜过快,以免引起排便反射,使溶液难以保留。

(2) 选择较细的肛管,液体量不宜过多,如用小容量灌肠筒,筒内液面距肛门的高度应低于 30 cm。

(3) 每次抽吸灌肠液时应反折肛管末端,防止空气进入肠道,引起患者腹胀。

(4) 灌肠后,嘱患者尽可能保留溶液 10～20 min 再排便,以充分软化粪便。

3）健康指导

向患者讲解小量不保留灌肠的意义，指导患者掌握灌肠时的配合方法。

【评价】

(1) 护患沟通有效，患者能理解小量不保留灌肠的目的。

(2) 操作熟练、方法正确，达到小量不保留灌肠的目的。

(3) 患者能很好地配合护士。

实训 2-16-6　清洁灌肠术

【目的】

(1) 彻底清除滞留在肠道中的粪便，常用于直肠、结肠检查和手术前做肠道准备。

(2) 协助排出体内毒素。

【评估】

同大量不保留灌肠术。

【计划】

1）操作者准备

洗手，戴口罩，着装整洁，仪表大方，举止端庄，语言恰当，态度和蔼可亲。

2）用物准备

同大量不保留灌肠术的(常用灌肠液：生理盐水、0.1%～0.2%的肥皂液)。

3）患者准备

同大量不保留灌肠术。

4）环境准备

同大量不保留灌肠术。

【实施】

1）操作步骤

反复多次进行大量不保留灌肠，首次用肥皂液，以后用生理盐水，直至排出液澄清，无粪便为止。

2）注意事项

注意每次灌肠的溶液约为 500 mL，液面距肛门的高度不超过 40 cm。

3）健康指导

向患者讲解清洁灌肠的操作方法和意义，指导患者掌握清洁灌肠的配合方法。

知识链接

一次性使用灌肠包

一次性使用灌肠包采用无菌包装，配置齐全，使用安全、方便、操作快捷，能有效地避免医院内的交叉感染。一次性灌肠包由灌肠袋、一次性使用 PE 手套、石蜡棉球、塑料镊子、塑料弯盘组成。灌肠袋由悬挂装置、储液袋、导管、调节器和肛管组成。灌肠袋的容量有 500 mL、1 000 mL 和 1 500 mL 三种。灌肠袋表面有刻度，便于操作者查看。肛管上设有长度标记，便于观察插入深度。

实训 2-16-7　保留灌肠术

【目的】

将药液灌入直肠或结肠内，通过肠黏膜的吸收作用，达到治疗的目的。保留灌肠术常用于镇静、催眠和治疗肠道的感染。

【评估】

(1) 患者的年龄、病情、意识状态、心理状况、治疗情况及合作程度。

(2) 患者的排便情况、肛周的皮肤状况和肠道病变部位情况。

(3) 环境是否安静、隐蔽，室内温度是否适宜。

【计划】

1) 操作者准备

洗手，戴口罩，着装整洁，仪表大方，举止端庄，语言恰当，态度和蔼可亲。

2) 用物准备

同小量不保留灌肠术，选择较细肛管(20 号以下)，药液及剂量遵医嘱准备。常用灌肠液：镇静催眠用 10%水合氯醛，肠道抗感染用 2%黄连素液、0.5%～1%新霉素或其他抗生素。灌肠溶液的量不应超过 200 mL，溶液温度为 39～41 ℃。

3) 患者准备

理解灌肠的目的、操作方法和注意事项，排尽大小便，愿意合作。

4) 环境准备

关闭门窗，用屏风遮挡患者，调节室温。

【实施】

1) 操作步骤

保留灌肠术操作步骤如表 2-16-7 所示。

表 2-16-7　保留灌肠术操作步骤

操作步骤	要点说明
(1)洗手，戴口罩，备齐用物携至患者床旁，核对，解释	• 确认患者，取得合作 • 肠道疾病以晚上睡眠前进行为宜，此时患者活动减少，药液易于保留、吸收
(2)关闭门窗，用屏风遮挡患者	• 保护患者隐私
(3)嘱患者先排便、排尿	• 排便、排尿有利于药物在肠腔内保留、吸收
(4)根据病情为患者安置不同的卧位，臀部抬高 10 cm，臀下垫橡胶单和治疗巾，弯盘放于臀边	• 慢性细菌性痢疾患者的病变部位多在直肠或乙状结肠，取左侧卧位；阿米巴痢疾患者病变多在回盲部，应取右侧卧位 • 抬高臀部防止药液溢出
(5)戴手套，润滑肛管前端，排气后嘱患者做深呼吸，轻轻插入肛管 10～15 cm，缓慢注入灌洗液	• 为保留灌洗液，减少刺激，应做到肛管细、插入深、注入药液速度慢、量少、液面距肛门的高度不超过 30 cm
(6)灌洗液注入完毕，再注入温开水 5～10 mL，抬高肛管末端，使管内溶液全部流入肠道	

续表

操作步骤	要点说明
(7)拔出肛管,为患者擦净肛门,取下手套	
(8)嘱患者尽量保留灌洗液在1 h以上再排便	• 使灌洗液被充分吸收,达到治疗目的
(9)整理床单位,清理用物,移开屏风,开窗通风	• 使患者舒适、病房整洁
(10)洗手,记录	• 记录灌肠时间,灌肠液的种类、量,患者的反应

2)注意事项

(1)保留灌肠前应嘱患者先排便、排尿,排空肠道有利于药物吸收。使患者了解灌肠的目的和病变部位,以便采取正确的卧位。

(2)保留灌肠时,应选择较细的肛管并且插入要深,液体量不宜过多,灌入速度要慢,压力要低,液面距肛门的高度不超过30 cm,以减少刺激,使药液易于保留和吸收。

(3)灌肠后嘱患者尽量保留药液在1 h以上。

(4)肛门、直肠、结肠手术后及大便失禁的患者,不宜做保留灌肠。

3)健康指导

介绍用药的目的及保留意义;讲解有关疾病的知识,指导患者建立良好的、健康的生活习惯。

【评价】

(1)护患沟通有效,患者能积极配合。

(2)操作方法正确,灌肠液能有效保留,达到治疗的目的。

实训2-16-8　肛管排气法

肛管排气法(flatulence decreasing through the rectal tube)是指将肛管从肛门插入直肠,以排出肠腔内积气的方法。

【目的】

排出肠腔内积气,减轻腹胀。

【评估】

(1)患者的年龄、病情、意识状态、肠胀气的程度、排便情况、肛周的皮肤和黏膜情况。

(2)心理状况、治疗情况、对肛管排气的认识和合作程度。

(3)环境是否安静、隐蔽,室内温度是否适宜。

【计划】

1)操作者准备

洗手,戴口罩,衣帽整洁。

2)用物准备

肛管、玻璃接头、胶布、弯盘、玻璃瓶(内盛水至3/4满)、系带、棉签、润滑剂、别针、卫生纸、屏风。

3)患者准备

了解肛管排气的目的、操作方法和注意事项,愿意合作。

4）环境准备

关闭门窗，用屏风遮挡患者。

【实施】

1）操作步骤

肛管排气法操作步骤如表 2-16-8 所示。

表 2-16-8　肛管排气法操作步骤

操作步骤	要点说明
(1)洗手，戴口罩，备齐用物携至患者床旁，核对，解释	• 确认患者，取得合作
(2)关闭门窗，用屏风遮挡患者	• 保护患者隐私
(3)协助患者取左侧卧位，双腿屈曲，脱裤至膝部，臀部移至床沿，暴露肛门	• 此体位有利于肠腔内气体排出 • 保暖，维护患者自尊
(4)将玻璃瓶系于床边，橡胶管一端插入玻璃瓶液面以下，另一端与肛管相连	• 防止空气进入肠道而加重腹胀，便于观察气体排出情况
(5)戴手套，连接肛管，用棉签蘸润滑剂，润滑肛管前端，嘱患者深呼吸，一手分开肛门，一手将肛管轻轻插入直肠 15～18 cm，用胶布将肛管固定于臀部，橡胶管留出足够长度用别针固定在床单上(图2-16-11)	• 减少肛管对直肠的刺激 • 深呼吸可使患者放松，便于插入肛管 • 便于患者翻身
(6)观察排气情况，如排气不畅，可协助患者更换体位或按摩腹部	• 气体排出时，可见瓶内液面下有气泡逸出 • 更换体位或按摩腹部可促进气体排出
(7)保留肛管不超过 20 min，拔出肛管，清洁肛门，脱下手套	• 保留肛管时间过长，会降低肛门括约肌的反应甚至导致肛门括约肌永久性松弛 • 必要时 2～3 h 后再行肛管排气
(8)协助患者取舒适卧位，整理床单位，清理用物	• 使患者舒适、病房整洁
(9)洗手，记录	• 记录排气时间、效果及患者的反应

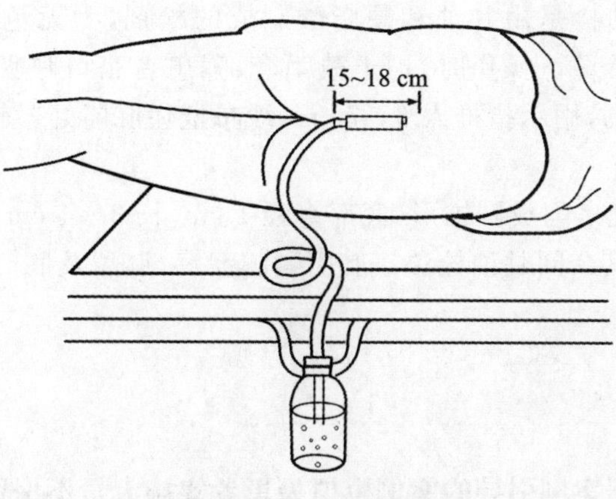

图 2-16-11　肛管排气法

2）注意事项

(1) 如果患者排气不畅,可让患者更换体位或按摩腹部,以促进排气。

(2) 肛管插入的深度一般为15～18 cm,保留时间不超过20 min,如果保留时间过长,则会减弱肛门括约肌的反应,甚至导致肛门括约肌永久性松弛。必要时2～3 h后再行肛管排气。

3）健康指导

向患者讲解避免腹胀的方法,如增加活动、少食产气食物、养成健康的生活习惯等。

【评价】

(1) 操作方法正确,患者腹胀减轻或消失,感觉舒适,患者能有效配合。

(2) 肛管插入的深度合适,留置时间正确。

2. 简易通便术

简易通便术是一种采用通便剂协助患者排便的技术。这种技术简单易行、经济有效,通过护士的指导,患者和家属也可自行完成,适用于体弱者、老人、小儿和久病卧床患者。常用方法如下。

(1) 开塞露法:开塞露是由50%甘油或山梨醇制成的,装在塑料容器内。使用时将其头端剪去,先挤出少量液体润滑开口处,让患者取左侧卧位,放松肛门外括约肌,护士将开塞露的头端轻轻插入肛门后将药液全部挤入直肠内(图2-16-12),嘱患者保留5～10 min后再排便。

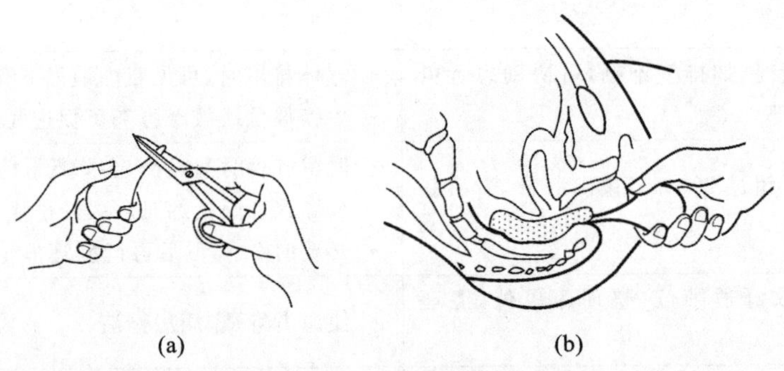

图2-16-12 开塞露简易通便法

(2) 甘油栓法:甘油栓是由甘油和硬脂酸制成的栓剂,为无色透明或半透明,呈圆锥形,应于密封塑料袋内冷藏。操作时,护士戴手套,嘱患者张口呼吸,用手捏住甘油栓的底部,轻轻插入肛门至直肠,用示指推入6～7 cm,纱布抵住肛门处轻轻按摩,嘱患者保留5～10 min后再排便。

(3) 肥皂栓法:将肥皂削成圆锥形(底部直径1 cm,长3～4 cm),护士戴手套肥皂栓蘸热水后轻轻插入肛门,其余同甘油栓法。肛门黏膜溃疡、肛裂及肛门剧烈疼痛者,则不宜使用肥皂栓通便。

情境训练

根据案例引导的案例模拟为患者实施大量不保留灌肠术

场景:某医院病房内,李先生在床上用手捂着肚子坐立不安。家人随即按响了床头呼叫器。

护士:李先生您好,您怎么了?

患者:我已经3天都没有解大便了,我现在肚子很疼,里面还有很多的气体排不出来,什么也吃不进去。你快给我想想办法吧!

护士:那您以前出现过这样的情况吗?

患者:有,我以前经常便秘,吃两片果导片就好了,但这次就比较严重,不知道是怎么了?

护士:李先生请你先不要紧张,让我先帮你检查一下。(护士触诊时腹部较硬且紧张,并能用手触及包块,用手轻压患者腹部)您这儿疼吗?

患者:哎哟,很疼。

护士:这是由于您长期便秘引起的,粪便在肠道内由于没有及时排出,水分大量的被吸收,导致粪便干硬不易排出。而且您由于长期使用缓泻剂,使您的肠道形成依赖,造成排便困难。

患者:原来是这样,我说这次怎么吃了药也不管用了呢。

护士:您稍等,我去治疗室取开塞露给您用上,看能不能帮您排出粪便。

患者:好的,谢谢你。

护士衣帽整洁,备齐用物(开塞露),至患者床旁,通过使用开塞露法仍未使患者排出粪便。

医生:开出医嘱,为患者进行大量不保留灌肠。

护士:(备齐灌肠用物,到患者床旁。)李先生,根据您的情况,现在需给您插一根肛管,通过这根肛管灌入一定量的肥皂液,软化干硬的粪便,帮助您排出多余的粪便。

患者:会很疼吗?

护士:不疼,但有些不舒服,我会操作轻柔的,请您一定要配合我。

患者:好,我一定好好配合你。

护士:请您背向我双膝屈曲,臀部尽量靠近床沿,这样便于灌肠液的进入。

患者:好的。

护士:现在我帮您把裤子脱到膝部。

患者:好的。

护士挂好灌肠筒,调节好高度,连接并润滑肛管,排尽管内空气,夹管。

护士:我现在要插管了,请您一定要放松不要紧张,可以做深呼吸,这样有利于我们插管。

患者:好的。(患者深呼吸)

护士:您配合得非常好。液体灌进去的时候会有一些便意,这是有可能的,请您尽量保持5～10 min再去排便,好让灌肠液充分的软化粪便。

患者:好的,我一定按你的要求去做。

10 min之后,患者排出大量粪便。

护士:您现在感觉怎么样?

患者:我现在感觉好多了,肚子也不疼了。

护士:您以后一定要养成定时排便的习惯,多吃蔬菜、水果,适当的增加运动量。一旦出现再次便秘,一定要来医院,不要自己乱用果导这一类的缓泻剂,以免引起肠道依赖。

患者：我明白了，以后我一定按你说的做。

护士：谢谢您的配合。

小结

本任务阐述了排泄活动的观察与护理，包括正常排泄、异常排泄的护理及与排泄相关的护理技术，护理人员在工作中应加强对患者排泄活动的观察，当患者的排泄活动出现异常时，护士应同情和尊重患者，采取合适的护理技术，及时解除患者的痛苦，满足其基本的生理需要。

能力检测

1. 如果在为患者进行大量不保留灌肠术时，患者出现面色苍白、出冷汗、剧烈腹痛、脉速、心慌气急、剧烈腹痛时，分析患者此时出现了什么情况？护士应怎样处理？

2. 何为多尿、少尿和无尿？正常成人每昼夜的尿量是多少？

3. 患者，女，53岁，行痔疮手术，术后11 h未排尿，患者烦躁不安，主诉有尿意但排尿困难，下腹部疼痛。体格检查：可见耻骨联合上膨隆，扪及囊状包块，叩诊呈实音。请问：

(1) 该患者可能出现了什么情况？

(2) 你将采取什么措施帮助患者解除痛苦？

4. 选择题

A_1/A_2 型题

(1) 下列可实施大量不保留灌肠的情况是(　　)。

A. 高热患者降温　　B. 心肌梗死患者　　C. 急腹症

D. 消化道出血　　E. 妊娠早期

(2) 为肝性脑病患者灌肠时，不宜选用肥皂水溶液，其原因是(　　)。

A. 防止发生腹胀　　B. 防止对肠黏膜的刺激　　B. 减少氨的产生和吸收

D. 以免引起顽固性腹泻　　E. 防止发生酸中毒

(3) 大便呈陶土色多见于(　　)。

A. 消化道出血　　B. 胆道梗阻　　C. 进食肉类过多

D. 阿米巴痢疾　　E. 霍乱

(4) 保留灌肠时要求保留灌肠液多长时间以上(　　)。

A. 0.5 h　　B. 1 h　　C. 2 h　　D. 2.5 h　　E. 1.5 h

(5) 行小量不保留灌肠配制 1∶2∶3 溶液时，硫酸镁、甘油和温开水的量分别为(　　)。

A. 30 mL、60 mL、90 mL　　B. 60 mL、30 mL、90 mL　　C. 30 mL、90 mL、60 mL

D. 60 mL、90 mL、30 mL　　E. 90 mL、60 mL、30 mL

(6) 护士在为一患者倒尿时，闻到尿液有烂苹果味，则提示该患者可能出现了(　　)。

A. 前列腺炎　　B. 膀胱炎　　C. 急性肾炎

D. 糖尿病酮症酸中毒　　　　E. 有机磷农药中毒

(7) 患者，女，56 岁，行大肠癌术后留置导尿管，为预防泌尿系统感染，以下护理措施不妥的是(　　)。

A. 引流管末端不能高于尿道口的位置，防止尿液反流

B. 鼓励患者多饮水，常更换体位

C. 导管脱落后应立即插入尿道内

D. 保持尿道口清洁，每天用消毒液棉球擦洗 1～2 次

E. 患者离床活动时，集尿袋和导尿管应妥善安置，防止脱落、扭曲

(8) 患者，男，65 岁，行前列腺摘除术后进行膀胱冲洗，下列护理措施不妥的是(　　)。

A. 冲洗过程中应密切观察，当患者感到剧痛或流出血性液体时，应停止冲洗

B. "Y"形管应低于耻骨联合的位置，以便引流彻底

C. 如滴入的是治疗用药，需在膀胱内保留 25 min

D. 冲洗的速度不宜太快，滴速一般为 60～80 滴/分

E. 瓶内的液面距床面约 60 cm，使液体能够顺利滴入膀胱

(9) 患者，女，泌尿系统感染，用抗生素后效果不明显，为协助诊断，需做尿培养。护士在实施导尿术时以下不妥的是(　　)。

A. 协助患者取仰卧屈膝位，两腿略外展，暴露外阴

B. 第一次消毒的顺序是由外向内、自下而上

C. 用无菌标本瓶或试管接取中段尿 5 mL，盖好盖，放于适当处

D. 第二次消毒的顺序是：尿道口、两侧小阴唇、尿道口

E. 导尿管如误入阴道，应立即更换重新插入

(10) 患者，女，56 岁，近日来出现咳嗽、打喷嚏时不自主排尿现象，这种现象称为(　　)。

A. 压力性尿失禁　　　　B. 反射性尿失禁　　　　C. 急迫性尿失禁

D. 功能性尿失禁　　　　E. 部分尿失禁

A_3/A_4 型题

(11～15 题共用题干)

患者，女，35 岁，主诉腹胀，4 天未排便，触诊腹部较硬且紧张，可触及包块，直肠指诊可触及粪便。

(11) 应为患者提供的最主要的护理措施是(　　)。

A. 清洁灌肠　　　　B. 保留灌肠　　　　C. 调整排便姿势

D. 腹部环形按摩　　　　E. 大量不保留灌肠

(12) 灌肠筒内液面应距离肛门(　　)。

A. 10～20 cm　　　　B. 20～30 cm　　　　C. 30～40 cm

D. 40～60 cm　　　　E. 60～80 cm

(13) 肛管插入直肠的深度是(　　)。

A. 3～6 cm　　　　B. 7～10 cm　　　　C. 11～13 cm

D. 14～16 cm　　　　E. 18～20 cm

(14) 当液体灌入 100 mL 时患者感觉腹胀有便意，正确的护理措施是(　　)。

A. 停止灌肠　　　　B. 协助患者平卧　　　　C. 嘱患者张口深呼吸

D. 提高灌肠筒高度　　E. 移动肛管或挤捏肛管

(15) 灌肠时,若患者出现脉速、面色苍白、出冷汗、腹痛,正确的处理措施是(　　)。

A. 移动肛管　　B. 停止灌肠　　C. 挤捏肛管

D. 调整灌肠筒高度　　E. 嘱患者放松深呼吸

(16～17题共用题干)

患儿男性5岁。高热惊厥,遵医嘱给予10%水合氯醛保留灌肠。

(16) 将肛管轻轻插入直肠(　　)。

A. 4～7 cm　　B. 7～10 cm　　C. 10～15 cm

D. 12～15 cm　　E. 15～20 cm

(17) 液面距肛门不超过(　　)。

A. 10 cm　　B. 20 cm　　C. 30 cm

D. 40 cm　　E. 50 cm

(18～19题共用题干)

患者,男性38岁。肠道手术后出现肠胀气,遵医嘱给予肛管排气。

(18) 将肛管插入直肠(　　)。

A. 4～7 cm　　B. 7～10 cm　　C. 10～12 cm

D. 12～15 cm　　E. 15～18 cm

(19) 保留肛管不超过(　　)。

A. 10 min　　B. 15 min　　C. 20 min　　D. 30 min　　E. 60 min

(商丘医学高等专科学校　秦爱华　杨　晴)

任务十七　病情观察

学习目标

(1) 能够叙述病情观察的方法。

(2) 正确叙述病情观察的内容。

(3) 能熟练应用各种方法,主动、全面地对患者进行病情观察。

案例引导

患者,女,26岁,昨晚夜间12点感觉脐周疼痛,没做任何处理。今晨起腹痛加重,痛点转移至右下腹,恶心、呕吐,为胃内容物,随前来就诊。医嘱:密切观察病情。请问:针对该患者的情况,护士应重点观察患者哪些方面的病情变化?

病情观察是临床护理工作的一项重要内容。患者生命体征的变化,瞳孔、意识以及精神心理状态都提示着病情变化,是临床诊断、治疗的重要依据。护理人员应熟悉病情观察的内容，并不断努力提高有目的、有意识地主动观察病情的能力。

一、病情观察的意义

病情观察是一项系统工程，并且贯穿于整个疾病过程。通过对患者的精神、音容、举止、言谈等情况的细致观察，及时、系统、全面地发现患者的病情变化。病情观察的意义包括以下几个方面：①为疾病的诊断、治疗和护理提供科学依据；②有助于判断疾病的发展趋势和转归；③及时了解用药反应和治疗效果；④有助于发现危重患者病情变化，及时采取有效抢救措施，挽救患者生命。

病情观察是一项有意识的、审慎的、连续化的工作。这就要求护理人员不仅具备广博的医学知识、严谨的工作作风、敏锐的观察能力、灵活的应变能力以及高度的责任心，更要做到"五勤"，即：勤巡视、勤观察、勤询问、勤思考、勤记录。提高护理人员的病情观察能力，应做到以下几个方面。

(1) 自觉加强专业理论学习，为准确及时地观察、判断患者病情打下坚实的基础。

(2) 培养高度的职业敏感性，从细微处及时准确地发现患者的病情变化。

(3) 经常巡视病房，做观察病情的有心人。

(4) 有计划、针对性地观察病情，熟悉患者的病情和当前治疗护理的要求。

二、病情观察的方法及内容

(一) 病情观察的方法

病情观察是指在诊疗和护理工作中，医护人员通过感觉器官及采用相应的辅助仪器、阅读相关资料等方法获得信息，监测患者病情变化，全面、细致收集资料的过程。

1. 直接观察法

直接观察法是指通过感觉器官观察患者，获得信息的方法。护理人员接触到患者时，首先进行的是视诊，其次为听诊、触诊及叩诊等。有时在观察过程中需运用辅助仪器配合，以加强观察效果。

(1) 视诊(inspection)：最基本的检查方法之一，即用视觉来观察患者的全身或局部表现的方法。视诊可观察到许多全身或局部的情况，如年龄、发育、营养、意识状态、面容、表情、体位、步态、姿势等。通过视诊观察患者周围环境状况及患者体征，如病房光线、温度、湿度，患者面色、呼吸频率等表现，可以了解患者现存或潜在的健康问题，以便及时调整观察的重点。

(2) 听诊(auscultation)：用耳直接或借助听诊器听取患者身体各部发出的声音而判断正常与否的一种方法。一般体检时，用听诊器或直接用耳经被检查者体表听取体内或有关部位所发出的声音。通过听诊可以辨别患者心率、呼吸、肺部啰音、肠鸣音等。听诊时环境要安静、温暖、避风。寒冷可引起患者肌束颤动，出现附加音，影响听诊效果。检查时应根据病情嘱患者采取适当的体位，对衰弱不能起床的患者，为减少患者翻身的痛苦，以使用膜型听诊器为佳。此外，听诊时注意力要集中，听心音时要去除呼吸音的干扰，听肺部时也要去除心音的干扰。

(3) 触诊(palpation)：通过手的感觉来判断患者某些器官或组织的物理特性的一种检查方法。触诊的适用范围很广，可遍及身体各部，尤以腹部更为重要。触诊还可以进一步明确视诊所不能明确的体征。如皮肤的温度和湿度,脏器的外形和大小,肿块的位置、大小、轮廓、表面性质、硬度、移动度、压痛等。

(4) 叩诊(percussion):通过手指叩击或手掌拍击身体表面某部位,使之震动而产生音响,根据震动和音响的特点来判断被检查部位的脏器状态有无异常的一种检查方法。叩诊多用于确定肺尖宽度、肺下界、心界大小与形状、肝脾边界以及有无腹腔积液等。

(5) 嗅诊(smelling):以嗅觉来辨别患者的各种气味,判断与其健康状况关系的一种检查方法。这些气味多来自患者的皮肤、黏膜、呼吸道、胃肠道、呕吐物、排泄物、分泌物、脓液与血液等。临床工作中,嗅诊往往能够迅速提供具有重要意义的诊断线索,如呼出气有大蒜味可诊断为有机磷农药中毒,呼出气有烂苹果味多见于糖尿病酮症酸中毒的患者等。

(6) 询问(enquiry):通过询问了解患者的个人史、既往史、家族史等,对性格内向、少言寡语的患者除仔细观察外,还应多运用此方法。

(7) 思考(thought):评估、分析所观察到的患者情况以及时满足患者的需要。

2. 间接观察法

(1) 沟通:护理人员与其他医务人员、患者家属等进行交流,以获得与患者病情动态变化有关的信息。

(2) 阅读医疗与护理文件:护理人员通过阅读患者的病历、检验报告、会诊报告、护理记录单、交接报告等相关资料获得病情信息。

(3) 应用医疗器械:护理人员借助仪器如人工呼吸机、心电监护仪等获取临床指标等,以判断患者病情变化。

(二) 病情观察的内容

1. 一般情况

(1) 发育与体型(development and habitus):发育通常以年龄、身高、智力、体重及第二性征之间的关系来进行综合判断。成人发育正常的判断指标一般为:胸围约等于身高的一半,坐高约等于下肢的长度,两上肢展开的长度约等于身高。体型是发育的形体表现,包括骨骼、肌肉与脂肪成长分布的状态。临床上将正常人体型分为三型。

① 均称型(正力型):身体各部分匀称适中,腹上角90°左右此型多见。

② 瘦长型(无力型):身体瘦长,颈长肩窄,胸廓扁平,腹上角小于90°。

③ 矮胖型(超力型):身短粗壮,颈粗肩宽,胸廓宽厚,腹上角大于90°。

(2) 饮食与营养(diet and nutrition):饮食在病情观察中具有重要作用,临床护理人员应注意观察患者的食欲、食量、进食后反应、饮食习惯、有无特殊嗜好或偏食等情况,并通过皮肤、毛发、皮下脂肪和肌肉发育情况来综合判断患者的营养状况。营养状态与食物的摄入、消化、吸收和代谢等因素有关,是判断机体健康状况、疾病程度以及转归的重要指标之一。

(3) 面容与表情(facial features and expression):健康人表情自然、神态安怡。疾病及情绪变化可引起面容与表情出现痛苦、忧虑、疲惫等变化,并可因病情轻重缓急而表现不同,某些疾病发展到一定程度时,可出现特征性面容,对诊断和治疗有很大的价值。常见的典型面容如下。

① 急性病容:患者表现为表情痛苦、面色潮红、烦躁不安、呼吸急促、痛苦呻吟、口唇疱疹等,见于急性感染性疾病(如大叶性肺炎)和急腹症(如急性阑尾炎)。

② 慢性病容：面容憔悴、面色苍黄或灰暗、精神萎靡、消瘦无力，见于慢性消耗性疾病，如肝硬化、肺结核、晚期肿瘤等。

③ 病危面容：面肌消瘦、面色苍白或铅灰、表情淡漠、眼窝下陷、目光无神，见于严重休克、大出血、脱水等。

④ 二尖瓣面容：面容晦暗、双颊紫红（淤血性发红）、口唇发绀，见于风湿性心脏病患者。

⑤ 贫血面容：面色苍白、唇舌及结膜色淡、表情疲惫无力，见于各种类型的贫血患者。

⑥ 甲亢面容：面容惊愕、眼裂增大、眼球突出、目光炯炯、视线向下、上眼睑不能相应下垂，可见到上眼睑下白色巩膜。患者表现出兴奋不安，烦躁易怒。见于甲状腺功能亢进患者。

⑦ 面具面容：面部呆板，无表情，似面具样，原因是面部表情肌活动受抑制，见于震颤麻痹、脑炎、脑血管疾病、脑萎缩等。肾病面容：面色苍白，眼睑、颜面水肿。见于慢性肾病患者。另外，还可见满月面容、脱水面容以及面具面容等。

(4) 姿势与体位(posture and position)：患者的姿势与体位和疾病密切相关，不同的疾病可使患者采取不同体位，如自动体位、被动体位、强迫体位，有时对某些疾病的诊断具有一定意义。如胆石症、肠绞痛患者腹痛发作时常辗转反侧、坐卧不宁，常采用强迫体位。步态是指一个人走动时所表现的姿态，某些疾病可出现特殊的姿势，如胃肠痉挛性疼痛患者常捧腹而行。患病时可出现特征的步态，如脑瘫患者表现为剪刀步态；佝偻病、大骨节病患者呈现蹒跚步态等。

(5) 皮肤与黏膜(skin and mucosa)：皮肤与黏膜是反映身体健康状况的重要指标。主要评估患者皮肤的颜色、弹性、温度、湿度及完整性，观察有无发绀、黄疸、出血、水肿、皮疹、压疮等情况。如：贫血患者皮肤、口唇、结膜、指甲苍白；休克患者皮肤湿冷；严重脱水患者常出现皮肤弹性差；肾性水肿患者常见晨起眼睑、颜面水肿；心源性水肿患者则表现为下肢水肿等。

(6) 休息与睡眠(rest and sleep)：观察患者的休息方式、睡眠习惯，有无睡眠型态、时间的变化，是否有难以入睡、易醒、失眠、嗜睡等现象。

(7) 呕吐物(vomitus)：呕吐是指胃内容物经口吐出体外的一种复杂反射动作。呕吐可将胃内容物及刺激物排出体外，对机体有一定保护作用，但剧烈而频繁的呕吐可引起水、电解质紊乱，酸碱平衡失调以及营养障碍等情况。应注意观察呕吐时间、方式、次数及呕吐物的颜色、量、性质、气味等，必要时留取标本，及时送检。

① 方式：颅内压增高者呕吐呈喷射状，不伴恶心；消化道疾病患者呕吐呈反射性。

② 性状：一般呕吐物为消化液和食物。幽门梗阻患者呕吐物常为宿食；高位小肠梗阻患者呕吐物伴胆汁。

③ 颜色：急性大出血患者呕吐物呈鲜红色；混在胃内滞留时间较长的血液被呕出时呈咖啡色；胆汁反流呈黄绿色。

④ 量：如呕吐物超过胃容量，应考虑有无幽门梗阻或其他异常情况等。

⑤ 味：一般情况下呕吐物呈酸味；滞留胃内时间较长时呈腐臭味；含有大量胆汁时呈苦味；肠梗阻时呈粪臭味；胃出血时呈腥味。护理人员应仔细观察呕吐物情况，做好记录，必要时收集标本送检，以协助诊断。

(8) 排泄物(egesta)：包括汗液、痰液、粪便、尿等，应注意观察其性状、颜色、量、气味及排泄次数等。

2. 生命体征

正常人生命体征在大脑皮层的控制下,通过神经、体液的调节保持正常或恒定,是机体内在活动的客观反应。病理情况下,生命体征也随之改变。通过对体温、脉搏、呼吸、血压的观察,可了解人体重要脏器的机能活动情况。因此,生命体征的观察是病情观察的重要内容。

(1) 体温的变化:体温突然升高,多见于急性感染的患者;体温低于 35.0 ℃,见于休克和极度衰竭的患者;持续高热、超高热、体温持续不升均表示病情严重。

(2) 脉搏的变化:观察患者脉搏的频率、节律、强弱的变化,如出现脉率低于 60 次/分或高于 140 次/分,以及间歇脉、脉搏短绌、细脉等,均表示病情有变化。

(3) 呼吸的变化:观察患者呼吸的频率、节律、深浅度、音响等的变化,如出现呼吸频率高于 40 次/分或低于 8 次/分,以及潮式呼吸、间停呼吸等,均是病情危重的表现。

(4) 血压的变化:监测患者的收缩压、舒张压、脉压的变化,特别是观察高血压及休克患者的血压具有重要意义。如收缩压持续低于 70 mmHg(9.33 kPa)或脉压低于20 mmHg(2.67 kPa),多见于休克患者;如收缩压持续高于 180 mmHg(24.0 kPa)或舒张压持续高于 100 mmHg(13.3 kPa),则是重度高血压的表现。

3. 意识状态

意识是人对环境的知觉状态,是大脑高级神经中枢功能活动的综合表现。正常人意识清晰、反应精确、语言清楚、思维合理,对时间、地点、人物的判断力及定向力正常。

意识障碍(disturbance of consciousness)是指个体对外界环境的刺激缺乏正常反应的精神状态。任何原因引起大脑高级神经中枢功能损害时,都可出现意识障碍,表现为对自身及外界环境的认识及记忆、思维、定向力、知觉、情感等精神活动的不同程度的异常改变。根据其轻重程度可分为以下几种情况。

(1) 嗜睡(somnolence):最轻度的意识障碍,表现为患者持续地处于睡眠状态,能被唤醒,醒后能正确回答问题,但反应迟钝,停止刺激后很快入睡。

(2) 意识模糊(confusion):意识障碍程度较嗜睡深,表现为对周围环境漠不关心,答话简短迟钝,表情淡漠,对时间、地点、人物的定向力出现完全或部分障碍,可有错觉、幻觉、躁动不安、谵语或精神错乱。

(3) 昏睡(stupor):接近不省人事的意识状态,表现为患者处于熟睡状态,不易被唤醒。压迫框上神经、摇动身体等较强刺激可被唤醒,醒后答非所问,停止刺激后又入睡。

(4) 昏迷(coma):最严重的意识障碍,高级神经活动高度抑制,也是病情危急的信号。按病情程度可分为浅昏迷和深昏迷。

① 浅昏迷:意识大部分丧失,无自主运动,对周围事物及声光刺激均无反应,对强的疼痛刺激(如按压框上神经)可有痛苦表情或运动反应。瞳孔对光反射、角膜反射、眼球运动、吞咽反射、咳嗽反射等可存在。呼吸、心跳、血压无明显改变,可有大小便失禁。

② 深昏迷:意识全部丧失,对外界各种刺激均无反应。全身肌肉松弛,肢体呈缓状态,各种反射消失,偶有深反射亢进及病理反射出现。机体仅能维持循环与呼吸的最基本功能,呼吸不规则,血压可下降,可有大小便失禁或潴留。

(5) 谵妄:一种以兴奋性增高为主的高级神经中枢急性功能失调状态。其表现为在意识模糊的基础上，出现定向力障碍、感知觉障碍、躁动不安、言语杂乱等。常见于某些药物中毒、代谢障碍、循环障碍或中枢神经系统疾病以及某些急性感染的发热期等。

护理人员对意识状态的观察，可根据患者的言语反应，了解其思维、反应、情感、定向力等，必要时可通过一些神经反射如角膜反射、瞳孔对光反射、对强刺激（如疼痛）的反应等判断其有无意识障碍及程度。另外，也可使用昏迷评估工具，如格拉斯哥昏迷评分（glasgow coma scale，GCS）量表对患者意识障碍及程度进行测定。GCS量表包括睁眼反应、语言反应和运动反应三个项目，应用时需分别对三个项目评分，各项目评分之和即为患者意识障碍程度的客观评分（表2-17-1）。GCS量表总分范围为3～15分，15分表示正常，总分低于7分为浅昏迷，低于3分为深昏迷。应用GCS量表必须以患者的最佳反应计分。在观察患者意识障碍的同时，还应观察其伴随症状、生命体征、血气分析值、活动和睡眠等。

表2-17-1　格拉斯哥昏迷评分量表

项　目	状　态	分　数
睁眼反应	有自发性睁眼反应	4
	声音刺激有睁眼反应	3
	疼痛刺激有睁眼反应	2
	任何刺激均无睁眼反应	1
语言反应	对人物、时间、地点等定向问题清楚	5
	对话混淆不清，不能准确回答有关人物、时间、地点等定向问题	4
	言语不流利，但可分辨字意	3
	言语模糊不清，对字意难以分辨	2
	任何刺激均无语言反应	1
运动反应	可按指令做动作	6
	能确定疼痛部位	5
	对疼痛刺激有肢体退缩反应	4
	疼痛刺激时肢体过屈（去皮质强直）	3
	疼痛刺激时肢体过伸（去大脑强直）	2
	疼痛刺激时无反应	1

4. 瞳孔

瞳孔变化是颅脑疾病、药物中毒、昏迷等许多疾病病情变化的一个重要指征。观察瞳孔时应注意两侧瞳孔的形状、大小、边缘、对称性及对光反射等。

（1）瞳孔的大小及形状：正常人瞳孔在自然光线下呈圆形，直径2～5 mm，两侧等大等圆，边缘整齐。在病理情况下，瞳孔直径小于2 mm称为瞳孔缩小；瞳孔直径大于5 mm称为瞳孔扩大。常见异常情况如下。

①瞳孔缩小：指瞳孔直径小于2 mm。如果直径小于1 mm称为针尖样瞳孔。单侧瞳孔缩小常提示同侧小脑幕裂孔疝早期；双侧瞳孔缩小多见于有机磷农药、氯丙嗪、吗啡药物中毒。

②瞳孔扩大:指瞳孔直径大于5 mm。单侧瞳孔扩大并固定,常提示同侧颅内血肿或脑肿瘤等所致的小脑幕裂孔疝的发生。双侧瞳孔散大常见于颅内压增高、颅脑损伤、颠茄类药物中毒及濒死状态。

③ 瞳孔不等大:双侧瞳孔大小不一常见于脑外伤、脑肿瘤、脑疝等。

(2) 瞳孔对光反射:在正常情况下,双侧瞳孔经光线照射立即缩小,移去光源后又迅速复原,称为瞳孔对光反射灵敏。如瞳孔经光线照射后,其大小不随光线的刺激而变化,称为瞳孔对光反射消失,常见于深昏迷或危重患者。

(3) 调节和辐辏反射:患者注视1 m外评估者的手指,然后将手指逐渐移近患者眼球约10 cm处,正常人瞳孔缩小,称为调节反射,同时双侧眼球向内聚合,称为辐辏反射。甲状腺功能亢进时辐辏反射减弱;动眼神经功能受损时,调节和辐辏反射均消失。

5. 心理状态

护理人员可通过患者的语言表达、面部表情、情绪状态、饮食及睡眠等方面的变化来了解患者的心理活动。观察内容包括患者的语言与非语言行为、思维能力、认知能力、对疾病的认识、价值观、信念等以及有无紧张、焦虑、悲伤、抑郁、绝望等情绪反应。

6. 药物治疗或特殊检查后的观察

(1) 药物治疗后的观察:护理人员不仅要遵医嘱准确地完成给药,还应注意观察药物疗效和毒副作用。例如:高热患者给予药物降温后,应注意观察患者用药后的情况,如有无出汗及虚脱等,应30 min后测量体温并记录;应用胰岛素治疗的患者应观察患者有无出冷汗、心悸、神志不清等低血糖反应等。

(2) 特殊检查后的观察:临床上有时因治疗需要会对未明确诊断的患者进行一些常规或特殊检查,如冠状动脉造影,胆囊造影,胃镜、腹腔镜检查,胸腔、腹腔穿刺等,这些检查均会给患者带来不同程度的创伤,护士应掌握检查前后的注意事项,密切观察生命体征,防止并发症的发生。如冠状动脉造影患者应注意观察检查后的局部止血情况,纤维支气管镜检查后应注意观察患者有无咯血及呼吸困难情况。

知识链接

病情观察的重点对象及要求

(1) 新入院患者:病情轻重缓急不一,诊断也不明确,护理人员应初步估计患者病情轻重,并确定重点观察的内容。如大面积烧伤、创伤患者应重点观察其生命体征尤其是血压的变化,警惕早期休克的发生。另外,患者病情尚在发展过程中,应注意观察潜在或继发病症,警惕可能存在的隐匿病情。了解新入院患者的心理状态,帮助其尽快熟悉和适应住院生活,以积极主动参与治疗。

(2) 手术后患者:其为临床重点观察对象之一,应重点观察其生命体征,尤其是血压的变化。观察切口敷料有无渗血、渗液、脱落或移位;注意患者是否已排尿、排便;观察各种引流管是否通畅,以及引流物颜色、性状、量和气味等。

(3) 小儿患者:机体尚未发育成熟,防御机制差,抵抗力弱,病情变化快;护理人员应密切观察患儿病情变化。如高热患儿容易引起惊厥和脱水;感染容易引起中毒性脑病、中毒性心肌炎和中毒性休克等;此外,小儿对生疏的环境和人员适应力差,易产生恐惧、害怕心理；同时患儿表达能力差，不能具体说明病情。因此，应重点观察患儿的精神状态、饮食量、大小便性状及颜色等，以便及时、准确地进行适当的处理。

(4) 老年患者：全身组织器官功能减退、免疫功能下降、病情变化快，易发生并发症；且老年人感受性降低，反应迟钝，易延误诊断和治疗。护理人员应注意观察老年患者的症状、体征不典型的病情，某些心脑血管疾病的先兆症状，以便及早发现病情变化，采取有效的防治措施，同时应警惕老年患者可能出现的并发症，加强患者心理问题的观察和疏导。

(5) 危重患者：危重患者病情严重、变化快，如不及时发现病情变化，则可能延误抢救甚至威胁生命，是临床重点观察对象。应密切观察其生命体征及相关的症状、体征，做到勤观察、勤思考和勤分析，及早发现或预见病情变化，及时采取预防或应急措施。除根据不同疾病特点观察外，还应注意对意识状态、生命体征、瞳孔、尿量及其分泌物、排泄物的观察。如慢性肺源性心脏病患者，除对生命体征观察外，还应注意其意识状态的变化，若发现头痛、烦躁不安、言语障碍或嗜睡，则可能发生了肺性脑病。

小结

本任务阐述了病情观察的意义、方法和内容。护理人员可采用直接观察和间接观察两种方法对各类患者的一般情况、生命体征、意识、瞳孔以及心理状态等进行全面系统的评估，为病情判断提供重要的临床依据，病情观察是护理人员临床工作的重要内容。

能力检测

选择题

A_1/A_2 型题

(1) 正常人瞳孔在自然光线下直径为(　　)。

A. 1～1.5 mm　　B. 2～2.5 mm　　C. 2.5～5 mm

D. 4～5.5 mm　　E. 5.5～7 mm

(2) 两侧瞳孔缩小见于(　　)。

A. 有机磷农药中毒　　B. 颅内压增高　　C. 脑病变

D. 阿托品中毒　　E. 酒精中毒

(3) 肠梗阻时，呕吐物呈(　　)。

A. 酸味　　B. 碱味　　C. 腐臭味　　D. 苦味　　E. 粪臭味

(4) 当患者呕吐呈喷射状时，应考虑(　　)。

A. 食物中毒　　B. 高位性肠梗阻　　C. 颅内压增高

D. 低位性肠梗阻　　E. 幽门梗阻

(5) 患者张某，56岁，消瘦，面色苍白，精神萎靡，此面容为(　　)。

A. 急性面容　B. 伤寒面容　C. 特殊面容
D. 慢性面容　E. 危重面容

(6) 护士应该知晓危重患者病情恶化的最重要指标为(　　)。
A. 意识模糊　B. 血压急速下降　C. 出现压疮
D. 呼吸困难　E. 瞳孔扩散

(7) 患者,女,68岁,处于昏迷状态,观察患者昏迷程度最可靠的指标是(　　)。
A. 肌张力　B. 皮肤颜色　C. 皮肤温度
D. 瞳孔对光反射　E. 对疼痛刺激的反应

(8) 患者,女,25岁,夜间急诊入院,患者表情痛苦,呼吸急促,伴有鼻翼扇动,口唇疱疹,面色潮红,测体温为39 ℃,该患者属于(　　)。
A. 急性病容　B. 慢性病容　C. 病危病容
D. 休克病容　E. 恶性病容

(9) 患者,女,68岁,脑出血并发脑疝,此时患者双侧瞳孔的变化是(　　)。
A. 散大固定　B. 不等大　C. 无变化　D. 变大　E. 变小

(10) 患者,女,75岁,护士在巡视病房时发现其呼出的气体有烂苹果味。护士收集资料的方法属于(　　)。
A. 视觉观察法　B. 触觉观察法　C. 听觉观察法
D. 嗅觉观察法　E. 味觉观察法

(商丘医学高等专科学校　杨雪艳)

任务十八　危重患者的抢救护理技术

学习目标

(1) 基本能叙述各种抢救设备及其用途、抢救工作的组织管理过程。
(2) 常用洗胃液的作用机制及用途、各种洗胃法的作用原理。
(3) 正确实施口服催吐法、漏斗胃管洗胃法、电动吸引器洗胃法和自动洗胃机洗胃法。
(4) 基本能叙述吸痰法的适用范围、缺氧的分类和氧疗的适应证。
(5) 正确叙述吸痰法、吸氧法的操作步骤。
(6) 正确阐述氧疗效果的监测。
(7) 正确叙述危重患者支持护理的内容。
(8) 根据模拟病例制订一份危重患者的护理计划。
(9) 充分认识危重患者的急救与配合的重要性,在急救过程中提高心理适应能力,培养观察应急能力,在紧急情况下为患者正确、及时地实施吸痰、吸氧、洗胃等急救措施。

案例引导

患者，男，73岁，因家事与儿女争执后，出现心前区憋闷疼痛伴大汗，急诊入院，诊断为急性心肌梗死。查体：体温36.3 ℃，脉搏76次/分，呼吸24次/分，血压108/78 mmHg，精神差，面色苍白，双肺呼吸音粗。根据本病例，思考以下问题：①医务人员如何组织抢救？②在医生未到达之前，接诊护士应做些什么？③该患者入院第3日晨起在卫生间排便时突然倒地，心跳呼吸停止，护士应如何实施抢救？

危重患者（critically ill patients）是指病情危急严重，变化快，随时可能发生生命危险的患者。抢救护理技术（rescue nursing technology）是抢救危重患者的关键，护理人员必须熟练掌握吸氧法、吸痰法、洗胃法及简易呼吸器的使用等常用抢救护理技术，以确保抢救工作及时、正确、有效。

一、抢救工作的组织管理与抢救设备管理

（一）抢救工作的组织管理

（1）立即指定抢救负责人，按患者危重、人数情况成立抢救小组。负责人可由业务院长、医务科长、病区主任等担任，各级医务人员必须听从指挥，动作迅速，态度严肃。护士可在医生未到达之前，根据病情予以适当的紧急处理，如止血、吸氧、吸痰、人工呼吸、胸外心脏按压、建立静脉通道等。

（2）制订抢救方案，护士参与抢救方案的制订，明确程序与措施，医生、技术人员、护士、后勤人员分工明确，密切协作。

（3）安排抢救场地（分为急诊抢救室、病区抢救室），要求场地宽敞明亮，方便救护车转运患者及放置抢救设备。

（4）室内应备有完善的抢救器械和药品，严格执行“五定”制度，即定数量、定点安置、定专人管理、定期消毒灭菌、定期检查维修。护士应熟悉抢救设备性能和使用方法，并能排出一般故障，使急救物品完好率达到“100％”。

（5）做好抢救配合、查对工作。抢救中护士必须规范执行口头医嘱，做到听清医嘱、复述一遍、双方确认无误后方可执行。看清药品、双重检查、事后准确记录。各种药物安瓿、空瓶、空袋等应集中放置，事后仔细查对，按要求处置。

（6）观察病情，做好抢救护理记录，抢救中应仔细观察患者的病情变化，并及时报告医生治疗，及时、准确、客观做好抢救护理记录。

（7）落实抢救护理计划，确定护理目标，制订护理计划，落实护理措施，解决患者现存或潜在的护理问题。根据病情需要落实护理会诊、护理查房及护理病例讨论。

（8）保护患者隐私，使用隔断、屏风遮挡，注意保暖，满足患者心理需要，注重人文关怀。

（9）做好交接班工作，护士在交接班时应采用“反向询问”，核对“床头卡”、“腕带”等方法准确识别患者身份，做好床边交接、转运交接、药品物品交接及护理记录交接，保证抢救及护理措施的落实。

（二）抢救设备管理

1. 抢救室

急诊科和病区均应设置抢救室。急诊科要有单独的抢救室，病区抢救室应设置在靠近护士办公室的单独房间内。要求宽敞、整洁、安静、光线明亮。走廊宽敞，能容纳救护车、转运车通行。

2. 抢救床

抢救床为可升降的活动床，另木板一块，供抢救患者心肺复苏时使用。

3. 抢救车

(1) 常用急救药品详见表2-18-1。

表2-18-1　常用急救药品

类　别	药　物
心三联	盐酸利多卡因、硫酸阿托品、盐酸肾上腺素等
呼二联	尼可刹米、洛贝林等
升压药	多巴胺、去甲肾上腺素、盐酸肾上腺素等
强心药	西地兰、毒毛花苷K等
抗心绞痛药	硝酸甘油等
平喘药	氨茶碱等
促凝血药	酚磺乙胺、维生素K等
镇痛镇静、抗惊厥药	哌替啶、地西泮、苯巴比妥钠、氯丙嗪、硫酸镁等
抗过敏药	异丙嗪、苯海拉明等
激素类药	氢化可的松、地塞米松等
脱水利尿药	20%甘露醇、25%山梨醇、呋塞米等
解毒药	阿托品、碘解磷定、氯解磷定、硫代硫酸钠、乙酰胺等

(2) 一般用物包括：输液输血所需用物、开口器、压舌板、舌钳、咽喉镜、吸痰管、吸氧管、三腔管、无菌手套、无菌敷料、无菌治疗巾、皮肤消毒用物、治疗盘、血压计、听诊器、手电筒、止血带、夹板、酒精灯、应急灯、多头电源插座等。

(3) 各类无菌急救包包括：静脉切开包、气管切开包、气管插管包、开胸包、导尿包、各种穿刺包、缝合包等。

4. 急救器械

急救器械应呈备用状态，功能完好，由专人保养，定期检查，及时报修。常用急救器械包括：氧气筒、吸氧装置或中心供氧系统、中心负压吸引装置或电动吸引器、电除颤仪、心电监护仪、心脏起搏器、心电图机、心肺复苏机、咽喉镜、呼吸机、简易呼吸器、自动洗胃机、输液泵、微量泵、医用悬吊系统(可放置监护仪等设备)等。

5. 通信设备

通信设备应保持畅通，常用的有对讲机、自动传呼系统、电话等。

二、危重患者的支持性护理

1. 密切观察病情变化，做好抢救准备

护士应根据患者病情定时测量并记录生命体征、意识、瞳孔的变化，有条件可使用监测仪器进行持续监测，以掌握患者的病情变化。随时了解心、肺、脑、肝、肾等重要脏器的功能状况及治疗反应与效果，以便及时、正确地采取有效的救治措施。如患者出现呼吸及心脏骤停，应立即发现并通知医生进行人工呼吸和胸外心脏按压等抢救措施。

2. 保持呼吸道通畅

指导并协助清醒患者定时做深呼吸、变换体位或轻叩背部，以促进痰液排出；昏迷患者应将头偏向一侧，并及时用吸引器吸出呼吸道分泌物，以防误吸而导致呼吸困难，甚至窒息。并通过有效咳嗽训练、肺部物理治疗、吸痰等，预防坠积性肺炎、肺不张等并发症发生。

3. 确保安全

对谵妄、躁动不安、意识丧失的患者，应合理使用保护具，以防患者坠床或自行拔管，确保患者安全；对牙关紧闭或抽搐的患者，可用牙垫或压舌板(裹上数层纱布)放于上、下臼齿之间，以防舌咬伤，同时室内光线宜暗，工作人员动作要轻，以避免外界刺激而引起患者抽搐。

4. 加强临床基础护理

(1) 眼部护理：对眼睑不能闭合的患者，可涂眼药膏或覆盖凡士林纱布，以防角膜干燥而导致角膜炎、结膜炎或溃疡的发生。

(2) 口腔护理：保持患者口腔清洁，每日做口腔护理 2～3 次，以预防口腔感染，增进患者的食欲。

(3) 皮肤护理：对长期卧床的患者，应定时协助患者翻身、擦洗、按摩，保持皮肤清洁干燥，保持床单平整，预防压疮的发生。

(4) 肢体活动：长期卧床的患者，如病情许可，应指导并协助患者做肢体的被动运动或主动运动，每日 2～3 次轮流将患者的肢体进行伸屈、内收、外展、内旋、外旋等活动。同时进行按摩，以促进血液循环，增加肌肉张力，防止出现肌肉萎缩、关节强直、静脉血栓等并发症。

5. 补充营养和水分

保证患者有足够的营养及水分的摄入，以增强机体抵抗力。对自理缺陷的患者，应协助其进食；对不能经口进食的患者，可采用鼻饲法或给予静脉营养；对各种原因造成体液不足的患者，应注意补充足够的水分。

6. 排泄异常的护理

患者出现尿潴留，可先采取诱导排尿的方法，必要时在无菌操作条件下进行导尿术，以减轻患者痛苦；如进行留置导尿术，应保持引流通畅，妥善安置引流管和集尿袋，防止泌尿系统感染。患者便秘时，可进行简易通便或灌肠等帮助排便。

7. 保持引流管通畅

危重患者身上常会安置多种引流管，如胃肠减压管、留置导尿管、伤口引流管等，应妥善放置，防止扭曲、受压、脱落，以确保引流通畅。

8. 心理护理

护士应根据患者的具体情况和心理特点，关心、同情、理解、尊重患者，通过耐心细致的工作，恰当地利用语言及非语言的功能，消除不良因素的影响，使患者以最佳的心理状态配合治疗和护理，尽快恢复健康。

三、常用抢救护理技术

案例引导

患者，女，81岁，因“阵发性心悸4年伴胸闷气促加重3天”来院就诊，诊断为冠心病、慢性心衰，心功能3级，予强心、利尿、扩血管等药物对症治疗。住院第3天患者输液过程中突发气促，咳粉红色泡沫痰，严重呼吸困难，氧饱和度下降至65%，听诊双肺布满湿啰音。根据本病例，思考如下问题：①判断该患者需要吸氧吗？②应为患者选择何种吸氧方式？③吸氧时应注意什么？

（一）吸氧法

氧是生命活动所必需的物质，因组织的氧气供应不足或用氧障碍，而导致组织的代谢、功能和形态结构发生异常变化，这一病理过程称为缺氧。氧气疗法是指通过给氧，增加空气中氧的浓度，提高肺泡内的氧浓度，进而提高动脉血氧分压（PaO_2）和动脉血氧饱和度（SaO_2），增加动脉血氧含量（CaO_2），改善组织缺氧，促进组织新陈代谢，维持机体生命活动的一种治疗方法。

1. 缺氧的分类

（1）低张性缺氧：由于吸入气体中氧分压过低，肺泡通气不足、气体弥散障碍、静脉血分流入动脉而引起的缺氧。主要特点为PaO_2降低，CaO_2降低，SaO_2降低，组织供氧不足。常见于高山病、慢性阻塞性肺病、先天性心脏病等。

（2）血液性缺氧：由于血红蛋白数量减少或性质改变，造成血氧含量降低或血红蛋白携氧能力降低而引起的缺氧。主要特点为CaO_2降低，PaO_2一般正常。常见于严重贫血、高铁血红蛋白血症、一氧化碳中毒、输入大量库存血等。

（3）循环性缺氧：由于全身性循环性缺氧和局部性循环性缺氧，引起组织血流量减少使组织供氧量减少所致。主要特点为PaO_2、SaO_2、CaO_2均正常，而动-静脉氧压差增加。常见于休克、心力衰竭、大动脉栓塞等。

（4）组织性缺氧：由于组织中毒、细胞缺损、呼吸酶合成障碍，导致组织细胞利用氧异常所致。主要特点为PaO_2、SaO_2、CaO_2均正常，而静脉血氧含量和氧分压较高，动-静脉氧压差小于正常。常见于氰化物中毒、组织损伤、大量放射线照射等。

以上四种类型的缺氧中，氧疗对低张性缺氧的疗效最好，吸氧能提高PaO_2、SaO_2、CaO_2，使组织供氧增加。氧疗对心功能不全、严重贫血、一氧化碳中毒、休克等患者也有一定疗效。

2. 缺氧的症状和程度判断及给氧指征

（1）缺氧程度可分为轻度、中度和重度三类（表2-18-2）。

表 2-18-2 缺氧程度的判断

程度	呼吸困难	发绀	神志	血气分析	
				氧分压 (PaO_2)/mmHg	二氧化碳分压 ($PaCO_2$)/mmHg
轻度	不明显	轻度	清楚	50～70	＞50
中度	明显	明显	正常或烦躁不安	35～50	＞70
重度	严重，三凹征明显	显著	昏迷或半昏迷	＜35	＞90

(2) 给氧指证

①轻度缺氧：如果患者有呼吸困难，可给予低流量低浓度的氧气(1～2 L/min)。

②中度缺氧：当患者 PaO_2＜50 mmHg，均应给氧。

③重度缺氧：患者显著发绀、呼吸极度困难、出现三凹征，是氧疗的绝对适应证。

3. 供氧装置

临床上常用氧气筒、氧气表装置及管道氧气装置(中心供氧装置)。

(1) 氧气筒、氧气表装置：是临床上最常用的一种装置。

① 氧气筒：为圆柱形无缝钢管，氧气筒内可耐高压达 15 MPa(150 kg/cm^2)的氧，容纳氧气 6 000 L。氧气筒的顶部有一总开关，控制氧气的进出，打开时，逆时针转 1/4 周即可。氧气筒颈部的侧面，有一气门与氧气表相连，是氧气自氧气筒输出的途径。

② 氧气表：由压力表、减压器、流量表、湿化瓶、安全阀组成。压力表可测知氧气筒内氧气的压力，单位以 MPa(kg/cm^2)表示，压力大，表明筒内氧气多。减压器是一种自动减压装置，将来自筒内氧气压力减至 0.2～0.3 MPa(2～3 kg/cm^2)，使流量平稳，保证安全。流量表用来测量每分钟氧气的流出量，流量表内有浮标，从浮标上端平面所指的刻度，可知每分钟氧气的流出量。湿化瓶内盛 1/3～1/2 容积的蒸馏水，通气管浸入水中，出气橡胶管和鼻导管相连。湿化瓶内的蒸馏水有湿化氧气的作用，可减少呼吸道受干燥气体的刺激。安全阀的作用是当氧气流量过大、压力过高时，安全阀的内部活塞即自行上推，使过多的氧气由四周小孔流出，保证安全。

③ 装表法：氧气表装在氧气筒上，以备急用。方法是：将氧气筒置于架上，将总开关按逆时针方向旋转打开，使少量氧气从气门冲出，随即迅速关好总开关，以达到清洁该处的目的，防止灰尘吹入氧气表内。然后将氧气表稍向后倾斜置于氧气筒气门上，用手初步旋紧，再用扳手拧紧，使氧气表直立于氧气筒旁。将湿化瓶接好，先打开总开关，再打开流量开关，检查氧气流出是否通畅、各连接部位有无漏气，检查结果正常即可关上流量开关备用。

氧气筒内氧气的供应时间可按下列公式计算：

$$\text{氧气筒内氧气的供应时间}=\frac{(\text{压力表压力}-5)(kg/cm^2)\times\text{氧气筒容积}(L)}{1\ (kg/cm^2)\times\text{氧流量}(L/min)\times 60\ (min)}$$

氧浓度和氧流量的关系为：

$$\text{氧浓度}(\%)=21+4\times\text{氧流量}(L/min)$$

(2) 管道氧气装置(中心供氧装置见图 2-18-1)：医院氧气集中由供应站负责供给，设管道至病房、门诊、急诊。供应站有总开关控制管道氧气装置，各用氧单位配流量表，连接流量表即可使用。

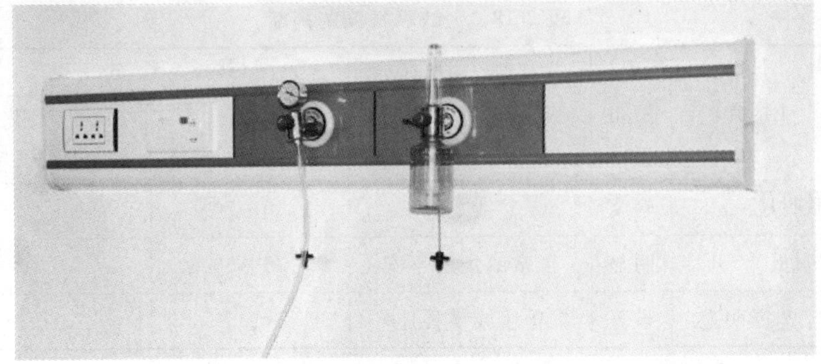

图 2-18-1　氧气管道化装置和中心负压吸引装置

4. 氧疗方法

(1) 鼻导管给氧法:有单侧鼻导管给氧法和双侧鼻导管给氧法两种。单侧鼻导管给氧法是将鼻导管插入一侧鼻孔,经鼻腔到达鼻咽部(插入长度为鼻尖至耳垂的2/3),以吸入氧气的方法。此法可节省氧气,但因刺激鼻黏膜,长时间应用患者会感觉不适,因而目前不常用。双侧鼻导管给氧法是将双侧鼻导管(图 2-18-2)插入鼻孔内约 1 cm,导管环固定稳妥即可。此法操作简单,患者感觉舒适,适用于长期用氧患者,是目前临床上常用的给氧方法之一。

(2) 鼻塞法:鼻塞是一种用塑料制成的带有管腔的球状物。鼻塞法是将鼻塞式导管(图 2-18-3)塞入一侧鼻孔鼻前庭内给氧的方法。此法刺激性小,患者较为舒适,且两侧鼻孔可交替使用。适用于慢性缺氧者长期氧疗时用。

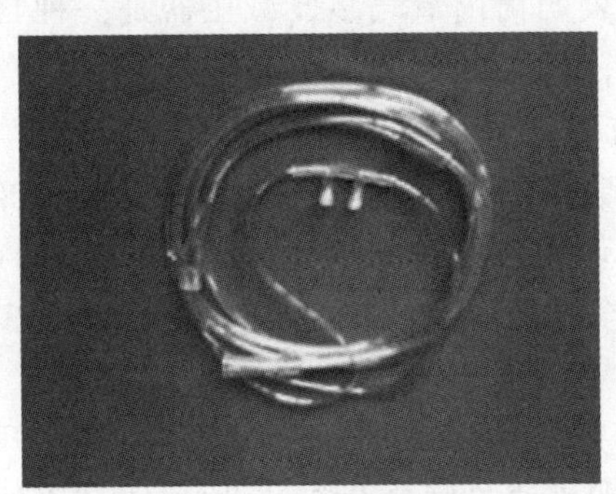

图 2-18-2　双侧鼻导管

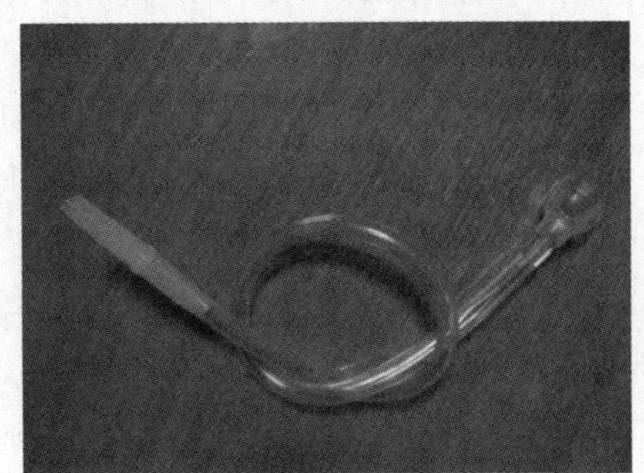

图 2-18-3　鼻塞式导管

(3) 面罩法:使用时需覆盖口鼻,氧气自下端输入,呼出的气体从面罩两侧孔排出。由于口、鼻都能吸入氧气,效果较好。可用于张口呼吸且病情较重,氧分压明显下降者。面罩给氧时必须有足够的氧流量,一般需 6～8 L/min。

① 简单面罩(图 2-18-4):为开放式面罩,两侧有气孔,以排出呼出气,但氧浓度不十分稳定。

② 可调式通气面罩(Venturi 面罩)(图 2-18-5):面罩后置可调旋钮,通过改变空气进入口的大小调节氧浓度。在不同的氧流量条件下,可调出较精确的所需氧浓度。

③ 部分重复呼吸面罩:备有储气囊,氧气与部分呼出气在其中混合,再被吸入,可提供较高浓度的氧气。

④ 非重复呼吸面罩(图 2-18-6):结构同部分重复呼吸面罩,但其储气囊配有单向活瓣,

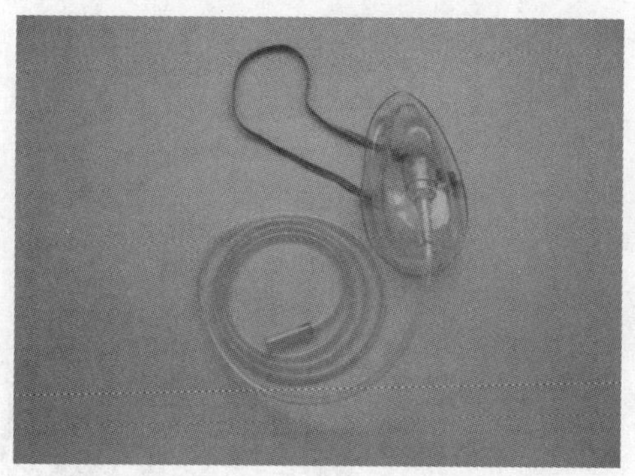

图 2-18-4　简单面罩

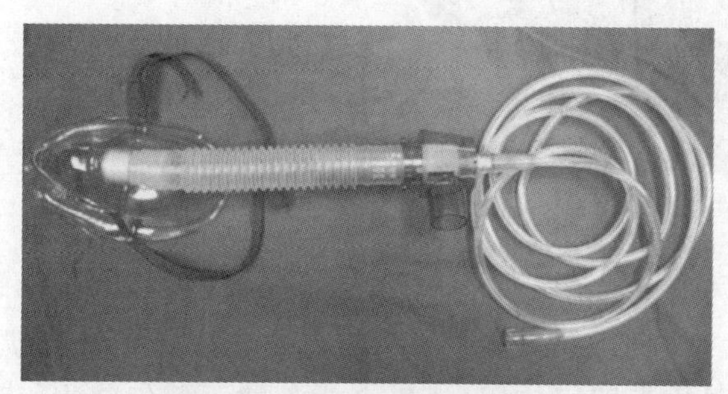

图 2-18-5　可调式通气面罩

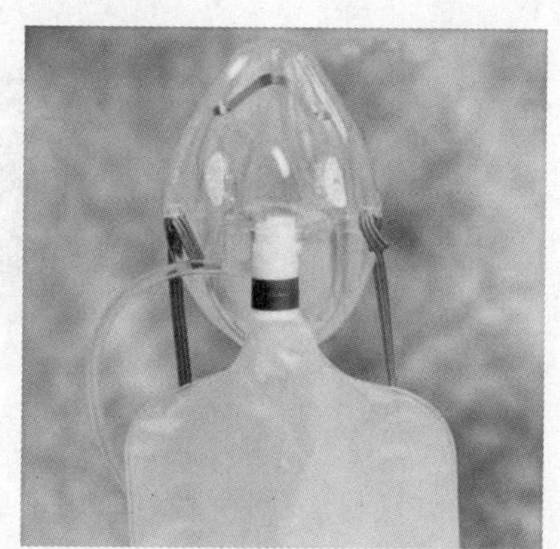

图 2-18-6　非重复呼吸面罩

防止呼出气进入，保证了囊内为较高浓度的纯氧，避免了重复呼吸。

(4) 氧气头罩和氧气帐法：氧气头罩（图 2-18-7）和氧气帐（图 2-18-8）是能围绕头部至全身的供氧装置，可提供各种浓度的氧气，适用于新生儿、婴幼儿的给氧。此法简易，无刺激，同时透明头罩也易于观察病情变化。

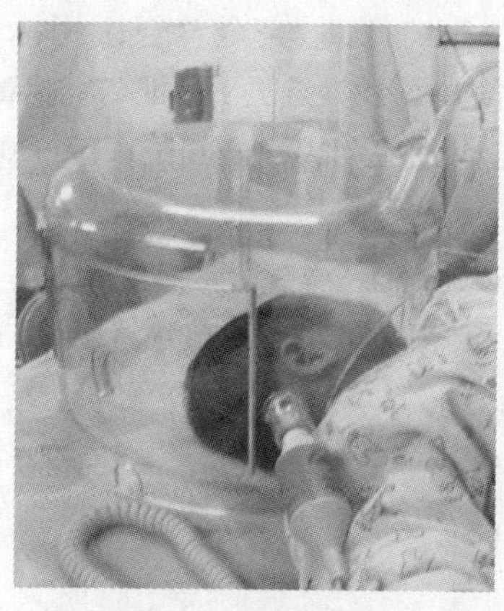

图 2-18-7　氧气头罩

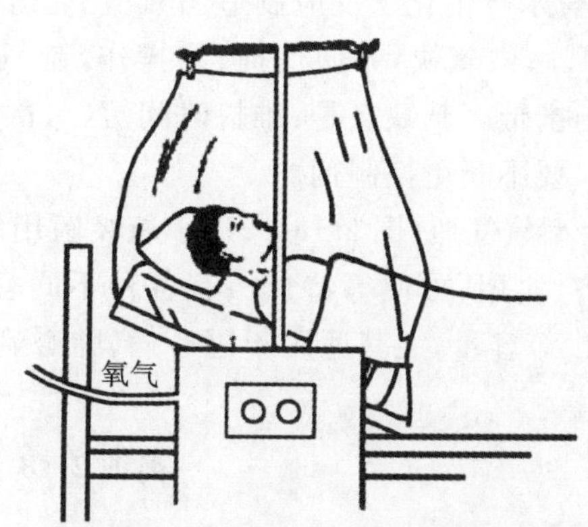

图 2-18-8　氧气帐

(5) 气管插管吸氧法（图 2-18-9）：用气管穿刺套管经 2～3 个气管软骨环穿刺放置特殊吸氧管，可使氧流量降低。其缺点是需穿刺建立窦道，刺激局部黏膜。

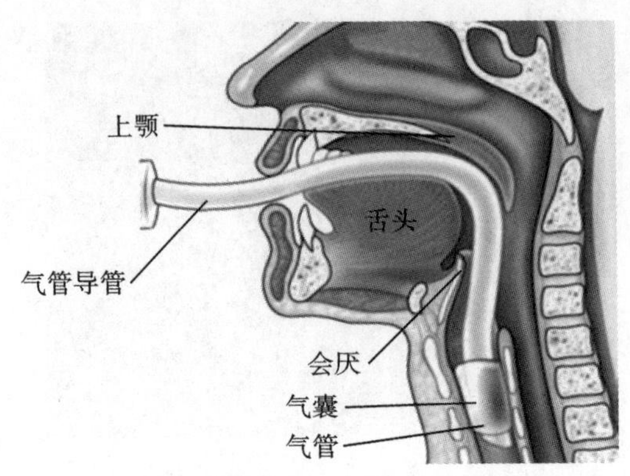

图 2-18-9 气管插管吸氧法

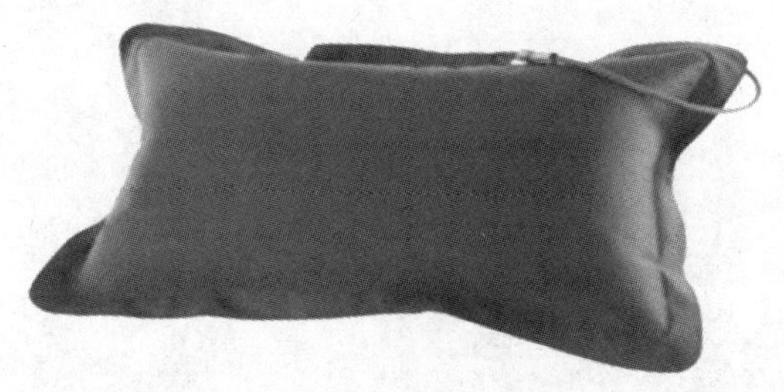

图 2-18-10 氧气枕

(6) 氧气枕法:氧气枕(图 2-18-10)是一长方形橡胶枕,枕的一角有一个橡胶管,上有调节器可调节氧流量,氧气枕充入氧气,接上湿化瓶即可使用,让患者头部枕于氧气袋上,借助重力使氧气流出,可用于家庭氧疗、危重患者的抢救或转运途中。

(7) 家庭供氧方法:一些慢性呼吸系统疾病和持续低氧血症的患者可以在家中进行氧疗。家庭氧疗一般采用制氧器、小型氧气瓶及氧气枕等方法,对改善患者健康状况,提高生活质量和运动耐力有显著效果。

① 氧立得(图 2-18-11):氧立得是一种便携式制氧器。原理为制氧剂 A 和催化剂 B 在反应仓中与水产生化学反应制造出氧气。其优点是:制氧纯度高,完全符合医用标准,纯度大于 99.0%;供氧快,方便快捷;易操作,制氧器结构简单,易学易会;好携带,制氧器小巧轻灵,便于携带。其缺点是:维持时间短(一次反应制出氧气仅维持 20 min),因此患者如需反复用氧,要不断更换制剂。

② 小型氧气瓶(图 2-18-12):小瓶装医用氧,同医院用氧一样,系天然纯氧,具有安全、小巧、经济、实用、方便等特点。有各种不同容量的氧气瓶,如 2 L、2.5 L、4 L、8 L、10 L、12 L、15 L 等容量,尤其适用于冠心病、肺心病、哮喘、支气管炎、肺气肿等慢性疾病患者的家庭用氧。

实训 2-18-1 吸氧法

【目的】

(1) 改善各种原因造成的缺氧状况,提高高动脉血氧分压(PaO_2)和动脉血氧饱和(SaO_2),增加动脉血的氧含量(CaO_2)。

(2) 促进组织新陈代谢,维持机体生命活动。

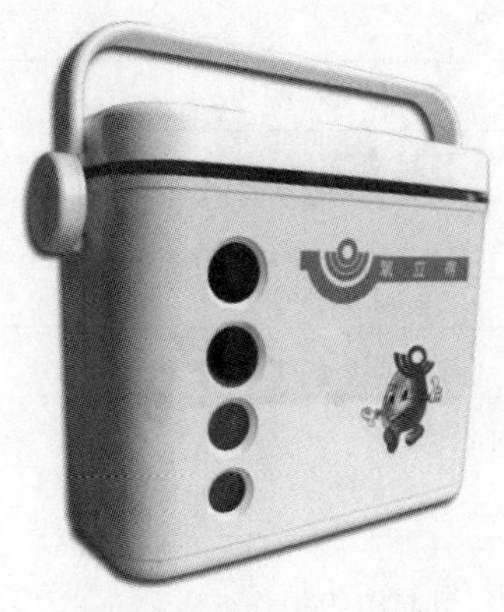

图 2-18-11　氧立得

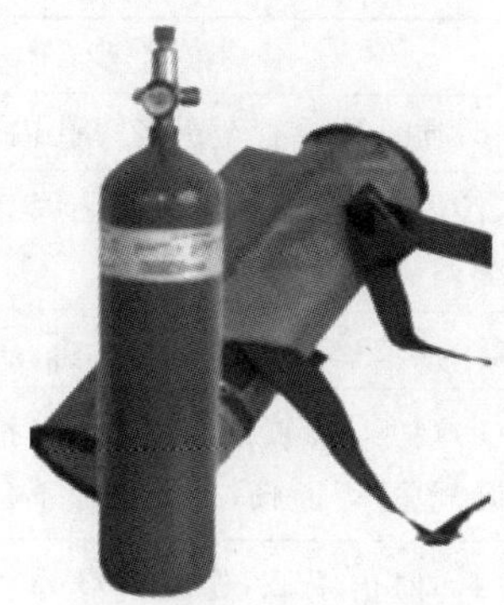

图 2-18-12　小型氧气瓶

【评估】

(1) 患者的情绪、对疾病的认识、心理状态及合作程度。

(2) 患者目前的生命体征、病情、意识、缺氧程度、血气分析结果、肢端皮肤的颜色、鼻中隔偏曲情况、鼻腔分泌物情况。

【计划】

1) 操作者准备

洗手,戴口罩,着装整洁,仪表大方,举止端庄,语言柔和恰当,态度和蔼可亲。

2) 用物准备

供氧装置一套、鼻导管、小药杯(内盛冷开水)、纱布、棉签、胶布、玻璃接管、弯盘、橡皮筋、别针、用氧记录单、笔、松节油、乙醇。

3) 患者准备

理解吸氧的目的、方法、注意事项及配合要点。愿意合作,体位舒适,情绪稳定。

4) 环境准备

保持病室温度适宜、安静、整洁、光线充足、远离火源。

【实施】

1) 操作步骤(以双侧鼻导管给氧法为例)

双侧鼻导管给氧法操作步骤如表 2-18-3 所示。

表 2-18-3　双侧鼻导管给氧法操作步骤

操作步骤	要点说明
(1)备齐用物携至患者床旁,核对、解释	• 确认患者,取得合作
(2)用湿棉签清洁双侧鼻腔	• 检查鼻腔有无分泌物堵塞及异常
(3)连接吸氧装置,打开氧气开关	• 检查设备功能是否正常,管道有无漏气
(4)调节流量	• 轻度缺氧给氧流量为 1～2 L/min,中度缺氧给氧流量为 2～4 L/min • 重度缺氧给氧流量为 4～6 L/min,小儿给氧流量为 1～2 L/min
(5)湿润鼻导管	• 鼻导管前端放入小药杯中用冷开水湿润,可检查鼻导管是否通畅

续表

操作步骤	要点说明
(6)插入鼻导管至患者鼻孔内1 cm	• 动作轻柔,以免引起鼻黏膜损伤
(7)固定:将导管环绕患者耳部向下放置,根据情况调节松紧度	• 松紧适宜,防止因导管太紧引起皮肤破损
(8)记录:给氧时间、氧流量、患者反应	
(9)观察:缺氧症状,实验室指标,氧气装置有无漏气、是否通畅,有无氧疗不良反应出现	• 有异常时及时处理
(10)停止用氧:先取下鼻导管,关氧气筒总开关,放出余气后,关流量开关后卸表	• 防止操作不当,引起组织损伤
(11)妥善安置患者,整理床单位	
(12)用物处理	• 一次性用物丢入专用医疗垃圾袋内集中处理,湿化瓶等定期消毒更换,防止交叉感染
(13)记录	• 记录停止用氧时间及效果

2) 注意事项

(1) 严格遵守操作规程,注意用氧安全,切实做好“四防”:防震、防火、防热、防油。搬运时氧气筒要避免倾倒、撞击,防止爆炸;氧气筒应放在阴凉处,严禁接近烟火和易燃物,至少距离明火5 m,距暖气1 m,以防引起燃烧;氧气表及螺旋口勿上油,也不用带油的手装卸。

(2) 正确使用氧气:用氧时,先调节流量再应用;停氧时,先拔出导管,再关闭氧气开关;中途改变流量时,先分离氧气装置和鼻导管,调节好后再接上,防止肺组织损伤。

(3) 观察缺氧症状有无改善:根据患者的脉搏、呼吸、血压、精神状态、皮肤颜色和湿度、呼吸方式等症状有无改善来判断氧疗效果。通过测定动脉血气分析值,选择适当的氧浓度。

(4) 持续鼻导管用氧者,定期更换鼻导管:双侧鼻导管、鼻塞应每天更换;面罩给氧时应4～8 h更换一次面罩;及时清除鼻腔分泌物,防止鼻导管堵塞。

(5) 不可用尽氧气筒内氧气:压力表指针降至0.5 MPa(5 kg/cm^2)时,不可再用;防止灰尘进入氧气筒,以防再次充气时引起爆炸。

(6) 对未用或已用空的氧气筒,分别悬挂“满”或“空”的标志,便于及时储备,避免影响抢救速度。

3) 健康教育

(1) 向患者及家属解释氧疗的重要性。

(2) 讲述正确使用氧疗的方法及注意事项。

(3) 积极宣传呼吸道疾病的预防保健知识。

【评价】

(1) 患者缺氧症状得到改善,无鼻黏膜损伤,无氧疗不良反应发生。

(2) 操作规范,用氧安全。

(3) 护患沟通有效,患者能配合并了解安全用氧知识。

5. 氧疗的选择

(1) 根据需要选择适当的氧疗设备和氧浓度。氧浓度低于35%为低浓度，35%～50%为中等浓度，大于50%为高浓度。单纯低氧血症患者可选择中等浓度氧疗，慢性缺氧伴二氧化碳潴留的患者可选择低浓度氧疗。

(2) 氧疗方案：

① 按需吸氧：根据疾病的需要随时给予氧疗，随时撤离。

② 短期吸氧：在疾病急性加重期给予持续氧疗。

③ 长期吸氧：主要适用慢性缺氧患者，可进行家庭氧疗，每日给予低浓度氧疗，时间在15 h以上。

(3) 氧疗过程中需对吸入氧气湿化，氧气经湿化瓶后再进入呼吸通路。注意在高氧流量时湿化液可能进入吸氧管导致管路堵塞。急性肺水肿患者吸氧时，湿化液宜用20%～30%乙醇，湿化液具有降低肺泡内泡沫的表面张力，扩大气体与肺泡壁接触面积而使气体易于弥散，改善肺部气体交换，减轻缺氧症状的作用。

(4) 氧疗效果以达到$PaO_2 \geqslant 60$ mmHg或$SaO_2 \geqslant 90\%$为目的。

(5) 氧疗的撤离：经氧疗后患者在自主呼吸空气时$PaO_2 \geqslant 60$ mmHg，即可考虑撤离氧疗。在撤离后，应密切观察患者生命体征、氧饱和度、动脉血气分析值等，一旦出现变化立即恢复氧疗。

6. 氧疗的观察与护理

(1) 缺氧症状：患者由烦躁不安变为安静、心率变慢、血压上升、呼吸平稳、皮肤红润温暖、发绀消失，说明缺氧症状改善。

(2) 实验室检查：实验室检查指标可作为氧疗监护的客观指标。主要观察PaO_2(正常值为12.6～13.3 kPa或95～100 mmHg)、$PaCO_2$(正常值为4.7～5.0 kPa或35～45 mmHg)及SaO_2(正常值为95%)等。

(3) 观察氧气装置有无漏气，管道是否通畅。

(4) 氧疗的副作用：

① 高碳酸血症：由于氧浓度过高或二氧化碳重复吸入导致。应根据病情选择适当的氧浓度和设备。

② 当高浓度氧疗时，肺泡中氮气逐渐被氧气取代，一旦发生支气管阻塞时肺泡内的气体更易被血液吸收而发生肺泡萎缩，从而引起肺不张。表现为烦躁，呼吸、心率加快，血压上升，继而出现呼吸困难、发绀，甚至昏迷。预防措施：控制吸氧浓度；鼓励患者做深呼吸，多咳嗽和经常改变卧位、姿势，促进痰液排出，防止分泌物阻塞。

③ 吸入纯氧6 h即可出现肺损伤，长时间高浓度氧气吸入的患者可出现肺实质的改变。氧中毒患者表现为胸骨后不适、疼痛、灼热感，继而出现呼吸增快、恶心呕吐、烦躁不安、断续干咳、进行性呼吸困难。预防措施：避免长时间、高浓度氧疗；定时做血气分析，动态观察氧疗的治疗效果。

④ 呼吸道分泌物干燥：应加强湿化和雾化吸入。氧气是一种干燥气体，长期吸入可导致呼吸道黏膜干燥，分泌物黏稠，不易咳出。湿化能减少氧疗时上呼吸道的干燥感，促进呼吸道有浓稠分泌物的患者排痰。

⑤ 晶状体后纤维组织增生：仅见于新生儿，以早产儿多见。由于高浓度、长时间吸氧

导致视网膜血管收缩、视网膜纤维化,最后出现不可逆的失明。因此,给新生儿吸氧时应注意控制吸氧浓度和时间。

⑥ 呼吸抑制:见于Ⅱ型呼吸衰竭者(PaO_2降低、$PaCO_2$增高),由于$PaCO_2$长期处于高水平,呼吸中枢失去了对二氧化碳的敏感性,呼吸的调节主要依靠缺氧对外周化学感受器的刺激来维持,吸入高浓度氧,解除了缺氧对外周化学感受器的刺激作用,使呼吸中枢抑制加重,甚至呼吸停止。因此对Ⅱ型呼吸衰竭患者应给予低浓度、低流量(1~2 L/min)吸氧,维持PaO_2在8 kPa即可。

情境训练

根据案例引导的案例模拟为患者吸氧

护士衣帽整齐,备齐用物。

护士:吴先生,您现在感觉怎么样?

患者:我现在感觉胸口很闷。

护士:好的,现在我为您吸氧。请问您以前吸过氧吗?

患者:没有。

护士:好的,通过您的血气分析报告显示,您有轻度缺氧,需要吸氧,请您不要紧张,通过吸氧症状会有所改善的,吸氧的操作很简单,没有痛苦,请您配合一下好吗?

患者:好的,谢谢。

护士:请您让我看一下您的鼻腔和手。

患者:好的。

护士:通过观察,您的鼻中隔没有弯曲,鼻腔分泌物少,口唇无发绀,手指末端红润,我会给您采用鼻导管吸氧,现在我去准备一下东西,请您稍等片刻。

患者:好的,谢谢。

护士:(携用物至患者床旁,核对床头卡)请问您叫什么名字?

患者:吴×。

护士:由于您有轻度缺氧,感觉胸闷,我现在给您吸氧,请您放松,不要紧张。

患者:好的,谢谢。

护士关闭门窗,拉好屏风,使周围环境远离火源。

护士:我现在要用湿棉签为您清洁一下鼻腔。

患者:好的。

护士备好橡胶管2根,连接吸氧装置,将通气管与湿化瓶出口连接;打开氧气开关,检查设备功能正常,确认管道无漏气;将鼻导管前端放入小药杯中的冷开水中湿润,看见有气泡,说明鼻导管通畅。调节氧流量至2 L/min。

护士:我现在要将吸氧管插入您的鼻腔了,会有一点不舒服,我会尽量轻一点,您不要紧张。

患者:好的,谢谢。

护士插入鼻导管至患者鼻孔内1 cm;固定鼻导管于鼻翼、面颊部(注意松紧适宜);在用氧卡上记录时间、氧流量,并为患者整理床单位。

护士:我现在把氧气给您吸好了,流量为2 L/min,您现在感觉好点了吗?

患者:嗯,好点了。

护士：吸氧过程中请不要自行调节氧流量，注意周围环境远离火源。如果有什么不舒服，请按铃，我会来看您的，谢谢您的配合。

患者：好的，我会注意的。

通过吸氧患者症状缓解，血气分析报告显示正常，根据医嘱停止吸氧。

护士：吴先生，您现在感觉怎么样？

患者：吸了氧，感觉舒服多了，胸也不闷了。

护士：现在您的血气分析报告显示正常，可以停止吸氧了，我现在要为您取下吸氧管，请您配合一下。

患者：好。

护士轻撕胶布，取下鼻导管，关流量表。

护士：我现在要用松节油为您除去胶布痕迹，气味有点难闻，请配合一下。

患者：好。

护士：帮助患者躺卧好，记录停氧时间，卸表。

护士：吴先生，好了，现在您要注意休息，我会再来看您的，谢谢您的配合。

案例引导

患者，男，59岁，因颅脑外伤处于昏迷期，患者呼吸道内有大量痰液无法咳出，而且痰液较黏稠。根据本病例，思考如下问题：①护士如何保持患者呼吸道通畅？②吸痰过程中应注意什么？③痰液黏稠该如何处理？

（二）吸痰法

吸痰法(sputum suctioning)是指利用机械吸引的方法，经口、鼻腔或人工气道将呼吸道分泌物吸出，以保持呼吸道通畅，预防吸入性肺炎、肺不张、窒息等并发症的一种方法，适用于无力咳嗽、排痰的患者，如危重、昏迷、气管切开、麻醉未清醒等患者或新生儿。临床上最常用的是中心负压吸引装置吸痰法和电动吸引器吸痰法。在紧急状态下，也可用注射器吸痰及口对口吸痰。

实训 2-18-2　吸痰法

【目的】

(1) 清除呼吸道分泌物，保持呼吸道通畅。

(2) 促进呼吸功能，改善肺通气。

(3) 预防肺不张、坠积性肺炎、窒息等并发症。

知识链接

电动吸引器的构造及维护

1. 构造

电动吸引器主要有马达、偏心轮、气体滤过器、压力表、安全瓶、储液瓶、连接管等组成(图 2-18-13)。安全瓶和储液瓶是两个容量为1 000 mL的容器，瓶塞上有两个玻璃管，并有橡胶管相互连接。

2. 作用原理

接通电源后，马达带动偏心轮，从吸气孔吸出瓶内的空气，并由排气孔排出，这样不断的循环转动，使瓶内产生负压，将痰吸出。

3. 维护

(1) 使用前，须检查电源的电压和吸引器的电压是否相符，各管连接是否正确。

(2) 储液瓶内液体达2/3满时，应及时倾倒，以免液体过多，被吸入马达内损坏机器。

(3) 电动吸引器连续使用时间不宜过久，每次不超过2 h。

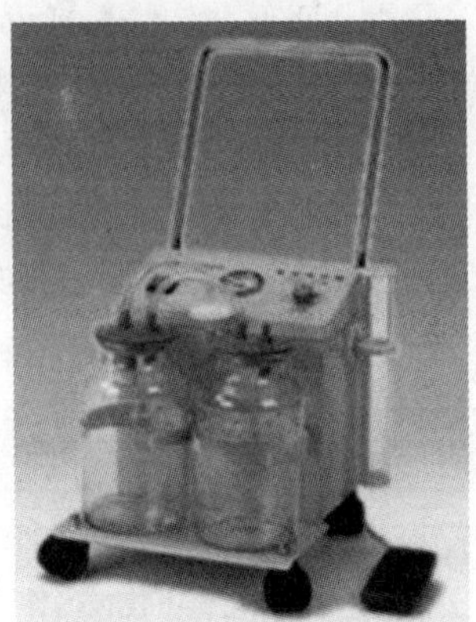
图 2-18-13　电动吸引器

(4) 储液瓶内应放少量消毒液，使吸出液不致黏附于瓶底，便于清洁消毒。

(5) 吸引器应由专人管理，定期检查其效能，并做好清洁保养工作，搬运时避免剧烈震动。

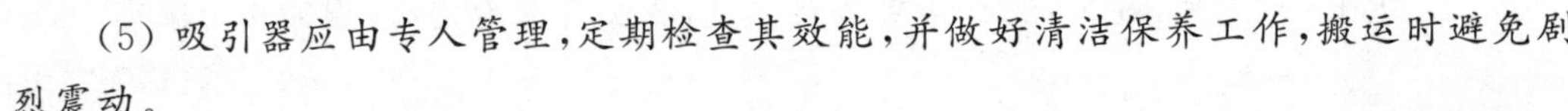

【评估】

(1) 患者的一般情况，如年龄、病情、文化程度、意识状态及治疗情况等。

(2) 患者的心理状态、合作程度。

【计划】

1. 操作者准备

洗手，戴口罩，着装整洁，仪表大方，举止端庄，语言柔和恰当，态度和蔼可亲。

2. 用物准备

(1) 吸痰装置：性能正常的电动吸引器或中心负压吸引装置。

(2) 治疗盘内盛：盖罐2只(试吸罐和冲洗罐，内盛无菌生理盐水)、独立包装的吸痰管数根、无菌纱布、无菌手套、弯盘、无菌持物钳或持物镊、试管(内盛有消毒液)。必要时备压舌板、开口器、舌钳、无菌棉签等。

(3) 其他用物：电插板、电筒。

3. 患者准备

了解吸痰的目的、方法、注意事项与配合方法，情绪稳定，愿意配合。

4. 环境准备

保持环境光线充足、清洁、安静、室温适宜。

【实施】

1. 操作步骤(以电动吸引器吸痰法为例)

电动吸引器吸痰法操作步骤如表2-18-4所示。

表 2-18-4　电动吸引器吸痰法操作步骤

操作步骤	要点说明
(1)备齐用物携至患者床旁，核对、解释	• 确认患者，取得合作

续表

操作步骤	要点说明
(2)开动电动吸引器,调节负压	• 一般成人 0.04～0.053 MPa,儿童小于0.04 MPa
(3)检查患者口、鼻腔,取下活动义齿	• 若口腔吸痰有困难,可由鼻腔吸引;昏迷患者可用压舌板或张口器帮助张口
(4)患者头部转向一侧,面向操作者	
(5)将灭菌生理盐水倒入一次性灭菌碗内,打开吸痰管,暴露末端,右手带上无菌手套并保持不被污染	
(6)右手持吸痰管与左手持吸引器连接,并用左手拇指控制吸引阀门,用生理盐水浸湿吸痰管并试吸	• 检查吸痰管是否通畅,同时润滑导管前端
(7)选择合适的吸痰方法	
◆ 经气管内插管或气管切开套管吸痰 ①将吸痰管经气管套管插入气管内,快速地开启吸引阀门做间歇性吸引,吸痰手法:左右旋转,自深部向上提拉吸净痰液。一般单次吸引时间为5～8 s,最长不超过15 s ②吸氧或休息片刻(3 min)后可再次吸引,但最多不能超过3次 ③如分泌物黏稠,可注入2～5 mL生理盐水于气管内,再行吸痰 ◆ 经口咽吸痰 ①让患者的舌前伸,必要时用纱布包裹协助 ②一手反折吸痰管末端,另一手持吸痰管前端,从口腔的一侧将导管插入10～15 cm进入咽部,同时鼓励患者咳嗽 ③使用负压吸引,放松导管末端,吸净口咽部分泌物 ④更换吸痰管,在患者吸气时顺势将吸痰管插入气管一定深度(约15 cm),松开导管开始吸引 ⑤手法:左右旋转,自深部向上提拉吸净痰液 ⑥吸痰管退出时,抽吸生理盐水冲洗导管,根据患者情况确定是否需重复吸引	• 插管时不可有负压,以免引起呼吸道黏膜损伤 • 注意无菌操作 • 切忌上下多次抽动,以避免缺氧 • 使滴入的液体到小支气管以稀释滞积的痰液 • 以利于呼吸道分泌物的充分吸引 • 以免分泌物堵塞吸痰管 • 动态评估患者
(8)观察:气道是否通畅;患者的反应,如面色、呼吸、心率、血压等;吸出液的色、质、量	
(9)安置患者:拭净脸部分泌物,使患者体位舒适,整理床单位	• 使患者舒适
(10)整理用物:吸痰毕,分离吸痰管,机器端口用无菌套管保护,吸痰的玻璃接管插入盛有消毒液的试管中浸泡,手套及吸痰管按一次性物品处理	• 吸痰用物根据操作性质每班更换或每日更换1或2次
(11)洗手,记录	

2. 注意事项

(1) 吸痰前要预充氧,通过提高吸入氧流量或氧浓度的方法提高患者氧分压,抵御吸痰过程中患者的缺氧症状。

(2) 吸痰过程中注意观察氧饱和度、呼吸、面色等情况。

(3) 操作时必须严格执行无菌操作,吸痰管、手套、吸痰溶液及容器必须每次更换,避免因操作不当而引起交叉感染。

(4) 操作时注意动作应轻、快,避免损伤气管黏膜。

(5) 吸引器各管道连接要准确、无漏气,吸引瓶及时倾倒,水面不超过2/3满,每天要浸泡消毒。

(6) 使用人工呼吸机的患者吸痰后与呼吸机连接,调节参数。

(7) 气管切开处敷料,一般每天更换2次。

(8) 每次吸痰时间<15 s,以免造成缺氧。手法不可反复提拉。

3. 健康教育

(1) 教会清醒患者吸痰时正确的配合方法,向患者和家属讲解呼吸道疾病的预防保健知识。

(2) 指导患者呼吸道有分泌物时应及时清除,确保呼吸道通畅。

【评价】

(1) 患者呼吸道分泌物及时清除,气道通畅,缺氧症状得到缓解。

(2) 操作规范,无呼吸道黏膜损伤。

案例引导

患者,女,29岁,因夫妻发生争吵想不通服乐果欲自杀,半小时后被家属发现,及时送到医院抢救。

根据本病例,思考如下问题:①护士应准备哪种洗胃溶液为患者清除毒物?②洗胃过程中应注意哪些问题?

(三) 洗胃法

洗胃法(gastric lavage)是将胃管由口腔或鼻腔插入胃内,反复注入和吸出一定量的溶液,以冲洗并排出胃内容物,减轻或避免吸收中毒的胃灌洗方法。随着现代护理技术的迅速发展,洗胃法不但是抢救口服药物中毒患者的一项重要措施,也为外科某些术前准备、幽门梗阻胃潴留治疗等广泛运用。

1. 口服催吐法

口服催吐法是指给患者口服洗胃溶液(表2-18-5),然后让其自动呕吐的方法,适用于意识清醒能配合操作的患者。

表2-18-5 常见毒物中毒的洗胃溶液和禁忌药物表

毒物种类	洗胃溶液	禁忌药物
巴比妥类(安眠药)	(1∶15 000)~(1∶20 000)高锰酸钾溶液洗胃、硫酸钠溶液导泻[1]	硫酸镁

续表

毒物种类	洗胃溶液	禁忌药物
异烟肼	(1∶15 000)～(1∶20 000)高锰酸钾溶液洗胃、硫酸钠溶液导泻	
酸性物	镁乳、蛋清水[2]、牛奶	强酸药物
碱性物	5%醋酸、白醋、蛋清水、牛奶	强碱药物
氰化物	3%过氧化氢溶液引吐，(1∶15 000)～(1∶20 000)高锰酸钾溶液洗胃[3]	
敌敌畏	2%～4%碳酸氢钠溶液、1%盐水、(1∶15 000)～(1∶20 000)高锰酸钾溶液洗胃	
敌百虫	1%盐水或清水、(1∶15 000)～(1∶20 000)高锰酸钾溶液洗胃	碱性药物[4]
1605、1059、4049(乐果)	2%～4%碳酸氢钠溶液	高锰酸钾[5]
DDT(灭害灵)、666	温开水或生理盐水洗胃、50%硫酸镁溶液导泻	油性泻药
发芽马铃薯、毒蕈	1%～3%鞣酸	
河豚、生物碱	1%活性炭悬浮液	
苯酚	(1∶15 000)～(1∶20 000)高锰酸钾溶液洗胃	
灭鼠药(抗凝血类)	催吐、温水洗胃、硫酸钠溶液导泻	
灭鼠药(有机氟类)	0.2%～0.5%氟化钙溶液或淡石灰水洗胃，硫酸钠溶液导泻，饮用豆浆、蛋白水、牛奶等	
灭鼠药(磷化锌)[6]	(1∶15 000)～(1∶20 000)高锰酸钾溶液洗胃、0.5%硫酸铜溶液洗胃	鸡蛋、牛奶、脂肪及其他油类食物

注：[1]巴比妥类药物采用硫酸钠溶液导泻是利用其在肠道内形成高渗透压，而阻止肠道水分和残余的巴比妥类药物的吸收，促使其尽早排出体外。硫酸钠对心血管和神经系统没有抑制作用，不会加重巴比妥类药物中毒。

[2]蛋清水可黏附于黏膜表面或者创面上，从而起到保护作用，并可减轻患者的痛苦。

[3]氧化剂可将化学毒品氧化，改变其性能，从而减轻或去除其毒性。

[4]敌百虫遇碱性药物可分解出毒性更强的敌敌畏，其分解过程随碱性的增强和温度的升高而加速。

[5]1605、1059、4049(乐果)等禁用高锰酸钾洗胃，否则可氧化成毒性更强的物质。

[6]磷化锌中毒时，口服硫酸铜可使其成为无毒的磷化铜沉淀，阻止吸收，并促使其排出体外。磷化锌易溶于油类物质，忌用脂肪性食物，以免促进磷的溶解吸收。

2. 胃管洗胃法

胃管洗胃法是指将胃管由鼻腔或口腔插入胃内，用大量溶液进行冲洗的方法。胃管洗胃法可分为三种：漏斗胃管洗胃法(图 2-18-14)(利用虹吸原理，将洗胃溶液灌入胃内后，再吸出来的方法)、电动吸引器洗胃法(图 2-18-15)和自动洗胃机(图 2-18-16)洗胃法。

实训 2-18-3　洗胃法

【目的】

(1) 解毒：清除胃内毒物或刺激物，减少或避免毒物吸收，还可利用不同洗胃溶液中和

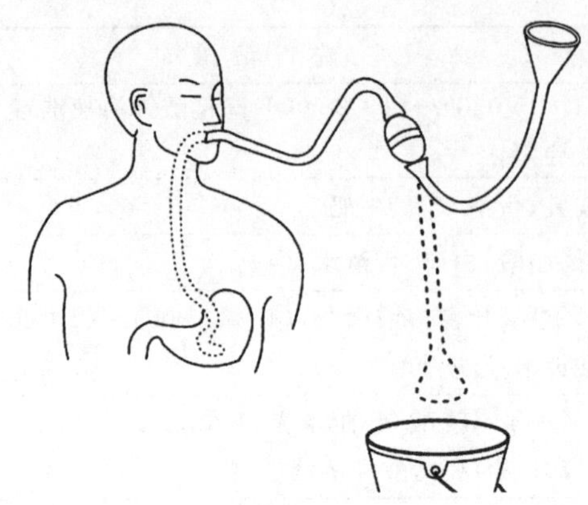

图 2-18-14 漏斗胃管洗胃法

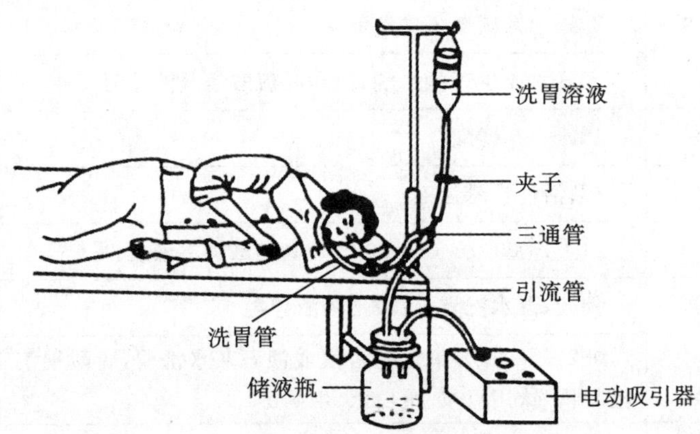

图 2-18-15 电动吸引器洗胃法

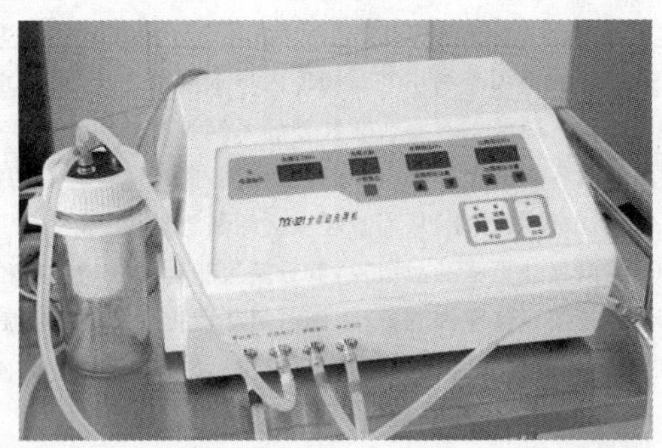

图 2-18-16 自动洗胃机

解毒,适用于急性食物和药物中毒。服毒后 4～6 h 内洗胃最有效,当服毒前胃内容物过多、毒物量过大时,即使超过 6 h 也不应放弃洗胃。

(2) 减轻胃黏膜水肿:幽门梗阻患者因饭后食物潴留引起上腹胀满、恶心、呕吐等症状,通过洗胃可以减轻潴留物对胃黏膜的刺激,从而减轻胃黏膜的炎症和水肿。

(3) 为手术或某些检查做准备:如行胃部、十二指肠部的手术或检查前,通过洗胃清除胃内容物,既便于手术或检查,又可防止术后感染。

【评估】

(1) 患者的一般情况，如年龄、性别、文化程度、意识状态及治疗情况等。

(2) 患者的中毒情况、生命体征及瞳孔变化等。

(3) 患者的心理状态、合作程度。

(4) 口、鼻黏膜有无损伤，有无活动义齿。

【计划】

1) 操作者准备

洗手，戴口罩，着装整洁，仪表大方，举止端庄，语言柔和恰当，态度和蔼可亲。

2) 用物准备

(1) 口服催吐法：量杯(或水杯)、压舌板、水温计、弯盘、塑料围裙或橡胶单、水桶 2 只(一盛洗胃液、一盛污水)、洗胃溶液：按医嘱根据毒物性质准备洗胃液，毒物性质不明时可选用温开水或 0.9%氯化钠溶液洗胃。温度 25～38 ℃为宜，一般用量 10 000～20 000 mL。

(2) 漏斗胃管洗胃法：无菌洗胃包(漏斗洗胃管、持物镊、纱布、润滑油)，治疗盘(量杯、水温计、橡胶或围裙、胶布、弯盘)，必要时备治疗碗(压舌板、张口器、牙垫、舌钳)，洗胃溶液：温度 25～38 ℃，量 10 000～20 000 mL，水桶 2 只(一盛洗胃液、一盛污水)。

(3) 电动吸引器洗胃法：电动吸引器，“Y”形三通管，输液架、输液瓶、输液器，止血钳或调解夹等。无菌洗胃包(胃管、持物镊、纱布、润滑油)，治疗盘(量杯、水温计、橡胶或塑料围裙、胶布、弯盘)，必要时备治疗碗(压舌板、开口器、牙垫、舌钳)，洗胃溶液温度 25～38 ℃，洗胃溶液量 10 000～20 000 mL，水桶 2 只(一盛洗胃液、一盛污水)。

(4) 自动洗胃机洗胃法：将电动吸引器换成性能正常的自动洗胃机，其余用物同电动吸引器洗胃法的。

3) 患者准备

(1) 清醒且能合作的患者了解洗胃的目的、方法、注意事项及配合要点。

(2) 取舒适的体位，有义齿者应取下。

4) 环境准备

保持环境安静、整洁、光线明亮、温度适宜，用屏风遮挡患者，有用电安全设备。

【实施】

1) 操作步骤

洗胃法操作步骤如表 2-18-6 所示。

表 2-18-6　洗胃法操作步骤

操作步骤	要点说明
(1)携用物至患者床旁，核对患者床号(住院号)、姓名	• 确认患者
(2)向患者及家属解释插管洗胃的目的、操作过程的配合与产生的不适、对不适的应对方法等相关知识	• 取得患者和(或)家属对执行该操作的知情同意
(3)体位：清醒患者取坐位或者半坐卧位；中毒较重患者取左侧卧位。昏迷患者取平卧位，头偏向一侧	• 右侧卧位有助于胃排空，加速毒素向十二指肠排空

续表

操作步骤	要点说明
(4)洗胃	
◆ 口服催吐法 ①围好围裙,取下义齿,置污物桶于患者座位前或床旁 ②指导患者每次饮洗胃溶液300～500 mL,自行呕吐或用压舌板刺激舌根催吐	• 反复进行,直至吐出液澄清无味为止
◆ 漏斗胃管洗胃法 ①插管:颌下铺橡胶围裙,弯盘置于口角旁,用压舌板及张口器撑开口腔,置牙垫于上、下磨牙间,插入漏斗胃管,用胶布固定 ②灌洗:置漏斗低于胃部水平位置,挤压橡胶球,吸尽胃内容物,留取标本送检。举漏斗高于头部30～50 cm,将洗胃溶液300～500 mL缓慢倒入漏斗内,当漏斗内尚余少量溶液时,迅速将漏斗降至胃部以下位置,倒置于盛水桶内,利用虹吸作用吸出胃内灌洗液。如此反复进行,直至洗出液澄清无味为止	• 如舌后坠,可用舌钳将舌拉出 • 自口腔插入胃内的长度为55～60 cm,判断漏斗胃管确实在胃内 • 每次灌入量和排出量应基本相等,否则易导致胃潴留 • 如引流不畅,可挤压橡胶球加压吸引
◆ 电动吸引器洗胃法 ①检查:接通电源,检查电动吸引器性能 ②连接:将输液器与“Y”形三通管主管相连,电动吸引器储液瓶的引流管及胃管末端分别与“Y”形三通管两分支相连,夹闭输液夹,将灌洗液倒入输液瓶内,挂于输液架上 ③插管:同漏斗胃管洗胃法 ④吸引:胃管接灌洗液输液瓶,开动吸引器,负压宜保持在13.3 kPa,吸出胃内容物,留取第一次标本送检 ⑤灌注:关闭吸引器,夹闭储液瓶上的引流管,开放输液管,使灌注液流入胃内300～500 mL,夹闭输液管,开放储液瓶上的引流管,启动吸引器,吸出灌入的液体。如此反复灌洗,直至洗出液澄清无味为止	• 吸引器负压应保持在13.3 kPa,避免压力过高损伤胃黏膜 • 确保输液管及其连接处无漏气
◆ 自动洗胃机洗胃法 ①准备自动洗胃机:自动洗胃机接通电源,将已配好的灌洗液放入桶内,将3根橡胶管分别与机器的药管、污水管、胃管相连接。药管的另一端置于灌洗液桶内,调节药量流速;污水管另一端置于空水桶内;胃管的另一端与插入的胃管相连接 ②插管:同漏斗胃管洗胃法 ③灌洗:按“手吸”键,吸出胃内容物,留取标本送检,然后按“自动”键,机器即开始对胃自动冲洗,至洗出液澄清无味时,按“停机”键停止,分离胃管	• 药管的另一端置于灌洗液桶内,管口必须始终浸泡在洗胃溶液的液面以下,防止大量气体进入胃内 • 如发现有胃内容物堵塞管道,水流缓慢、不流或发生故障时,可交替按“手冲”和“手吸”键,反复冲洗数次,直至管道畅通,再按“手吸”键将胃内残留液体吸出,按“自动”键,恢复自动洗胃,直至洗出液澄清无味为止
(5)观察:洗胃过程中,密切观察洗出液的性质、颜色、气味、量及患者的意识、面色、呼吸、脉搏、血压的变化	• 如患者出现腹痛、血性洗出液、休克等现象时,应立即停止洗胃,并采取相应的急救措施

续表

操作步骤	要点说明
(6)拔管：反折胃管拔管，帮助患者漱口，擦净面部	• 防止管内液体误入气管
(7)整理：协助患者取舒适卧位，整理床单位，清理用物	
(8)清洗：将三管(药管、污水管、胃管)同时置于清水中，按"清洗"键，机器自动清洗	
(9)记录：洗胃液的名称、量，洗出液的颜色、气味、性质、量及患者全身反应	

2）注意事项

(1) 急性中毒患者应迅速采用口服，必要时进行洗胃，以减少毒物的吸收。

(2) 当毒物不明时，应先抽取胃内容物送检，以明确毒物性质，并用生理盐水或温开水洗胃，待毒物性质确定后，再选用对抗剂洗胃。

(3) 吞服强酸、强碱者禁忌洗胃，以防穿孔，可给予物理对抗剂，如牛奶、豆浆、蛋清水，以保护胃黏膜。

(4) 消化道溃疡、食道堵塞、食道静脉曲张、胃癌等患者禁忌洗胃，昏迷者慎用。

(5) 洗胃中随时观察病情，如有血性液体流出或出现虚脱现象或腹痛，应立即停止洗胃。

(6) 每次灌入量不要太多(不能超过 500 mL)，以防毒物进入十二指肠，促使毒物吸收或造成急性胃扩张。突然的胃扩张还可兴奋迷走神经，反射性地引起心跳骤停。

(7) 掌握洗胃时间，幽门梗阻患者洗胃宜在空腹或饭后 4～6 h 进行，并记录潴留量，以便了解梗阻情况，为静脉输液提供参考。

(8) 洗胃中，随时观察病情，如患者出现腹痛、流出血性灌洗液或出现休克症状时，应立即停止灌洗，并通知医生进行处理。

【评价】

(1) 患者安全，无发生误吸、窒息等并发症。

(2) 洗胃及时、彻底，能妥善处理洗胃过程中出现的问题。

(四) 人工呼吸器的使用

人工呼吸器是进行人工呼吸最有效的方法，是通过人工或机械装置产生通气，达到增加通气量，改善换气功能，减轻呼吸肌做功的目的。常用于各种病因所致的呼吸停止或呼吸衰竭的抢救及麻醉期间的呼吸管理。

1. 简易呼吸器的使用

简易呼吸器又称为加压给氧气囊(AMBU)，它是进行人工通气的简易工具。在未进行气管插管建立紧急人工气道之前，或呼吸机突然发生故障时使用。简易呼吸器具有结构简单、操作迅速方便、易于携带、可随意调节、不需用电动装置、通气效果好等优点。其主要由单向阀、呼吸囊、氧气储气阀、氧气储气袋、氧气导管、面罩等组成。基本原理是氧气进入球形呼吸囊和储气袋或蛇形管，人工挤压呼吸囊打开前方活瓣，将氧气压入与患者口鼻贴紧的面罩内或气管导管内，以达到人工通气的目的。

实训 2-18-4　简易呼吸器的使用

【目的】

(1) 维持和增加机体通气量。

(2) 纠正威胁生命的低氧血症。

【评估】

(1) 评估患者的意识、有无自主呼吸、呼吸型态、缺氧程度、呼吸道是否通畅、皮肤黏膜颜色、有无义齿、血气分析情况。

(2) 了解有无简易呼吸器使用的禁忌证,如中等以上活动性咯血、心肌梗死、大量胸腔积液等禁用。

【计划】

1) 操作者准备

洗手,戴口罩,着装整洁,仪表大方,举止端庄,语言柔和恰当,态度和蔼可亲。

2) 用物准备

简易呼吸器(呼吸囊、呼吸活瓣、面罩、衔接管等),人工呼吸机、面罩、螺纹管、湿化器、蒸馏水、集水器、模拟肺、听诊器、"Y"形接管。

3) 患者准备

松解衣领及腰带,去枕平卧,头偏向一侧,有义齿的应取下。意识清醒患者要做好心理指导,消除紧张、恐惧情绪。

4) 环境准备

保持环境安静、舒适,使用床帘或屏风遮挡患者,劝退家属;用氧环境安全。

【实施】

1) 操作步骤

简易呼吸器的使用操作步骤如表 2-18-7 所示。

表 2-18-7　简易呼吸器的使用操作步骤

操作步骤	要点说明
(1)核对:备齐用物携至患者床边,核对姓名,做好解释	• 取得患者和(或)家属对执行该操作的知情同意
(2)清除分泌物:患者取仰卧位,去枕、头后仰;松解患者衣领、腰带等,清除上呼吸道分泌物和呕吐物以及义齿	
(3)开放气道:操作者站于患者头侧,使患者头尽量后仰,托起下颌	
(4)连接装置:连接面罩、呼吸囊及安装氧气表,调节氧气流量为 8～10 L/min(供氧浓度为 50%～60%),使储气袋充盈	
(5)扣戴面罩:将面罩罩住患者口鼻,按紧不漏气。应用 E-C 技术固定面罩。若气管插管或气管切开患者使用简易呼吸器,应先将痰液吸净,待气囊充气后再应用	• 避免漏气

续表

操作步骤	要点说明
(6)正确挤压呼吸囊：两手捏住呼吸囊中间部分，两拇指相对朝内，四指并拢或略分开，两手用力均匀挤压呼吸囊，待呼吸囊重新膨起后开始下一次挤压，应尽量在患者吸气时挤压呼吸囊	• 使用时注意潮气量、呼吸频率、吸/呼时间比等。 • 一般潮气量为 8～12 mL/kg（通常成人 400～600 mL的潮气量就足以使胸壁抬起），以通气适中为好，有条件时测定二氧化碳分压以调节通气量，避免通气过度 • 呼吸频率为 16～20 次/分，快速挤压呼吸囊时，应注意挤压呼吸囊的频次和患者呼吸的协调性。在患者呼气与呼吸囊膨胀复位之间应有足够的时间，以防在患者呼气时挤压呼吸囊 • 成人吸/呼时间比一般为 1∶(1～1.5)
(7)观察及评估患者：使用过程中，应密切观察患者对呼吸器的适应性、胸腹起伏、皮肤颜色、听诊呼吸音、生命体征、氧饱和度读数	
(8)记录	
(9)用物处理	• 用物消毒

2）注意事项

(1) 使用简易呼吸器容易发生的问题是由于活瓣漏气，使患者得不到有效通气，所以要定时检查、测试、维修和保养。

(2) 挤压呼吸囊时，压力不可过大，以挤压呼吸囊体积的 1/3～2/3 为宜，也不可时快时慢，以免损伤肺组织，造成呼吸中枢紊乱，影响呼吸功能恢复。

(3) 发现患者有自主呼吸时，应按患者的呼吸动作加以辅助，以免影响患者的自主呼吸。

(4) 对清醒患者做好心理护理，解释应用简易呼吸器的目的和意义，缓解紧张情绪，使其主动配合，并边挤压呼吸囊边指导患者呼吸。

(5) 简易呼吸器使用后，拆下呼吸活瓣、氧气导管、面罩，用 1∶1 000 康威达浸泡 30 min后，用凉水冲净晾干装配好备用。呼吸囊和储气袋用浸有 1∶1 000 康威达的消毒纸擦拭即可。

(6) 弹性呼吸囊不宜挤压变形后放置，以免影响弹性。

【评价】

(1) 患者安全，缺氧情况有所改善。

(2) 患者无误吸、窒息等并发症。

知识链接

简易呼吸器的检查与测试

(1) 取下单向阀和氧气储气阀时，挤压呼吸囊，将手松开，呼吸囊应很快自动弹回原状。

(2) 将出气口用手堵住,挤压呼吸囊时,将会发觉呼吸囊不易被压下。如果发觉呼吸囊慢慢地漏气,请检查进气阀是否组装正确。

(3) 将单向阀接上呼吸囊,并在患者接头处接上氧气储气袋,挤压呼吸囊,单向阀会张开,使得氧气储气袋膨胀,如氧气储气袋没有膨胀,请检查单向阀、呼吸囊、氧气储气袋是否组装正确。

(4) 将氧气储气阀和氧气储气袋接在一起,将气体挤入氧气储气阀,使氧气储气袋膨胀,将接头堵住,挤压氧气储气袋气体自氧气储气阀排出。如未能察觉气体排出时,请检查安装是否正确。

2. 人工呼吸机的使用

人工呼吸机常用于各种病因所致的呼吸停止或呼吸衰竭的抢救,以及手术麻醉期间的呼吸管理。其工作原理为:利用机械动力建立肺泡与气道通口的压力差。当气道通口的压力超过肺泡压时,气体流向肺内,产生吸气动作;当失去气道通口的压力时,肺泡压高于大气压,肺泡气排出体外,达到呼气。人工呼吸机可对无呼吸的患者进行强迫通气,对通气障碍的患者进行辅助呼吸。人工呼吸机常用的有三大类:定压型、定容型和混合型。

实训 2-18-5 人工呼吸机的使用

【目的】

(1) 维持和增加机体通气量。

(2) 纠正威胁生命的低氧血症。

【评估】

评估患者的意识、有无自主呼吸、呼吸型态、缺氧程度、呼吸道是否通畅、皮肤黏膜颜色、有无义齿、血气分析情况。

【计划】

1) 操作者准备

洗手,戴口罩,着装整洁,仪表大方,举止端庄,语言柔和恰当,态度和蔼可亲。

2) 用物准备

准备人工呼吸机,必要时准备氧气装置。

3) 患者准备

去枕、头后仰,如有活动义齿时应取下;解开领扣、领带及腰带;清除呼吸道分泌物或呕吐物,保持呼吸道通畅。

4) 环境准备

保持安静、舒适,使用床帘或屏风遮挡患者,劝退家属;用氧环境安全。

【实施】

1) 操作步骤

人工呼吸机的使用操作步骤如表 2-18-8 所示。

表 2-18-8　人工呼吸机的使用操作步骤

操作步骤	要点说明
(1)核对：备齐用物携至患者床边，核对姓名，向清醒者做好解释	• 取得患者和(或)家属对执行该操作的知情同意
(2)患者准备：去除义齿，协助麻醉科做好患者插管	
(3)清除上呼吸道分泌物，患者取仰卧位	
(4)装氧气筒，装减压表，接高压管，调节氧气压力，连接机器、电源	• 必须要有充足而稳定的电源、气源(压缩空气和氧气)
(5)装人工呼吸机 ①湿化器加水 ②连接进湿化器螺纹管及出湿化器螺纹管，再连接集水管 ③接吸气螺纹管、"Y"形接管 ④接呼气螺纹管和集水器 ⑤连接机器 ⑥固定螺纹管，接加湿化液装置 ⑦调节湿化液温度	• 人工呼吸机旁必须要备有简易呼吸器，以便人工呼吸机突然出现故障或停电时急救 • 遇到停电时须及时关机，以免再次来电时电压不稳影响机器使用寿命
(6)根据医嘱调试参数，打开气源、电源开关 ①选择成人或儿童模式 ②选择呼吸模式 ③选择潮气量(或每分钟通气量)及波形 ④选择呼吸时比、呼吸频率、呼吸灵敏度 ⑤选择氧浓度，高压、低压报警 ⑥选择流速 ⑦选择低压、高压通气报警 ⑧选择低、高氧浓度报警 ⑨选择机器工作压力	• 参数：呼吸频率 10～16 次/分，每分钟通气量8～10 L/min，潮气量 10～15 mL/kg(600～800 mL)，吸/呼时间比(1∶1.5)～(1∶3.0)，呼气压力 0.147～1.96 kPa(一般小于 2.94 kPa)，呼气末正压 0.49～0.98 kPa(渐增)，供氧浓度 30%～40%(一般小于 60%) • 每次报警必须查明原因，及时排除故障，在未明报警原因之前不能消除报警信号
(7)模拟肺监测机器功能 ①打开氧气装置，压缩空气 ②接上模拟肺并检测	
(8)评估患者生命体征、体重、血气分析值	
(9)再次调节参数，接插管	
(10)再次评估患者，30 min 后做血气分析，根据医嘱再调节参数	• 联机后注意观察呼吸机运行情况及患者两侧胸壁运动是否对称、呼吸音是否一致等。机器与患者呼吸一致，提示人工呼吸机工作正常
(11)记录	• 记录患者的反应，人工呼吸机的参数、时间、效果等
(12)撤离人工呼吸机	• 指征：神志清楚、呼吸困难消失、缺氧完全纠正、血气分析结果基本正常、心功能良好、生命体征稳定、无威胁生命的并发症

2) 注意事项

(1) 密切观察病情变化:观察患者的生命体征、尿量、意识状态、原发病情况、心肺功能、是否有自主呼吸及呼吸机是否与之同步等,了解通气量是否合适。①通气量合适:吸气时能看到胸廓起伏,肺部呼吸音清晰,生命体征较平稳。②通气量不足:因二氧化碳潴留,患者皮肤潮红、多汗、烦躁、血压升高、脉搏加快、表浅静脉充盈消失。③通气过度:患者出现昏迷、抽搐等碱中毒的症状。

(2) 观察人工呼吸机工作情况:检查人工呼吸机各管路连接是否紧密,有无脱落,有无漏气,各参数是否符合患者需要。

(3) 保持呼吸道通畅:充分湿化气道,防止呼吸道干燥、分泌物黏稠堵塞;鼓励患者咳嗽、深呼吸,协助危重患者及时翻身、拍背,促进痰液的排出;必要时吸痰。

(4) 定期监测患者血气分析及电解质的变化。根据结果调整参数。

(5) 预防和控制感染:呼吸机接口、螺纹管、雾化器等,用消毒液浸泡消毒,每日1次;病室空气用紫外线照射1~2次/天,30分/次;病室的地面、床、床旁桌等,用消毒液擦拭2次/天;雾化吸入2次/天,以达到预防呼吸道感染和稀释痰液的目的。

(6) 生活护理:患者生活不能自理时,护士应帮助患者做好口腔护理、皮肤护理、眼睛护理,保证安全,加强营养及水分的摄入,必要时采用鼻饲或静脉营养。

【评价】

(1) 患者安全,缺氧情况有所改善。

(2) 患者无误吸、窒息等并发症。

小结

本任务阐述了吸氧法、吸痰法、洗胃法等操作的目的、分类、适应证、注意事项等,这些常用护理技术是护理人员必须掌握的护理技术。

能力检测

1. 吸痰法的目的?吸痰法的适应证有哪些?

2. 洗胃法的目的?如何选用洗胃液?

3. 选择题

A_1/A_2 型题

(1) Ⅱ型呼吸衰竭患者在使用人工呼吸机时,护士考虑患者是通气过度,支持该判断的是(　　)。

A. 皮肤潮红、出汗　　B. 烦躁不安　　C. 呼吸深大

D. 呼吸性酸中毒　　E. 呼吸性碱中毒

(2) 某患者正在进行氧气疗法,其流量表指示流量为4 L/min,该患者的吸入氧浓度是(　　)。

A. 21%　　B. 26%　　C. 49%　　D. 37%　　E. 41%

(3) 患者,男,因敌百虫中毒急送医院,护士为其洗胃。禁用的洗胃溶液是(　　)。

A. 高锰酸钾溶液　　B. 生理盐水　　C. 碳酸氢钠溶液

D. 温开水　　　　　　　　　　E. 牛奶

(4) 患儿,男,5 岁,玩耍时误服老鼠药,急诊入院,护士应告知家属患儿饮食中应禁止食用(　　)。

A. 米汤　　B. 脱脂牛奶　C. 肥肉　　D. 烂面条　E. 馒头

(5) 患者,男,25 岁,劳动后口渴将窗台上矿泉水瓶中的过氧乙酸一饮而尽。饮后腹部烧灼样疼痛,口腔有刺鼻气味,来院就诊。护士为患者洗胃,不宜选择的液体是(　　)。

A. 生理盐水 B. 镁乳　　C. 5%醋酸　D. 米汤　　E. 牛奶

(6) 患者,男,60 岁,慢性支气管炎,鼻导管吸氧后病情好转,停用氧时首先应(　　)。

A. 关闭氧气筒总开关　　　　B. 关闭氧气流量表　　　　C. 记录停氧时间

D. 拔出鼻导管　　　　　　　E. 取下湿化瓶

(7) 患者,男,78 岁,蛛网膜下腔出血 3 天,现患者对强烈刺激有反应,基本生理反应存在,生命体征正常,此时患者的症状为(　　)。

A. 嗜睡　　B. 昏睡　　C. 浅昏迷　　D. 深昏迷　　E. 意识模糊

(8) 患者,女,77 岁,昏迷 4 天,眼睑不能闭合,护理眼部首选的措施是(　　)。

A. 滴眼药水　　　　　　　　B. 热敷眼部　　　　　　　C. 用干纱布遮盖

D. 按摩双眼睑　　　　　　　E. 用生理盐水纱布遮盖

(9) 患者,女,50 岁,因呼吸衰竭入院,现患者无自主呼吸,应用简易呼吸器抢救。正确的做法是(　　)。

A. 协助患者去枕仰卧,固定活动义齿

B. 护士站在患者头侧,使患者尽量前倾,开放气道

C. 有规律地挤压、放松呼吸气囊,8~12 次/分

D. 每次挤压 400 mL 气体

E. 有自主呼吸者,应在吸气时挤压气囊

(10) 应用呼吸机辅助呼吸时,呼 / 吸值为(　　)。

A. 1∶1~1∶1.5　　　　　　B. 1∶1.5~1∶2　　　　　C. 1∶2~1∶2.5

D. 1∶2.5~1∶3　　　　　　E. 1∶2~1∶3

A_3/A_4 型题

(11~12 题共用题干)

患者,女,55 岁,因脑出血昏迷 1 年余,每日给予鼻饲、翻身等护理。患者眼睑不能闭合,因尿失禁留置尿管。

(11) 保护眼睛最好的方法是(　　)。

A. 液状石蜡纱布覆盖　　　　B. 眼周擦润滑剂　　　　　C. 定时滴眼药水

D. 凡士林纱布覆盖　　　　　E. 按揉上睑至闭合

(12) 向家属解释护眼目的,主要是预防(　　)。

A. 结膜炎　　B. 角膜溃疡　C. 红眼病　　D. 不适感　　E. 睫状体炎

(13~14 题共用题干)

患者,男,75 岁,在家里突然晕倒,立即被送入医院,诊断为脑血管意外,患者配偶告知护士,患者发病前,一直自服降压药控制高血压。

(13) 能够确定患者意识状态的项目是(　　)。

A. 角膜反射　　　　　　　　B. 生命体征　　　　　　　C. 肌腱反射

D. 疼痛刺激反应　　　　　E. 瞳孔对光反射

(14) 患者逐渐恢复,为鼓励患者自己进食,护士应采取的措施是(　　)。

A. 将餐具放到患者手里

B. 让患者根据自己的能力慢慢进食

C. 建议配偶帮助喂饭,并协助患者进食

D. 先给患者喂食,剩余部分让患者自己进食

E. 将食物和餐具放在患者方便拿取的餐桌上

(商丘医学高等专科学校　杨雪艳)

项目三

出院护理

任务十九　临终患者护理

学习目标

(1) 基本能叙述临终关怀的理念、临终关怀的组织形式。

(2) 正确解释脑死亡的判定标准。

(3) 基本能描述临终患者的生理、心理变化及制订相应的护理措施。

(4) 基本能描述临终患者家属的心理反应、临终患者家属的护理措施。

(5) 正确实施尸体护理。

(6) 充分认识临终关怀与临终护理的重要性,树立科学、正确的死亡观,培养人道主义精神,能够为临终患者及家属提供相应的身体、心理护理。

案例引导

患者,男,70岁,肺癌晚期全身转移,极度衰弱,瘫痪在床,大小便失禁,常处于嗜睡状态。请思考:①该患者处于什么状态?②什么是临终和临终关怀?③临终患者的心理有哪些变化?④临终患者的生理有哪些变化?⑤根据该患者的反应,护士应从哪些方面加以护理?⑥具体的护理措施有哪些?

每个人的人生都要经历从生到死的过程,生老病死是人生的自然发展规律,死亡是不可避免的生命活动的最后阶段。当人处于临终这一人生必然的发展阶段时,最需要人间的温暖、社会的尊重、精心的照料和亲友们的关怀。临终护理就是为临终患者及其家属提供全面的身心照护与支持。在临终患者有限的时间内尽量减轻他们的痛苦,在充满人间温情的氛围中,舒适、安详、无憾、有尊严、平静地接受死亡;同时护理人员也需要对临终患者家属给予安慰和支持,保持其心理健康。

各国学者对临终的时限有不同的见解。在美国,无治疗意义、估计只能存活6个月以内者,被认为是"临终"。我国对"临终"未有具体时限规定。一般认为,患者在经过积极治疗后仍无生存希望,直至生命结束之前这段时间称"临终"阶段。此期的护理即为临终护理。

一、概述

(一)临终关怀

1. 临终关怀的概念

临终关怀(hospice care)又称为安宁照顾、善终服务、安息护理等,是向临终患者提供的一种特殊的全面照顾,包括减轻疾病痛苦、姑息保守治疗、生活护理照顾、心理健康辅导及维护和增强家属的身心健康。这一工作需要社会各个层次人员参与其中,包括护士、医生、社会义务工作者以及政府和慈善团体人士等。换言之,临终关怀的任务并不是使患者康复,而是使患者在有限的生存期间内,在充满人间温暖的氛围中平和、安详、舒适、有尊严、无怨无悔地离开人世。

知识链接

临终关怀的发展

临终关怀据史料记载最早可以追溯到公元4世纪,一名叫Fabiola的罗马贵妇人为了实现自己"积德行善"的愿望,在家中为贫穷者提供食物和饮料,为贫穷患者提供照护。西方现代的临终关怀运动创始于20世纪60年代,创始人为桑德斯博士(Saunders)。1967年他在英国伦敦创立了世界上第一个临终关怀机构——圣・克里斯多弗临终关怀医院。此关怀组织被誉为"点燃了世界临终关怀运动的灯塔"。到20世纪末西方已发展了116个不同类型的临终关怀机构,临终关怀的研究在西方一些发达国家已经很成熟,发展成为一门独立的学科。

1988年7月,在美籍华人黄天中博士和天津医学院崔以泰教授等专家学者的努力下,天津医学院成立了我国第一个临终关怀研究中心。中国的临终关怀是从天津医学院临终关怀研究中心的成立开始的,崔以泰主任被誉为"中国临终关怀之父"。同年十月,上海成立了中国第一所临终关怀医院——南汇护理院。我国第一套《临终关怀学》系列丛书从1991年开始陆续出版。在临床实践方面,除西藏外,上海、沈阳、北京、南京、浙江等30个省、市、自治区,都先后创办了临终关怀服务机构。目前,国内有临终关怀机构100多所,使我国临终关怀研究领域在临床实践上有了长足的发展。我国的临终关怀事业正在朝着理论深入化、教育普及化、实施适宜化和管理规范化的方向发展。

2. 临终关怀理念和组织形式

1)临终关怀理念

(1)以治愈为主的治疗模式转变为以对症为主的照料:许多患者在患了目前医疗水平无法治愈的疾病或者到了弥留阶段时,大量使用各种先进药物和器械勉强维持,在对死亡缺少心理准备和病痛的折磨中遗憾地离开人世。临终关怀不主张通过主动治疗延长患者生命,而是通过对其全面的身心照料,提供临终前适度的姑息性治疗,控制症状,减轻痛苦,消除焦虑、恐惧,获得心理、社会支持,尽可能让患者在放松、安详的心境下离去。一般在死亡前3～6个月实施临终关怀。因此，临终关怀是从以治愈为主的治疗模式转变为以对症为主的照料。

(2) 尊重临终患者的尊严与权力：生如夏花般绚烂，逝如秋叶般静美。如何让生命的最终旅途走得有尊严，越来越成为现代医学需要考虑的命题。医护人员应注意维护患者的尊严和权利，在临终照料中应允许患者保留原有的生活方式，尽量满足其合理要求，维护患者个人隐私和权利，鼓励其参与医疗护理方案的制订等。

(3) 把延长患者的生存时间转变为提高生命质量：临终关怀不以延长临终患者的生存时间为重，而以提高临终阶段的生存质量，丰富临终患者的有限生命为宗旨。给临终患者提供一个在可控制的病痛下与家人共度温暖的生活，使患者在人生的最后阶段能够体验到人间的温情。

(4) 加强死亡教育：死亡是生命历程中自然的一环，是不可避免的。临终关怀强调把死亡教育和健康教育结合起来，死亡教育可以帮助人们正确理解生与死是人类生命历程的必然阶段，从而树立科学、合理、健康的死亡观；可以消除人们对死亡的恐惧、焦虑，教育人们坦然面对死亡；使人们思索、学习和探讨各种死亡问题，死亡的心理过程以及死亡对人们的心理影响，为处理自我之死、亲人之死做好心理上的准备；可以勇敢地正视生老病死的问题，并将这种认识转化为珍惜生命、珍爱健康的强大动力，进而提高自己的生命和生活质量；使更多的人认识到人生包括优生、优活、优死三大阶段，以便使人们能客观地面对死亡，有意识地提高生命质量。

(5) 提供全面整体的照护：主要包括对临终患者的生理、心理、社会等方面的全面照护，为患者及家属提供24 h全天候护理服务，既为患者提供生前照护，又为患者死后提供丧葬服务。

(6) 注重临终患者家属的心理支持：照护临终患者同时也要关心患者家属的心理，为家属提供临终心理咨询，为他们解除心理痛苦，促进心理康复，是临终关怀的任务之一。

2）临终关怀的组织形式

(1) 独立的临终关怀医院：指不隶属于任何医疗护理或其他医疗保健服务机构的临终关怀服务基地。与普通医院、护理院或其他医疗保健机构的住院部相比较，临终关怀医院具备医疗、护理设备，一定的娱乐设施，家庭化的危重病房设置，提供适合临终关怀的陪护制度，并配备一定数量和质量的专业人员，为临终患者提供临终服务，如上海南汇护理院。

(2) 综合医院内附设临终关怀病房：是我国较为普遍的临终关怀形式。形式有“临终关怀病区”、“临终关怀单元(病室或病床)”等，利用医院内现有的物质资源，提供临终患者医疗、护理、生活照料，避免临终患者及家属产生被遗弃的不良感觉。

(3) 居家照料：临终患者不愿意离开自己的家，希望在最后一刻能感受到家人的关心和体贴，减轻生理上和心理上的痛苦。医护人员根据临终患者的病情，每日或每周数次探视，提供临终照料。

(4) 群众性自发组织：如癌症患者俱乐部，就是一个具有临终关怀性质的群众性自发组织。其存在的宗旨是促进癌症患者互相关怀、互相帮助，愉快地度过生命的最后历程。

(二) 濒死和死亡的定义

1. 濒死

濒死(dying)即临终。指患者已接受治疗性和姑息性的治疗后，虽意识清楚，但病情加速恶化,各种迹象显示生命即将终结。濒死是生命活动的最后阶段。因为这一阶段有可逆性,故不属于死亡,但在死亡学中却占有重要地位。因此濒死生理、濒死心理及濒死体验等一直是医护工作者、临终关怀学家和死亡学家所关注和研究的对象。

2. 死亡

死亡(death)是个体生命活动的永久终止。呼吸、心跳停止是传统判断死亡的标准。

随着医学科学的发展,传统判断死亡的标准受到了冲击,临床上心肺功能停止的患者,仍可以依靠药物或机器来支持,通过脏器移植来替换等。现代医学表明:当人的心跳停止时,大脑、肾脏、肝脏并没有死亡,只要大脑功能保持完整性,生命活动就有可能再恢复。因此,目前医学界逐步开始主张将脑死亡作为判断死亡的标准,认为脑死亡后,生命活动将无法逆转。

1968 年,在世界第 22 次医学大会上,美国哈佛医学院特设委员会发表报告,提出了"脑功能不可逆性丧失"作为新的死亡概念,脑死亡(brain death)即全脑死亡,包括大脑、中脑、小脑和脑干的不可逆死亡。制定了世界上第一个脑死亡的诊断标准,指出不可逆的脑死亡是生命活动结束的象征。

脑死亡诊断标准:

①无感受性及反应性:对刺激完全无反应,即使剧烈疼痛刺激也不能引起反应。

②无运动、无呼吸:观察 1 h 后,撤去人工呼吸机 3 min,仍无自主呼吸。

③无反射:瞳孔散大、固定,对光反射消失;无吞咽反射;无角膜反射;无跟腱反射。

④脑电波平坦。

上述四条标准 24 h 内反复复查无改变,并排除体温过低(低于 32 ℃)及中枢神经系统抑制剂的影响,结果才有意义,即可作为脑死亡的诊断。

知识链接

中国脑死亡诊断标准

我国《成人脑死亡判定标准(2009 版)》具体内容如下:

(1) 判定的先决条件:①昏迷原因明确;②排除各种原因的可逆性昏迷。

(2) 临床判定:①深昏迷;②脑干反射全部消失;③无自主呼吸(靠呼吸机维持,呼吸暂停试验阳性)。以上三项必须全部具备。

(3) 确认实验:①脑电图平直;②经颅脑多普勒超声呈脑死亡图形;③正中神经短潜伏期体感诱发电位显示 N9 和(或)N13 存在,P14、N18 和 N20 消失。以上三项中至少两项阳性。

(4) 判定时间:临床判定和确认实验结果均符合脑死亡判定标准者可首次判定为脑死亡。首次判定 12 h 后再次复查,结果仍符合脑死亡判定标准者,方可最终确认为脑死亡。

(三) 死亡过程的分期

大量医学科学和临床资料表明,死亡不是骤然发生的,而是一个从量变到质变逐渐进展的过程,医学上一般将死亡分为三期:濒死期、临床死亡期及生物学死亡期。

1. 濒死期

濒死期(临终期)又称为临终状态。此期机体各系统的机能发生严重障碍,中枢神经系统脑干以上部位的功能处于深度抑制状态或丧失,而脑干功能依然存在。患者表现为意识模糊或丧失,肌张力减退或消失,大小便失禁,各种反射减弱或逐渐消失,心跳减弱,血压降低,呼吸变浅、弱,出现潮式或间歇呼吸。说话困难,听觉最后消失。各种迹象表明生命即将终结,是死亡过程的开始阶段。但有些猝死的患者,因心跳、呼吸骤停,则无明显的濒死期而直接进入临床死亡期。此期若得到及时、有效的治疗及抢救,生命仍可复苏。

2. 临床死亡期

此期中枢神经系统的抑制过程由大脑皮质扩散到皮质下部位,延髓处于深度抑制状态。临床表现为心跳、呼吸完全停止,各种反射消失,瞳孔散大,但各种组织中仍有微弱代谢活动。此期持续时间一般为 5～6 min,若得到及时有效的抢救治疗,生命有复苏的可能。但在低温条件下,尤其是头部降温脑耗氧降低时,临床死亡期可延长 1 h 或更久。超过这个时间,大脑将发生不可逆的变化。

3. 生物学死亡期

生物学死亡期又称为全脑死亡期、细胞死亡期或分子死亡期,是死亡过程的最后阶段。此期从整个中枢神经系统和机体各器官的新陈代谢相继停止,并出现不可逆的变化。此期机体已不可能复活。随着此期的进展,相继出现一些尸体现象,如尸冷、尸斑、尸僵、尸体腐败等。

(1) 尸冷:最先发生的尸体现象。死亡后因体内产热停止,散热持续,尸体温度逐渐下降,称尸冷。一般死亡后 10 h 内尸温下降速度为每小时 1 ℃,10 h 后为每小时0.5 ℃,24 h 左右与环境温度相同。测量尸温常以直肠温度为标准。

(2) 尸斑:死亡后血液循环停止,由于地心引力的作用,血液向身体的最低部位坠积,该处皮肤呈暗红色斑块或条纹,称为尸斑。尸斑的出现时间一般在死亡 2～4 h 后出现。若患者死亡时为侧卧,则应将其转为仰卧,以防脸部颜色改变。

(3) 尸僵:尸体肌肉僵硬,并使关节固定称为尸僵。多从小块肌肉首先开始,表现为先由咬肌、颈肌开始,向下至躯干、上肢和下肢。一般在死后 1～3 h 开始出现,4～6 h 扩展到全身,12～16 h 发展至高峰,24 h 后尸僵开始减弱,肌肉逐渐变软,称尸僵缓解。

(4) 尸体腐败:死亡后机体组织的蛋白质、脂肪和碳水化合物因腐败细菌的作用而分解的过程称为尸体腐败。常见的表现有尸臭、尸绿等。一般死亡 24 h 后发生(与环境温度有关,气温高时发生较早),先在右下腹出现,逐渐扩展至全腹,最后波及全身。

二、临终患者和家属的护理

在临终患者生命的最后几个月,几周,几天,护理的宗旨应体现出关怀和照顾,用护士的责任心、细心、爱心、耐心、同情心,尊重患者的尊严及权力,使临终患者及家属获得帮助和支持。

(一) 临终患者的生理变化及护理

1. 临终患者的生理变化

(1) 循环系统:因循环功能减退,体温降至正常范围以下。表现为皮肤苍白、全身冷汗、四肢冰凉;脉搏快、弱、不规则,甚至测不出;血压降低甚至测不出;四肢发绀且有斑点;心尖搏动常为最后消失。

(2) 呼吸系统:由于呼吸功能减退,分泌物无法或无力咳出,潴留在支气管中。表现为呼吸困难,呼吸频率由快变慢,呼吸深度由深变浅,出现痰鸣音、鼾声呼吸、鼻翼扇动、潮式呼吸、张口呼吸等,最终呼吸停止。

(3) 消化系统:胃肠道蠕动逐渐减弱。表现为食欲不振、厌食、恶心、呕吐、腹胀、便秘或腹泻、脱水、口干、体重减轻。

(4) 运动系统:肌肉张力丧失。表现为大小便失禁,吞咽困难,无法维持良好舒适的功能体位(常处于被动体位)。四肢软弱无力,无法进行自主躯体活动,脸部外观改变呈希氏面容(面肌消瘦、面部呈铅灰色、眼眶凹陷、双眼半睁、目光呆滞、下颌下垂、嘴微张)。

(5) 神经系统:感知觉变化表现为视觉逐渐减退,由视觉模糊发展到只有光感,最后视力消失。眼睑干燥,分泌物增多。意识改变可表现为嗜睡、意识模糊、昏睡、昏迷等,有的患者表现为谵妄及定向障碍。

(6) 疼痛:大部分的临终患者主诉全身不适或疼痛,表现为烦躁不安,呼吸变快或减慢,血压及心率改变,瞳孔放大,不寻常的姿势,疼痛面容(五官扭曲、眉头紧锁、双眼无神、睁大或紧闭、咬牙)。

(7) 临近死亡的体征:各种反射逐渐消失,肌张力减退、丧失,皮肤湿冷,脉搏快而弱,血压降低,呼吸急促、困难、出现潮式呼吸或间断呼吸。通常呼吸先停止,随后心跳停止。

2. 护理措施

(1) 促进患者舒适:尽量让患者舒适,并给予安慰,如保持病室整洁干净,通风良好,床单位清洁、干燥、平整、无碎屑,预防压疮产生;注意患者保暖,适当加减衣物;维持舒适的体位,定期翻身,促进血液循环,避免某一部位长期受压;加强皮肤护理,大小便失禁者,注意会阴、肛门附近皮肤的清洁、干燥,必要时留置导尿;大量出汗时,应及时擦洗干净,勤换衣裤;重视口腔护理,协助患者漱口,保持口腔清洁卫生;口唇干裂者可涂石蜡油,有溃疡或真菌感染者酌情涂药;口唇干燥者可适量喂水,也可用湿棉签湿润口唇或用湿纱布覆盖口唇;适当照明,增加安全感。

(2) 增进食欲,加强营养:医护人员、营养师应依据患者的饮食习惯调整饮食,尽量创造条件增加患者的食欲。创造良好的进食环境,注意食物的色、香、味,少量多餐。应给予高蛋白、高热量、易于消化、营养均衡的饮食,并鼓励患者多吃新鲜的水果和蔬菜。进食困难时,给予流质或半流质饮食,便于患者吞咽。必要时采用鼻饲法或完全胃肠外营养,保证患者营养供给。加强监测,观察患者电解质指标及营养状况。

(3) 改善血液循环:观察体温、脉搏、呼吸、血压、皮肤色泽和温度等。患者四肢冰冷不适时,应加强保暖,必要时给予热水袋,水温应低于50 ℃,防止烫伤。

(4) 改善呼吸功能:保持室内空气新鲜,定时通风换气;神志清醒者,采用半卧位,扩大胸腔容量,减轻回心血量,改善呼吸困难;昏迷者,采用仰卧位头偏向一侧或侧卧位,防止呼吸道分泌物误入气管引起窒息或肺部并发症;必要时使用吸引器吸出痰液,保持呼吸道通畅。视呼吸困难程度给予吸氧,纠正缺氧状态,改善呼吸功能;鼻孔、嘴唇清洗干净,并涂石蜡油防干裂。

(5) 减轻感、知觉改变的影响:提供舒适的环境,安静整洁、空气清新、通风良好、有一定的保暖设施、适当的照明,增加患者的安全感;眼部分泌物可用温湿毛巾、棉球、纱布等浸生理盐水湿敷擦拭，如长时间眼睑不能闭合，容易造成结膜溃疡或发炎，可覆盖油纱布。除清洁眼睛外还要保持眼睛湿润，可以用刺激性小的眼药膏敷在裸露的角膜上，如红霉素、金霉素眼膏或覆盖凡士林纱布，以保护角膜，防止角膜干燥发生溃疡或结膜炎；听力是患者最后消失的感觉，因此，护理时避免在患者耳边窃窃私语增加患者的焦虑。应用清晰的语言、柔和的语调与患者交流，也可采用触摸患者的非语言交谈方式，让临终患者感到即使在生命的最后时刻也并不孤独。

(6) 减轻疼痛：护理中应注意观察疼痛的性质、部位、程度及持续时间。用三步阶梯疗法控制疼痛：①选用非麻醉性镇痛药，如阿司匹林、扑热息痛等；②选用弱麻醉性镇痛药，如可待因、强痛定、美沙酮等；③选用强麻醉性镇痛药，如吗啡、哌替啶等。

某些非药物方法也能取得一定的镇痛效果，如音乐疗法、松弛疗法等。

（二）临终患者的心理反应及护理

1. 心理变化的分期

临终患者因疾病的折磨、对死亡的恐惧、对生的渴望等，会产生十分复杂的心理和行为反应。美国医学博士布勒·罗斯于1969年所著的 *On Death and Dying* 一书中将身患绝症患者从获知病情到临终整个阶段的心理反应过程总结为五个阶段：即否认期、愤怒期、协议期、忧郁期及接受期。根据不同阶段的心理变化给予相应的心理护理是临终患者护理的重点。

(1) 否认期：此期是个体得知自己即将死亡后的第一个反应。当患者得知自己病重将面临死亡时，他第一个反应就是否认："不，不是我"，"不可能，他们一定是搞错了"，否认自己患了绝症或者病情恶化的事实，他们怀着侥幸的心情四处求医，希望是误诊，希望会出现奇迹。此反应是患者所采取的一种心理防御机制，旨在有较多的时间调整自己去面对死亡。此期持续时间因人而异，大部分患者能很快渡过，也有些患者会持续否认直至死亡。

(2) 愤怒期：当患者经过否认期而确定无望时，一种愤怒、妒忌、怨恨的情绪油然而起"为什么是我？这太不公平了"，"我为何这么倒霉？"于是常常迁怒于亲属及医护人员身上，向医护人员、家属、朋友等发泄愤怒。

(3) 协议期：患者开始接受自己患病的现实，承认死亡的来临。他们常常会表示："假如你给我一年时间，我会……"。为了延长生命，希望有好的治疗方法，并会做出许多承诺作为延长生命的交换条件。患者会提出种种协议性的要求，希望能缓解症状。态度变得和善，能配合治疗。有些患者认为许愿或做善事能扭转死亡的命运；有些患者则对所做过的错事表示悔恨。这是一种自然的心理发展过程。

(4) 忧郁期：经历了前三个阶段之后，患者身体更加虚弱，病情更加恶化，认识到尽管采取多方努力，但病情日益恶化，患者已充分认识到自己接近死亡。心情极度伤感，抑郁寡欢，"好吧，那就是我！"此时患者希望与亲朋好友见面，希望亲人、家属每时每刻陪伴在身旁。可能很关心死后家人的生活，同时急于交代后事，患者会体验到一种准备后事的悲哀。临终患者的抑郁表现，对于他们实现在宁静安详中死去是有益的，因为只有经历过内心剧痛和抑郁的人，才能达到"接纳"死亡的境界。

(5) 接受期：经历一段忧郁后，患者的心情得到了抒发，面临死亡已有准备，极度疲劳衰弱，常处于嗜睡状态，表情淡漠，却很平静。患者会感到自己已经竭尽全力，没有什么悲哀和痛苦了,“好吧,既然是我,那就去面对吧”。

临终患者心理发展过程有着较大的个体差异性。心理活动的五个发展阶段,并非完全按顺序发生和发展,前后相随,而是时而重合、时而提前或推后。因此,在护理工作中应掌握患者千变万化的心理活动,从而进行有效的护理。

2. 临终患者的心理关怀

(1) 否认期护理:护理人员应真诚、忠实,不揭穿患者的防卫机制,注意维持患者适当的希望。不欺骗患者,坦诚温和地回答患者对病情的询问,注意医护人员对患者病情的言语一致性。经常陪伴在患者身旁,注意非语言交流,让患者感到并没有被抛弃,时刻受到护理人员的关心。

(2) 愤怒期护理:对临终患者的这种“愤怒”,应该看成是一种有益于健康的正常行为。护理人员应认真倾听患者的心理感受,要谅解、宽容、安抚、疏导患者,允许患者以发怒、抱怨、不合作行为来宣泄内心的不快,注意预防意外事件的发生。做好患者家属的工作,给予其宽容、关爱和理解。

(3) 协议期护理:护士应看到这种情绪对患者是有益的,应积极主动地给予指导和关心,加强护理,尽量满足患者的各种要求,使患者更好地配合治疗,以减轻痛苦,控制症状。在交谈中,护理人员应鼓励患者说出内心的感受,尊重患者的信仰,积极引导患者,减轻其压力。

(4) 忧郁期护理:护士应多给予患者同情和照顾,经常陪伴患者,允许其用不同方式宣泄情感,如忧伤、诉说、哭泣等。给予精神支持,尽量满足患者的合理要求,安排亲朋好友见面、相聚,并尽量让家属陪伴身旁。注意安全。协助和鼓励患者保持身体的清洁与舒适,保持自我形象和尊严。密切观察患者,注意心理疏导和死亡教育,预防患者的自杀倾向。

(5) 接受期护理:护士应尊重患者,不要强迫与其交谈,给予临终患者一个安静、舒适、单独的环境,减少外界干扰。积极主动地帮助患者了却未完成的心愿,继续给予关心和支持。加强基础护理,让患者在平和、安逸的心境中有尊严地走完人生之旅。

(三) 临终患者家属的护理

1. 临终患者家属面临的压力

临终患者常给家庭带来生理、心理、社会压力。患者的临终过程也是其家属心理应激的过程,家属一般都很难接受亲人濒临死亡的事实,也有着非常复杂的心理反应。

(1) 个人需求的推迟或放弃:任何家庭中有临终患者,都可能会造成经济条件的改变,平静生活的失衡,精神支柱的倒塌。家庭成员在考虑整个家庭的状况后,会对自我角色和承担的责任进行调整或延迟考虑,如升学、就业,婚姻等。

(2) 家庭中角色与职务的调整与再适应:家庭的沟通模式、角色结构需要重新调整,如严父兼慈母、长姐如母、长兄如父保持家庭的稳定。

(3) 压力增加,社会性互动减少:照料临终患者期间,家属因精神的哀伤,体力、财力的消耗,而感到心力交瘁、可能对患者产生欲其生,有时又欲其死的矛盾心理,这也常引起家属的内疚与罪恶感。长期照料患者减少的社会交往,受传统文化的影响,隐瞒亲人病情,因此既要压抑自我的悲伤,又要努力地隐瞒病情,此时家属的心理压力会更大。一方面他们不能与患者分享内心的悲伤感受,谈论有关死亡的感觉或彼此安慰鼓励,另一方面还要在患者面前掩饰自己内心真实的情感,抑制自己的悲伤,更加重了患者家属的身心压力。

2. 临终患者家属的关怀

(1) 满足家属照顾患者的需要：1986年，费尔斯特和霍克提出临终患者家属的需要：了解患者病情、照顾等相关问题的发展；了解临终关怀医疗小组中哪些人会照顾患者；参与患者的日常照顾；知道患者受到临终关怀医疗小组良好照顾；被关怀与支持；了解患者死亡后相关事宜；了解有关资源：经济补助、社会资源、义工团体等。

(2) 鼓励家属表达感情：护理人员要与家属积极沟通，取得家属的信任，建立良好的关系。耐心倾听家属的倾诉，鼓励其说出内心的感受及遇到的困难，积极解释临终患者生理、心理变化的原因和治疗护理情况，减少家属疑虑。对家属过激的言行给予容忍和谅解。

(3) 指导家属对患者的生活照料：指导、解释、示范有关的护理技术，使家属在照料亲人的过程中获得心理慰藉。

(4) 协助维持家庭的完整性：协助家属在医院环境中，安排适当的家庭活动，以增进患者的心理调适，保持家庭完整性。如共进晚餐、看电视、下棋等。

(5) 满足家属本身的生理、心理和社会需求：对家属多关心体贴，帮助其安排陪伴期间的生活，尽量解决实际困难。

三、死亡后的护理

患者经抢救无效，由医生检查证实确已死亡，方能进行尸体护理。尸体护理既是对死者的同情与尊重，又是对亲属的极大心理安慰，体现了人道主义精神。护理人员应严肃认真、尽心尽职地做好尸体护理，尊重患者的遗愿，满足家属的合理要求。

(一) 尸体护理

尸体护理(postmortem care)：在确认患者死亡，医生开具死亡诊断书后尽快进行，这样既可减少对其他患者的影响也可防止尸体僵硬。是对临终患者实施整体护理的最后步骤，也是临终关怀的重要内容之一。

实训 3-19-1　尸 体 护 理

【目的】

(1) 使尸体清洁，维持良好的尸体外观，易于辨认。

(2) 安慰家属，减轻哀痛。

【评估】

(1) 患者诊断、治疗、抢救过程、死亡原因及时间，是否有传染性。

(2) 尸体清洁程度、有无伤口、引流管等。

(3) 死者的民族、宗教信仰，以及死者家属对死亡的态度。

【计划】

1. 操作者准备

洗手，戴口罩，着装整洁，仪表大方，态度和蔼。

2. 用物准备

(1) 治疗盘内备：血管钳、剪刀、尸体识别卡3张(表3-19-1)、松节油、绷带、不脱脂棉球、梳子。

表 3-19-1 尸体识别卡

姓名________ 住院号________ 年龄________ 性别________
病房________ 床 号________ 籍贯________ 诊断________
住址____________________
死亡时间________年________月________日________时________分

护士签名________
____________医院

(2) 治疗盘外备:尸单、衣裤、鞋、袜等;有伤口者备换药敷料,必要时备隔离衣和手套等;擦洗用具、屏风。

3. 环境准备

保持环境安静、肃穆、屏风或窗帘遮挡。

【实施】

1. 操作步骤

尸体护理操作步骤如表 3-19-2 所示。

表 3-19-2 尸体护理操作步骤

操作步骤	要点说明
(1)备齐用物携至床边,用屏风遮挡	• 维护死者隐私,减少对同病室其他患者情绪的影响
(2)劝慰家属:请家属暂离病房或共同进行尸体护理	
(3)停止治疗:撤去一切治疗用品,如输液管、氧气管、导尿管、引流管等	• 若家属不在,应尽快通知家属来院 • 便于尸体护理,防止受压,引起皮肤损伤
(4)安置体位:将床支架放平,使尸体仰卧,头下置一软枕,脱去衣裤,留一层大单遮盖尸体	• 仰卧、垫枕,防止血液滞留,导致面部淤血变色
(5)整理遗容:洗脸,有义齿者代为装上,闭合口、眼。若眼睑不能闭合,可用毛巾湿敷或于上眼睑下垫少许棉花,使上眼睑下垂闭合。嘴不能闭紧者,轻揉下颌或用四头带托起下颌固定	• 装上义齿,可避免面部变形,使面部稍显丰满;口、眼闭合维持尸体外观,符合习俗
(6)填塞孔道:用血管钳将棉花垫塞于口、鼻、耳、肛门、阴道等孔道	• 防止体液外溢,注意棉花勿外露
(7)清洁全身:擦净全身,更衣梳发。用松节油或乙醇擦净胶布痕迹,有伤口者更换敷料,有引流管者应拔出后缝合伤口或用蝶形胶布封闭并包扎	• 保护尸体清洁,无渗液,维持良好的尸体外观
(8)包裹:将1张尸体识别卡系在尸体右手腕部,用尸单包裹尸体,尸单上、下两角遮盖头部和脚,再用左右两角将尸体包严,用绷带在胸部、腰部、踝部固定牢固,将第2张尸体识别卡缚在尸体腰前的尸单上	• 便于尸体运送及识别
(9)运送:移尸体于平车上,盖上大单,送太平间,置于停尸屉内,将第3张尸体识别卡放尸屉外面	• 避免认错尸体

续表

操作步骤	要点说明
(10)处理:处理病床单位,脱手套洗手	• 非传染病患者按一般出院患者方法处理,传染病患者按传染病患者终末消毒处理
(11)记录:填写死亡通知单,完成各项记录,整理病历、归档,按出院手续办理结账	• 在当日体温单上记录死亡时间,注销各种执行单(治疗、药物、饮食卡等)。完整的出院护理记录,具有法律证明
(12)整理遗物:整理患者遗物交给家属	• 若家属不在,应由两人清点,列出清单交给护士长保管

2. 注意事项

(1) 患者经抢救无效,由医生开出死亡通知证明,确定死亡,得到家属许可后,护士方能进行尸体护理。

(2) 患者死亡后,应立即进行尸体护理,以防僵硬。

(3) 传染病患者的尸体应用消毒液擦洗,并用消毒液浸泡的棉球塞耳、鼻、口、阴道、肛门等孔道,尸体用尸单包裹后装入不透水的袋子中,外面做传染标准。

(4) 护士应以高尚的职业道德和情感,尊重死者,严肃、认真地作好尸体护理工作,满足家属的合理要求。

【评价】

(1) 尸体整洁,姿势良好。

(2) 表情安详,易于辨认。

(二) 丧亲者的护理

1. 丧亲者的心理反应

根据1964年安格乐(Engel)提出的悲伤过程六个阶段,丧亲者的心理反应可以分为六个阶段:第一阶段是冲击与怀疑阶段,这是一种防卫机制,感觉麻木,拒绝接受死亡事件,争取时间加以调整;第二阶段是觉察阶段,逐渐承认亲人确实死亡,孤独、痛苦、空虚、气愤情绪伴随而来,哭泣常是此阶段的典型特征;第三阶段是恢复常态阶段,家属带着悲痛的情绪着手处理死者后事,准备丧礼;第四阶段是释怀阶段,随着时间的流逝,家属从悲哀中得以解脱,但仍不能以新人代替失去的人,常常回忆过去的事情;第五阶段是理想化阶段,死者家属产生想象,认为失去的亲人是完美的,为过去对已故者不好的行为感到自责;第六阶段是恢复阶段,悲哀的感觉不会简单消失,常忆起逝者,永远怀念逝者。据观察,丧亲者经历上述六个阶段大约需要一年左右的时间,但丧偶者可能要经历两年或更久的时间。

2. 丧亲者的护理

(1) 鼓励家属宣泄感情:死亡是患者痛苦的结束,而丧亲者则是悲哀的高峰,必将影响其身心健康和生存质量,护理人员应认真倾听其诉说,作出全面评估,针对不同心理反应阶段制定相应的护理措施。

(2) 尽力提供生活指导、建议,使丧亲者感受人间的情谊。

(3) 心理疏导,精神支持:安慰家属面对现实,提供有关知识,使其意识到安排好未来的工作和生活是对亲人最好的悼念。

(4) 做好尸体护理:体现对死者的尊重,对生者的抚慰。

(5) 丧亲者随访:目前在国外,临终关怀机构通过信件、电话、访视对死者家属进行追踪随访。

小结

本任务阐述临终关怀理念与临终患者及家属的护理,包括临终患者的躯体状况和心理反应;临终患者的护理措施;临终患者家属的心理反应;临终患者家属的护理措施;尸体护理的操作方法及注意事项。这些是护理人员必须掌握的护理技术。

能力检测

1. 患者,女,35岁,确诊骨癌2个月,近来病情发展迅速,患者情绪低落、悲伤、沉默,常哭泣。请问:

(1) 患者的心理反应处于哪一期?

(2) 应采取哪些护理措施?

2. 选择题

A_1/A_2 型题

(1) 濒死患者的临床表现是( )。

A. 呼吸停止　　B. 心搏停止　　C. 深反射消失

D. 各系统功能紊乱　　E. 呼吸困难

(2) 临床上进行尸体料理的依据是( )。

A. 呼吸停止　　B. 各种反射消失　　C. 心跳停止

D. 意识丧失　　E. 医生做出死亡诊断后

(3) 尸斑通常出现在死亡后( )。

A. 2～4 h　B. 4～6 h　C. 6～8 h　D. 8～12 h　E. 10～12 h

(4) 濒死期患者最后消失的感觉常是( )。

A. 视觉　B. 听觉　C. 味觉　D. 嗅觉　E. 触觉

(5) 患者,男,43岁,因颈部肿块来院就诊,经检查后确认为鼻咽癌晚期。患者对诊断难以相信,多次去其他医院检查确认,该患者此时的心理反应期属于( )。

A. 否认期　B. 愤怒期　C. 协议期　D. 忧郁期　E. 接受

(6) 患者,女,60岁,宫颈癌末期,常常自语"这不公平,为什么是我?"出现这种心理反应,提示患者处于( )。

A. 接受期　B. 否认期　C. 愤怒期　D. 协议期　E. 忧郁期

(7) 在医院病故的传染病患者,护士用消毒液清洁尸体后,填塞尸体孔道的棉球应浸有( )。

A. 1%氯胺溶液　　B. 过氧化氢溶液　　C. 生理盐水

D. 乙醇　　E. 碘酊

(8) 患者,女,78岁,多器官功能衰竭,表现为意识模糊,肌张力消失,心音低钝,血压70/40 mmHg,潮式呼吸。此时患者处于( )。

A. 濒死期　　B. 临床死亡期　　C. 机体死亡期
D. 生物学死亡期　　E. 脑死亡期

(9) 患者,男,50 岁,晚期肝癌,治疗效果不佳,肝区剧烈疼痛,腹水,呼吸困难,患者感到痛苦,悲哀,有轻生念头,问此心理反应属于(　　)。

A. 否认期　B. 愤怒期　C. 协议期　D. 忧郁期　E. 接受期

(10) 护士给刚病逝者进行尸体料理,头部垫枕头的主要目的是(　　)。

A. 易于辨认　　B. 安慰家属　　C. 保持舒适
D. 防止面部淤血　　E. 保持正确姿势

(11) 护理临终患者,下列哪项不妥?(　　)

A. 要有坦率诚实的态度　　B. 要认真听取患者的主诉
C. 要充分体谅患者的痛苦　　D. 要制止患者的愤怒表现
E. 要尊重患者的选择

(12) 患者,男,72 岁,晚期肺癌,身体极度衰弱。对其护理应是(　　)。

A. 让患者有尊严地度过余生　　B. 请家属做好心理准备
C. 放弃特殊治疗　　D. 安排家属陪护
E. 实施安乐死

(商丘医学高等专科学校　杨雪艳)

任务二十　患者出院的护理工作

学习目标

(1) 正确叙述患者出院前的护理工作。
(2) 正确叙述患者出院后的护理工作。
(3) 充分认识出院护理的目的和作用,用整体护理的理念指导出院工作。

案例引导

患者,男,65 岁,退休教师,胃溃疡胃大部切除术后 10 天,现患者病情稳定,准备出院。请完成以下任务:①护士在患者出院前应做哪些护理工作?②按照正确顺序排列该患者出院病案?③患者出院后,如何处理床单位物品,做好物品、空气消毒?

患者经过诊疗、护理,病情好转、稳定或痊愈,经医生同意方可出院。医生决定患者出院日期,要通知患者或家属,做好准备。由医生开出院医嘱填写出院通知单,家属或患者可持出院通知单到住院处办理出院手续。

一、出院前的护理

护士根据医生开出的出院医嘱,协助患者办理出院手续。

（一）评估患者的身心需要

(1) 需要被尊重和照顾：部分病情好转或稳定的患者出院后仍然需要继续护理，有些生活也不能完全自理，希望得到别人的尊重和继续照料。

(2) 需要提供康复信息和指导：患者希望得到疾病的预后等健康信息和治疗、生活等方面的指导。

（二）护理措施

(1) 通知患者和家属准备出院：医生根据患者健康状况，决定出院日期。护士按出院医嘱，将出院日期提前通知患者和家属，以便做好出院准备。

(2) 进行健康教育：适时对患者进行健康教育，指导患者在出院后注意休息、饮食、用药、功能锻炼和定期复查等。必要时为患者提供促进康复的书面资料及有关的护理知识和技能。

(3) 做好心理护理：注意观察患者的情绪变化，对“自动离院”的患者应弄清情况，给予针对性的安慰和劝解。

(4) 征求患者意见：出院前，征求患者对医疗、护理工作的意见，以便不断地改进提高护理质量。

二、出院时的护理

(1) 填写护理病历：填写患者出院护理评估单。

(2) 取药：出院后需继续服药时，凭医生处方到药房领取药物，交与患者带回，并指导用药方法及注意事项。

(3) 办理出院手续：护士根据出院医嘱，填写出院通知单，通知患者或家属到出院处结账(患者住院期间的治疗、护理等费用)，并办理出院手续。

(4) 填写出院时间：在体温单 40～42 ℃之间的相应时间栏内，用红色水笔纵行填写出院时间。

(5) 注销卡片：注销各种卡片，如诊断卡、床尾卡。停止所有治疗、护理执行单，如治疗单、注射单、服药单、饮食单等。

(6) 归档：将病案按出院顺序整理好，交病案室保存。出院病案排列顺序是：病案首页、出院记录或死亡记录、入院记录、病史及体格检查、病程记录、各种检验及检查报告、护理病案、医嘱单、体温单。

(7) 护送患者：协助患者清理用物，归还寄存的物品、收回患者住院期间所借衣物。出院手续办理完毕，根据患者的病情用轮椅、平车或步行护送患者至病区门外或医院门口。

三、出院后的护理

(1) 进行出院登记：填写出院患者登记本。

(2) 处理病床单位：将污染被服撤下，放入污衣袋，送洗衣房清洗；将床垫、床褥、枕芯、棉胎放在日光下曝晒 6 h 或用紫外线灯照射消毒；病床及床旁桌椅用消毒液擦拭，非一次性脸盆、痰杯用消毒溶液浸泡消毒；病室开窗通风。铺好备用床，准备迎接新患者。

(3) 传染病管理：传染病床单位及病室，按传染病终末消毒法处理。

小结

本任务阐述了出院患者的护理，包括：出院医嘱的执行程序；出院时的护理措施；出院患者床单位物品分类及处理相关知识；出院病案的排列顺序。

能力检测

1. 患者出院后如何处理其床单位？

2. 选择题

A_1/A_2 型题

(1) 出院患者床单位处理错误的是(　　)。

A. 将床单、被套等撤下送洗　　B. 被褥暴晒 6 h

C. 将床、床旁桌、椅用消毒溶液擦拭　　D. 脸盆、痰杯用洗涤剂擦拭

E. 铺备用床

(2) 关于出院护理叙述错误的是(　　)。

A. 协助办理出院手续　　B. 停止一切注射，但可继续发给口服药

C. 介绍出院的注意事项　　D. 征求患者意见

E. 热情护送出院

(3) 患者，男性，48 岁，胃溃疡胃大部切除术后 10 天，现患者准备出院，护士为患者整理出院病例，归档顺序不正确的是(　　)。

A. 体温单应排在出院病案的最前面　　B. 体温单应排在出院病案的最后一页

C. 住院病案首页应排在出院病案最前面　　D. 出院记录应排在住院病案首页后面

E. 医嘱单应排在体温单的前面

(商丘医学高等专科学校　杨雪艳)

参考文献

references

[1] 周更苏,于洪宇,史云菊.基础护理技术[M].武汉:华中科技大学出版社,2010.

[2] 李小寒,尚少梅.基础护理学[M].4版.北京:人民卫生出版社,2010.

[3] 徐晓兰.护理学基础[M].北京:高等教育出版社,2010.

[4] 李晓松.护理学基础[M].2版.北京:人民卫生出版社,2008.

[5] 谢秀茹,周更苏.基础护理学[M].西安:第四军医大学出版社,2007.

[6] 姜安丽.新编护理学基础[M].北京:人民卫生出版社,2006.

[7] 敖薪.急救护理学[M].北京:高等教育出版社,2008.

[8] 崔焱.护理学基础[M].北京:人民卫生出版社,2005.

[9] 章晓幸.护理学基础[M].北京:高等教育出版社,2010.

[10] 李晓松.基础护理技术[M].北京:人民卫生出版社,2005.

[11] 谢田.护理概论与护理技术[M].北京:高等教育出版社,2005.

[12] 李丽娟.基础护理技术操作实验指导及评分标准[M].北京:人民卫生出版社,2009.

[13] 李小萍.基础护理学[M].2版.北京:人民卫生出版社,2007.

[14] 周春美.护理学基础[M].2版.上海:上海科学技术出版社,2010.

[15] 全国护士执业资格考试用书编写专家委员会.2011全国护士执业资格考试指导[M].北京:人民卫生出版社,2011.

[16] 广东省卫生厅.临床护理技术规范(基础篇)[M].广州:广东科技出版社,2007.

[17] 龚敏,杨敏英,郝静.基础护理学[M].西安:第四军医大学出版社,2010.

[18] 谢田,兰华.基础护理技术[M].江西:江西科技出版社,2007.

[19] 尚少梅,代亚丽.护理学基础[M].3版.北京:北京大学医学出版社,2008.

[20] 李小萍,王克芳,段功香.基础护理学[M].2版.北京:人民卫生出版社,2010.

[21] 周更苏.基础护理技术[M].西安:第四军医大学出版社,2009.

[22] 周春美,刘小玲,齐秀泽,等.护理学基础[M].上海:上海科学技术出版社,2008.

[23] 杨巧菊,郑凤莉.护理技术[M].郑州:河南科学技术出版社,2005.

[24] 熊爱姣.基础护理技术[M].郑州:河南科学技术出版社,2010.

[25] 龙霖.护理学基础[M].北京:人民军医出版社,2010.

[26] 张少羽.基础护理技术[M].北京:人民卫生出版社,2010.

[27] 吴姣鱼.护理学基础[M].2版.北京:科学出版社,2010.